# 儿内科常见疾病

## 临床诊疗路径

主编 龚四堂 孙 新

人民卫生出版社
·北京·

**图书在版编目（CIP）数据**

儿内科常见疾病临床诊疗路径 / 龚四堂，孙新主编
. —北京：人民卫生出版社，2021.4
ISBN 978-7-117-30989-9

Ⅰ.①儿…　Ⅱ.①龚…②孙…　Ⅲ.①小儿疾病 —内
科 — 常见病 — 诊疗 — 研究　Ⅳ.①R725

中国版本图书馆 CIP 数据核字（2021）第 000999 号

| | | |
|---|---|---|
| 人卫智网 | www.ipmph.com | 医学教育、学术、考试、健康，购书智慧智能综合服务平台 |
| 人卫官网 | www.pmph.com | 人卫官方资讯发布平台 |

**儿内科常见疾病临床诊疗路径**
Erneike Changjian Jibing Linchuang Zhenliao Lujing

主　　编：龚四堂　孙　新
出版发行：人民卫生出版社（中继线 010-59780011）
地　　址：北京市朝阳区潘家园南里 19 号
邮　　编：100021
E - mail：pmph @ pmph.com
购书热线：010-59787592　010-59787584　010-65264830
印　　刷：北京顶佳世纪印刷有限公司
经　　销：新华书店
开　　本：889×1194　1/16　　　印张：27
字　　数：855 千字
版　　次：2021 年 4 月第 1 版
印　　次：2021 年 5 月第 1 次印刷
标准书号：ISBN 978-7-117-30989-9
定　　价：160.00 元

打击盗版举报电话：**010-59787491**　E-mail：**WQ @ pmph.com**
质量问题联系电话：**010-59787234**　E-mail：**zhiliang @ pmph.com**

3

# 前　言

广州市妇女儿童医疗中心是较早实施临床路径的单位之一,并在 2014 年出版了第一版临床路径,涵盖了 106 个病种。然而,随着医疗技术不断发展、信息技术日新月异、人民对医疗服务需求日益提高,我们意识到还可以做得更好,于是对临床路径提出了更高的要求,产生了更迭新版本的想法。

守正创新,破局重生。广州市妇女儿童医疗中心各临床专科的医护骨干和专家们倾尽全力,在虬枝中攀折,总结多年的临床路径运行经验和医院信息化建设经验,结合国家卫生健康委员会推行的临床路径、医疗核心制度,从繁杂的诊疗流程中提炼出简洁的路径流程,再不厌其烦地与信息工程师反复沟通、几轮修改,形成了全新的、更加完备的、实现全方位智能化监控的临床路径,具有更强的科学性、实用性、可操作性。

第一,本版临床路径大大地扩展了病种范围,从原来的 106 种增至 245 种,涵盖了2019 年国家卫生健康委员会发布的 224 个病种的临床路径。第二,增加护理路径和患者路径,加强了医护协作,增进了医患沟通。第三,将门诊路径、住院路径和出院后的随访涵盖入径,实现诊疗全流程标准化。第四,增加了临床决策支持系统(CDSS)和智能导诊的辅助,并将医疗核心制度渗入每个临床路径的内容,做到智能监控和提醒。第五,设置了控费节点,对手术耗材和辅助用药进行智能提醒,可有效控制医疗费用,降低医疗成本。此外,增加了各临床路径流程图,完善了临床路径的结果监测等。

我们将多年的实践和心血凝练成册,倾囊相授,是希望能为已经实施或准备实施临床路径的各大综合医院或专科医院的小儿内科、小儿外科和妇产科的医护人员和管理人员提供一些指引或启发,共同推动临床路径的规范管理和实施,提高医疗质量和效率。

当然,鉴于医学的不断发展、国家医疗政策的不断完善,加上作者团队水平有限,书中可能存在不足或不全面之处,希望与各位读者、临床同行交流,诚请各位专家指导。最后,再次感谢各位同行对本书的垂青。

夏慧敏

2021 年 4 月

# 目　录

# 第一章

# 营养性疾病

## 第一节 维生素 D 缺乏性佝偻病临床路径

### 一、维生素 D 缺乏性佝偻病临床路径标准流程

（一）适用对象

第一诊断为维生素 D 缺乏性佝偻病（ICD-10：E55.001）。

（二）诊断依据

根据《临床诊疗指南：小儿内科分册》和《诸福棠实用儿科学》（第 8 版）进行诊断。

1. **病史** 多有神经兴奋性增高的表现，如易激动、汗多、烦闹等，但这些并非佝偻病的特异症状，仅作为临床早期诊断佝偻病的参考依据。

2. **体征**

（1）6 个月以内以颅骨改变为主，前囟边较软，颅骨薄而有压乒乓球样感觉。

（2）6 个月后出现方颅（常见于 7~8 个月），头围也较正常增大，还可出现肋骨串珠、肋膈沟、手镯、脚镯、鸡胸（1 岁左右出现）等。

（3）小儿开始站立与行走后双下肢负重，可出现膝内翻（"O"型）或膝外翻（"X"型）。小儿会坐与站立后，因韧带松弛可导致脊柱畸形。

3. **辅助检查**

（1）骨骼 X 线检查

1）初期：干骺端 X 线可正常，或钙化带稍模糊。

2）活动期：长骨干骺端钙化带消失，干骺端呈毛刷状、杯口状改变，骨皮质变薄，可有骨干弯曲畸形。

3）恢复期：治疗 2~3 周后骨骺 X 线改变有所改善，出现不规则的钙化线，以后钙化带致密增厚，逐渐恢复正常。

4）后遗症期：干骺端病变消失。

（2）血生化检查：血钙、血磷、碱性磷酸酶、血清 25-（OH）$D_3$ 等。

1）初期：血钙、血磷降低，碱性磷酸酶正常或稍高，血清 25-（OH）$D_3$ 下降。

2）活动期：血钙、血磷下降，碱性磷酸酶显著升高，血清 25-（OH）$D_3$ 显著降低。

3）恢复期：血钙、血磷、碱性磷酸酶、血清 25-（OH）$D_3$ 逐渐恢复正常。

4）后遗症期：血生化正常。

（三）进入临床路径标准

1. 第一诊断必须符合维生素 D 缺乏性佝偻病（ICD-10：E55.001）。

2. 当患儿同时具有其他疾病诊断，但在治疗期间不影响该诊断的临床路径流程实施时，可进入路径。

（四）门诊流程

维生素 D 缺乏性佝偻病临床路径表单（门诊）

患儿姓名：_____ 性别：____ 年龄：_____ 门诊号：_____

| 时间 | 初诊 | 复诊 |
|---|---|---|
| 医生工作 | □ 主诊医生询问病史及体格检查<br>□ 完成初次评估，包括生理（营养、疼痛等）、心理、社会和经济因素<br>□ 完成门诊医嘱及病历书写<br>□ 向患儿监护人告知病情<br>**检查：**<br>□ 血钙、血磷、碱性磷酸酶（必选）<br>□ 25-$(OH)D_3$（必选）<br>□ 血气分析、电解质分析（必选）<br>□ 甲状旁腺素（必选）<br>□ 佝偻病 X 线检查（必选）<br>□ 生化检查（可选）<br>□ 甲状腺功能（可选）<br>□ 血黏多糖酶（可选）<br>□ 尿黏多糖定量（可选）<br>□ 尿黏多糖定性（可选） | □ 3~5 个工作日后随访，进行再次评估。<br>□ 主诊医生根据检验结果及初诊病情制订诊疗计划<br>□ 完成病历书写<br>□ 向患儿监护人交代病情及其注意事项<br>□ 每月随访 1 次，连续 3 次<br>□ 佝偻病活动期，治疗 1 个月后需复查腕关节 X 线及 25-$(OH)D_3$ 治疗 3 个月后复查 25-$(OH)D_3$、血钙、血磷、碱性磷酸酶<br>□ 开入院证<br>**治疗：**<br>□ 维生素 D 2 000~4 000IU/d，1 个月后改为预防量 400IU/d。口服困难或腹泻等影响吸收时，可采用大剂量突击治疗，肌内注射维生素 D 15 万 ~30 万 IU，3 个月后改为预防量<br>□ 对于膳食中缺钙者可口服适量钙剂（可选）<br>□ 补磷治疗<br>□ 坚持每日户外活动，保证日光照射<br>□ 加强营养，保证足够奶量，可增食豆制品等含钙丰富食物<br>□ 有严重骨骼畸形的后遗症患儿，穿矫健鞋及骨科矫正治疗 |
| 护士工作 | □ 评估、安排就诊顺序<br>□ 对患儿监护人进行缴费、检查检验、取药、抽血、治疗等方面的指引 | □ 对患儿监护人进行缴费、检查检验、取药、抽血、治疗等方面的指引<br>□ 协助办理住院 |
| 患儿监护人工作 | □ 通过网络预约门诊，就诊前准备好相关的既往病历资料<br>□ 接收指引单，根据指引完成就诊、检查<br>□ 参与诊疗决策 | □ 打印检查报告单<br>□ 参与诊疗决策<br>□ 反馈治疗效果<br>□ 办理入院 |
| 病情变异记录 | □ 无 □ 有，原因：<br>1.<br>2. | □ 无 □ 有，原因：<br>1.<br>2. |

（五）住院流程

**1. 入院标准**

（1）维生素 D 缺乏性佝偻病伴有低钙血症。

（2）出现维生素 D 缺乏性手足搐搦。

### 2. 临床路径表单

维生素 D 缺乏性佝偻病临床路径表单(住院)

患儿姓名:＿＿＿＿性别:＿＿＿年龄:＿＿＿门诊号:＿＿＿＿住院号:＿＿＿＿＿

住院日期: 年 月 日 出院日期: 年 月 日 标准住院日:2~7d

| 时间 | 入院第 1d | 入院第 2~7d | 出院日 |
|---|---|---|---|
| 医生工作 | □ 主诊医生询问病史及体格检查。<br>□ 完成初次评估,包括生理(营养、疼痛等)、心理、社会和经济因素<br>□ 24h 完成住院病历,8h 内完成首次病程记录<br>□ 向患儿监护人告知病情<br><br>**长期医嘱:**<br>□ 儿内科护理常规<br>□ 护理级别<br>□ 钙剂<br>**临时医嘱:**<br>□ 血常规、尿常规、大便常规<br>□ 生化检查、血钙<br>□ 血气分析、电解质分析<br>□ 免疫功能<br>□ 凝血功能<br>□ 感染性疾病筛查<br>□ 超声心动图<br>□ 心电图<br>□ 泌尿系统超声<br>□ 头颅 MRI(可选)<br>□ 惊厥者止痉治疗<br>□ 钙剂 | □ 上级医师入院 24h 内完成查房,明确诊断<br>□ 根据检验结果及初诊病情调整药物和治疗方案<br>□ 如果出现危急值,执行危急值报告制度(严重者出径)<br><br>**长期医嘱:**<br>□ 儿内科护理常规<br>□ 护理级别<br>□ 钙剂<br>□ 骨化三醇<br>□ 维生素 D 滴剂<br>**临时医嘱:**<br>□ 针对之前异常结果进行处理及复查 | □ 上级医师查房,同意其出院<br>□ 完成出院小结<br>□ 出院宣教:向患儿监护人交代出院注意事项,如随访项目、间隔时间、观察项目等<br><br>**出院医嘱:**<br>□ 出院带药 |
| 护士工作 | □ 入院宣教评估(一般情况、营养、疼痛、压疮、跌倒风险评估)<br>□ 执行医嘱、预约检查、安排取血 | □ 饮食指导<br>□ 用药指导<br>□ 每日护理评估<br>□ 定时测量体温<br>□ 观察病情变化,反馈医生 | □ 出院宣教:复查时间、饮食指导、用药指导等<br>□ 协助患儿监护人办理出院手续 |
| 患儿监护人工作 | □ 配合病史询问<br>□ 配合医院各项指引<br>□ 参与诊疗决策 | □ 配合完成各项检查<br>□ 观察病情变化,反馈医生<br>□ 参与诊疗决策 | □ 办理出院<br>□ 预约下次专科复诊 |
| 病情变异记录 | □ 无 □ 有,原因:<br>1.<br>2. | □ 无 □ 有,原因:<br>1.<br>2. | □ 无 □ 有,原因:<br>1.<br>2. |

### 3. 出院标准

(1)一般情况良好,无手足搐搦,无药物不良反应。

(2)低钙血症纠正。

(3)出院前复查血常规、血电解质、骨代谢指标等结果正常。

(4)无其他需要住院处理的并发症。

### (六) 变异及原因分析

1. 症状未见缓解,需要了解是否按时按量服药,日照及奶量等情况。

2. 注意有无其他非营养性维生素 D 缺乏性佝偻病(如维生素 D 依赖性佝偻病、肾小管性酸中毒、低血磷抗维生素 D 佝偻病、肾性佝偻病、肝性佝偻病等)以及内分泌、骨代谢疾病(如甲状腺功能减退症、骨软骨营养不良、黏多糖贮积症)等鉴别。

3. 有出现其他感染性疾病导致治疗时间延长,增加治疗费用等。

## 二、临床路径流程图(图 1-1)

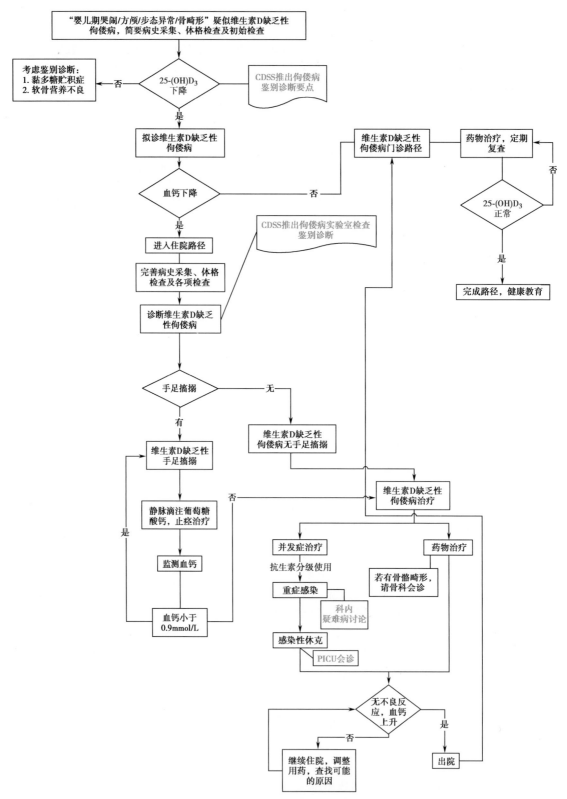

图 1-1　维生素 D 缺乏性佝偻病临床路径流程图[*]

CDSS.临床决策支持系统;PICU.儿童重症监护病房。

[*]:本书所示流程图中,红色代表强制执行,黄色代表系统提醒,绿色代表主动查询,蓝色代表费用管控。

### 三、随访指导

门诊治疗系统定期自动发送随访问卷调查表,通常为每月回院复诊 1 次,至少 3 次,定期观察患儿症状、体征缓解情况及继续治疗。

### 四、宣教

宣教时间:出院当天。

宣教内容:

1. 维生素 D 缺乏性佝偻病是由于维生素 D 缺乏引起钙和磷代谢紊乱,从而出现精神症状或骨骼畸形。因此,补充维生素 D 可以有效防治本病。针对不同的人群,补充维生素 D 的方式存在不同。

2. 所有纯母乳喂养的婴儿均应从出生后数日内开始应用 400IU/d 维生素 D 剂,维生素 D 补充应持续到婴儿断奶。维生素 D 的其他来源包括阳光和某些固体食物(油性鱼类、蛋类和维生素 D 强化食品),然而,从这些来源中摄入的维生素 D 往往较少且不稳定,所以最好的方法还是依赖维生素 D 补充剂或选择维生素 D 强化配方牛奶来满足维生素 D 的需要量。

3. 为哺乳期母亲适度高剂量的维生素 D(4 000~6 400IU/d),可以使乳汁的维生素 D 含量增加,从而使婴儿摄入足量的维生素 D。对于妊娠期女性,维生素 D 的膳食推荐摄入量是 600IU/d。

4. 阳光暴露可以促使皮肤合成维生素 D。在大多数季节,每日在近中午的时候暴露阳光 10~15min 就足以合成足量的维生素 D。但在夏季,特别是对于有皮肤癌家族史的个体,小于 6 个月的婴儿应当避免直接阳光暴露,较年长的儿童也需要通过防护服和防晒霜来限制阳光暴露。应该避免故意暴露于阳光或人造紫外线辐射源,户外活动因其锻炼价值而值得鼓励,但同时也需注意日晒防护。

## 第二节　饮食性锌缺乏临床路径

### 一、饮食性锌缺乏临床路径标准流程

(一) 适用对象

第一诊断为饮食性锌缺乏(ICD-10：E60.x00)。

(二) 诊断依据

根据《临床诊疗指南:小儿内科分册》和《诸福棠实用儿科学》(第 8 版)进行诊断。

1. **病史**　多见有厌食、异食癖、生长发育迟缓、性发育延迟、皮肤粗糙,反复口腔溃疡、反复呼吸道感染、地图舌、伤口愈合延迟、认知能力下降、行为障碍,但这些表现缺乏特异性。

2. **辅助检查**　血清锌低于正常值下限,空腹血清锌下限为 10.7μmol/L(70μg/dl),非空腹血清锌下限为 9.95μmol/L(65μg/dl)

(三) 进入临床路径标准

1. 第一诊断必须符合饮食性锌缺乏(ICD-10：E60.x00)。

2. 当患儿同时具有其他疾病诊断,但在治疗期间不影响该诊断的临床路径流程实施时,可进入路径。

## (四)门诊流程

**饮食性锌缺乏临床路径表单(门诊)**

患儿姓名:_____ 性别:____ 年龄:____ 门诊号:_____

| 时间 | 初诊 | 复诊 |
|---|---|---|
| 医生工作 | □ 主诊医生询问病史及体格检查<br>□ 完成初次评估,包括生理(营养、疼痛等)、心理、社会和经济因素<br>□ 完成门诊医嘱及病历书写<br>□ 向患儿监护人告知病情<br>**检查:**<br>□ 血常规<br>□ 血清锌检测<br>□ 生化检查(可选)<br>□ 过敏原检测(可选)<br>□ 血气分析、电解质分析(可选) | □ 1~5 个工作日后随访,进行再次评估<br>□ 主诊医生根据检验结果及初诊病情制订诊疗计划<br>□ 完成病历书写<br>□ 向患儿监护人交代病情及其注意事项<br>□ 每月随访 1 次,连续 3~4 次<br>**治疗:**<br>□ 锌剂 |
| 护士工作 | □ 评估、安排就诊顺序<br>□ 对患儿监护人进行缴费、检查检验、取药、抽血、治疗等方面的指引 | □ 评估、安排就诊顺序<br>□ 对患儿监护人进行缴费、检查检验、取药、抽血、治疗等方面的指引 |
| 患儿监护人工作 | □ 通过网络预约门诊,就诊前准备好相关病历资料<br>□ 接收指引单,根据指引完成就诊、检查<br>□ 参与诊疗方案决策 | □ 打印检查报告单<br>□ 参与诊疗决策<br>□ 反馈治疗效果 |
| 病情变异记录 | □ 无　□ 有,原因:<br>1.<br>2. | □ 无　□ 有,原因:<br>1.<br>2. |

## (五)变异及原因分析

1. 注意有无其他影响锌吸收、丢失过多或遗传缺陷等疾病,如脂肪泻、慢性腹泻、胰腺囊性纤维性变和肠病性肢端皮炎等。

2. 并发其他感染性疾病导致治疗时间延长,增加治疗费用等。

## 二、临床路径流程图(图 1-2)

## 三、随访指导

门诊治疗系统定期自动发送随访问卷调查表。通常每月回院复诊 1 次,至少 3 次,定期观察患儿症状、体征缓解情况及继续治疗。

## 四、宣教

宣教时间:初诊当天。

宣教内容:

1. 母乳锌吸收率较高,故婴幼儿提倡母乳喂养至少 6 个月。

2. 无母乳的人工喂养建议给予强化锌的婴儿配方奶粉。

3. 及时添加富含锌的辅食,如蛋黄、瘦肉、鱼、动物肝脏及坚果类等食品。

4. 纠正偏食、挑食等行为问题,制作食品要多样化。

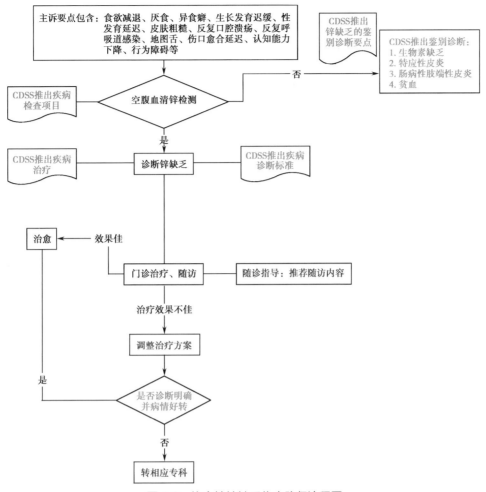

图 1-2　饮食性锌缺乏临床路径流程图

CDSS. 临床决策支持系统。

## 第三节　缺铁性贫血临床路径

### 一、缺铁性贫血临床路径标准流程

（一）适用对象

第一诊断为缺铁性贫血（ICD-10 : D53.802）。

（二）诊断依据

根据《血液病诊断及疗效标准》（第 3 版）和《诸福棠实用儿科学》（第 8 版）进行诊断。

1. **病史**　皮肤黏膜苍白、头晕、心悸、眩晕、易疲劳、食欲缺乏、烦躁、厌食、少数可有异食癖。

2. **体征**　面色苍白，严重贫血表现为唇色及甲床苍白、心率增快，个别可出现蓝巩膜，毛发干枯，指甲扁平，薄脆易断，重症者呈匙状甲。

3. **辅助检查**　血常规、网织红细胞、血清铁、血清铁蛋白、血红蛋白电泳分析、血生化、血涂片、骨髓细胞形态学等。

（三）进入临床路径标准

1. 第一诊断必须符合缺铁性贫血（ICD-10 : D53.802）。

2. 当患儿同时具有其他疾病诊断，但在治疗期间不影响该诊断的临床路径流程实施时，可进入路径。

（四）门诊流程

缺铁性贫血临床路径表单（门诊）

患儿姓名：_____ 性别：____ 年龄：____ 门诊号：_____

| 时间 | 初诊 | 复诊 |
|---|---|---|
| 医生工作 | □ 主诊医生询问病史及体格检查<br>□ 完成初次评估，包括生理（营养、疼痛等）、心理、社会和经济因素<br>□ 完成门诊医嘱及病历书写<br>□ 向患儿监护人告知病情<br>□ 处理门诊危急值<br>**检查：**<br>□ 血常规、网织红细胞<br>□ 血清铁蛋白<br>□ 血清铁<br>□ 血红蛋白电泳分析<br>□ 地中海贫血基因检测<br>□ 生化检查<br>□ 血型（可选）<br>□ 凝血功能（可选）<br>□ 感染性疾病筛查（可选）<br>□ 尿常规、大便常规＋潜血（可选）<br>□ 骨髓细胞形态学（可选）<br>□ 骨组织活检（可选）<br>**治疗：**<br>□ 评估患儿病情，必要时予急诊留观治疗<br>□ 合理饮食<br>□ 消化内科／呼吸科／妇科门诊就诊评估 | □ 2~3 个工作日后随访，进行再次评估。<br>□ 主诊医生根据检验结果及初诊病情制订诊疗计划<br>□ 完成病历书写<br>□ 向患儿监护人交代病情及其注意事项<br>□ 若需住院预约床位，无须住院，可门诊药物治疗，定期门诊随诊<br>□ 每隔 1~2 周复查血常规（网织红细胞）<br>**治疗：**<br>□ 合理饮食，口服补铁治疗<br>□ 评估患儿病情，必要时予急诊留观治疗<br>□ 病因治疗<br>□ 定期血液科门诊复诊<br>□ 消化内科／呼吸科／妇科门诊就诊评估 |
| 护士工作 | □ 评估、安排就诊顺序<br>□ 对患儿监护人进行缴费、检查检验、取药、抽血、治疗等方面的指引 | □ 评估、安排就诊顺序<br>□ 对患儿监护人进行缴费、检查检验、取药、抽血、治疗等方面的指引 |
| 患儿监护人工作 | □ 通过网络预约门诊，就诊前准备好相关的既往病历资料<br>□ 接收指引单，根据指引完成就诊、检查 | □ 打印检查报告单<br>□ 参与治疗方案<br>□ 反馈治疗效果 |
| 病情变异记录 | □ 无　□ 有，原因：<br>1.<br>2. | □ 无　□ 有，原因：<br>1.<br>2. |

（五）住院流程

**1. 入院标准**

（1）第一诊断缺铁性贫血（IDA）（ICD-10：D53.802）。

（2）重度贫血。

（3）门诊口服补铁治疗效果欠佳，病因未明确。

## 2. 临床路径表单

缺铁性贫血临床路径表单（住院）

患儿姓名：_____ 性别：____ 年龄：____ 门诊号：_____ 住院号：_____
住院日期：　年　月　日　出院日期：　年　月　日　标准住院日：5~14d

| 时间 | 入院第 1d | 入院第 2~14d | 出院日 |
|---|---|---|---|
| 医生工作 | □ 主诊医生询问病史及体格检查<br>□ 完成初次评估,包括生理(营养、疼痛等)、心理、社会和经济因素<br>□ 24h 完成住院病历,8h 内完成首次病程记录<br>□ 向患儿监护人告知病情及诊疗计划 | □ 上级医师入院 24h 内完成查房,继续完善相关检查,明确诊断<br>□ 根据检查结果及初诊病情调整药物和治疗方案<br>□ 如果出现危急值,执行危急值报告制度(严重者出径) | □ 上级医师查房,同意其出院<br>□ 完成出院小结<br>□ 出院宣教:向患儿监护人交代出院注意事项,如随访项目、间隔时间、观察项目、下次返院复诊时间等 |
| | **长期医嘱:**<br>□ 根据病情选择护理级别(一级、二级护理)<br>□ 记 24h 出入量(可选)<br>□ 测血压(可选)<br>□ 抗生素(可选)<br>**临时医嘱:**<br>□ 血常规、网织红细胞<br>□ 尿常规、大便常规<br>□ 血型<br>□ 生化检查<br>□ 血气分析、电解质分析<br>□ 凝血功能<br>□ 感染性疾病筛查<br>□ TBNK 淋巴细胞绝对计数<br>□ 贫血组合<br>□ 血红蛋白电泳分析<br>□ 地中海贫血基因检测(可选)<br>□ 血清铁蛋白<br>□ 结核抗体<br>□ TORCH(可选)<br>□ EB 病毒(抗体及 DNA)(可选)<br>□ 巨细胞病毒定量(可选)<br>□ 红细胞直接抗人球蛋白试验<br>□ 血清幽门螺杆菌抗体<br>□ 大便幽门螺杆菌抗原<br>□ 自身抗体(可选)<br>□ 血管炎 4 项(可选)<br>□ 骨髓细胞形态学(可选)<br>□ 骨组织活检(可选)<br>□ 骨髓流式免疫分型(可选)<br>□ 血培养(可选)<br>□ 降钙素原(可选)<br>□ 结核菌素试验<br>□ 胸部 X 线检查<br>□ 超声心动图<br>□ 心电图<br>□ 肝胆脾胰、泌尿系统超声<br>□ 成分输血(可选) | **长期医嘱:**<br>□ 根据病情选择护理级别(一级、二级护理)<br>□ 记 24h 出入量(可选)<br>□ 注射铁剂治疗(可选)<br>□ 胃肠黏膜保护剂(可选)<br>□ 抗生素(可选)<br>**临时医嘱:**<br>□ 血常规、网织红细胞<br>□ 血气分析、电解质分析<br>□ 血培养(可选)<br>□ 降钙素原(可选)<br>□ 成分输血(可选)<br>□ 专科会诊(可选)<br>□ 支气管镜检查(可选)<br>□ 肠镜检查(可选)<br>□ 胸部、腹部 CT(可选) | **出院医嘱:**<br>□ 出院带药 |

续表

| 时间 | 入院第 1d | 入院第 2~14d | 出院日 |
|---|---|---|---|
| 护士工作 | □ 入院宣教评估(一般情况、营养、疼痛、压疮、跌倒风险评估)<br>□ 执行医嘱、预约检查、安排取血 | □ 饮食指导<br>□ 用药指导<br>□ 每日护理评估<br>□ 定时测量体温<br>□ 观察病情变化,反馈医生 | □ 出院宣教:复查时间、饮食指导、用药指导等<br>□ 协助患儿监护人办理出院手续 |
| 患儿监护人工作 | □ 配合病史询问<br>□ 配合医院各项指引 | □ 配合完成各项检查<br>□ 观察病情变化,反馈医生 | □ 办理出院<br>□ 预约下次专科复诊及入院时间 |
| 病情变异记录 | □ 无　□ 有,原因:<br>1.<br>2. | □ 无　□ 有,原因:<br>1.<br>2. | □ 无　□ 有,原因:<br>1.<br>2. |

**3. 出院标准**

(1)严重缺铁性贫血患儿输血后贫血改善,血红蛋白升高,且无其他并发症。

(2)去除病因,补铁治疗后贫血改善,相关药物治疗无明显不良反应,可耐受口服补铁。

(六) 变异及原因分析

1. 经治疗后,血红蛋白水平无明显改善。

2. 口服铁剂不能吸收或耐受,不良反应明显,需静脉补铁。

3. 出现重症感染。

4. 合并特异性病原感染,如真菌感染、巨细胞病毒(CMV)、EB 病毒(EBV)感染及结核感染。

## 二、临床路径流程图(图 1-3)

## 三、随访指导

出院后 1 周返院复诊,其后每 2 周至 1 个月随访 1 次,复查检验指标包括血常规、网织红细胞、血清铁蛋白、贫血组合等,并进行饮食指导及评估营养状况、生长发育等。

## 四、宣教

宣教时间:出院当天。

宣教内容:

1. 遵医嘱按时服用铁剂,饭后服用,避免同服影响铁剂吸收的药物和食物。

2. 纠正偏食挑食习惯,补充肉类、蛋类、牛奶等高营养食物。

3. 定期专科门诊复诊,复查血红蛋白及其他指标,直至补足体内储存铁。

4. 特殊情况应返院就诊,如发热、出血、面色苍白加重等情况。

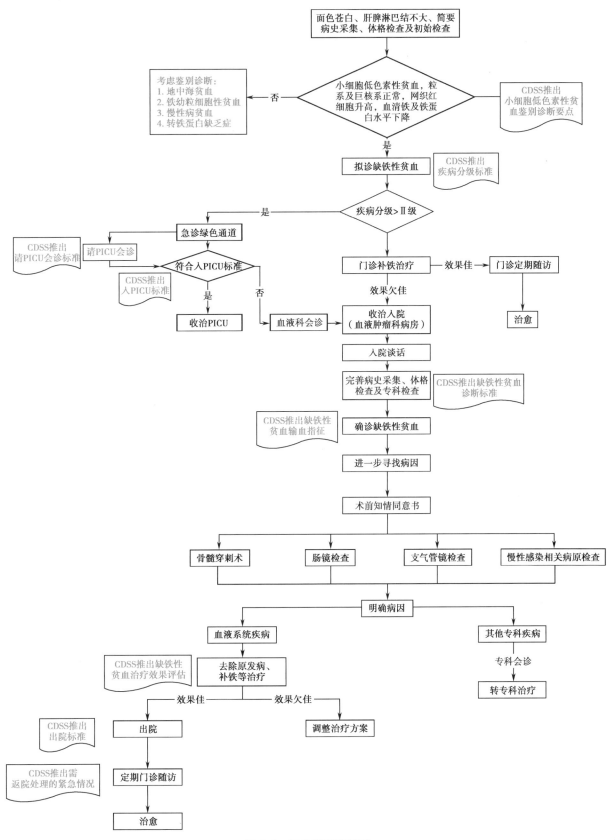

图 1-3 临床路径流程图

CDSS.临床决策支持系统;PICU.儿童重症监护病房。

# 第二章

# 新生儿疾病

## 第一节 新生儿肺炎临床路径

### 一、新生儿肺炎临床路径标准流程

（一）适用对象

第一诊断为新生儿肺炎（ICD-10：P28.9），主要针对"社区获得性肺炎"。

（二）诊断依据

根据《临床诊疗指南：小儿内科分册》和《实用新生儿学》（第5版）进行诊断。

1. **病史** 患儿多有呼吸道感染患者接触史。

2. **临床表现** 咳嗽、鼻塞、鼻涕、吐沫、呼吸费力、喘息，可伴体温不升或发热，精神反应差，如激惹、嗜睡、喂养下降甚至拒奶。

3. **体征** 可有气促、呻吟、鼻煽、吸气三凹征、呼吸暂停、发绀等呼吸困难表现。肺部可闻及干、湿啰音。

4. **辅助检查** 胸部X线显示肺纹理粗，两肺中下野见斑片状浸润影，也可融合成大片状阴影，可合并肺气肿或肺不张。

（三）进入临床路径标准

1. 第一诊断必须符合新生儿肺炎（ICD-10：P28.9）。

2. 高度疑似社区获得性肺炎。

3. 当患者同时具有其他疾病诊断，但在治疗期间不影响该诊断的临床路径流程实施时，可进入路径。

**（四）门诊流程**

新生儿肺炎临床路径表单（门诊）

患儿姓名：＿＿＿＿性别：＿＿＿年龄：＿＿＿门诊号：＿＿＿＿＿＿

| 时间 | 初诊 | 复诊（初诊后1~2d） |
|---|---|---|
| 医生工作 | □ 主诊医生询问病史及体格检查<br>□ 病情程度评估（主要是呼吸和循环状况）<br>□ 完成其他评估，包括生理（营养、疼痛等）、心理、社会和经济因素<br>□ 完成门诊医嘱及病历书写<br>□ 向患儿监护人告知病情<br>□ 出现呼吸衰竭表现直接在急诊紧急处理<br>**检查：**<br>□ 血常规、C反应蛋白（可选）<br>□ 胸部X线检查（可选）<br>**治疗：**<br>□ 口服抗生素（可选）<br>□ 雾化治疗（可选）<br>□ 指导家庭护理：合理喂养、拍背护理 | □ 再次病情程度评估<br>□ 完成病历书写<br>□ 向患儿监护人交代病情及其注意事项<br>□ 确定下一次随访的时间<br>□ 开入院证（可选）<br>**检查：**<br>□ 血常规、C反应蛋白（可选）<br>□ 胸部X线检查（可选）<br>**治疗：**<br>□ 雾化治疗<br>□ 指导喂养及拍背护理 |
| 护士工作 | □ 评估、安排就诊顺序<br>□ 对患者进行缴费、检查检验、取药、抽血、治疗等方面的指引<br>□ 推送信息给医生和患儿监护人 | □ 对患儿监护人进行缴费、检查检验、取药、抽血、治疗等方面的指引<br>□ 疾病宣教<br>□ 指引患儿监护人办理入院手续 |
| 患儿监护人工作 | □ 通过网络预约门诊，就诊前准备好相关病历资料<br>□ 接收指引单，根据指引完成就诊、检查、取药<br>□ 参与诊疗方案决策 | □ 打印检查报告单<br>□ 反馈治疗效果及有无药物不良反应<br>□ 参与诊疗方案决策 |
| 病情变异记录 | □ 无　□ 有，原因：<br>1.<br>2. | □ 无　□ 有，原因：<br>1.<br>2. |

**（五）住院流程**

**1. 入院标准**

（1）咳嗽、鼻塞、喘息等呼吸道症状严重。

（2）明显呼吸窘迫表现。

（3）有发热和/或精神反应及喂养情况明显异常。

**2. 临床路径表单**

新生儿肺炎临床路径表单（住院）

患儿姓名：＿＿＿＿性别：＿＿＿年龄：＿＿＿门诊号：＿＿＿＿＿住院号：＿＿＿＿＿

住院日期：　年　月　日　出院日期：　年　月　日　标准住院日：7~10d

| 时间 | 入院第1d | 入院第2~6d | 出院日 |
|---|---|---|---|
| 医生工作 | □ 询问病史及体格检查<br>□ 呼吸困难程度评估<br>□ 完成初次评估，包括生理（营养、疼痛等）、心理、社会和经济因素<br>□ 24h完成住院病历，8h内完成首次病程记录<br>□ 向患儿监护人告知病情并签署知情同意书 | □ 上级医师入院24h内完成查房，明确诊断<br>□ 呼吸困难程度评估<br>□ 确定诊疗计划，根据检验结果和病情调整治疗方案<br>□ 如果出现危急值，执行危急值报告制度（严重者出径） | □ 上级医师查房，同意其出院<br>□ 完成出院小结<br>□ 出院宣教：向患儿监护人交代出院注意事项，如随访时间、随访内容等 |

续表

| 时间 | 入院第1d | 入院第2~6d | 出院日 |
|---|---|---|---|
| 医生工作 | **长期医嘱:**<br>□ 常规护理(必选)<br>□ 二级护理(可选)<br>□ 心电、血氧监测<br>□ 氧疗(可选)<br>□ 呼吸支持(可选)<br>□ 雾化吸入(可选)<br>□ 呼吸道清理(可选)<br>□ 营养支持(可选)<br>□ 抗感染治疗(可选)<br>**临时医嘱:**<br>□ 血常规、尿常规、大便常规<br>□ 血气分析<br>□ 血培养(可选)<br>□ 痰培养(可选)<br>□ 咽拭子呼吸道病原学检查<br>□ 胸部X线片(可选) | **长期医嘱:**<br>□ 同前<br>□ 抗生素(可选)<br>**临时医嘱:**<br>□ 对异常实验室检查的复查 | **出院医嘱:**<br>□ 出院带药<br>□ 确定随访日期 |
| 护士工作 | □ 入院宣教评估(一般情况、营养、疼痛、压疮、跌倒风险评估)<br>□ 执行医嘱、预约检查、安排取血<br>□ 观察病情,重点关注有无呼吸窘迫表现,向医生反馈 | □ 完成基础护理<br>□ 执行各项医嘱<br>□ 完成护理记录<br>□ 观察病情,向医生反馈 | □ 出院宣教:复查时间、饮食指导、用药指导等<br>□ 协助患儿监护人办理出院手续 |
| 患儿监护人工作 | □ 配合完成病史询问和体格检查<br>□ 学习相关宣教知识<br>□ 签署知情同意书<br>□ 参与诊疗方案决策 | □ 参与诊疗方案决策<br>□ 配合完成各项检查,送母乳 | □ 办理出院<br>□ 预约下次专科复诊 |
| 病情变异记录 | □ 无　□ 有,原因:<br>1.<br>2. | □ 无　□ 有,原因:<br>1.<br>2. | □ 无　□ 有,原因:<br>1.<br>2. |

### 3. 出院标准

(1)体温正常,呼吸平顺,自主呼吸下呼吸及血氧饱和度稳定,血气大致正常。

(2)咳嗽等呼吸道症状明显改善,肺部啰音基本吸收。

### (六) 变异及原因分析

1. 症状未见缓解,病情加重,出现呼吸衰竭、心力衰竭等并发症。

2. 合并其他疾病,导致治疗时间延长,增加治疗费用等。

## 二、临床路径流程图(图2-1)

## 三、随访指导

门诊治疗系统定期自动发送随访问卷调查表,通常为每3d回院复诊1次,至少2次,定期观察患儿恢复情况及是否需要继续治疗。

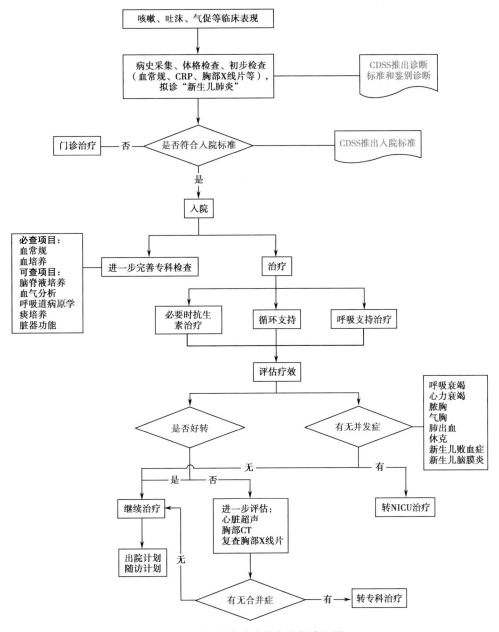

图 2-1　新生儿肺炎临床路径流程图

CDSS. 临床决策支持系统;CT. 计算机体层成像;PCT. 降钙素原;
CRP. C 反应蛋白;NICU. 新生儿重症监护病房;PHN. 新生儿肺高压。

## 四、宣教

宣教时间:出院时。

宣教内容:

1. 符合高危新生儿随访标准的按高危儿随访方案进行。

2. 多数新生儿肺炎并不是细菌感染引起,不需要抗生素治疗。

3. 紧急就诊指征包括反应差、拒奶、血便、异常哭闹、咳嗽加重、气促、青紫及再次发热等情况。

4. 尽量母乳喂养,按需哺乳。室内空气要新鲜,适当通风换气,保持适当室温、湿度。孩子鼻腔内有分泌物时,应帮助排出,防止鼻腔阻塞而引起的呼吸不畅。

5. 接触孩子时注意洗手,患感冒的家庭成员要尽量避免接触新生儿,若母亲感冒,应戴口罩照顾孩子和喂奶。

## 第二节 新生儿胎粪吸入综合征临床路径

### 一、新生儿胎粪吸入综合征临床路径标准流程

**(一) 适用对象**

第一诊断为新生儿胎粪吸入综合征(ICD-10 :P24.001)。

**(二) 诊断依据**

根据《临床诊疗指南:小儿内科分册》和《实用新生儿学》(第 5 版)进行诊断。

1. **病史** 多为足月儿,羊水胎粪污染,常有窒息复苏史。生后不久有气促、呻吟、吐沫等呼吸窘迫表现。

2. **体征** 皮肤、指 / 趾甲、脐部被胎粪染黄、胸廓隆起,气促、三凹征、青紫。肺部听诊可闻及湿啰音、哮鸣音。

3. **辅助检查** 典型胸部 X 线片显示两肺弥漫性、不对称的斑片状浸润影及实变影,同时可伴有不同程度的肺气肿,严重病例伴有气漏。

**(三) 进入临床路径标准**

1. 第一诊断必须符合新生儿胎粪吸入综合征(ICD-10 :P24.001)。

2. 当患者同时具有其他疾病诊断,但在住院期间不需特殊处理也不影响第一诊断的临床路径流程实施时。

**(四) 住院流程**

**1. 入院标准**

(1)足月儿或过期产儿有羊水胎粪污染的证据。

(2)生后早期出现呼吸困难的症状及体征。

**2. 临床路径表单**

新生儿胎粪吸入综合征临床路径表单(住院)

患儿姓名:_____性别:____年龄:____门诊号:_____住院号:_____

住院日期: 年 月 日 出院日期: 年 月 日 标准住院日:10~15d

| 时间 | | 入院第 1d | 入院第 2~14d | 出院日 |
|---|---|---|---|---|
| 医生工作 | | □ 询问病史及体格检查<br>□ 呼吸困难程度评估<br>□ 完成初次评估,包括生理(营养、疼痛等)、心理、社会和经济因素<br>□ 24h 完成住院病历,8h 内完成首次病程记录<br>□ 向患儿监护人告知病情并签署知情同意书 | □ 上级医师入院 24h 内完成查房,明确诊断<br>□ 呼吸困难程度评估<br>□ 确定诊疗计划,根据检验结果和病情调整治疗方案<br>□ 如果出现危急值,执行危急值报告制度(严重者出径) | □ 上级医师查房,同意其出院<br>□ 完成出院小结<br>□ 出院宣教:向患儿监护人交代出院注意事项,如随访项目、间隔时间等 |
| | | **长期医嘱:**<br>□ 常规护理<br>□ 一级护理(可选)<br>□ 心电、血压监测<br>□ 导管前后血氧饱和度监测(可选)<br>□ 微量血糖监测<br>□ 记 24h 出入量<br>□ 呼吸支持(无创 / 有创)<br>□ 禁食(可选)<br>□ 营养支持(可选) | **长期医嘱:**<br>□ 同前<br>**临时医嘱:**<br>□ 对异常实验室检查的复查<br>□ 心脏超声(可选) | **出院医嘱:**<br>□ 出院带药 |

续表

| 时间 | 入院第1d | 入院第2~14d | 出院日 |
|---|---|---|---|
| 医生工作 | **临时医嘱：**<br>□ 血常规、血型<br>□ 尿常规、大便常规＋潜血<br>□ 血气分析、电解质分析<br>□ 凝血功能(可选)<br>□ 血培养<br>□ 胸、腹部X线检查<br>□ 心脏超声(可选)<br>□ 纠酸(根据血气)<br>□ 肺表面活性物质(可选)<br>□ 血管活性药(可选)<br>□ 镇静(可选) | | |
| 护士工作 | □ 入院宣教评估(一般情况、营养、疼痛、压疮、跌倒风险评估)<br>□ 执行医嘱、预约检查、安排取血<br>□ 观察病情，反馈医生 | □ 完成基础护理<br>□ 执行各项医嘱<br>□ 观察病情，反馈医生<br>□ 完成护理记录 | □ 出院宣教：复查时间、饮食指导、用药指导等<br>□ 协助患儿监护人办理出院手续 |
| 患儿监护人工作 | □ 配合完成病史询问和体格检查<br>□ 学习相关宣教知识<br>□ 签署知情同意书<br>□ 参与诊疗方案决策 | □ 参与诊疗方案决策<br>□ 配合完成各项检查，送母乳 | □ 办理出院<br>□ 预约下次专科复诊 |
| 病情变异记录 | □ 无　□ 有,原因：<br>1.<br>2. | □ 无　□ 有,原因：<br>1.<br>2. | □ 无　□ 有,原因：<br>1.<br>2. |

**3. 出院标准**

(1)体温正常,无须呼吸支持及氧疗,自主呼吸平稳,血氧饱和度稳定。

(2)无严重感染证据,血气等实验室检查大致正常。

(3)吃奶正常,一般情况稳定。

(五)变异及原因分析

1. 出现重症感染导致住院时间延长和费用增加。

2. 出现并发症如气漏、持续肺动脉高压等。

## 二、临床路径流程图(图2-2)

## 三、随访指导

门诊治疗系统定期自动发送随访问卷调查表,定期观察患儿的呼吸情况及体重增长。

## 四、宣教

宣教时间:出院当天。

宣教内容:

1. 出院后2~3d回新生儿门诊复诊。

2. 加强护理,预防呼吸道病毒交叉感染,合理喂养,防止反流、呛咳、窒息。

3. 需要紧急就诊的情形包括反复发热、异常哭闹、精神反应差、吃奶差甚至拒奶、腹胀、频繁呕吐或呕吐物异常、血便、气促、发绀、呼吸费力等。

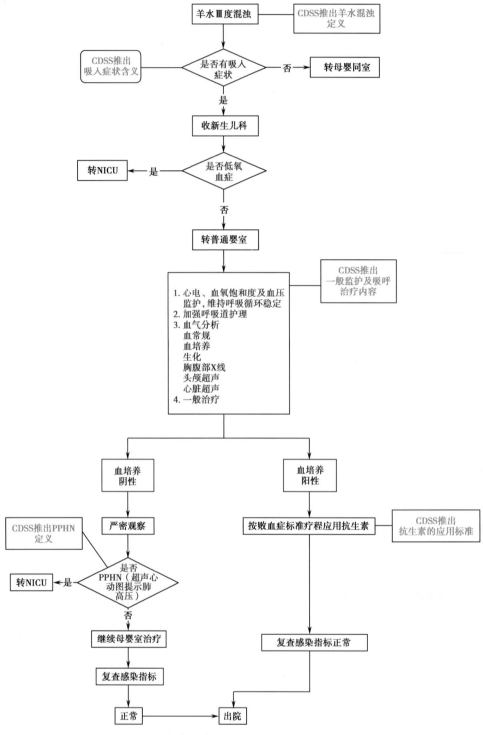

图 2-2　新生儿胎粪吸入综合征临床路径流程图

CDSS. 临床决策支持系统；PPHN. 新生儿持续性肺高压；NICU 新生儿重症监护病房。

## 第三节　新生儿呼吸窘迫综合征临床路径

### 一、新生儿呼吸窘迫综合征临床路径标准流程

**（一）适用对象**

第一诊断为新生儿呼吸窘迫综合征（ICD-10：P22.0）的早产儿。

**（二）诊断依据**

根据《临床诊疗指南：小儿内科分册》和《实用新生儿学》（第5版）进行诊断。

**1. 病史**　早产儿，生后不久出现气促、呻吟、青紫，并逐渐加重。

**2. 体征**　鼻煽、呼吸急促、三凹征、双肺呼吸音减弱。

**3. 辅助检查**　胸部 X 线有特征性表现，为诊断及病情分级重要依据。Ⅰ级：常见两肺透亮度降低、充气不良，可见细颗粒网状阴影；Ⅱ级：除Ⅰ级变化加重外，可见支气管充气征；Ⅲ级：两肺透亮度更低，心影和膈缘显示不清；Ⅳ级：呈白肺，支气管充气征更明显。

**（三）进入临床路径标准**

1. 第一诊断必须符合新生儿呼吸窘迫综合征（ICD-10：P22.0）。

2. 为早产儿。

3. 当患者同时具有其他疾病诊断，但在治疗期间不影响该诊断的临床路径流程实施时，可进入路径。

**（四）产时流程**

新生儿呼吸窘迫综合征临床路径表单（产时复苏流程）

患儿姓名：_____　性别：____　年龄：____　门诊号：_____

| 时间 | 产房或手术室流程 |
|---|---|
| 医生工作 | □ 新生儿复苏标准流程，评估新生儿呼吸困难程度并予相应呼吸支持，尽早给予持续气道正压通气（CPAP）<br>□ 了解母亲病史及用药情况，产前，产时情况<br>□ 完成复苏相应记录<br>□ 与患儿监护人沟通情况<br>□ 开入院证 |
| 助产士工作 | □ 作为复苏团队成员，进行新生儿复苏标准流程，做好必要的呼吸支持<br>□ 测量体重、头围、身长（可选）<br>□ 提前与病房沟通，做好准备<br>□ 填写转运交接单，做好和病房护士交接<br>□ 绿色通道直接入院 |
| 患儿监护人工作 | □ 参与医疗决策<br>□ 患儿监护人新建新生儿诊疗卡，办理入院 |
| 病情变异记录 | □ 无　□ 有，原因：<br>1.<br>2. |

**（五）住院流程**

**1. 入院标准**

（1）早产出生。

（2）出生不久出现气促、呻吟等呼吸困难表现。

### 2. 临床路径表单

新生儿呼吸窘迫综合征临床路径表单(住院)

患儿姓名:_____ 性别:____ 年龄:____ 门诊号:_____ 住院号:_____
住院日期: 年 月 日 出院日期: 年 月 日 标准住院日:7d

| 时间 | 入院第1d | 入院第2~6d | 缓解日 |
|---|---|---|---|
| 医生工作 | □ 询问病史及体格检查<br>□ 根据呼吸程度评估需要的呼吸支持<br>□ 完成其他评估,包括生理(营养、疼痛等)、心理、社会和经济因素<br>□ 24h完成住院病历,8h内完成首次病程记录<br>□ 向患儿监护人沟通病情并签署知情同意书 | □ 上级医师入院24h内完成查房,明确诊断<br>□ 根据病情变化确定诊疗计划,调整治疗方案<br>□ 如果出现危急值,执行危急值报告制度(严重者出径) | □ 上级医师查房根据病情变化调整治疗方案<br>□ 呼吸窘迫综合征缓解,不符合早产儿出院标准继续治疗其他问题<br>□ 完成出院小结(可选)<br>□ 出院宣教:向患儿监护人交代出院注意事项,如随访项目、间隔时间等(可选)<br>□ 确定是否符合高危随访项目,并确定随访日期 |
| 医生工作 | **长期医嘱:**<br>□ 常规护理<br>□ 重症监护<br>□ 生命体征监测包括 $SpO_2$ 监测、$CO_2$ 监测、血压监测<br>□ 血糖监测<br>□ 无创呼吸支持(可选)<br>□ 气管插管机械通气(可选)<br>□ 咖啡因(胎龄<34周可选)<br>□ 经验性抗生素(如考虑感染可选)<br>**临时医嘱:**<br>□ 血常规、血型<br>□ 尿常规、大便常规<br>□ 生化常规(可选)<br>□ 血气分析<br>□ 血培养+药敏(如考虑感染可选)<br>□ 胸部X线检查(如必要6~12h复查)<br>□ 心脏超声(可选)<br>□ 肺表面活性物质(可选) | □ **长期医嘱:**<br>□ 经验性抗生素(血培养48h无阳性回报停用)<br>□ 呼吸支持策略调整<br>**临时医嘱:**<br>□ 对异常实验室检查的复查<br>□ 评估是否再次使用肺表面活性物质 | **出院医嘱:**<br>□ 出院带药 |
| 护士工作 | □ 入院宣教估(一般情况、营养、疼痛、压疮、跌倒风险评估)<br>□ 早产儿护理,特别关注呼吸相关护理<br>□ 预约检查<br>□ 观察病情变化:关注呼吸情况,及时反馈医生 | □ 早产儿护理,特别关注呼吸相关护理<br>□ 观察病情变化:关注呼吸情况,及时反馈医生<br>□ 执行各项医嘱<br>□ 完成护理记录 | □ 出院宣教:复查时间、饮食指导、用药指导等<br>□ 协助患儿监护人办理出院手续 |
| 患儿监护人工作 | □ 积极配合提供相关病史<br>□ 学习相关宣教知识<br>□ 签署知情同意书<br>□ 参与诊疗方案决策 | □ 参与诊疗方案决策<br>□ 配合完成各项检查<br>□ 送母乳,进行探视<br>□ 与医护进行病情沟通 | □ 办理出院<br>□ 预约下次专科复诊 |
| 病情变异记录 | □ 无 □ 有,原因:<br>1.<br>2. | □ 无 □ 有,原因:<br>1.<br>2. | □ 无 □ 有,原因:<br>1.<br>2. |

### 3. 出院标准

（1）晚期早产儿自主呼吸平稳，不需要呼吸支持，无呼吸暂停至少 5d，血气分析和胸部 X 线检查正常或好转。

（2）生命体征平稳，室温下体温正常，体重超过 1 800g，近 1 周平均每天体重增长 20~30g，能够经口喂养，达到完全胃肠道喂养。

（3）极 / 超早产儿虽然达不到出院标准，但出生 1 周后则不考虑肺表面活性物质缺乏所致的呼吸窘迫，认为呼吸窘迫综合征缓解。

### （六）变异及原因分析

1. 本病合并症较多，如发生较严重的合并症。

2. 患儿存在与新生儿呼吸窘迫综合征无关的其他情况，需要处理干预。

3. 监护人原因，要求提前出院，进行或不进行相关检查。

## 二、临床路径流程图（图 2-3）

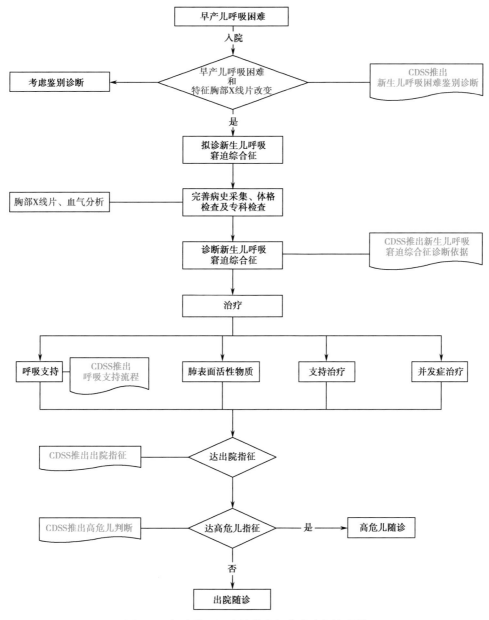

图 2-3 新生儿呼吸窘迫综合征临床路径流程图

CDSS. 临床决策支持系统。

### 三、随访指导

1. 符合高危新生儿随访标准的,按高危儿随访方案进行。

2. 门诊治疗系统定期自动发送随访问卷调查表,每月回院复诊 1 次,至少 3 次。

### 四、宣教

宣教时间:出院当天。

宣教内容:

1. 尽量母乳喂养,按需哺乳。

2. 室内空气要新鲜,适当通风换气,保持适当室温、湿度。

3. 接触新生儿时强调手卫生,患感冒家庭成员要避免接触新生儿,患感冒母亲应戴口罩哺乳。发现脐炎或皮肤感染等情况时,立即去医院治疗,防止细菌扩散。

4. 紧急就诊指征包括异常哭闹或反应差、拒奶、气促、呻吟、青紫。

## 第四节 新生儿溶血病临床路径

### 一、新生儿溶血病临床路径标准流程

**(一) 适用对象**

第一诊断为新生儿溶血病(ICD-10:P55)。

**(二) 诊断依据**

根据《临床诊疗指南·小儿内科分册》和《实用新生儿学》(第 5 版)进行诊断。

1. **病史** 黄疸出现早,进展快,严重者黄疸在生后 24h 内出现,部分产前母亲血型抗体效价高。部分有贫血或胎儿水肿表现。母亲多为 O 型或 Rh 阴性。

2. **体征** 全身皮肤、巩膜黄染,重者可有贫血、肝脾大、水肿表现,严重者可伴有反应低下、嗜睡、肌张力减低、吸吮弱或激惹、哭声高调、拒乳、呼吸暂停、呼吸不规则、呼吸困难、肌张力增高,甚至角弓反张、惊厥或昏迷等神经系统表现。

3. **辅助检查** 红细胞及血红蛋白下降、网织红细胞升高;血清总胆红素明显升高,间接胆红素升高为主;改良红细胞直接抗人球蛋白试验阳性、抗体释放试验阳性、游离抗体试验阳性(单纯游离抗体阳性不能诊断)。

**(三) 进入临床路径标准**

1. 第一诊断必须符合新生儿溶血病(ICD-10:P55)。

2. 当患者同时具有其他疾病诊断,但在治疗期间不影响该疾病的临床路径流程实施时,可进入路径。

（四）门诊流程

**新生儿溶血病临床路径表单（门诊）**

患儿姓名：_____性别：____年龄：____门诊号：_____

| 时间 | 初诊 | 复诊 |
|---|---|---|
| 医生工作 | ☐ 主诊医生询问病史及体格检查<br>☐ 评估黄疸严重程度，有无急性胆红素脑病及感染表现<br>☐ 完成其他评估，包括生理（营养、疼痛等）、监护人心理、社会和经济因素<br>☐ 完成门诊医嘱及病历书写<br>☐ 根据病情参照入院标准确定后续诊疗计划<br>☐ 如门诊继续治疗确定随访时间，复诊时间，紧急回院指征<br>☐ 如收入院开具入院证<br>☐ 与监护人沟通患儿情况<br>**检查：**<br>☐ 血常规（网织红细胞）<br>☐ 血清总胆红素 + 直接胆红素（可选）<br>☐ 经皮胆红素测定（TCB） | ☐ 再次评估黄疸严重程度，评估黄疸严重程度，有无核黄疸及感染表现<br>☐ 完成其他评估，包括生理（营养、疼痛等）、监护人心理、社会和经济因素<br>☐ 完成门诊医嘱及病历书写<br>☐ 根据病情参照入院标准确定后续诊疗计划<br>☐ 如门诊继续治疗确定随访时间，复诊时间，紧急回院指征<br>☐ 如收入院开具入院证<br>☐ 与监护人沟通患儿情况<br>**检查：**<br>☐ 血常规（网织红细胞）（可选）<br>☐ 血清总胆红素 + 直接胆红素（可选）<br>☐ 经皮胆红素测定（TCB） |
| 护士工作 | ☐ 行经皮胆红素检测后，评估、安排就诊顺序<br>☐ 对患者进行缴费、检查、检验等方面的指引<br>☐ 待诊时疾病宣教，并观察患儿情况，及时与医生沟通<br>☐ 指引患儿监护人办理入院手续 | ☐ 行经皮胆红素检测后，评估、安排就诊顺序<br>☐ 对患者进行缴费、检查、检验等方面的指引<br>☐ 待诊时疾病宣教，并观察患儿情况，及时与医生沟通<br>☐ 指引患儿监护人办理入院手续 |
| 患儿监护人工作 | ☐ 通过网络预约门诊，就诊前准备好相关病历资料<br>☐ 接收指引单，根据指引完成就诊、检查<br>☐ 参与诊疗方案决策<br>☐ 办理住院手续（可选） | ☐ 反馈治疗效果及有无药物不良反应<br>☐ 参与诊疗方案决策<br>☐ 办理住院手续（可选） |
| 病情变异记录 | ☐ 无　☐ 有，原因：<br>1.<br>2. | ☐ 无　☐ 有，原因：<br>1.<br>2. |

（五）住院流程

**1. 入院标准（符合下列之一）**

（1）血清总胆红素值至少达到光疗标准。

（2）胆红素上升速率 >0.5mg/（dl·h）。

（3）怀疑合并急性胆红素脑病。

**2. 临床路径表单**

**新生儿溶血病临床路径表单（住院）**

患儿姓名：_____性别：____年龄：____门诊号：_____住院号：_____

住院日期：　年　月　日　出院日期：　年　月　日　标准住院日：7~10d

| 时间 | 入院第 1d | 入院第 2~9d | 出院日 |
|---|---|---|---|
| 医生工作 | ☐ 询问病史及体格检查<br>☐ 评估黄疸严重程度，有无急性胆红素脑病表现<br>☐ 完成其他评估，包括生理（营养、疼痛等）、心理、社会和经济因素<br>☐ 24h 完成住院病历，8h 内完成首次病程记录<br>☐ 向患儿监护人告知病情并签署知情同意书 | ☐ 评估黄疸严重程度，有无光疗并发症<br>☐ 上级医师入院 24h 内完成查房，明确诊断<br>☐ 确定诊疗计划，根据检验结果和病情调整治疗方案<br>☐ 如果出现危急值，执行危急值报告制度（严重者出径） | ☐ 上级医师查房批准出院<br>☐ 完成出院小结<br>☐ 出院宣教：向患儿监护人交代出院注意事项，如随访项目、间隔时间，紧急回院指征等 |

续表

| 时间 | 入院第 1d | 入院第 2~9d | 出院日 |
|---|---|---|---|
| 医生工作 | **长期医嘱：**<br>□ 按新生儿内科常规护理<br>□ 护理级别<br>□ 营养支持<br>□ 皮肤护理<br>**临时医嘱：**<br>□ 血常规(网织红细胞计数)、血型<br>□ 尿常规、大便常规<br>□ 溶血病检查(可选)<br>□ 葡萄糖 -6- 磷酸脱氢酶缺乏症(G6PD)筛查(可选)<br>□ 感染性疾病筛查(可选)<br>□ 血清总胆红素、直接胆红素、血糖<br>□ 血气分析、电解质分析(可选)<br>□ 光疗(根据黄疸程度选择强度)<br>□ 白蛋白(低白蛋白血症可选)<br>□ 丙种球蛋白(接近换血标准 <3mg/dl)<br>□ 换血治疗(达到换血标准)<br>□ 静脉输液(喂养不足时) | **长期医嘱：**<br>□ 同前<br>**临时医嘱：**<br>□ 血清总胆红素、直接胆红素(可选)<br>□ 光疗<br>疑诊胆红素脑病的可考虑以下检查：<br>□ 脑电图<br>□ 脑干听觉诱发电位<br>□ 头颅 MRI | **出院医嘱：**<br>□ 出院带药(可选) |
| 护士工作 | □ 入院宣教评估(一般情况、营养、疼痛、压疮、跌倒风险评估)<br>□ 执行医嘱、预约检查<br>□ 密切观察病情，特别是神经系统表现，及时向医生反馈 | □ 完成基础护理<br>□ 执行各项医嘱<br>□ 密切观察病情，特别是神经系统表现，及时向医生反馈<br>□ 完成护理记录 | □ 出院宣教：预约复查时间、护理要点，用药指导等<br>□ 协助患儿监护人办理出院手续 |
| 患儿监护人工作 | □ 积极提供病史<br>□ 学习相关宣教知识<br>□ 签署知情同意书<br>□ 参与诊疗方案决策 | □ 参与诊疗方案决策<br>□ 配合完成各项检查<br>□ 提供母乳 | □ 办理出院<br>□ 居家观察病情变化<br>□ 预约下次专科复诊 |
| 病情变异记录 | □ 无　□ 有，原因：<br>1.<br>2. | □ 无　□ 有，原因：<br>1.<br>2. | □ 无　□ 有，原因：<br>1.<br>2. |

### 3. 出院标准

(1)血清胆红素稳定下降,结束光疗 24h 后,胆红素水平低于新生儿小时胆红素百分位列线图(Bhutani曲线)第 75 百分位数以下。

(2)患儿其他情况良好。

### (六) 变异及原因分析

1. 存在使高胆红素血症进一步加重的其他情况,需要处理干预,或需要延长住院时间。

2. 患儿如发生胆红素脑病,需要其他相关检查及处理,延长住院治疗时间。

3. 入院治疗过程中发生严重并发症者(包括重度贫血、水肿、胆汁淤积等),则退出路径 / 转入其他相应疾病路径。

4. 患儿存在与高胆红素血症无关的其他情况,需要处理干预。

## 二、临床路径流程图(图 2-4)

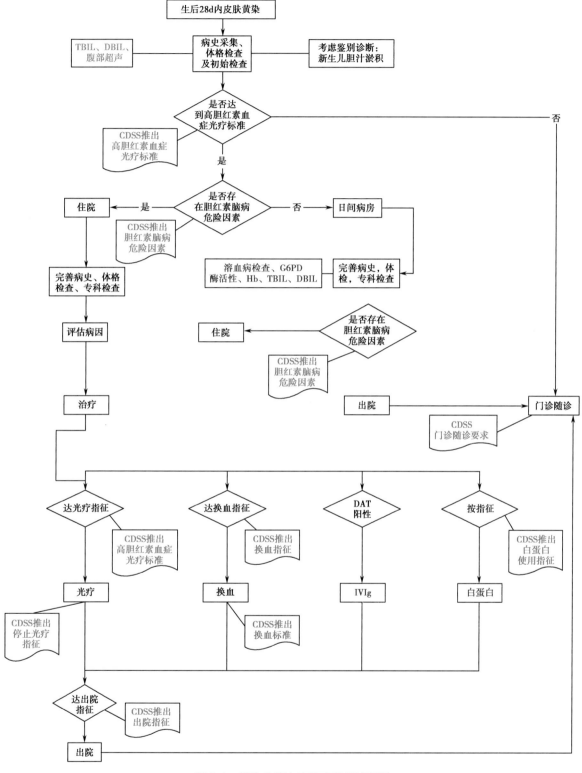

图 2-4　新生儿溶血病临床路径流程图

CDSS. 临床决策支持系统;TBIL. 血清总胆红素;DBIL. 直接胆红素;
IVIg. 静脉注射免疫球蛋白;Hb. 血红蛋白;DAT. 红细胞直接抗人球蛋白试验。

### 三、随访指导

门诊治疗系统定期发送随访问卷调查表。

### 四、宣教

宣教时间：出院当天。

宣教内容：

1. 黄疸在新生儿中常见，见于婴儿出生后 1d 或数日内，早产儿黄疸发生率较高。当婴儿血液中的胆红素较高时，即表现为黄疸。婴儿可由于不同原因而出现高的胆红素水平，如某些母乳喂养的婴儿因母乳摄入量不足而发生黄疸。如果胆红素水平极高没有及时治疗，可导致脑损伤。

2. 黄疸可导致皮肤和眼睛变黄，往往始发于面部和眼睛，但也可扩散至胸部、腹部和双臂，重度黄疸患儿可出现膝部以下的小腿皮肤呈橘黄色或黄色。重度黄疸致脑损伤患儿还可能出现昏睡、哭声尖锐、持续哭闹、颈部后倾表现。

3. 为帮助减轻患儿黄疸，请确保患儿充足的喂养量。可通过以下表现判断喂养充足：每日尿湿 6 张或更多的、大便从深绿色变为黄色、喂食后似乎比较开心。

4. 紧急就诊指征包括异常哭闹或反应差、拒奶、抽搐、尖叫、气促、呻吟、青紫。

## 第五节　新生儿败血症临床路径

### 一、新生儿败血症临床路径标准流程

#### （一）适用对象

第一诊断为新生儿败血症（ICD-10：P36），包括早发型败血症及社区获得晚发型败血症。

#### （二）诊断依据

根据《临床诊疗指南：小儿内科分册》和《实用新生儿学》（第 5 版）进行诊断。

1. **病史**　存在围生期细菌感染高危因素，如母亲产前发热（体温 >38℃）、胎膜早破 ≥ 18h、B 族链球菌（GBS）定植、羊膜腔感染、产前产时侵入性操作等。患儿常有发热、皮肤黏膜破损、脐部感染史。

2. **临床表现**　非特异性，表现为精神反应差、少哭少动、肤色差、发热或体温不升。生理性黄疸消退延迟、退而复现、迅速加重。可有下列一个或多个系统的异常：

(1) 皮肤黏膜：硬肿、皮下坏疽、脓疱疮、蜂窝织炎、瘀点瘀斑等。

(2) 消化系统：腹胀、呕吐、腹泻，严重时出现中毒性肠麻痹或坏死性小肠结肠炎。

(3) 呼吸系统：气促、青紫、三凹征、呼吸不规则或呼吸暂停。

(4) 神经系统：易合并化脓性脑膜炎，表现为嗜睡、激惹、惊厥、烦躁不安、前囟紧张及四肢肌张力增高。

(5) 心血管系统：感染性休克。

(6) 血液系统：血小板减少、出血，甚至弥散性血管内凝血（DIC）。

(7) 泌尿系统：脓尿。

(8) 其他：骨关节化脓性炎症，深部脓肿。

3. **实验室检查**　血培养、尿培养、脑脊液培养或无菌腔隙体液培养阳性为诊断的金标准，但阴性不能除外诊断。全血细胞计数及分类、C 反应蛋白、降钙素原可以出现异常。特异性病原菌抗原及核酸检测对诊断也有帮助。

#### （三）进入临床路径标准

1. 第一诊断必须符合新生儿败血症（ICD-10：P36）。

2. 针对早发型败血症（日龄 ≤ 3d）及社区获得晚发型败血症。

3. 当患者同时具有其他疾病诊断,但在治疗期间不影响该诊断的临床路径流程实施时,可进入路径。

(四)门诊流程

新生儿败血症临床路径表单(门诊)

患儿姓名:_____ 性别:____ 年龄:____ 门诊号:_____

| 时间 | 初诊 |
|---|---|
| 医生工作 | □ 主诊医生询问病史及体格检查<br>□ 全身中毒症状严重、循环不稳定者即刻急诊处理<br>□ 完成其他评估,包括生理(营养、疼痛等)、心理、社会和经济因素<br>□ 完成门诊医嘱及病历书写<br>□ 向患儿监护人告知病情<br>□ 开入院证<br>**检查:**<br>□ 血常规、C 反应蛋白(可选)<br>□ 评估患儿病情严重程度 |
| 护士工作 | □ 评估、安排就诊顺序<br>□ 对患者进行缴费、检查检验、取药、抽血、治疗等方面的指引<br>□ 指引患儿监护人办理入院手续 |
| 患儿监护人工作 | □ 通过网络预约门诊,就诊前准备好相关的既往病历资料<br>□ 参与诊疗方案决策<br>□ 办理住院手续 |
| 病情变异记录 | □ 无 □ 有,原因:<br>1.<br>2. |

(五)住院流程

1. **入院标准** 拟诊、确诊新生儿败血症者。

2. **临床路径表单**

新生儿败血症临床路径表单(住院)

患儿姓名:_____ 性别:____ 年龄:____ 门诊号:_____ 住院号:_____

住院日期: 年 月 日 出院日期: 年 月 日 标准住院日:10~14d

| 时间 | 入院第 1d | 入院第 2~13d | 出院日 |
|---|---|---|---|
| 医生工作 | □ 询问病史及体格检查<br>□ 病情程度评估<br>□ 完成其他评估,包括生理(营养、疼痛等)、心理、社会和经济因素<br>□ 24h 完成住院病历,8h 内完成首次病程记录<br>□ 向患儿监护人告知病情并签署知情同意书 | □ 上级医师入院 24h 内完成查房,明确诊断<br>□ 病情程度评估<br>□ 确定诊疗计划,根据检验结果和病情调整治疗方案<br>□ 如果出现危急值,执行危急值报告制度(严重者出径) | □ 上级医师查房,同意其出院<br>□ 完成出院小结<br>□ 出院宣教:向患儿监护人交代出院注意事项,如随访项目、间隔时间等 |

续表

| 时间 | 入院第 1d | 入院第 2~13d | 出院日 |
|---|---|---|---|
| 医生工作 | **长期医嘱:**<br>□ 常规护理(可选)<br>□ 护理级别(可选)<br>□ 心电、血氧监测<br>□ 血压监测<br>□ 抗生素(可选)<br>□ 呼吸支持(可选)<br>□ 对症治疗:物理降温<br>**临时医嘱:**<br>□ 血常规、C 反应蛋白、血型<br>□ 尿常规、大便常规 + 潜血(必选)<br>□ 血气分析(有呼吸窘迫可选)<br>□ 凝血功能(有出血倾向者可选)<br>□ 降钙素原(日龄 >3d 可选)<br>□ 血培养 + 药敏<br>□ 中段尿培养(日龄 >7d)<br>□ 脑脊液检查(常规、生化、培养、涂片)<br>□ 病毒病原学检查(肠道病毒、单纯疱疹病毒)<br>□ 胸腹部 X 线检查(有呼吸、消化系统表现可选) | **长期医嘱:**<br>□ 同前<br>□ 抗生素治疗(根据药敏调整)<br>**临时医嘱:**<br>□ 对异常实验室检查的复查 | **出院医嘱:**<br>□ 出院带药 |
| 护士工作 | □ 入院宣教评估(一般情况、营养、疼痛、压疮、坠床风险评估)<br>□ 执行医嘱、预约检查、安排取血<br>□ 观察病情变化,反馈给医生 | □ 完成基础护理<br>□ 执行各项医嘱<br>□ 观察病情变化,反馈给医生<br>□ 完成护理记录 | □ 出院宣教:复查时间、饮食指导、用药指导等<br>□ 协助患儿监护人办理出院手续 |
| 患儿监护人工作 | □ 配合完成病史询问和体格检查<br>□ 学习相关宣教知识<br>□ 签署知情同意书<br>□ 参与诊疗方案决策 | □ 参与诊疗方案决策<br>□ 配合完成各项检查,送母乳 | □ 办理出院<br>□ 预约下次专科复诊 |
| 病情变异记录 | □ 无 □ 有,原因:<br>1.<br>2. | □ 无 □ 有,原因:<br>1.<br>2. | □ 无 □ 有,原因:<br>1.<br>2. |

### 3. 出院标准

(1)病情恢复,连续 2 次血培养转阴,其他非特异性指标恢复正常,抗生素疗程已完成。

(2)无须住院治疗的合并症和 / 或并发症。

(六) 变异及原因分析

1. 病情加重,并发感染性休克等情况。

2. 注意有无合并中枢神经系统感染,转入新生儿化脓性脑膜炎临床路径。

3. 出现骨髓炎需要外科干预,导致治疗时间延长,增加治疗费用等。

## 二、临床路径流程图(图 2-5)

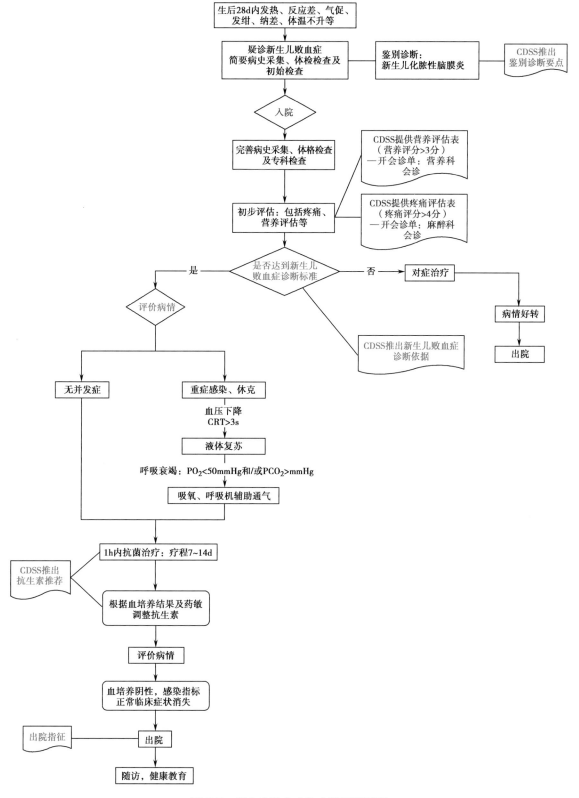

图 2-5 新生儿败血症临床路径流程图

CDSS.临床决策支持系统;CRT.毛细血管再充盈时间。

### 三、随访指导

门诊治疗系统定期自动发送随访问卷调查表,每3d回院复诊1次,至少2次,定期观察患儿恢复情况及是否需要继续治疗。

### 四、宣教

宣教时间:入院及出院时。

宣教内容:

1. 新生儿败血症是指新生儿期病原体(细菌、病毒、霉菌、少量原虫)侵入血循环并在其中生长繁殖、产生毒素所造成的全身感染。可以发生在产前、产时或产后。产前感染与母亲孕期的感染有关,尤其是羊膜腔的感染更易引起发病;产时感染与胎儿通过产道时被细菌感染有关,如胎膜早破、产程延长等;产后感染往往与细菌从脐部、皮肤黏膜损伤处、呼吸道及消化道等侵入有关。

2. 住院期间患儿可能出现以下并发症,使患儿病情进一步加重,恶化,即使积极救治仍可能导致死亡情况。

(1)化脓性脑膜炎:最常见的并发症,有时神经系统症状并不明显,需要选用可通过血脑屏障的有效抗生素,可能留下后遗症,影响患儿智力发展。

(2)多脏器功能障碍综合征(MODS):是感染扩散的严重结果,可致死亡,抢救过程中可能需要使用血液制品、气管插管机械通气治疗、改善循环呼吸等药物甚至需行心肺复苏,视其器官损伤的程度可能会有相应的后遗症。

(3)肺炎或肺脓肿:积极控制感染,加强呼吸道护理,必要时手术治疗肺脓肿。

(4)迁移性病灶:如蜂窝组织炎、脐炎、骨髓炎、肾盂肾炎等,应用抗生素同时及时处理局部病灶,做好消毒隔离,促进皮肤愈合,防止感染蔓延。

3. 感染得到控制,细菌培养连续2次均为阴性,体温稳定,自行吃奶良好,体重增长稳定,并发症消失或好转,复查各项检查指标恢复正常或好转后,可予办理出院。

4. **紧急就诊指征**　出现反应差、拒奶、气促发绀,以及再次发热等情况。

5. 尽量母乳喂养,按需哺乳。注意保持室内空气新鲜,适当通风换气。父母和其他接触新生儿的亲属在护理新生儿时注意洗手。患感冒的家庭成员要尽量避免接触新生儿,若母亲感冒应戴口罩。发现有脐炎或皮肤感染等情况时,立即去医院治疗,防止病菌扩散。

## 第六节　新生儿坏死性小肠结肠炎临床路径

### 一、新生儿坏死性小肠结肠炎临床路径标准流程

**(一)适用对象**

第一诊断为新生儿坏死性小肠结肠炎(ICD-10:P77.x01)。

**(二)诊断依据**

根据《临床诊疗指南·小儿内科分册》和《实用新生儿学》(第5版)进行诊断。

1. **病史**　早产儿、小于胎龄儿较多见,足月儿有窒息、肠道或全身感染、脐动脉插管、交换输血、青紫型先天性心脏病史。开奶后出现腹胀、呕吐、血便典型三联症,常伴有精神萎靡、反应差、呼吸暂停、体温不稳定等全身表现。

2. **体征**　腹胀、腹壁静脉显露、腹部张力增高、腹壁皮肤变色、肠鸣音减弱或消失。全身苍灰、发绀、黄疸、硬肿。

3. **辅助检查**　血白细胞计数常增高或降低,后者病情往往较重,约半数患儿血小板计数<$60×10^9$/L,1/3患儿血培养阳性(包括厌氧菌),大便潜血试验阳性,部分患儿粪便培养检出致病菌。腹部X线片是确诊依据,需要连续、动态复查。非特异性影像学表现包括肠管扩张、肠壁增厚和腹水。特征性表现为肠壁

间积气、门静脉积气、气腹征。

4. **其他** 排除新生儿自发性肠穿孔、肠扭转、先天性巨结肠、胎粪性腹膜炎及引起血便等其他疾病。

（三）进入临床路径标准

1. 第一诊断必须符合新生儿坏死性小肠结肠炎（ICD-10：P77.x01）。

2. 当患者同时具有其他疾病诊断,但在治疗期间不影响该诊断的临床路径流程实施时,可进入路径。

（四）门诊流程

新生儿坏死性小肠结肠炎临床路径表单（门诊）

患儿姓名：_____性别：____年龄：____门诊号：_____

| 时间 | 初诊 |
| --- | --- |
| 医生工作 | □ 主诊医生询问病史及体格检查及病情严重程度评估<br>□ 评估生命体征不稳定,有休克情况,急诊就地抢救<br>□ 达入院指征,生命体征稳定,收入院<br>□ 完成其他评估,包括生理(营养、疼痛等)、心理、社会和经济因素<br>□ 完成门诊医嘱及病历书写<br>□ 与患儿监护人沟通病情<br>□ 开入院证<br>**检查：**<br>□ 血常规、C反应蛋白(可选)<br>□ 腹部超声(可选)<br>□ 腹部X线检查(可选) |
| 护士工作 | □ 评估、安排就诊顺序<br>□ 对患者进行缴费、检查检验、抽血、治疗等方面的指引<br>□ 候诊时观察病情变化,及时向医生反馈<br>□ 疾病宣教<br>□ 指引患儿监护人办理入院手续 |
| 患儿监护人工作 | □ 通过网络预约门诊,就诊前准备好相关病历资料<br>□ 参与诊疗方案决策<br>□ 办理住院手续 |
| 病情变异记录 | □ 无　□ 有,原因：<br>1.<br>2. |

（五）住院流程

1. **入院标准** 临床疑似或已确诊新生儿坏死性小肠结肠炎。

2. **临床路径表单**

新生儿坏死性小肠结肠炎临床路径表单（住院）

患儿姓名：_____性别：____年龄：____门诊号：_____住院号：_____

住院日期：　年　月　日　出院日期：　年　月　日　标准住院日：14~21d

| 时间 | 入院第1d | 入院第2~20d | 出院日 |
| --- | --- | --- | --- |
| 医生工作 | □ 询问病史及体格检查,评估病情严重程度,特别是腹部及循环情况<br>□ 完成其他评估,包括生理(营养、疼痛等)、心理、社会和经济因素<br>□ 24h完成住院病历,8h内完成首次病程记录<br>□ 向患儿监护人告知病情并签署知情同意书 | □ 上级医师入院24h内完成查房,明确诊断<br>□ 确定诊疗计划,根据检验结果和病情调整治疗方案<br>□ 如果出现危急值,执行危急值报告制度(严重者出径)<br>□ 新生儿外科会诊(可选) | □ 上级医师查房批准出院<br>□ 完成出院小结<br>□ 出院宣教：向患儿监护人交代出院注意事项,如随访项目、间隔时间、紧急回院指征等 |

续表

| 时间 | 入院第1d | 入院第2~20d | 出院日 |
|---|---|---|---|
| 医生工作 | **长期医嘱:**<br>□ 常规护理(可选)<br>□ 护理级别(可选)<br>□ 心电、血氧监测<br>□ 血压监测<br>□ 血糖监测<br>□ 呼吸支持(可选)<br>□ 禁食5~14d(根据病情需要)<br>□ 胃肠减压<br>□ 补充维生素和微量元素<br>□ 抗感染治疗<br>**临时医嘱:**<br>□ 血常规、血型、C反应蛋白<br>□ 尿常规、大便常规+潜血<br>□ 血气分析、电解质分析<br>□ 降钙素原(可选)<br>□ 凝血功能(可选)<br>□ 感染性疾病筛查(可选)<br>□ 血培养+药敏<br>□ 体液培养(可选)<br>□ 腹部X线检查(正侧位)<br>□ 腹部超声<br>□ 静脉营养<br>□ 外科手术治疗(可选) | **长期医嘱:**<br>□ 抗生素(根据药敏调整)<br>□ 开始肠内喂养(禁食后)<br>**临时医嘱:**<br>□ 对异常实验室检查的复查<br>□ 血气分析(可选)<br>□ 血常规+CRP(可选)<br>□ 血培养(可选)<br>□ 腹部X线片(必要时6~12h复查)<br>□ 静脉营养 | **出院医嘱:**<br>□ 出院带药 |
| 护士工作 | □ 入院宣教评估(一般情况、营养、疼痛、压疮、跌倒风险评估)<br>□ 执行医嘱、预约检查<br>□ 观察病情尤其是腹部体征和全身状况,反馈医生 | □ 完成基础护理<br>□ 执行各项医嘱<br>□ 完成护理记录<br>□ 观察病情尤其是腹部体征和全身状况,反馈医生 | □ 出院宣教:回家护理要点,复查时间、饮食指导、用药指导等<br>□ 协助患儿监护人办理出院手续 |
| 患儿监护人工作 | □ 配合完成病史询问<br>□ 学习相关宣教知识<br>□ 签署知情同意书<br>□ 参与诊疗方案决策 | □ 参与诊疗方案决策<br>□ 配合完成各项检查,送母乳,探视<br>□ 与医护沟通病情 | □ 办理出院<br>□ 预约下次专科复诊 |
| 病情变异记录 | □ 无 □ 有,原因:<br>1.<br>2. | □ 无 □ 有,原因:<br>1.<br>2. | □ 无 □ 有,原因:<br>1.<br>2. |

**3. 出院标准**

(1)生命体征稳定,吸吮好,经胃肠道喂养能量达全量,无腹胀呕吐,排便正常。

(2)血培养阴性,血常规及大便常规正常。

(3)腹部X线片病变消失。

**(六)变异及原因分析**

1. 化验检查异常,需要复查,从而延长治疗时间和增加住院费用。

2. 住院期间病情加重,出现呼吸循环严重并发症,需要特殊诊断治疗措施,从而延长治疗时间和增加住院费用。

3. 住院期间病情恶化,需要外科手术治疗,退出此路径。

## 二、临床路径流程图（图2-6）

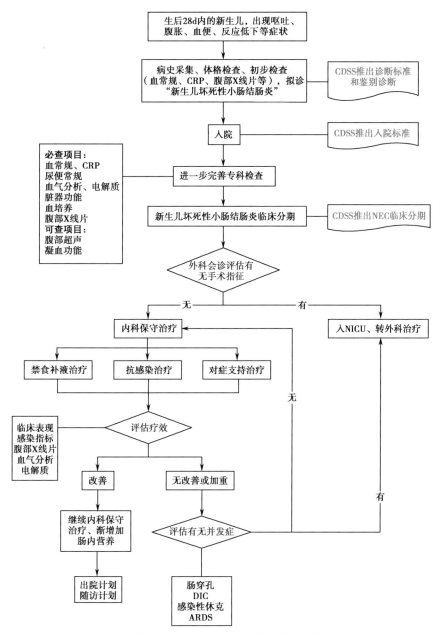

图 2-6　新生儿坏死性小肠结肠炎临床路径流程图

CRP. C 反应蛋白；NICU. 新生儿重症监护病房；DIC. 弥散性血管内凝血；

CDSS. 临床决策支持系统；ARDS. 急性呼吸窘迫综合征。

## 三、随访指导

1. 患儿为营养高风险，出院后需在高危儿门诊随诊营养，生长发育相关问题，每半个月回院复诊1次。

2. 部分患儿可能出现肠狭窄可能，必要时去新生儿外科随访。

## 四、宣教

宣教时间：入院当天。

宣教内容：

1. 新生儿坏死性小肠结肠炎（NEC）是一种严重疾病，可发生于所有的新生儿，但最常见于早产儿。

患有此病的婴儿需要尽早接受治疗,因为该损伤可破坏部分肠道,病情很严重的婴儿甚至可造成死亡。

2. 症状一般发生于出生后 10d 至数周,症状包括呕吐、腹泻、便血、呼吸暂停、困倦、体温过高或过低。

3. 医生可能会根据病情需要安排相关检查,如腹部 X 线、腹部超声、血液检测(感染相关检查)和大便检查以判断病情轻重。

4. 治疗 NEC 措施,包括:禁食、使用抗生素、插入胃管胃肠减压,静脉给予患儿足够的营养和液体,严重者手术治疗。如果患儿病情加重,也可能会给予稳定心脏的药物,呼吸机或者吸氧帮助稳定呼吸。

5. 紧急就诊指征包括高热、异常哭闹或反应差、拒奶、腹胀明显、血便、气促、呻吟、青紫。

## 第七节　新生儿臂丛神经麻痹临床路径

### 一、新生儿臂丛神经麻痹临床路径标准流程

**(一) 适用对象**

第一诊断为新生儿臂丛神经麻痹(ICD-10 :P14.301)。

**(二) 诊断依据**

根据《临床诊疗指南:小儿内科分册》和《实用新生儿学》(第 5 版)进行诊断。

**1. 病史** 有肩难产、产钳助产及臀位产的分娩史,多为巨大胎儿,出生后立即出现一侧上肢运动障碍。

**2. 体征**

Ⅰ型(上臂型):最多见。受累肢体呈现"服务员指尖"位,肩外展及屈肘不能,肩关节内收及内旋,肘关节伸展,前臂旋前,手腕及手指屈曲。肱二头肌肌腱反射消失,拥抱反射不对称,握持反射存在。

Ⅱ型(下臂型):手内肌及手腕与手指长屈肌无力。握持反射消失,肱二头肌肌腱反射能被引出,同侧 Horner 征(眼睑下垂、瞳孔缩小及半侧面部无汗)。

Ⅲ型(全臂型):全上肢松弛,反射消失,可同时存在胸锁乳突肌血肿,锁骨及肱骨骨折。

**(三) 进入路径标准**

1. 第一诊断必须符合新生儿臂丛神经麻痹(ICD-10 :P14.301),排除骨性损伤及其他脑损伤。

2. 当患者同时具有其他疾病诊断,只要住院期间不需要特殊处理也不影响第一诊断的临床路径流程实施时,可以进入路径。

**(四) 门诊流程**

新生儿臂丛神经麻痹临床路径表单(门诊)

患儿姓名:＿＿＿＿性别:＿＿年龄:＿＿门诊号:＿＿＿＿＿

| 时间 | 初诊 | 复诊 |
|---|---|---|
| 医生工作 | □ 主诊医生询问病史及体格检查,评估臂丛神经麻痹情况,及骨损伤可能性及神经系统状态<br>□ 完成其他评估,包括生理(营养、疼痛等)、心理、社会和经济因素<br>□ 完成门诊医嘱及病历书写<br>□ 向患儿监护人沟通病情,宣教<br>□ 如达入院指征收入院,如未达入院指征建议康复科随诊<br>**检查:**<br>□ 患侧骨 X 线片(可选)<br>□ 颈脊髓 MRI(可选)<br>**处理:**<br>□ 保守治疗:前臂固定在上腹部以减少不适<br>□ 康复科随诊 | □ 再次评估臂丛神经麻痹程度,明确新生儿臂丛神经麻痹的诊断和鉴别诊断<br>□ 完成其他评估,包括生理(营养、疼痛等)、监护人心理、社会和经济因素<br>□ 完成门诊医嘱及病历书写<br>□ 根据患者康复情况制订治疗方案,并告知可能出现的作用及副作用<br>**检查:**<br>□ 无<br>**处理:**<br>□ 必要时继续康复科及外科会诊 |

| 时间 | 初诊 | 复诊 |
|---|---|---|
| 护士工作 | □ 评估、安排就诊顺序<br>□ 对患者进行缴费、检查检验、取药、抽血、治疗等方面的指引<br>□ 疾病宣教 | □ 评估、安排就诊顺序<br>□ 对患者进行缴费、检查检验、取药、抽血、治疗等方面的指引<br>□ 疾病宣教<br>□ 指引患儿监护人办理入院手续 |
| 患儿监护人工作 | □ 通过网络预约门诊,就诊前准备好相关病历资料<br>□ 接收指引单,根据指引完成就诊、检查、取药<br>□ 参与诊疗方案决策 | □ 通过网络预约门诊,就诊前准备好相关病历资料<br>□ 参与诊疗方案决策<br>□ 观察病情,继续康复训练 |
| 病情变异记录 | □ 无　□ 有,原因:<br>1.<br>2. | □ 无　□ 有,原因:<br>1.<br>2. |

(五) 住院流程

1. **入院标准**　第一诊断符合新生儿臂丛神经麻痹。

2. **临床路径表单**

新生儿臂丛神经麻痹临床路径表单(住院)

患儿姓名:_____性别:____年龄:____门诊号:_____住院号:_____

住院日期:　年　月　日　出院日期:　年　月　日　标准住院日:7~10d

| 时间 | 入院第1d | 入院第2~9d | 出院日 |
|---|---|---|---|
| 医生工作 | □ 询问家族病史、母亲病史及围产史及体格检查寻找神经功能障碍<br>□ 骨折评估<br>□ 完成其他评估,包括生理(营养、疼痛等)、心理、社会和经济因素<br>□ 24h完成住院病历,8h内完成首次病程记录<br>□ 向患儿监护人告知病情并签署知情同意书<br><br>**长期医嘱:**<br>□ 常规护理(可选)<br>□ 护理级别(可选)<br>**临时医嘱:**<br>□ 血常规<br>□ 尿常规、大便常规<br>□ 血型(可选)<br>□ 肩胛、锁骨及上肢肱骨正侧位片(可选)<br>□ 脊髓MRI(可选) | □ 上级医师入院24h内完成查房,明确诊断<br>□ 确定诊疗计划,根据检验结果和病情调整治疗方案<br>□ 神经康复科会诊(必要时)<br>□ 如果出现危急值,执行危急值报告制度(严重者出径)<br><br>**长期医嘱:**<br>□ 并发症的相关处理<br>**临时医嘱:**<br>□ 对异常实验室检查的复查<br>□ 并发症的相关处理 | □ 上级医师查房批准出院<br>□ 完成出院小结<br>□ 出院宣教:向患儿监护人交代出院注意事项,康复科随诊时间、间隔时间等<br><br>**出院医嘱:**<br>□ 出院带药 |
| 护士工作 | □ 入院宣教评估(一般情况、营养、疼痛、压疮、跌倒风险评估)<br>□ 执行医嘱、预约检查<br>□ 观察病情变化,重点患侧肢体活动况,及时向医生反馈<br>□ 健康教育 | □ 完成基础护理<br>□ 执行各项医嘱<br>□ 观察病情变化,重点患侧肢体活动情况,及时向医生反馈<br>□ 完成护理记录 | □ 出院宣教:疾病常识、康复要点、复查时间、饮食指导、用药指导等<br>□ 协助患儿监护人办理出院手续 |

续表

| 时间 | 入院第1d | 入院第2~9d | 出院日 |
|---|---|---|---|
| 患儿监护人工作 | □ 积极配合完成病史询问<br>□ 学习相关宣教知识<br>□ 签署知情同意书<br>□ 参与诊疗方案决策 | □ 参与诊疗方案决策<br>□ 配合完成各项检查,送母乳,探视<br>□ 与医护沟通病情 | □ 办理出院<br>□ 预约下次专科复诊 |
| 病情变异记录 | □ 无　□ 有,原因:<br>1.<br>2. | □ 无　□ 有,原因:<br>1.<br>2. | □ 无　□ 有,原因:<br>1.<br>2. |

### 3. 出院标准

(1)度过急性水肿阶段制动期,病情改善。

(2)无须住院治疗的合并症和/或并发症。

### (六)变异及原因分析

严重损伤,神经完全撕裂,神经及神经根断裂,治疗无效或病情进展,需进一步手术治疗,需进行相关检查及治疗,导致住院时间延长,增加医疗费用。

## 二、临床路径流程图(图2-7)

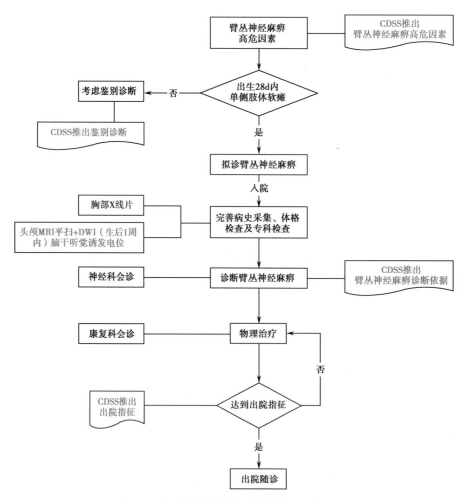

图2-7 新生儿臂丛神经麻痹临床路径流程图

CDSS. 临床决策支持系统;MRI. 磁共振成像;DWI. 扩散加权成像。

### 三、随访指导

门诊治疗系统定期自动发送随访问卷调查表,每月回院复诊 1 次,至少 3 次,定期观察患儿症状、体征缓解情况及继续治疗。

### 四、宣教

宣教时间:出院当天。

宣教内容:

1. 新生儿臂丛神经麻痹唯一确定的危险因素是肩难产,并不是由助产士用力过度所致,即便分娩时恰当地进行轴向牵引也会发生。目前尚无证实的方法可以预测或预防新生儿臂丛神经麻痹。

2. 如果出现臂丛神经麻痹,医生可能会建议行相关辅助检查,包括电诊断检查和影像学检查,以明确严重程度和有无合并症。

3. 主要是物理治疗,观察是否有功能恢复迹象。如果 3~9 个月未见功能恢复,必要时外科手术干预。

4. 紧急就诊指征包括异常哭闹或反应差、抽搐、拒奶、气促、呻吟、青紫。

## 第八节　足月小样低体重儿临床路径

### 一、足月小样低体重儿临床路径标准流程

(一) 适用对象

第一诊断为足月小样低体重儿的(ICD-10 :P05.102)。

(二) 诊断依据

根据《临床诊疗指南:小儿内科分册》和《实用新生儿学》(第 5 版)进行诊断。

足月小样低体重儿是指胎龄 ≥ 37 周,出生体重 <2 500g 的活产婴儿。

(三) 进入临床路径标准

1. 第一诊断必须符合足月小样低体重儿疾病诊断(ICD-10 :P05.102)。

2. 当患者同时具有其他疾病诊断,但在治疗期间不影响该诊断的临床路径流程实施时,可进入路径。

(四) 住院流程

**1. 入院标准**

(1)胎龄 ≥ 37 周而出生体重 <2 500g。

(2)生命体征平稳。

**2. 临床路径表单**

足月小样低体重儿临床路径表单(住院)

患儿姓名:_____性别:____年龄:____门诊号:_____住院号:_____

住院日期:　年　月　日　出院日期:　年　月　日　标准住院日:5~7d

| 时间 | 入院第 1d | 入院第 2~7d | 出院日 |
|---|---|---|---|
| 医生工作 | □ 主诊医生询问病史及体格检查<br>□ 病情程度评估<br>□ 完成初次评估,包括生理(营养、疼痛等)、心理、社会和经济因素<br>□ 24h 完成住院病历,8h 内完成首次病程记录<br>□ 向患儿监护人告知病情 | □ 上级医师入院 24h 内完成查房,明确诊断<br>□ 根据检验结果及初诊病情调整药物和治疗方案<br>□ 如果出现危急值,执行危急值报告制度(严重者出径) | □ 上级医师查房,同意其出院<br>□ 完成出院小结<br>□ 出院宣教:向患儿监护人交代出院注意事项,如随访项目、间隔时间、观察项目等 |

续表

| 时间 | 入院第1d | 入院第2~7d | 出院日 |
|---|---|---|---|
| 医生工作 | **长期医嘱**<br>□ 新生儿护理<br>□ 新生儿暖箱<br>□ 心电、呼吸、血压、血氧监测<br>□ 微量血糖监测<br>□ 无创呼吸支持(可选)<br>□ 营养支持<br>**临时医嘱**<br>□ 血常规、血型、C反应蛋白<br>□ 尿常规、大便常规<br>□ 生化检查<br>□ 血气分析、电解质分析<br>□ 血培养(可选)<br>□ 维生素 $K_1$ 静脉注射<br>□ 头颅超声<br>□ 重组乙型肝炎疫苗 $10\mu g$ 三角肌肌内注射<br>□ 乙型肝炎免疫球蛋白 $100\mu g$ 肌内注射(乙型肝炎母亲所生新生儿)<br>□ 耳声发射检查<br>□ 脑干听觉诱发电位检查 | **长期医嘱:**<br>□ 同前<br>□ 营养支持<br>**临时医嘱:**<br>□ 血常规、C反应蛋白(可选)<br>□ 血气分析、电解质分析(可选)<br>□ 头颅超声(可选)<br>□ 新生儿经皮胆红素测定<br>□ 新生儿蓝光治疗(可选) | **出院医嘱:**<br>□ 出院带药(可选) |
| 护士工作 | □ 入院宣教评估(一般情况、营养、疼痛、压疮、跌倒风险评估)<br>□ 执行医嘱、预约检查、安排取血<br>□ 观察病情,反馈医生 | □ 饮食指导<br>□ 用药指导<br>□ 每日护理评估<br>□ 定时测量体温<br>□ 观察病情变化,反馈给医生 | □ 出院宣教:复查时间、饮食指导、用药指导等<br>□ 协助患儿监护人办理出院手续 |
| 患儿监护人工作 | □ 配合病史询问<br>□ 配合医院各项指引 | □ 配合完成各项检查<br>□ 观察病情变化,反馈给医生 | □ 办理出院<br>□ 预约下次专科复诊 |
| 病情变异记录 | □ 无  □ 有,原因:<br>1.<br>2. | □ 无  □ 有,原因:<br>1.<br>2. | □ 无  □ 有,原因:<br>1.<br>2. |

**3. 出院标准**

(1)生命体征平稳,达到全肠道喂养,自己吃奶好。

(2)经皮胆红素测定未达到光疗标准。

(3)无其他脏器并发症。

**(五)变异及原因分析**

1. 存在感染或先天畸形,需要处理干预。

2. 患儿入院时病情危重,并发败血症、肺炎、颅内出血等问题。

3. 合并其他系统感染,需要治疗,延长住院治疗时间。

## 二、临床路径流程图(图 2-8)

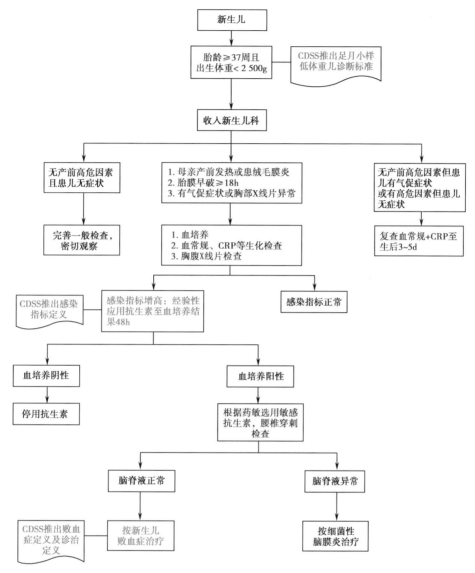

图 2-8 足月小样低体重儿临床路径流程图

CDSS.临床决策支持系统;CRP. C 反应蛋白。

## 三、随访指导

1. 门诊治疗系统定期自动发送随访问卷调查表;定期观察患儿的呼吸情况及体重增长。

2. 出院后 2~3d,携带门诊病历、出院小结等临床资料至新生儿专科门诊或高危儿门诊复查。主诊医生将全面评估,必要时开具相应的检查项目,并确定下次复诊时间。预约眼科进行眼底检查;高危儿门诊随访。

## 四、宣教

宣教时间:出院当天。

宣教内容:

1. 患儿胎龄 ≥ 37 周且出生体重 <2 500g,存在宫内发育迟缓的问题。

2. 出院后定期随访(出院后 2~3d 回新生儿门诊复诊,眼科门诊及高危儿门诊随访)。

3. 紧急就诊指征,如反复发热、异常哭闹、精神反应差、吃奶差甚至拒奶、腹胀、频繁呕吐或呕吐物异常、血便、气促、发绀、呼吸费力等。

4. 提倡母乳喂养,按需哺乳。室内空气要新鲜,适当通风换气,保持适当室温、湿度。接触新生儿时强调手卫生,患感冒家庭成员要避免接触新生儿,患感冒母亲应戴口罩。发现脐炎或皮肤感染等情况时,立即去医院治疗,防止病菌扩散。

## 第九节 新生儿高胆红素血症临床路径

### 一、新生儿高胆红素血症临床路径标准流程

#### (一)适用对象

第一诊断为新生儿高胆红素血症(ICD-10:P59.901)。

#### (二)诊断依据

根据《临床诊疗指南:小儿内科分册》《实用新生儿学》(第 5 版)进行诊断。

#### (三)进入临床路径标准

1. 第一诊断必须符合新生儿高胆红素血症(ICD-10:P59.901)。

2. 出生胎龄 ≥ 35 周且日龄 ≤ 28d 的黄疸新生儿。

3. 一般状况良好(如精神反应好、吃奶好、大小便无异常),并且不存在以下高危因素:反应差、发热或低体温、感染或败血症、代谢性酸中毒、低白蛋白血症等。

4. 血清总胆红素或经皮胆红素按照 2014 年中国《新生儿高胆红素血症诊断和治疗专家共识》达到光疗标准,但低于换血水平至少 34.2μmol/L(2mg/dl)。

#### (四)门诊流程

**新生儿高胆红素血症临床路径表单(门诊)**

患儿姓名:_____ 性别:____ 年龄:____ 门诊号:_____

| 时间 | 初诊 | 复诊 |
|---|---|---|
| 医生工作 | □ 主诊医生询问病史及体格检查<br>□ 评估黄疸严重性<br>□ 完成初次评估,包括生理(营养、疼痛等)、心理、社会和经济因素<br>□ 完成门诊医嘱及病历书写<br>□ 向患儿监护人告知病情<br>□ 开入院证(达到日间光疗标准)<br>**检查:**<br>□ 经皮胆红素测定 | □ 再次评估黄疸严重性<br>□ 完成病历书写<br>□ 向患儿监护人交代病情及其注意事项<br>□ 开入院证(达到日间光疗标准)<br>**检查:**<br>□ 经皮胆红素测定 |
| 护士工作 | □ 经皮胆红素测定,评估、安排就诊顺序<br>□ 对患儿监护人进行缴费、检查检验、取药、抽血、治疗等方面的指引<br>□ 指引患儿监护人办理入院手续 | □ 对患儿监护人进行缴费、检查检验、取药、抽血、治疗等方面的指引<br>□ 疾病宣教 |
| 患儿监护人工作 | □ 通过网络预约门诊,就诊前准备好相关的既往病历资料<br>□ 参与诊疗方案决策<br>□ 办理住院手续 | □ 观察黄疸变化<br>□ 参与诊疗方案决策 |
| 病情变异记录 | □ 无 □ 有,原因:<br>1.<br>2. | □ 无 □ 有,原因:<br>1.<br>2. |

（五）住院流程

**1. 入院标准**

（1）出生胎龄≥35周且日龄≤28d的黄疸新生儿。

（2）一般状况良好（如精神反应好、吃奶好、大小便无特殊），并且不存在以下高危因素：反应差、发热或低体温、感染或败血症、代谢性酸中毒、低白蛋白血症等。

（3）血清总胆红素或经皮胆红素按照2014年中国《新生儿高胆红素血症诊断和治疗专家共识》达到光疗标准，但低于换血水平至少34.2μmol/L（2mg/dl）。

**2. 临床路径表单**

新生儿高胆红素血症临床路径表单

患儿姓名：_____性别：____年龄：____门诊号：_____住院号：_____

住院日期：  年 月 日 出院日期：  年 月 日   标准住院日：1d

| 时间 | 入院第1d | 出院时 |
|---|---|---|
| 医生工作 | □ 询问病史及体格检查<br>□ 完成初次评估，包括生理（营养、疼痛等）、心理、社会和经济因素<br>□ 书写24h出入院记录<br>□ 向患儿监护人告知病情并签署知情同意书<br><br>**长期医嘱：**<br>□ 按小儿内科常规护理<br>□ 护理级别（可选）<br>□ 光疗<br>**临时医嘱：**<br>□ 血常规＋网织红细胞（可选）<br>□ 血型（可选）<br>□ 肝功能（包括血清总胆红素、直接胆红素）<br>□ G6PD筛查（有家族史可选）<br>□ 溶血病常规（怀疑溶血病可选）<br>□ C反应蛋白（疑似感染可选） | □ 上级医师查房，同意其出院<br>□ 完成24h出入院记录<br>□ 出院宣教<br><br>**出院医嘱：**<br>□ 出院带药 |
| 护士工作 | □ 入院宣教评估（一般情况、营养、疼痛、压疮、跌倒风险评估）<br>□ 执行医嘱、预约检查<br>□ 指导监护人喂养及护理<br>□ 观察病情变化并及时与医生沟通 | □ 出院宣教：预约复查时间、充分喂养、多晒太阳等<br>□ 协助患儿监护人办理出院手续 |
| 患儿监护人工作 | □ 配合完成病史询问和体格检查<br>□ 学习相关宣教知识<br>□ 签署知情同意书<br>□ 参与诊疗方案决策 | □ 办理出院<br>□ 预约下次专科复诊 |
| 病情变异记录 | □ 无  □ 有，原因：<br>1.<br>2. | □ 无  □ 有，原因：<br>1.<br>2. |

**3. 出院标准**

（1）血清总胆红素低于换血时水平至少3mg/dl，且本次光疗结束后复测经皮胆红素（眼罩遮盖部位测量）较光疗前明显下降［≥34.2μmol/L（2mg/dl）］。

（2）无G6PD缺陷、新生儿溶血症及感染。

（3）患儿一般情况良好。

（六）变异及原因分析

1. 血清胆红素测定结果如接近或达到换血水平，即与换血水平相差不足34.2μmol/L（2mg/dl）。

2. 光疗 4~8h,经皮胆红素测定或血清胆红素水平下降不足 34.2μmol/L (2mg/dl) 或反而升高。

3. 证实存在 G6PD 缺乏或新生儿溶血症。

4. 日间病房治疗过程中发现其他需要住院的疾病状况如感染。

## 二、临床路径流程图(图 2-9)

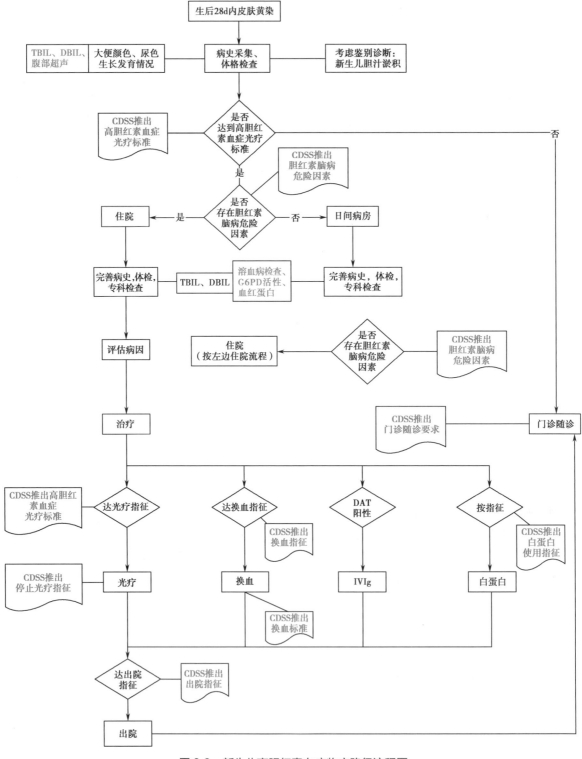

图 2-9　新生儿高胆红素血症临床路径流程图

CDSS. 临床决策支持系统;TBIL. 血清总胆红素;DBIL. 直接胆红素;IVIg. 静脉注射免疫球蛋白;DAT. 红细胞直接抗人球蛋白试验。

### 三、随访指导

日间病房光疗结束后,建议监护人次日带患儿到新生儿门诊随访胆红素水平,以确定是否需要和如何进一步治疗。

### 四、宣教

宣教时间:住院当天。

宣教内容:

1. "黄疸"一词被医护人员用来描述婴儿的皮肤及黏膜黄染。黄疸在新生儿中很常见,多在生后 2~3d 出现。当婴儿血液中的胆红素较高时,即可表现为黄疸。通过检测婴儿的血清胆红素水平来评估黄疸程度。婴儿可由于不同原因而出现高胆红素血症,母乳喂养的婴儿生后早期如果母乳摄入量不足可引起黄疸,早产儿黄疸发生率更高。监测婴儿黄疸的程度非常重要,因为严重的高胆红素血症如不及时治疗,可导致严重脑损伤。

2. 黄疸可表现为皮肤和"眼白"发黄。往往始发于面部,逐渐扩散至胸部、腹部和双臂,严重者扩散至双腿。重度黄疸患儿可出现膝部以下的小腿皮肤呈橘黄色或黄色。重度黄疸患儿可能表现为难以醒来、哭声尖锐、不开心和持续哭闹、保持身体弯曲或颈部后倾。

3. 为避免严重的黄疸,您首先要确保孩子得到充分的喂养。如果给孩子进行母乳喂养,务必要以正确的方式经常哺乳。如果您担心孩子饮入量不够,应咨询医护人员。如果孩子有以下情况,您可判定孩子的饮入量足够:每日尿湿 6 张或更多的尿布,大便从深绿色变为黄色,喂食后似乎比较开心。当孩子早期胆红素水平在正常范围时,不需要额外干预,在医生指导下动态监测。一旦胆红素水平超过正常范围,需要到正规医疗机构诊治。

4. 紧急就诊指征包括异常哭闹或反应差、拒奶、抽搐、尖叫、气促、呻吟、青紫。

## 第十节　新生儿化脓性脑膜炎临床路径

### 一、新生儿化脓性脑膜炎临床路径标准流程

#### (一)适用对象

第一诊断为新生儿化脓性脑膜炎(ICD-10 :G00.902)。

#### (二)诊断依据

根据《临床诊疗指南:小儿内科分册》和《实用新生儿学》(第 5 版)进行诊断。

1. **病史**　有反应低下、嗜睡、易激惹、惊跳、突然尖叫、吸乳减少、呕吐和体温异常等。

2. **体征**　双眼凝视、眼球震颤或斜视、落日征、颅内压增高症(前囟隆起或饱满、前囟紧张、骨缝增宽)。30%~50% 可有惊厥,亦可阵发性面色改变、呼吸暂停。

3. **辅助检查**　血培养、血常规、C 反应蛋白、脑脊液常规、生化、涂片及培养、头颅超声或 CT、MRI 检查。

脑电图检查:对合并惊厥患儿或脑形态与功能改变不同步的患儿有诊断价值,脑电图异常提示局部脑皮质受损。

#### (三)进入临床路径标准

1. 第一诊断必须符合新生儿化脓性脑膜炎(ICD-10 :G00.902)。

2. 当患儿同时具有其他疾病诊断,但在治疗期间不影响该诊断的临床路径流程实施时,可进入路径。

（四）门诊流程

新生儿化脓性脑膜炎临床路径表单（门诊）

患儿姓名：＿＿＿＿＿性别：＿＿＿年龄：＿＿＿＿门诊号：＿＿＿＿

| 时间 | 初诊 | |
|---|---|---|
| 医生工作 | □ 主诊医生询问病史及体格检查<br>□ 病情程度评估<br>□ 完成其他评估,包括生命体征、生理(营养、疼痛等)等<br>□ 完成门诊医嘱及病历书写<br>□ 向患儿监护人告知病情<br>**检查:**<br>□ 血常规、C反应蛋白(可选)<br>**处理:**<br>□ 对于有发热、呕吐和/或精神反应差立即安排住院治疗 | |
| 护士工作 | □ 评估、安排就诊顺序<br>□ 推送信息给医生和患儿监护人<br>□ 对患儿监护人进行缴费、检查检验、办理住院等方面的指引 | |
| 患儿监护人工作 | □ 通过网络预约门诊,就诊前准备好相关的既往病历资料<br>□ 接收指引单,根据指引完成就诊、检查及住院手续 | |
| 病情变异记录 | □ 无 □ 有,原因:<br>1.<br>2. | □ 无 □ 有,原因:<br>1.<br>2. |

（五）住院流程

1. **入院标准** 拟诊、确诊新生儿化脓性脑膜炎者。

2. **临床路径表单**

新生儿化脓性脑膜炎临床路径表单（住院）

患儿姓名：＿＿＿＿＿性别：＿＿＿年龄：＿＿＿门诊号：＿＿＿＿＿住院号：＿＿＿＿

住院日期： 年 月 日 出院日期： 年 月 日 标准住院日：14~21d

| 时间 | 入院第1d | 入院第7~21d | 出院日 |
|---|---|---|---|
| 医生工作 | □ 主诊医生询问病史及体格检查<br>□ 病情程度评估<br>□ 完成初次评估,包括生命体征、生理(营养、疼痛等)等<br>□ 24h完成住院病历,8h内完成首次病程记录<br>□ 向患儿监护人告知病情 | □ 上级医师入院24h内完成查房,继续完善相关检查,明确诊断<br>□ 病情程度评估<br>□ 根据检验结果及初诊病情调整药物和治疗方案<br>□ 如果出现危急值,执行危急值报告制度(严重者出径) | □ 上级医师查房,同意其出院<br>□ 完成出院小结<br>□ 出院宣教:向患儿监护人交代出院注意事项,如随访项目及下次复诊时间 |
| | **长期医嘱:**<br>□ 常规护理<br>□ 根据病情选择护理级别<br>□ 记24h出入量<br>□ 测血压<br>□ 测血糖 | **长期医嘱:**<br>□ 常规护理<br>□ 根据病情选择护理级别<br>□ 记24h出入量<br>□ 测血压<br>□ 测血糖 | **出院医嘱:**<br>□ 出院带药 |

续表

| 时间 | 入院第1d | 入院第7~21d | 出院日 |
|---|---|---|---|
| 医生工作 | □ 测瞳孔<br>□ 呼吸支持(可选)<br>□ 留置胃管(可选)<br>□ 禁食(可选)<br>□ 营养支持<br>□ 经验性抗生素<br>**临时医嘱:**<br>□ 血常规、C反应蛋白、血型<br>□ 尿常规、大便常规<br>□ 生化检查<br>□ 血气分析、电解质分析<br>□ 凝血功能(可选)<br>□ 血培养<br>□ 尿培养<br>□ 降钙素原(可选)<br>□ 脑脊液常规<br>□ 脑脊液生化<br>□ 脑脊液病原学<br>□ 脑脊液培养<br>□ 脑脊液革兰氏染色<br>□ 床旁脑电图<br>□ 头颅超声<br>□ 抗惊厥治疗(脑电图有电惊厥发作时) | □ 测瞳孔<br>□ 呼吸支持(可选)<br>□ 留置胃管(可选)<br>□ 管饲喂养(可选)<br>□ 营养支持<br>□ 抗生素(根据药敏调整)<br>□ 抗惊厥药物(可选)<br>**临时医嘱**<br>□ 血常规、C反应蛋白<br>□ 血气分析、电解质分析<br>□ 降钙素原(可选)<br>□ 血培养<br>□ 凝血功能(可选)<br>□ 生化检查(可选)<br>□ 脑脊液常规<br>□ 脑脊液生化<br>□ 脑脊液革兰氏染色<br>□ 脑脊液培养<br>□ 头颅MRI(可选)<br>□ 脑电图<br>□ 脑干视觉、听觉诱发电位<br>□ 专科会诊(可选) | |
| 护士工作 | □ 入院宣教评估(一般情况、营养、疼痛、压疮、跌倒风险评估)<br>□ 执行医嘱、预约检查、安排取血<br>□ 观察病情变化,反馈医生 | □ 喂养及护理<br>□ 护理评估<br>□ 定时测量体温<br>□ 观察病情变化,反馈医生 | □ 出院宣教:复查时间、喂养指导、护理指导等<br>□ 协助患儿监护人办理出院手续 |
| 患儿监护人工作 | □ 配合病史询问<br>□ 配合医院各项指引 | □ 配合完成各项检查 | □ 办理出院<br>□ 预约下次专科复诊及入院时间 |
| 病情变异记录 | □ 无　□ 有,原因:<br>1.<br>2. | □ 无　□ 有,原因:<br>1.<br>2. | □ 无　□ 有,原因:<br>1.<br>2. |

**3. 出院标准**

(1)病情稳定,自主呼吸平稳,不需要呼吸支持,精神吃奶好,抗生素足疗程,血及脑脊液培养阴性。

(2)无须住院治疗的并发症。

（六）变异及原因分析

1. 病情加重,并发硬膜下积液、梗阻性脑积水等情况,需要颅脑外科进行干预。

2. 合并感染性休克、DIC等严重合并症,导致治疗时间延长,增加治疗费用等。

## 二、临床路径流程图（图2-10）

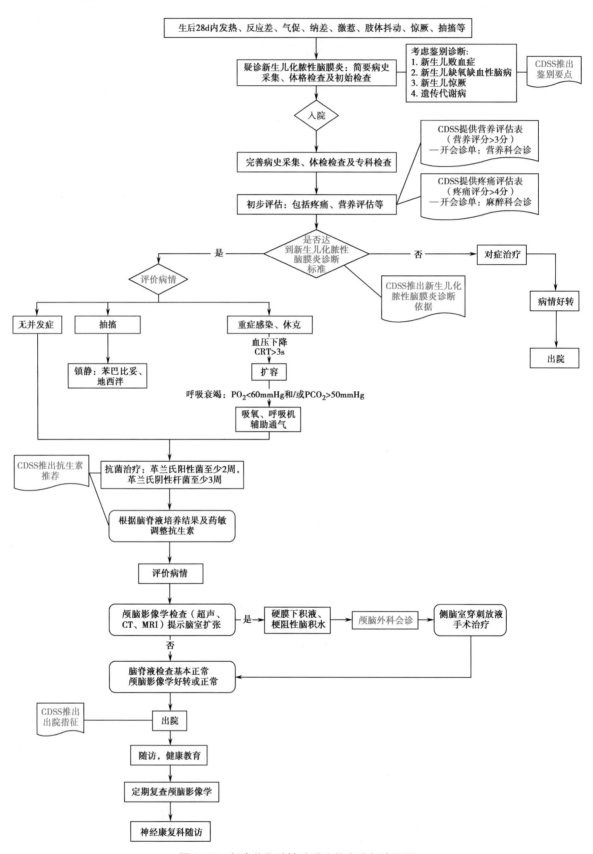

图 2-10　新生儿化脓性脑膜炎临床路径流程图

MRI. 磁共振成像；CT. 计算机体层成像；CDSS. 临床决策支持系统；CRT. 毛细血管再充盈时间。

### 三、随访指导

门诊治疗系统定期自动发送随访问卷调查表。通常为每周回院复诊 1 次,至少 3 次,并随诊,定期观察患儿恢复情况及是否需要继续治疗。

### 四、宣教

宣教时间:入院和出院时。

宣教内容:

1. 腰椎穿刺可以收集脑脊液明确诊断。腰椎穿刺的并发症有:低颅压综合征、脑疝形成、穿刺不当引起的颅内感染和马尾部神经根损伤等。

2. 感染得到控制,脑脊液正常,体温稳定,自行吃奶良好,体重增长稳定,并发症消失或好转,复查各项检查指标恢复正常或好转后,可予办理出院。

3. 出院带药含抗惊厥药物,监护人不能随意停用止惊药,并遵照医嘱按期回院复诊。

4. 紧急就诊指征　如出现发热、精神反应差、吃奶差、嗜睡、激惹、尖叫,甚至明显抽搐等情况。

5. 预防感染　提倡母乳喂养,按需哺乳;室内空气要新鲜,适当通风换气,保持适当室温、湿度;父母和其他接触孩子的亲属在护理新生儿时注意洗手;患感冒的家庭成员要尽量避免接触新生儿,若母亲感冒,应戴口罩照顾孩子和喂奶;发现孩子有脐炎或皮肤感染等情况时,立即去医院治疗,防止病菌扩散。

## 第十一节　新生儿湿肺临床路径

### 一、新生儿湿肺临床路径标准流程

(一)适用对象

第一诊断为新生儿湿肺(ICD-10 :P22.101)。

(二)诊断依据

根据《临床诊疗指南:小儿内科分册》和《实用新生儿学》(第 5 版)进行诊断。

1. **病史**　多为晚期早产儿或足月儿,剖宫产,出现气促、呻吟、发绀、吐沫等。

2. **体征**　呼吸促,吸气三凹征,呼气性呻吟,肺部呼吸音减低或出现粗湿啰音。

3. **辅助检查**　叶间积液为最常见的 X 线征象,也可表现为双肺浸润影,肺门纹理增粗。通常 24~48h 内消退。

(三)进入临床路径标准

1. 第一诊断必须符合新生儿湿肺(ICD-10 :P22.101)。

2. 需排除新生儿肺炎、新生儿呼吸窘迫综合征等疾病。

3. 当患儿同时具有其他疾病诊断,但在住院期间不需要特殊处理也不影响第一诊断的临床路径流程实施时,可以进入路径。

(四)住院流程

1. **入院标准**　新生儿生后出现呼吸窘迫症状。

### 2. 临床路径表单

新生儿湿肺临床路径表单(住院)

患儿姓名:_____性别:___年龄:___门诊号:_____住院号:_____

住院日期: 年 月 日 出院日期: 年 月 日 标准住院日:5~7d

| 时间 | 入院第1d | 入院第2~7d | 出院日 |
|---|---|---|---|
| 医生工作 | □ 主诊医生询问病史及体格检查<br>□ 呼吸困难程度评估<br>□ 完成初次评估,包括生命体征、生理(营养、疼痛等)等<br>□ 24h完成住院病历,8h内完成首次病程记录<br>□ 向患儿监护人告知病情 | □ 上级医师入院24h内完成查房,继续完善相关检查,明确诊断<br>□ 呼吸困难程度评估<br>□ 根据检验结果及初诊病情调整药物和治疗方案<br>□ 如果出现危急值,执行危急值报告制度(严重者出径) | □ 上级医师查房,同意其出院<br>□ 完成出院小结<br>□ 出院宣教:向患儿监护人交代出院注意事项,如随访项目及下次复诊时间 |
| 医生工作 | **长期医嘱:**<br>□ 常规护理<br>□ 根据病情选择护理级别<br>□ 记24h出入量<br>□ 心电、血氧监测<br>□ 测血压<br>□ 测血糖<br>□ 呼吸支持<br>□ 营养支持<br>**临时医嘱:**<br>□ 血常规、C反应蛋白、血型<br>□ 尿常规、大便常规<br>□ 生化检查(可选)<br>□ 血气分析<br>□ 血培养<br>□ 胸部X线检查 | **长期医嘱:**<br>□ 常规护理<br>□ 根据病情选择护理级别<br>□ 记24h出入量<br>□ 心电、血氧监测<br>□ 测血压<br>□ 测血糖<br>□ 呼吸支持<br>□ 营养支持<br>**临时医嘱**<br>□ 血常规、C反应蛋白(可选)<br>□ 血气分析(可选)<br>□ 胸部X线检查(可选) | **出院医嘱:**<br>□ 出院带药 |
| 护士工作 | □ 入院宣教评估(一般情况、营养、疼痛、压疮、跌倒风险评估)<br>□ 执行医嘱、预约检查、安排取血<br>□ 观察病情变化,向医生反馈 | □ 喂养及护理<br>□ 护理评估<br>□ 定时测量体温<br>□ 观察病情变化,向医生反馈 | □ 出院宣教:复查时间、喂养指导、护理指导等<br>□ 协助患儿监护人办理出院手续 |
| 患儿监护人工作 | □ 配合病史询问<br>□ 配合医院各项指引 | □ 配合完成各项检查 | □ 办理出院<br>□ 预约下次专科复诊及入院时间 |
| 病情变异记录 | □ 无 □ 有,原因:<br>1.<br>2. | □ 无 □ 有,原因:<br>1.<br>2. | □ 无 □ 有,原因:<br>1.<br>2. |

### 3. 出院标准

(1)体温正常,呼吸平稳,血氧稳定,精神反应好。

(2)达到全肠内喂养。

(3)辅助检查无明显异常。

（五）变异及原因分析

1. 考虑感染所致的症状,如新生儿肺炎。

2. 修正诊断为新生儿呼吸窘迫综合征。

3. 出现并发症:如气漏、肺动脉高压等。

## 二、临床路径流程图(图 2-11)

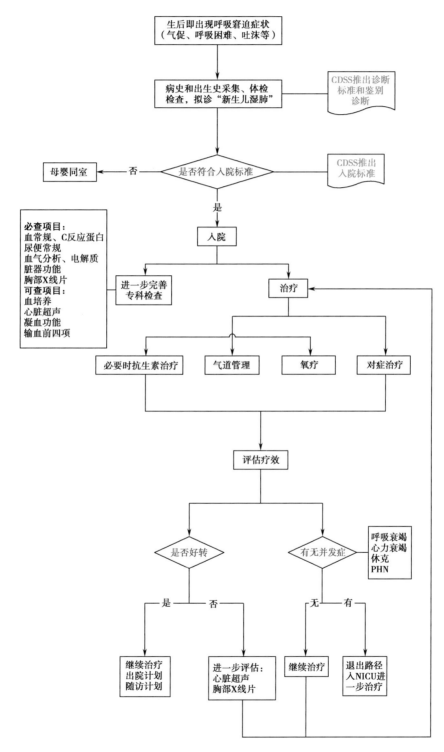

图 2-11　新生儿湿肺临床路径流程图

CDSS.临床决策支持系统;NICU.新生儿重症监护病房;PHN.持续肺动脉高压。

### 三、随访指导

1. 门诊治疗系统定期自动发送随访问卷调查表,定期观察患儿的呼吸情况及体重增长。

2. 出院后 2~3d 新生儿专科门诊或高危儿门诊复查。

### 四、宣教

宣教时间:出院当天。

宣教内容:

1. 新生儿湿肺又称"新生儿暂时性呼吸急促",是一种肺内液体吸收障碍引起的自限性疾病,一般在 24~72h 内自行缓解,多见于剖宫产儿。

2. 紧急就诊指征包括反复发热、异常哭闹、精神反应差、吃奶差甚至拒奶、腹胀、频繁呕吐或呕吐物异常、血便、气促、发绀、呼吸费力等。

3. 加强护理,合理喂养,提倡母乳喂养,按需哺乳。室内空气要新鲜,适当通风换气,保持适当室温、湿度。接触新生儿时强调手卫生,患感冒家庭成员要避免接触新生儿,患感冒母亲应戴口罩。发现脐炎或皮肤感染等情况时,立即去医院治疗,防止病菌扩散。

## 第十二节 晚期早产婴儿临床路径

### 一、晚期早产婴儿临床路径标准流程

**(一) 适用对象**

第一诊断为 34 周≤胎龄 <37 周的早产婴儿(ICD-10 : P07.300)。

**(二) 诊断依据**

根据《临床诊疗指南:小儿内科分册》和《实用新生儿学》(第 5 版)进行诊断。

**(三) 进入路径标准**

1. 第一诊断为 34 周≤胎龄 <37 周的早产婴儿(ICD-10 : P07.300)。

2. 当患儿同时具有其他疾病诊断,但在住院期间不需特殊处理也不影响第一诊断的临床路径流程实施时,可以进入路径。

**(四) 住院流程**

**1. 入院标准**

(1)34 周≤胎龄 <37 周的早产婴儿。

(2)生命体征平稳。

## 2. 临床路径表单

晚期早产婴儿临床路径表单(住院)

患儿姓名:_____性别:____年龄:____门诊号:_____住院号:_____

住院日期:　年　月　日　出院日期:　年　月　日　标准住院日:5~7d

| 时间 | 入院第 1d | 入院第 2~7d | 出院日 |
|---|---|---|---|
| 医生工作 | □ 主诊医生询问病史及体格检查<br>□ 病情程度评估<br>□ 完成初次评估,包括生命体征、生理(营养、疼痛等)等<br>□ 24h 完成住院病历,8h 内完成首次病程记录<br>□ 向患儿监护人告知病情<br><br>**长期医嘱:**<br>□ 常规护理<br>□ 根据病情选择护理级别<br>□ 记 24h 出入量<br>□ 心电、血氧监测<br>□ 测血压<br>□ 测微量血糖<br>□ 保暖<br>□ 呼吸支持(可选)<br>□ 留置胃管(可选)<br>□ 营养支持<br>**临时医嘱:**<br>□ 血常规、血型<br>□ 尿常规、大便常规<br>□ 生化检查(可选)<br>□ 血气分析、电解质分析(可选)<br>□ 胸部 X 线检查(有呼吸窘迫者可选) | □ 上级医师入院 24h 内完成查房,继续完善相关检查,明确诊断<br>□ 根据检验结果及初诊病情调整药物和治疗方案<br>□ 如果出现危急值,执行危急值报告制度(严重者出径)<br><br>**长期医嘱:**<br>□ 常规护理<br>□ 根据病情选择护理级别<br>□ 记 24h 出入量<br>□ 心电、血氧监测<br>□ 测血压<br>□ 测微量血糖<br>□ 保暖<br>□ 呼吸支持(可选)<br>□ 留置胃管(可选)<br>□ 营养支持<br>□ 经皮胆红素(可选)<br>**临时医嘱**<br>□ 血常规(可选)<br>□ 蓝光治疗(可选) | □ 上级医师查房,同意其出院<br>□ 完成出院小结<br>□ 出院宣教:向患儿监护人交代出院注意事项,如随访项目及下次复诊时间<br><br>**出院医嘱:**<br>□ 出院带药 |
| 护士工作 | □ 入院宣教评估(一般情况、营养、疼痛、压疮、跌倒风险评估)<br>□ 执行医嘱、预约检查、安排取血<br>□ 观察病情变化,反馈医生 | □ 喂养及护理<br>□ 护理评估<br>□ 定时测量体温<br>□ 观察病情变化,反馈医生 | □ 出院宣教:复查时间、喂养指导、护理指导等<br>□ 协助患儿监护人办理出院手续 |
| 患儿监护人工作 | □ 配合病史询问<br>□ 配合医院各项指引 | □ 配合完成各项检查 | □ 办理出院<br>□ 预约下次专科复诊及入院时间 |
| 病情变异记录 | □ 无　□ 有,原因:<br>1.<br>2. | □ 无　□ 有,原因:<br>1.<br>2. | □ 无　□ 有,原因:<br>1.<br>2. |

## 3. 出院标准

(1)患儿达到全肠道喂养(100~120kcal/kg),可自行吮奶,体重大于 1 800g。

(2)无呼吸暂停,生命体征平稳。

(五)变异及原因分析

1. 出现重症感染或合并特异性病原感染(如真菌感染)等。

2. 发生其他合并症,如新生儿坏死性小肠结肠炎、肺炎、颅内感染。

## 二、临床路径流程图(图 2-12)

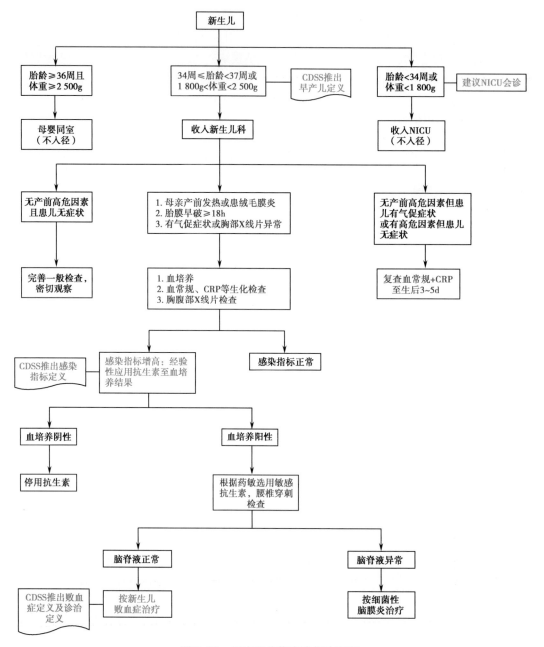

图 2-12 早产婴儿临床路径流程图

CDSS.临床决策支持系统;NICU.新生儿重症监护病房;CRP.C 反应蛋白。

## 三、随访指导

1. 门诊治疗系统定期自动发送随访问卷调查表,定期观察患儿的呼吸情况及体重增长。

2. 出院后 2~3d 携带门诊病历、出院小结等临床资料至新生儿专科门诊或高危儿门诊复查。主诊医生将全面评估,必要时开具相应的检查项目,并确定下次复诊时间。预约眼科进行眼底检查,排除早产儿视网膜病变;高危儿门诊随访。

### 四、宣教

宣教时间:出院当天。

宣教内容

1. 早产婴儿是指胎龄<37周的活产婴儿。存在各器官脏器发育不成熟的问题,尤其要关注视网膜及神经系统发育(一个中心,两个基本点:以喂养为中心,眼底检查及神经发育随访为基本点)。

2. 紧急就诊指征包括反复发热、异常哭闹、精神反应差、吃奶差甚至拒奶、腹胀、频繁呕吐或呕吐物异常、血便、气促、发绀、呼吸费力等。

3. 加强护理,合理喂养。尽量母乳喂养,按需哺乳。室内空气要新鲜,适当通风换气,保持适当室温、湿度。接触新生儿时强调手卫生,患感冒家庭成员要避免接触新生儿,患感冒母亲应戴口罩。发现脐炎或皮肤感染等情况时,立即去医院治疗,防止病菌扩散。

## 第十三节 新生儿颅内出血临床路径

### 一、新生儿颅内出血临床路径标准流程

(一) 适用对象

第一诊断为新生儿颅内出血(ICD-10 :I62.900)。

(二) 诊断依据

根据《临床诊疗指南:小儿内科分册》和《实用新生儿学》(第5版)进行诊断。

1. **病史** 早产、产伤病史(巨大胎儿、头大、胎位异常难产、高位产钳助产)、窒息缺氧病史、低血糖、酸中毒、凝血功能障碍或不适当输入高渗溶液等其他高危因素的新生儿。

2. **临床表现** 根据出血部位及程度不同有不同临床表现:轻症一般无临床表现,重症在数小时或者数天内断续进展。

(1)中枢神经系统兴奋或抑制表现,或两者交替出现。前者表现为烦躁不安、易激惹、吐奶、尖叫、局部或全身性痉挛;后者表现为全身状态极差,肤色青灰、拒奶、嗜睡或昏迷、呼吸不规则或暂停伴发绀。一般由兴奋转向抑制。面色苍白或青灰,前囟隆起,颅缝裂开,眼球震颤或双眼凝视,全身肌张力增高或低下,拥抱反射减弱或消失,严重者双侧瞳孔不等大,对光反射减弱或消失,甚至死亡。

(2)临床表现可以相差悬殊。轻症或脑室周围脑实质少量出血的症状出现偏晚可以兴奋与抑制交替,呆滞和激惹交替的跳跃型,易被疏忽。另有一些被称为寂静型,症状更少,往往仅有活动少、肌张力低和血细胞比容下降等表现而引起注意。个别不典型病例的神经系统症状常常被呼吸功能紊乱、呼吸不规则所掩盖。

(3)不同部位的颅内出血可有不同表现。小脑幕下出血表现为脑干受压、呼吸循环障碍;大脑出血表现为兴奋尖叫、激惹和惊厥;硬脑膜下出血轻症可无症状,重者可有偏瘫、局限性抽搐;颅窝下血肿或小脑出血表现为延髓受压,病情进展很快。

3. **辅助检查** 血常规、血气分析、头颅超声、头颅CT或MRI、视频脑电图、透照试验。

(三) 进入临床路径标准

1. 第一诊断必须符合新生儿颅内出血(ICD-10 :I62.900)。

2. 当患儿同时具有其他疾病诊断,但在治疗期间不影响该诊断的临床路径流程实施时,可进入路径。

(四) 住院流程

1. **入院标准** 拟诊或确诊新生儿颅内出血者。

### 2. 临床路径表单

新生儿颅内出血临床路径表单(住院)

患儿姓名:_____ 性别:____ 年龄:____ 门诊号:_____ 住院号:_____

住院日期: 年 月 日 出院日期: 年 月 日 标准住院日:7~14d

| 时间 | 入院第 1d | 入院第 7~14d | 出院日 |
|------|-----------|--------------|--------|
| 医生工作 | □ 主诊医生询问病史及体格检查<br>□ 神经系统严重程度评估<br>□ 完成初次评估,包括生命体征、生理(营养、疼痛等)等<br>□ 24h 完成住院病历,8h 内完成首次病程记录<br>□ 向患儿监护人告知病情<br><br>**长期医嘱:**<br>□ 常规护理<br>□ 根据病情选择护理级别<br>□ 记 24h 出入量<br>□ 心电、血氧监测<br>□ 测血压<br>□ 测血糖<br>□ 测瞳孔<br>□ 测头围及前囟<br>□ 呼吸支持(可选)<br>□ 留置胃管(可选)<br>□ 禁食(可选)<br>□ 营养支持<br>**临时医嘱:**<br>□ 血常规、C 反应蛋白、血型<br>□ 尿常规、大便常规<br>□ 生化检查<br>□ 血气分析、电解质分析<br>□ 凝血功能(可选)<br>□ 头颅超声<br>□ 头颅 CT(可选)<br>□ 输血(可选)<br>□ 镇静药(可选) | □ 上级医师入院 24h 内完成查房,继续完善相关检查,明确诊断<br>□ 根据检验结果及初诊病情调整药物和治疗方案<br>□ 如果出现危急值,执行危急值报告制度(严重者出径)<br><br>**长期医嘱:**<br>□ 按新生儿常规护理<br>□ 根据病情选择护理级别<br>□ 记 24h 出入量<br>□ 心电、血氧监测<br>□ 测血压<br>□ 测血糖<br>□ 测瞳孔<br>□ 测头围及前囟<br>□ 呼吸支持(可选)<br>□ 留置胃管(可选)<br>□ 管饲喂养(可选)<br>□ 营养支持<br>**临时医嘱**<br>□ 血常规、C 反应蛋白<br>□ 血气分析、电解质分析<br>□ 凝血功能(可选)<br>□ 生化检查(可选)<br>□ 头颅 CT(可选)<br>□ 头颅 MRI(可选)<br>□ 脑电图(可选)<br>□ 脑干视觉、听觉诱发电位<br>□ 输血(可选)<br>□ 镇静药(可选)<br>□ 专科会诊(可选) | □ 上级医师查房,同意其出院<br>□ 完成出院小结<br>□ 出院宣教:向患儿监护人交代出院注意事项,如随访项目及下次复诊时间<br><br>**出院医嘱:**<br>□ 出院带药 |
| 护士工作 | □ 入院宣教评估(一般情况、营养、疼痛、压疮、跌倒风险评估)<br>□ 执行医嘱、预约检查、安排取血<br>□ 观察病情变化,反馈医生 | □ 喂养及护理<br>□ 护理评估<br>□ 定时测量体温<br>□ 观察病情变化,反馈医生 | □ 出院宣教:复查时间、喂养指导、护理指导等<br>□ 协助患儿监护人办理出院手续 |
| 患儿监护人工作 | □ 配合病史询问<br>□ 配合医院各项指引 | □ 配合完成各项检查 | □ 办理出院<br>□ 预约下次专科复诊及入院时间 |
| 病情变异记录 | □ 无 □ 有,原因:<br>1.<br>2. | □ 无 □ 有,原因:<br>1.<br>2. | □ 无 □ 有,原因:<br>1.<br>2. |

**3. 出院标准** 病情稳定,自主呼吸平稳,不需要呼吸支持,颅脑影像学未提示活动性出血。

### (五)变异及原因分析

1. 病情加重,并发颅内感染、脑积水等情况。

2. 有严重的合并症导致治疗时间延长,增加治疗费用等。

## 二、临床路径流程图(图 2-13)

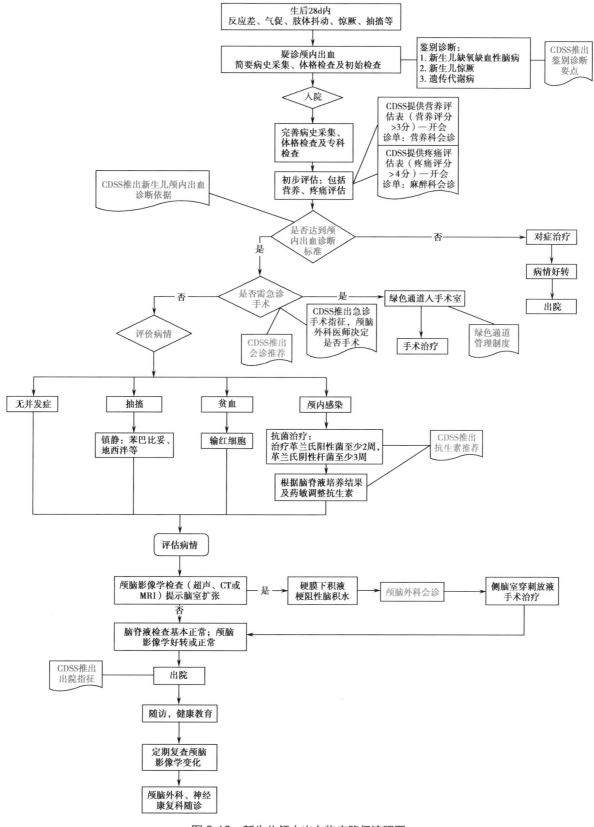

**图 2-13　新生儿颅内出血临床路径流程图**

MRI. 磁共振成像;CT. 计算机体层成像;CDSS. 临床决策支持系统;NICU. 新生儿重症监护病房。

### 三、随访指导

门诊治疗系统定期自动发送随访问卷调查表。通常为每周回院复诊 1 次,至少 3 次,并随诊,定期观察患儿恢复情况及是否需要继续治疗。

### 四、宣教

宣教时间:出院时。

宣教内容:

1. 精神反应好,体温稳定,呼吸循环稳定,自行吃奶良好,体重增长稳定,颅脑影像学提示颅内出血无进行性加重,复查各项检查指标恢复正常或好转后,可予办理出院。

2. 紧急就诊指征包括出现发热、反应差、拒奶、惊厥发作等。

3. 对于有惊厥发作、带药出院的患儿应定期(至少每月 1 次)到高危儿随访门诊随访,在医生指导下酌情调整药物剂量。部分患儿还需要在神经外科及神经内科门诊长期随访。

4. 尽量母乳喂养,按需哺乳,母亲饮食应均衡。早产儿出院后注意不要剧烈摇晃、摆动头部。在家庭内发现新生儿惊厥发作时不要慌张,应尽量保持呼吸道通畅,并紧急就医。如果发作时间短或不确定是否惊厥,可在家中对婴儿录像,就医时提供医生参考。

# 第三章

# 遗传与内分泌疾病

## 第一节 矮小症临床路径

### 一、矮小症临床路径标准流程

（一）适用对象

第一诊断为矮小症（ICD-10：E34.301）。

（二）诊断依据

根据《儿科学》（第 9 版）、《诸福棠实用儿科学》（第 8 版）、中华医学会儿科学分会内分泌遗传代谢学组《矮身材儿童诊治指南》和 *Pediatric Endocrinology* 进行诊断。

1. **病史** 身高增长缓慢，<2 岁儿童为 <7cm/ 年；2.5 岁至青春期儿童 <5cm/ 年；青春期儿童 <6cm/ 年。

2. **体征** 身高处于同种族、同年龄、同性别正常健康儿童生长曲线第 3 百分位数以下，或低于两个标准差者（身高标准参照 2005 年九省 / 市儿童体格发育调查数据）。

3. **辅助检查** 血常规、尿常规、大便常规、生化检查、乙型肝炎病毒感染血清标志物（乙肝两对半）、血气分析、电解质分析、微量元素、甲状腺功能、肾上腺功能、促肾上腺皮质激素（ACTH）、生长激素、胰岛素样生长因子 -1（IGF-1）、胰岛素样生长因子结合蛋白 -3（IGFBP-3）、染色体核型分析、骨龄、垂体 MRI（怀疑肿瘤时需强化），必要时运动激发 + 精氨酸激发试验。

（三）进入临床路径标准

1. 第一诊断必须符合矮小症（ICD-10：E34.301）。

2. 当患者同时具有其他疾病诊断，但在治疗期间不影响该诊断的临床路径流程实施时，可进入路径。

（四）门诊流程

矮小症临床路径表单（门诊）

患儿姓名：_____ 性别：_____ 年龄：_____ 门诊号：_____

| 时间 | 初诊 | 第1次复诊 | 完成激发试验后复诊 |
|---|---|---|---|
| 医生工作 | □ 主诊医生询问病史及体格检查<br>□ 完成初次评估，包括生理（营养、疼痛等）、心理、社会和经济因素<br>□ 完成门诊医嘱及病历书写<br>□ 向患儿监护人告知病情<br>**检查：**<br>□ 血常规、尿常规<br>□ 血气分析、电解质分析<br>□ 生化检查、血糖<br>□ 甲状腺功能、肾上腺功能、胰岛素、糖化血红蛋白、胰岛素样生长因子、生长激素<br>□ 乙型肝炎病毒感染血清标志物<br>□ X线骨龄测定<br>□ 肝脾肾脏超声<br>□ 心电图<br>□ 垂体MRI（怀疑肿瘤时需强化）<br>□ 染色体分析（女性必选）<br>□ 25-(OH)D$_3$（可选）<br>□ 血黏多糖酶（可选）<br>□ 尿黏多糖定量（可选）<br>□ 尿黏多糖定性（可选） | □ 再次评估<br>□ 主诊医生根据检验结果及初诊病情判断是否行生长激素激发试验<br>□ 向患儿监护人交代检查和治疗方案及可能的副作用、并发症以及疾病转归<br>□ 完成病历书写<br>□ 开入院证 | □ 再次评估，监测生长速度<br>□ 主诊医生根据病情及所有检查结果制订诊疗计划<br>□ 向患儿监护人交代病情及其治疗方案<br>□ 签署生长激素治疗同意书<br>□ 完成病历书写<br>□ 定期随访<br>**检查：**<br>□ 血常规<br>□ 生化检查、血糖<br>□ 血气分析、电解质分析<br>□ 甲状腺功能、肾上腺功能、胰岛素、胰岛素样生长因子、生长激素<br>□ 甲胎蛋白<br>□ X线骨龄测定<br>□ 25-(OH)D$_3$<br>□ 脊柱X线片<br>**治疗：**<br>□ 生长激素治疗<br>□ 营养<br>□ 运动等辅助治疗 |
| 护士工作 | □ 评估、安排就诊顺序<br>□ 对患者进行缴费、检查检验、取药、抽血、治疗等方面的指引 | □ 评估、安排就诊顺序<br>□ 指引患儿监护人办理入院 | □ 评估、安排就诊顺序<br>□ 对患儿监护人进行缴费、检查检验、取药、抽血、治疗等方面的指引<br>□ 用药指导 |
| 患儿监护人工作 | □ 通过网络预约门诊，就诊前准备好相关的既往病历资料<br>□ 接收指引单，根据指引完成就诊、检查、取药 | □ 打印检查报告单<br>□ 参与诊疗方案决策<br>□ 办理住院手续 | □ 打印检查报告单<br>□ 参与诊疗方案决策<br>□ 按时给药<br>□ 观察治疗效果及有无副反应 |
| 病情变异记录 | □ 无　□ 有，原因：<br>1.<br>2. | □ 无　□ 有，原因：<br>1.<br>2. | □ 无　□ 有，原因：<br>1.<br>2. |

（五）住院流程

**1. 入院标准**　符合矮小症诊断标准，并经内分泌专科医师判断需要住院行生长激素激发试验评估垂体功能。

### 2. 临床路径表单

矮小症临床路径表单(住院)

患儿姓名:＿＿＿＿＿＿性别:＿＿＿＿年龄:＿＿＿＿门诊号:＿＿＿＿＿住院号:＿＿＿＿＿

住院日期:　　年　　月　　日　出院日期:　　年　　月　　日　标准住院日:1d

| 时间 | 入院第1d | 出院日 |
|---|---|---|
| 医生工作 | □ 询问病史及体格检查<br>□ 完成初次评估,包括生理(营养、疼痛等)、心理、社会和经济因素<br>□ 向患儿监护人告知病情<br>□ 完成24h出入院记录 | □ 上级医师查房,同意其出院<br>□ 完成出院小结<br>□ 出院宣教:向患儿监护人交代出院注意事项,如随访项目、间隔时间、观察项目等 |
| 医生工作 | **长期医嘱:**<br>□ 按小儿内分泌科常规护理<br>□ 二级护理<br>**临时医嘱:**<br>□ 血常规、尿常规、大便常规＋潜血<br>□ 运动15~20min(可选)<br>□ 生长激素<br>□ 血清生长激素测定6次<br>□ 血铅(可选)<br>□ 血镁(可选)<br>□ 血氨(可选)<br>□ 性激素四项(可选)<br>□ 尿液气相色谱质谱分析(GCMS)(可选)<br>□ 癌胚抗原(可选)<br>□ 人绒毛膜促性腺激素测定(可选)<br>□ 骨密度测定(可选)<br>□ 生长激素释放激素兴奋试验<br>□ 盐酸精氨酸<br>□ 左旋多巴(可选)<br>□ 电解质分析 | **出院医嘱:**<br>□ 当日出院 |
| 护士工作 | □ 入院宣教及评估<br>□ 监测体温、血压、呼吸、脉搏及体重<br>□ 执行医嘱、预约检查、安排取血 | □ 出院宣教及评估<br>□ 协助患儿监护人办理出院手续<br>□ 预约复诊时间 |
| 患儿监护人工作 | □ 配合完成病史询问和体格检查<br>□ 学习健康宣教知识<br>□ 参与诊疗方案决策<br>□ 观察患儿病情变化 | □ 办理出院<br>□ 预约下次专科复诊 |
| 病情变异记录 | □ 无　□ 有,原因:<br>1.<br>2. | □ 无　□ 有,原因:<br>1.<br>2. |

### 3. 出院标准

(1)患者完善相关检查以及病因评估。

(2)生长激素激发试验过程顺利,无不良反应。

(3)没有需要住院处理的并发症和/或合并症。

### (六)变异及原因分析

1. 出现严重并发症,如严重过敏反应、严重胃肠道症状等。需积极处理,并向监护人详细解释病情,必要时转专科病房住院观察。

2. 检查发现存在颅脑、鞍区肿瘤等需相应专科会诊及治疗。

3. 用药后出现副作用,需积极检查原因并及时处理。

## 二、临床路径流程图(图 3-1)

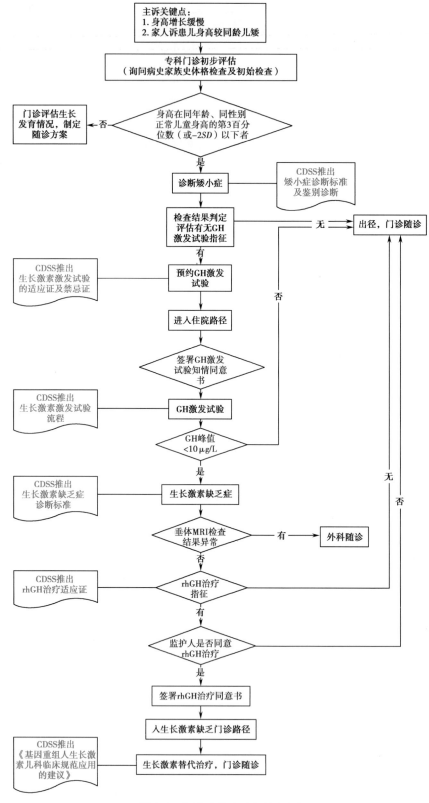

图 3-1　矮小症临床路径流程图

CDSS. 临床决策支持系统;MRI. 磁共振成像;GH. 生长激素;rhGH. 重组人生长激素。

### 三、随访指导

1. 激发试验出院后 1 周复诊。

2. 需生长激素治疗的患儿监护人首次注射前须在门诊护士指导下学习并掌握生长激素皮下注射、药物保存方法及其他注意事项。

3. 生长激素治疗中每 1~3 个月复诊 1 次,复诊均需测量身高体重、检查性征,每 3 个月复查相关内分泌激素水平、肿瘤因子、肝肾功能、血糖、25-(OH)D$_3$ 等,每年复查 X 线骨龄、肝肾超声等,垂体占位性病变需每年复查垂体 MRI。

### 四、宣教

宣教时间:出院当天。

宣教内容:

1. 小儿目前诊断为"矮小症",该病需要较长时间治疗和观察,饮食、药物需在医生指导下应用,不宜随意增减或停用,否则可能导致病情反复或加重。出院后还需继续在遗传内分泌专科门诊随访,出院后 1 周遗传内分泌专科门诊复诊,以后遵医嘱定期随访。已经开始生长激素治疗患儿需每 1~3 个月复诊开具药物,随访内容包括身高体重、发育情况、内分泌激素检测、超声、X 线骨龄、血常规、肝肾功能、垂体 MRI 等。

2. 注射药物后出现严重过敏反应时紧急就诊。注意观察患儿症状、心理及有无不良反应,制订后续治疗方案。

3. 建议患儿保证营养摄入均衡,充足的夜间睡眠,多运动,尤其是加强跳跃性运动。

## 第二节 性早熟临床路径

### 一、性早熟临床路径标准流程

(一) 适用对象

第一诊断为性早熟(ICD-10:E30.100)。

(二) 诊断依据

根据《儿科学》(第 9 版)、2007 年中华医学会儿科学分会内分泌遗传代谢学组《中枢性(真性)性早熟诊治指南》和 2010 年卫生部《性早熟诊疗指南(试行)》进行诊断。

1. **病史** 男童在 9 岁前、女童在 8 岁前呈现第二性征。

2. **体格检查** 女童表现为乳房发育,长阴毛、腋毛,阴道黏膜和小阴唇增厚、色素增深,阴道分泌物增加,甚至阴道出血。男童表现为阴囊变松、色素增深,阴茎增长、增粗,长阴毛、腋毛,至中、后期喉结呈现或变声。

3. **辅助检查** 血清性激素升高至青春期水平。性腺可增大,女童在超声下见卵巢容积 >1ml,并可见多个直径 >4mm 的卵泡;男童睾丸容积 ≥ 4ml,并随病程延长呈进行性增大。骨龄超越生活年龄。

(三) 进入临床路径标准

1. 第一诊断必须符合性早熟(ICD-10:E30.100)。

2. 当患者同时具有其他疾病诊断,但在治疗期间不影响该诊断的临床路径流程实施时,可进入路径。

（四）门诊流程

**性早熟临床路径表单（门诊）**

患儿姓名：_____ 性别：_____ 年龄：_____ 门诊号：_____

| 时间 | 初诊 | 第1次复诊 | 完成激发试验后复诊 |
|---|---|---|---|
| 医生工作 | □ 主诊医生询问病史及体格检查<br>□ 完成初次评估，包括生理（营养、疼痛等）、心理、社会和经济因素<br>□ 完成门诊医嘱及病历书写<br>□ 向患儿监护人告知病情<br>**检查：**<br>□ 血常规<br>□ 黄体生成素、卵泡刺激素、雌二醇、催乳素<br>□ 甲状腺功能<br>□ 绒毛膜促性腺激素、甲胎蛋白、癌胚抗原（可选）<br>□ 肾上腺功能（可选）<br>□ X线骨龄测定<br>□ 乳腺及盆腔（子宫及双侧附件）超声（女性必选）<br>□ 双侧肾上腺、双侧睾丸及附睾超声（男性必选）<br>□ 长骨X线检查（可选）<br>□ 垂体MRI（怀疑肿瘤时需强化）（可选） | □ 再次评估<br>□ 主诊医生根据检验结果及初诊病情判断是否行促性腺激素释放激素激发试验<br>□ 向患儿监护人交代检查和治疗方案及可能的副作用、并发症以及疾病转归<br>□ 签署知情同意书<br>□ 完成病历书写<br>□ 开入院证 | □ 再次评估，监测药物疗效及副作用<br>□ 主诊医生根据病情及所有检查结果制订诊疗计划<br>□ 向患儿监护人交代病情及其治疗方案<br>□ 签署促性腺激素释放激素类似物治疗同意书<br>□ 完成病历书写<br>□ 定期随访<br>**检查：**<br>□ 血常规<br>□ 血生化（心肝肾功能）<br>□ 黄体生成素、卵泡刺激素、雌二醇、催乳素<br>□ 甲胎蛋白、绒毛膜促性腺激素<br>□ 肾上腺功能<br>□ 骨代谢<br>□ 25-$(OH)D_3$<br>□ X线骨龄测定<br>□ 乳腺及盆腔（子宫及双侧附件）超声<br>□ 双侧肾上腺、双侧睾丸及附睾超声）<br>**治疗：**<br>□ 促性腺激素释放激素类似物治疗<br>□ 营养<br>□ 运动辅助治疗 |
| 护士工作 | □ 评估、安排就诊顺序<br>□ 对患者进行缴费、检查检验、取药、抽血、治疗等方面的指引 | □ 评估、安排就诊顺序<br>□ 指引患儿监护人办理入院 | □ 评估、安排就诊顺序<br>□ 对患儿监护人进行缴费、检查检验、取药、抽血、治疗等方面的指引<br>□ 用药指导 |
| 患儿监护人工作 | □ 通过网络预约门诊，就诊前准备好相关病历资料<br>□ 接收指引单，根据指引完成就诊、检查、取药 | □ 打印检查报告单<br>□ 参与诊疗方案决策<br>□ 办理住院手续 | □ 打印检查报告单<br>□ 参与诊疗方案决策<br>□ 观察治疗效果及有无副反应 |
| 病情变异记录 | □ 无　□ 有，原因：<br>1.<br>2. | □ 无　□ 有，原因：<br>1.<br>2. | □ 无　□ 有，原因：<br>1.<br>2. |

（五）住院流程

1. **入院标准**　符合性早熟诊断标准，并经内分泌专科医师判断需要日间住院行促性腺激素释放激素激发试验，评估下丘脑-垂体-性腺轴功能。

## 2. 住院流程

性早熟临床路径表单（住院）

患儿姓名：_____ 性别：_____ 年龄：_____ 门诊号：_____ 住院号：_____

住院日期： 年 月 日 出院日期： 年 月 日 标准住院日：1d

| 时间 | 入院第 1d | 出院日 |
|---|---|---|
| 医生工作 | □ 主诊医生询问病史及体格检查<br>□ 完成初次评估，包括生理（营养、疼痛等）、心理、社会和经济因素<br>□ 完成病历书写<br>□ 向患儿监护人告知病情、治疗决策 | □ 上级医师查房，同意其出院<br>□ 完成出院小结及诊断证明<br>□ 出院宣教：向患儿监护人交代出院注意事项，如随访项目、间隔时间、观察项目等 |
| 医生工作 | **长期医嘱：**<br>□ 按小儿内分泌科常规护理<br>□ 二级护理<br>**临时医嘱：**<br>□ 血常规、尿常规、大便常规＋潜血（可选）<br>□ 血气分析、电解质分析（可选）<br>□ 生化检查（可选）<br>□ 微量元素、血铅（可选）<br>□ 性激素四项（可选）<br>□ 肾上腺功能、甲状腺功能、IGF-1、IGFBP$_3$（可选）<br>□ 性激素二项四次<br>□ AFP、HCG、CEA（可选）<br>□ 25-(OH)D$_3$（可选）<br>□ 骨密度（可选）<br>□ 肝、脾、肾脏超声（可选）<br>□ 促性腺释放激素兴奋试验（必选）<br>□ 曲普瑞林<br>□ 电解质液体 | **出院医嘱：**<br>□ 当日出院 |
| 护士工作 | □ 入院宣教及评估<br>□ 监测体温、血压、呼吸、脉搏及体重<br>□ 执行医嘱、预约检查、安排取血 | □ 出院宣教及评估<br>□ 协助患儿监护人办理出院手续<br>□ 预约复诊时间 |
| 患儿监护人工作 | □ 配合完成病史询问和体格检查<br>□ 学习健康宣教知识<br>□ 参与诊疗方案决策<br>□ 观察患儿病情变化 | □ 办理出院<br>□ 预约下次专科复诊 |
| 病情变异记录 | □ 无 □ 有，原因：<br>1.<br>2. | □ 无 □ 有，原因：<br>1.<br>2. |

## 3. 出院标准

（1）一般情况良好，无不良反应。

（2）无其他需要住院处理的并发症。

### （六）变异及原因分析

1. 出现严重并发症，如严重过敏反应、严重胃肠症状等，须积极处理必要时转专科病房住院观察。

2. 检查发现存在颅脑、鞍区、肾上腺、性腺肿瘤等需相应专科会诊及治疗。

## 二、临床路径流程图(图 3-2)

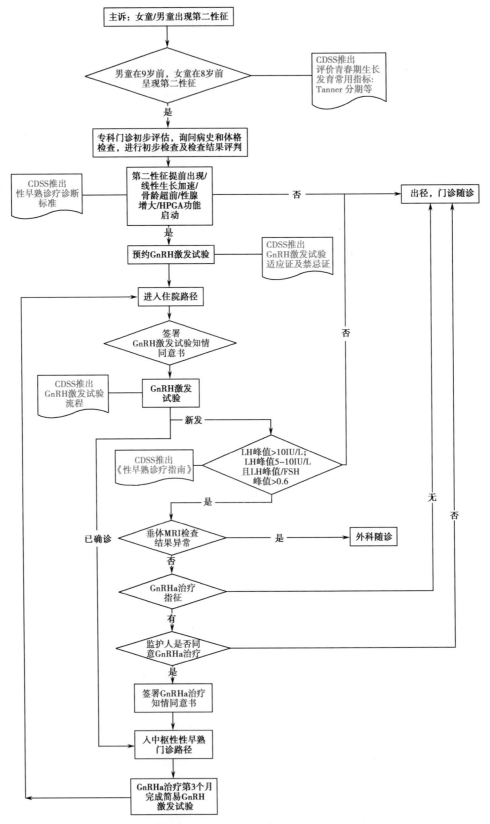

图 3-2　性早熟临床路径流程图

CDSS. 临床决策支持系统;HPGA. 下丘脑 - 垂体 - 性腺轴;GnRHa. 促性腺激素释放激素;
MRI. 磁共振成像;LH. 黄体生成素。

### 三、随访指导

1. 激发试验出院后 1 周复诊。

2. 促性腺激素释放激素类似物治疗中每 4 周复诊 1 次,复诊均需测量身高体重、检查性征,每 3 个月复查内分泌激素水平,每 6 个月复查性腺超声、X 线骨龄、肝肾功能等,垂体肿瘤需每年复查垂体 MRI。

### 四、宣教

宣教时间:出院当天。

宣教内容:

1. 患儿目前诊断为性早熟,该病需要较长时间治疗和观察。饮食、药物需在医生指导下应用,不宜随意增减或停用,否则可能导致病情反复或加重。出院后还需继续在遗传内分泌专科门诊随访,出院后 1 周遗传内分泌专科门诊复诊,以后遵医嘱定期随访。已经开始促性腺激素释放激素类似物治疗患儿需每 28~32d 复诊开具药物,随访内容包括身高体重、性征发育情况、性激素水平、性腺超声、X 线骨龄、血常规、肝肾功能、垂体 MRI 等。

2. 注射药物后出现严重过敏反应者及时就诊。

3. 避免接触激素类药物,避免进食含激素类食物,如各种滋补中药材、豆类、蜂蜜、蜂王浆等,少吃零食饮料、油炸食物、甜腻食物等。加强运动,避免体重增长过速,保证充足的夜间睡眠。

## 第三节 1 型糖尿病临床路径

### 一、1 型糖尿病临床路径标准流程

(一) 适用对象

第一诊断为 1 型糖尿病(ICD-10:E10.003-E10.9)。

(二) 诊断依据

根据《儿科学》(第 9 版)和《诸福棠实用儿科学》(第 8 版)进行诊断。

1. **病史** 有多尿、多饮、多吃、体重减轻典型"三多一少"症状,年幼者常表现为遗尿、消瘦。

2. **体征** 消瘦,合并糖尿病酮症酸中毒(DKA)时出现脱水、呼吸深快、呼气中带有酮味,精神萎靡、嗜睡,严重者可出现昏迷。

3. **实验室检查**

(1) 血糖测定:以葡萄糖氧化酶法测定静脉血浆(或血清)葡萄糖为标准。2 次不同时间的空腹血浆葡萄糖 ≥ 7.0mmol/L 或有糖尿病症状 + 随机血浆葡萄糖 ≥ 11.1mmol/L 均可以诊断为糖尿病。

(2) 口服葡萄糖耐量试验(OGTT):试验前 3d 不限制饮食,试验前禁食 8~10h,葡萄糖剂量为 1.75g/kg,总量不超过 75g,溶于 150~300ml 水中,服糖后 30min、60min、120min、180min 取血。结果判断:120min 时血浆葡萄糖 ≥ 11.1mmol/L,即可诊断糖尿病;若 120min 时血浆葡萄糖在 7.8~11.1mmol/L 时诊断为糖耐量受损。

(3) 血气分析、电解质分析、生化检查、淀粉酶、β-羟丁酸、血 C 肽测定、糖化血红蛋白(HbA1C)、胰岛细胞抗体(ICA)、胰岛素自身抗体(IAA)、谷氨酸脱羧酶抗体(GADA)、蛋白酪氨酸磷酸酶抗体(IA2)、尿糖及酮体。

(三) 进入临床路径标准

1. 第一诊断必须符合 1 型糖尿病(ICD-10:E10.003-E10.9)。

2. 当患儿同时具有其他疾病诊断,但在治疗期间不影响该诊断的临床路径流程实施时,可进入路径。

（四）门诊流程

1 型糖尿病临床路径表单（门诊）

患儿姓名：_____ 性别：_____ 年龄：_____ 门诊号：_____

| 时间 | 初诊 | 复诊 |
|---|---|---|
| 医生工作 | □ 主诊医生询问病史及体格检查<br>□ 完成初次评估，包括生理（营养、疼痛等）、心理、社会和经济因素<br>□ 完成门诊医嘱及病历书写<br>□ 向患儿监护人告知病情<br>□ 开入院证（可选）<br>**检查：**<br>□ 手指微量血糖<br>□ 血常规、尿常规、尿酮体（可选）<br>□ 葡萄糖（可选）<br>□ 胰岛素、C 肽（可选）<br>□ 血脂、血 β- 羟丁酸（可选）<br>□ 血气分析、电解质分析（可选）<br>□ 糖化血红蛋白（可选）<br>□ 生化检查（可选）<br>□ 糖尿病自身抗体（可选）<br>□ 甲状腺功能（可选）<br>□ 甲状腺自身抗体（可选）<br>□ 尿微量白蛋白（可选） | □ 再次评估<br>□ 询问居家生活中饮食运动情况<br>□ 询问胰岛素用量及血糖情况<br>□ 给予胰岛素用药指导<br>□ 完成病历书写<br>□ 糖尿病教育<br>**检查：**<br>□ 糖化血红蛋白<br>□ 胰岛素、C 肽<br>□ 空腹葡萄糖、血脂、血尿酸<br>□ 生化检查<br>□ 甲状腺功能及甲状腺抗体<br>□ 肾上腺功能<br>□ 尿微量白蛋白定量<br>□ 眼底检查<br>□ 开入院证（可选）<br>**治疗：**<br>□ 药物治疗（胰岛素）<br>□ 饮食管理<br>□ 运动管理 |
| 护士工作 | □ 评估、安排就诊顺序<br>□ 对患儿进行缴费、检查检验、取药、抽血、治疗等方面的指引<br>□ 指引患儿监护人办理入院手续 | □ 对患儿监护人进行缴费、检查检验、取药、抽血、治疗等方面的指引<br>□ 糖尿病教育<br>□ 糖尿病护理门诊 |
| 患儿监护人工作 | □ 通过网络预约门诊，就诊前准备好相关病历资料<br>□ 接收指引单，根据指引完成就诊、检查 | □ 打印检查报告单<br>□ 反馈治疗效果<br>□ 参与诊疗方案决策 |
| 病情变异记录 | □ 无　□ 有，原因：<br>1.<br>2. | □ 无　□ 有，原因：<br>1.<br>2. |

（五）住院流程

1. **入院标准**　疑诊 1 型糖尿病者即需入院。

### 2. 临床路径表单

1 型糖尿病临床路径表单(住院)

患儿姓名:＿＿＿＿＿＿＿　性别:＿＿＿＿　年龄:＿＿＿＿＿　门诊号:＿＿＿＿＿＿　住院号:＿＿＿＿＿＿

住院日期:　　年　　月　　日　　出院日期:　　年　　月　　日　　标准住院日:5~20d

| 时间 | 入院第 1d | 入院第 2~19d | 出院日 |
|---|---|---|---|
| 医生工作 | □ 询问病史及体格检查<br>□ 完成初次评估,包括生理(营养、疼痛等)、心理、社会和经济因素<br>□ 24h 完成住院病历,8h 内完成首次病程记录<br>□ 向患儿监护人告知病情并签署知情同意书<br>□ 及时评估有无 DKA<br>□ 若有 DKA,进入 DKA 治疗流程 | □ 上级医师入院 24h 内完成查房,明确诊断<br>□ 确定诊疗计划,根据检验结果和病情调整治疗方案<br>□ 监测血糖谱或行动态血糖监测<br>□ 确定胰岛素注射方案,填写胰岛素治疗单<br>□ 如果出现危急值,执行危急值报告制度(严重者出径) | □ 上级医师查房,同意其出院<br>□ 完成出院小结<br>□ 出院宣教:向患儿监护人交代出院注意事项,如随访项目、间隔时间、低血糖副反应处理方式等 |
| | **长期医嘱:**<br>□ 按小儿内分泌科常规护理<br>□ 二级护理<br>□ 一级护理<br>□ 糖尿病饮食(热卡)<br>□ 血糖测定(三餐前、餐后 2h、睡前、3:00a.m.)<br>□ 胰岛素泵基础率(可选)<br>□ 三餐前胰岛素用量<br>□ 胰岛素剂型:速效胰岛素、短效胰岛素、中效胰岛素、长效胰岛素<br>**临时医嘱:**<br>□ 测血糖,1 次 /h(可选)<br>□ 检查神志、瞳孔、尿量,1 次 /h(可选)<br>□ 记 24h 出入量(可选)<br>□ 血常规、尿常规、大便常规 + 潜血<br>□ 生化检查<br>□ 糖尿病抗体四项<br>□ 糖化血红蛋白<br>□ 血气分析、电解质分析<br>□ 凝血功能<br>□ 感染性疾病筛查<br>□ 甲状腺功能(可选)<br>□ 肾上腺功能(可选)<br>□ 性腺功能(可选)<br>□ 红细胞沉降率(简称"血沉")、C 反应蛋白(可选)<br>□ 类风湿因子(RF)、免疫球蛋白全套、补体全套、抗核抗体(ANA)和抗可溶性抗原抗体(ENA)(可选)<br>□ 自身抗体(抗甲状腺、抗肾上腺、抗卵巢、抗甲状旁腺抗体等)(可选)<br>□ 25-(OH)D$_3$(可选)<br>□ 尿微量蛋白 / 肌酐、24h 尿蛋白定量(可选) | **长期医嘱:**<br>□ 同前<br>□ 并发症的相关处理<br>□ 胰岛素用量的调整<br>□ 饮食治疗调整<br>**临时医嘱:**<br>□ 对异常实验室检查的复查<br>□ 胰岛素治疗方案的调整(可选)<br>□ 并发症的相关处理 | **出院医嘱:**<br>□ 出院带药<br>□ 胰岛素 |

续表

| 时间 | 入院第 1d | 入院第 2~19d | 出院日 |
|---|---|---|---|
| 医生工作 | □ 心电图(必选)<br>□ 胸部 X 线检查(可选)<br>□ 肝胆胰脾、泌尿系超声(可选)<br>□ 眼底检查(可选)<br>□ 神经传导速度(可选)<br>□ 心脏超声、下肢血管超声(可选)<br>□ 病原学检查(可选)<br>□ 动态血糖监测(可选)<br>□ OGTT 试验(可选)<br>□ 胰岛素(必选):合并 DKA 时,予以 0.05~0.1IU/(kg·h)静脉注射,DKA 缓解后改为皮下注射<br>□ 胰岛素注射针头(可选)<br>□ 胰岛素注射笔(可选)<br>□ 电解质液体(可选)<br>□ 5% 碳酸氢钠溶液:严重 DKA 时可按照 1~2ml/kg,稀释成 1/2 张~等张液,1~2h 内缓慢静脉输入 | | |
| 护士工作 | □ 入院宣教评估(一般情况、营养、疼痛、压疮、跌倒风险评估)<br>□ 执行医嘱、预约检查、安排取血<br>□ 糖尿病知识教育 | □ 完成基础护理、血糖监测<br>□ 执行各项医嘱<br>□ 完成糖尿病护理教育流程<br>□ 完成护理记录 | □ 出院宣教:复查时间、饮食指导、用药指导等<br>□ 协助患儿监护人办理出院手续 |
| 患儿监护人工作 | □ 配合完成病史询问和体格检查<br>□ 学习糖尿病相关宣教知识<br>□ 签署知情同意书<br>□ 参与诊疗方案决策 | □ 参与诊疗方案决策<br>□ 配合完成各项检查及治疗<br>□ 观察病情变化,反馈医生<br>□ 学习糖尿病相关知识<br>□ 出院前 1 天完成糖尿病试卷 | □ 办理出院<br>□ 预约下次专科复诊 |
| 病情变异记录 | □ 无 □ 有,原因:<br>1.<br>2. | □ 无 □ 有,原因:<br>1.<br>2. | □ 无 □ 有,原因:<br>1.<br>2. |

**3. 出院标准**

(1)血糖平稳,完成糖尿病教育流程。

(2)初步掌握糖尿病低血糖、糖尿病酮症酸中毒的识别及处理。

(3)掌握血糖监测、胰岛素注射、饮食管理及运动管理知识。

(六) 变异及原因分析

1. 症状未缓解,需要了解是否做好饮食、运动管理,是否正确使用胰岛素。

2. 注意是否应激性高血糖或其他类型糖尿病。

3. 需进行积极处理,完善相关检查,向监护人解释并告知病情,导致治疗时间延长,增加治疗费用。

## 二、1型糖尿病临床路径流程图（图3-3）

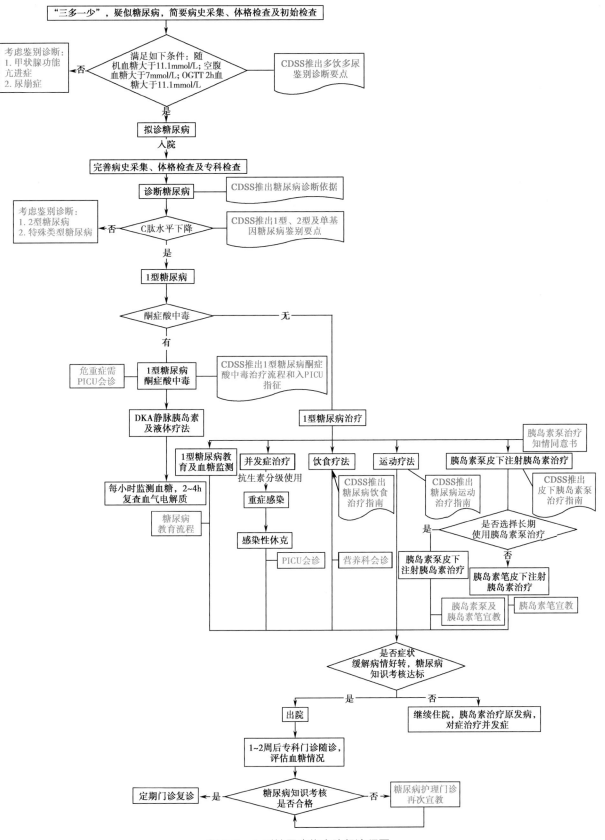

图 3-3　1型糖尿病临床路径流程图

CDSS. 临床决策支持系统；DKA. 糖尿病酮症酸中毒；PICU. 儿童重症监护病房。

### 三、1型糖尿病随访指导

门诊随访系统定期自动发送随访问卷调查表,第1次复诊为出院后2周内,其后根据患儿病情1~3个月复诊。

### 四、1型糖尿病宣教

宣教时间:出院当天。

宣教内容:

**1. 低血糖症**

(1)定义及临床表现:低血糖症是指当血糖值下降至低于某一水平(通常低于4.0mmol/L)时出现的一系列症状。"胰岛素反应"或"低血糖症"的发生往往很突然,因此,患儿及监护人都必须知道如何救护,避免严重低血糖的发生。低血糖的程度分级及临床表现:低血糖按严重程度分为3级,相应的表现如表3-1。

表3-1 低血糖的程度分级及临床表现

| 级别 | 定义 | 临床表现 |
| --- | --- | --- |
| 轻微 | 患儿能够感觉低血糖的症状并自行处理 | 心跳加速、饥饿感、出冷汗、手震颤、不安、眼前发黑、面色苍白、专注力减低、反应迟钝 |
| 中度 | 患儿不能够自行处理,但旁人能够通过喂食帮助提高血糖 | 兴奋、头痛、腹痛、注意力难集中、性情突变、协调能力差、语调摇摆不定 |
| 严重 | 嗜睡,严重者抽搐、处于昏迷或半昏迷,不宜进食,需注射胰高血糖素或葡萄糖 | 困倦嗜睡、四肢无力、视力模糊、讲话模糊等喝醉酒样表现,严重者抽搐、昏迷 |

在婴儿时期,上述症状可能不明显,可表现为发绀、呼吸暂停、拒绝进食、软弱小发作、肌痉挛抽搐、嗜睡、低体温等。若在半夜入睡后有低血糖的情况,上述症状有时未必明显,却可以出现多梦、噩梦多汗、早晨头痛等症状。由于有些症状亦可以在并非低血糖的情况下出现(例如在血糖急剧下降,从15mmol/L降至7mmol/L),出现症状时,只要条件许可,应尽可能测试血糖,以确定诊断,指导治疗。有些患儿低血糖的症状不一定明显,如果在测试血糖时发现血糖值低于3mmol/L,亦应作为"低血糖症"处理。

(2)低血糖症的处理:立即复查血糖以证实低血糖的程度。摄入快速作用的糖类(120ml果汁或3块方糖、糖饼或3汤匙糖等),必要时再进食一份淀粉和一份蛋白质的小吃,例如饼干或牛奶。如果患儿不合作那么救护者必须把人造糖、凝胶食物、蜂蜜或果汁给小孩。把这些塞入面颊和牙齿之间的口中,摩擦面颊顶开牙齿让葡萄糖被吸收,患儿可能会变得合作并能自己喝东西。患儿如果已经昏迷或半昏迷,切忌勉强给患儿吃任何液体或固体食物,以免呕吐,引起窒息。将患儿向左侧卧,并保持呼吸道通畅。此种情况下可注射胰高血糖素,5~10min内若血糖回升,患儿恢复知觉后,应提早进食。若无备用胰高血糖素应即送医院给予葡萄糖注射治疗。治疗后需再测血糖,它可因治疗而升高,也可能仍然低而需进一步治疗。

(3)低血糖症的预防:糖尿病控制良好的患儿绝大多数都会经历一些偶然、短暂的低血糖情况,这些情况不能忽视。尽量寻找原因以便知道将来发生的可能性;准确地取量胰岛素;按时吃食物,并要吃掉正餐和副餐的全部食物;为额外的运动准备额外的食物,随身携带葡萄糖的快速替代品;在记事本上记下低血糖发生的时间和可能的诱因;如果没有低血糖的明显诱因,而低血糖持续存在,也应该降低胰岛素的剂量,向医生咨询意见;教会监护人、朋友及学校的人如何帮助患儿。

**2. 血糖监测及胰岛素剂量调节** 出院后继续监测血糖水平,按表3-2调整胰岛素用量并记录:

表 3-2 出院后胰岛素用量记录表

| 时间 | 目标血糖 /(mmol·L$^{-1}$) | 速效胰岛素剂量 /IU |
|---|---|---|
| 早餐前 | 4~8 | |
| 中餐前 | 4~8 | |
| 晚餐前 | 4~8 | |
| 睡前 | 6~8 | |

按以上表格记录血糖 3~4d 后参照以下方式进行调整（表 3-3）：

表 3-3 记录血糖 3~4d 后不同情况调整方式

| 血糖水平 | 调整方式 |
|---|---|
| 持续高于 10mmol/L | 1. 加测夜间 3 点血糖，如果高于 9mmol/L 增加长效胰岛素或胰岛素泵基础率<br>2. 早餐前增加速效或短效胰岛素<br>3. 中餐前增加速效或短效胰岛素<br>4. 晚餐前增加速效或短效胰岛素 |
| 持续低于 4mmol/L | 1. 增加晚餐时的碳水化合物量并减少睡前的长效胰岛素或胰岛素泵基础率<br>2. 增加早餐时的碳水化合物量并减少早餐前的速效或短效胰岛素<br>3. 增加午餐时的碳水化合物量并减少午餐前的速效或短效胰岛素<br>4. 增加晚餐时的碳水化合物量并减少睡前的速效或短效胰岛素 |

3. 所有糖尿病患儿，都应随身携带 "糖尿病患儿" 的提示卡，万一出现昏迷，周围的人可以凭提示卡帮助作出适当的治疗。

## 第四节 肝豆状核变性临床路径

### 一、肝豆状核变性临床路径标准流程

（一）适用对象

第一诊断为肝豆状核变性（ICD-10：E83.001）。

（二）诊断依据

根据《儿科学》（第 9 版）、《诸福棠实用儿科学》（第 8 版）、《肝豆状核变性的诊断与治疗指南》（2008年）和《儿童肝豆状核变性疾病》（*Wilson's Disease in Children*）（2018 年）进行诊断。

**1. 病史和体征** 不明原因肝功能损害，伴或不伴神经、精神症状。

**2. 辅助检查** 转氨酶升高，血清铜蓝蛋白降低，24h 尿铜排出增多，影像学肝脏超声可出现肝实质内部回声增粗等改变，头颅 MRI 可见异常信号，部分患儿裂隙灯检查可见角膜 K-F 环，*ATP7B* 基因检测发现复合杂合或纯合致病突变。

（三）进入临床路径标准

1. 第一诊断必须符合肝豆状核变性（ICD-10：E83.001）。

2. 当患者同时具有其他疾病诊断，但在治疗期间不影响该诊断的临床路径流程实施时，可进入路径。

（四）门诊流程

肝豆状核变性临床路径表单（门诊）

患儿姓名：＿＿＿＿＿＿＿＿性别：＿＿＿＿年龄：＿＿＿＿门诊号：＿＿＿＿＿＿＿＿

| 时间 | 初诊 | 复诊 |
|---|---|---|
| 医生工作 | □ 主诊医生询问病史及体格检查<br>□ 完成初次评估，包括生理（营养、疼痛等）、心理、社会和经济因素<br>□ 完成门诊医嘱及病历书写<br>□ 向患儿监护人告知病情<br>□ 开入院证<br>检查：<br>□ 生化检查<br>□ 血清铜蓝蛋白<br>□ 24h 尿铜测定<br>□ 血常规、尿常规（可选）<br>□ 凝血功能（可选）<br>□ 血氨（可选）<br>□ 肝脾及肾脏超声（可选）<br>□ 头颅 MRI（可选）<br>□ 角膜 K-F 环检测（可选） | □ 再次评估<br>□ 询问居家生活中饮食情况<br>□ 询问药物治疗情况及有无药物不良反应<br>□ 开具检查及治疗<br>□ 完成病历书写<br>□ 向患儿监护人交代病情及其注意事项<br>□ 开入院证<br>检查：<br>□ 生化检查<br>□ 24h 尿铜测定（可选）<br>□ 血常规、尿常规（可选）<br>□ 凝血功能（可选）<br>□ 血氨（可选）<br>□ 肝脾及肾脏超声（可选）<br>□ 头颅 MRI（可选）<br>□ 角膜 K-F 环检测（可选）<br>治疗：<br>□ 饮食管理（低铜饮食，使用非铜质餐具和炊具）<br>□ 青霉胺（青霉素皮试阳性者禁用）<br>□ 盐酸三乙撑四胺、连四硫代钼酸胺（TTM）：适用于不能使用青霉胺者<br>□ 锌剂<br>□ 维生素 $B_1$、维生素 $B_6$、维生素 E<br>□ 对症治疗：肝功能异常可使用葡醛内酯、美能片、熊去氧胆酸等，低蛋白血症可输注白蛋白等，溶血可使用白蛋白、血浆或透析治疗，凝血功能异常可使用血浆、凝血因子等，肝衰竭者需肝移植治疗 |
| 护士工作 | □ 评估、安排就诊顺序<br>□ 对患者进行缴费、检查检验、取药、抽血、治疗等方面的指引<br>□ 指引患儿监护人办理入院手续 | □ 对患儿监护人进行缴费、检查检验、取药、抽血、治疗等方面的指引<br>□ 疾病宣教 |
| 患儿监护人工作 | □ 通过网络预约门诊，就诊前准备好相关病历资料<br>□ 接收指引单，根据指引完成就诊、检查<br>□ 参与诊疗方案决策 | □ 打印检查报告单<br>□ 反馈治疗效果及有无药物不良反应<br>□ 参与诊疗方案决策<br>□ 执行药物治疗方案<br>□ 办理住院手续 |
| 病情变异记录 | □ 无　□ 有，原因：<br>1.<br>2. | □ 无　□ 有，原因：<br>1.<br>2. |

（五）住院流程

**1. 入院标准**

（1）初发者。

(2)明显的肝功能损害或神经系统症状。

(3)出现急性并发症:急性溶血性贫血、肝功能衰竭等。

## 2. 临床路径表单

肝豆状核变性临床路径表单(住院)

患儿姓名:_____ 性别:_____ 年龄:_____ 门诊号:_____ 住院号:_____

住院日期: 年 月 日 出院日期: 年 月 日 标准住院日:5~20d

| 时间 | 入院第 1d | 入院第 2~19d | 出院日 |
|---|---|---|---|
| 医生工作 | □ 询问病史及体格检查<br>□ 完成初次评估,包括生理(营养、疼痛等)、心理、社会和经济因素<br>□ 24h 完成住院病历,8h 内完成首次病程记录<br>□ 向患儿监护人告知病情并签署知情同意书<br>□ 及时评估有无重度溶血、肝功能衰竭 | □ 上级医师入院 24h 内完成查房,明确诊断<br>□ 确定诊疗计划,根据检验结果和病情调整治疗方案<br>□ 签署使用青霉胺知情同意书<br>□ 对青霉素皮试阴性患儿进行青霉胺负荷试验(青霉素皮试阳性禁用)<br>□ 监测药物不良反应<br>□ 确定药物治疗方案<br>□ 如果出现危急值,执行危急值报告制度(严重者出径) | □ 上级医师查房,同意其出院<br>□ 完成出院小结<br>□ 出院宣教:向患儿监护人交代出院注意事项,如随访项目、间隔时间、饮食、药物治疗注意事项等 |
| | 长期医嘱:<br>□ 按小儿内分泌科常规护理(必选)<br>□ 二级护理(必选)<br>□ 饮食自备(可选)<br>□ 低铜饮食(可选)<br>临时医嘱:<br>□ 血常规、尿常规、大便常规 + 潜血(必选)<br>□ 生化检查、血镁(必选)<br>□ 凝血功能(必选)<br>□ 感染性疾病筛查(必选)<br>□ 甲胎蛋白、血 $\beta_2$ 微球蛋白<br>□ 病原学检测(肝炎病毒全套、EB 病毒、CMV)(必选)<br>□ 血气分析、电解质分析(可选)<br>□ 代谢病筛查(血浆氨基酸分析、酰基肉碱分析、尿液气相色谱质谱分析(GCMS)(可选)<br>□ 微量元素、血铅(可选)<br>□ 免疫球蛋白全套、补体全套、(可选)<br>□ 24h 尿铜(必选)<br>□ 尿 $\beta_2$ 微球蛋白(必选)<br>□ 胸部 X 线检查(可选)<br>□ 心电图(可选)<br>□ 肝胆胰脾、泌尿系统超声(必选)<br>□ 裂隙灯检查眼底(可选)<br>□ 头颅 MRI 平扫 + 增强(可选)<br>□ 青霉素皮试<br>□ 对症治疗 | 长期医嘱:<br>□ 同前<br>□ 饮食治疗的调整<br>□ 青霉胺(青霉素皮试阳性禁用)<br>□ 葡萄糖酸锌<br>□ 维生素<br>临时医嘱:<br>□ 对异常实验室检查的复查<br>□ 药物治疗方案的调整(可选)<br>□ 并发症的相关处理<br>□ 肝豆状核变性 ATP7B 基因分析及家系父母基因分析<br>□ 对症治疗药物 | 出院医嘱:<br>□ 出院带药<br>□ 青霉胺<br>□ 葡萄糖酸锌<br>□ 维生素<br>□ 对症治疗药物 |

| 时间 | 入院第 1d | 入院第 2~19d | 出院日 |
|---|---|---|---|
| 护士工作 | □ 入院宣教评估(一般情况、营养、疼痛、压疮、跌倒风险评估)<br>□ 执行医嘱、预约检查、安排取血 | □ 完成基础护理、血糖监测<br>□ 执行各项医嘱<br>□ 完成健康宣教<br>□ 完成护理记录 | □ 出院宣教:复查时间、饮食指导、用药指导等<br>□ 协助患儿监护人办理出院手续<br>□ 指导监护人预约复诊 |
| 患儿监护人工作 | □ 配合完成病史询问和体格检查<br>□ 学习肝豆状核变性相关宣教知识<br>□ 参与诊疗方案决策 | □ 参与诊疗方案决策<br>□ 观察药物不良反应,反馈医生<br>□ 学习肝豆状核变性相关知识 | □ 办理出院<br>□ 预约下次专科复诊 |
| 病情变异记录 | □ 无　□ 有,原因:<br>1.<br>2. | □ 无　□ 有,原因:<br>1.<br>2. | □ 无　□ 有,原因:<br>1.<br>2. |

**3. 出院标准**

(1)一般情况良好,无药物不良反应。

(2)肝功能指标好转,无进行性溶血等指征。

(3)无其他需要住院处理的并发症。

**(六) 变异及原因分析**

1. 出现严重并发症,如急性溶血性贫血、肝衰竭等。

2. 经进一步诊断认定最终诊断非肝豆状核变性。

3. 住院期间出现并发症等导致治疗时间延长,增加治疗费用等,须积极处理,并向监护人详细解释病情。

## 二、临床路径流程图(图 3-4)

## 三、随访指导

门诊治疗系统定期自动发送随访问卷调查表,首次复诊为出院后 1~2 周,之后每月回门诊复诊 1 次,病情稳定后可延长至 3 个月复诊 1 次,观察患儿症状、用药情况及有无并发症,制订后续治疗方案。

## 四、宣教

宣教时间:出院当天。

宣教内容:

1. 患儿此次住院诊断为"肝豆状核变性",该病需要较长时间治疗和观察,饮食、药物需在医生指导下应用,不宜随意增减或停用,否则可能导致病情反复或加重,出院后 1~2 周内需要去遗传内分泌专科门诊复诊。随访内容包括血常规、肝肾功能、锥体外系症状、尿常规、24h 尿铜、生长发育情况等。

2. 紧急医治情况　黄疸进行性加深,出现出血点、鼻出血、牙龈出血等出血倾向,神志不清。

3. 饮食控制　不使用铜质餐具和炊具,有肝硬化者应调整蛋白摄入量。低铜饮食,禁食含铜高的食物,如动物内脏和血液、贝壳类、坚果类、葡萄干、干豆、可可、巧克力、猕猴桃、菌类、虾蟹、鱿鱼和乌贼等。少吃含铜较高的食物,如牛肉、鸡蛋、菠菜、香菜、芥菜、茄子、芋头、葱、糙米,标准面和蜂蜜等。可食用含铜较少的食物,如精白米、面、瘦猪肉、瘦鸡鸭肉、马铃薯、萝卜、藕、橘子、苹果、桃子、砂糖、牛奶、少量蛋类和浅色蔬菜。

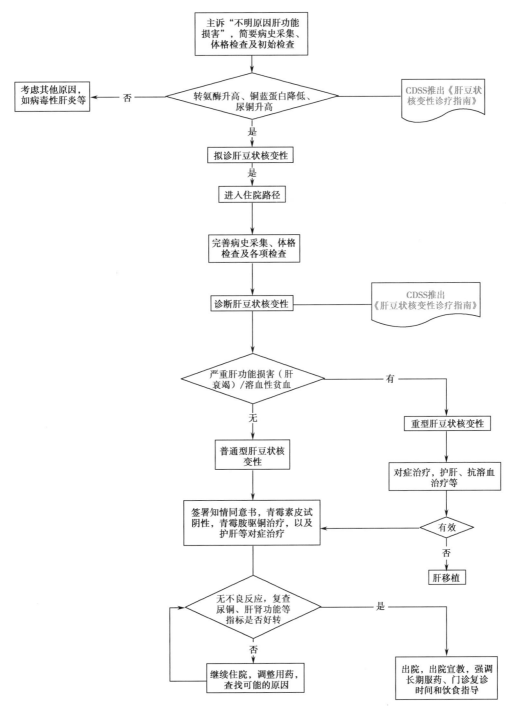

图 3-4　肝豆状核变性临床路径流程图

CDSS. 临床决策支持系统。

## 第五节 糖原贮积症Ⅰ型临床路径

### 一、糖原贮积症Ⅰ型临床路径标准流程

（一）适用对象

第一诊断为糖原贮积症Ⅰ型（ICD-10：E74.001）。

（二）诊断依据

根据《儿科学》（第9版）和《诸福棠实用儿科学》（第8版）进行诊断。

1. **病史** 新生儿期表现为低血糖、乳酸酸中毒，多表现为腹胀、肝脏肿大或肝功能异常，伴低血糖、生长缓慢、反复感染、气促等。

2. **体征** 多数有娃娃脸，可有肝大、口腔溃疡、体格发育落后。

3. **辅助检查** 生化提示低血糖、酮症酸中毒、乳酸血症，血脂（甘油三酯升高为主）及尿酸升高，转氨酶（ALT、AST）升高。血常规可有白细胞、中性粒细胞较少。肝、胆、脾超声，肝脏CT，肝脏磁共振。胰高血糖素试验、肝活体组织检查和酶活力测定、外周血白细胞DNA分析，基因诊断。

（三）进入临床路径标准

1. 第一诊断必须符合糖原贮积症Ⅰ型（ICD-10：E74.001）。

2. 当患者同时具有其他疾病诊断，但在治疗期间不影响该诊断的临床路径流程实施时，可进入路径。

（四）门诊流程

糖原贮积症Ⅰ型临床路径表单（门诊）

患儿姓名：_____ 性别：_____ 年龄：_____ 门诊号：_____

| 时间 | 初诊 | 复诊 |
|---|---|---|
| 医生工作 | □ 主诊医生询问病史及体格检查<br>□ 完成初次评估，包括生理（营养、疼痛等）、心理、社会和经济因素<br>□ 完成门诊医嘱及病历书写<br>□ 向患儿监护人告知病情<br>□ 开入院证（可选）<br>**检查：**<br>□ 血常规（必选）<br>□ 生化检查、空腹葡萄糖<br>□ 血气分析、电解质分析<br>□ 凝血功能（可选）<br>□ 血氨（可选）<br>□ 肝脾及肾脏超声（可选）<br>□ 肝脏CT（可选） | □ 再次评估<br>□ 询问居家生活中饮食情况及低血糖发作情况<br>□ 询问居家生活中血糖监测情况<br>□ 开具检查及治疗<br>□ 完成病历书写<br>□ 向患儿监护人交代病情及其注意事项<br>□ 出现严重并发症者需开入院证（可选）<br>**检查：**<br>□ 生化检查、C反应蛋白<br>□ 血常规、尿常规（可选）<br>□ 血气分析、电解质分析<br>□ 凝血功能（可选）<br>□ 血氨（可选）<br>□ 甲胎蛋白（AFP）（可选）<br>□ 肝脾及肾脏超声（可选）<br>□ 肝脏CT（可选）<br>**治疗：**<br>□ 饮食管理：6月龄以下患儿主要以母乳或配方奶喂养，6月龄以上患儿可加用生玉米淀粉喂养<br>□ 升白细胞治疗<br>□ 对症治疗 |

| 时间 | 初诊 | 复诊 |
|---|---|---|
| 护士工作 | □ 评估、安排就诊顺序<br>□ 对患者进行缴费、检查检验、取药、抽血、治疗等方面的指引<br>□ 指引患儿监护人办理入院手续 | □ 对患儿监护人进行缴费、检查检验、取药、抽血、治疗等方面的指引<br>□ 疾病宣教 |
| 患儿监护人工作 | □ 通过网络预约门诊,就诊前准备好相关病历资料<br>□ 接收指引单,根据指引完成就诊、检查<br>□ 参与诊疗方案决策 | □ 打印检查报告单<br>□ 反馈治疗效果及有无低血糖不良反应<br>□ 参与诊疗方案决策<br>□ 执行血糖监测等治疗方案 |
| 病情变异记录 | □ 无　□ 有,原因:<br>1.<br>2. | □ 无　□ 有,原因:<br>1.<br>2. |

（五）住院流程

**1. 入院标准**　疑诊或确诊糖原贮积症Ⅰ型或出现严重并发症。

**2. 临床路径表单**

糖原贮积症Ⅰ型临床路径表单(住院)

患儿姓名:_____ 性别:_____ 年龄:_____ 门诊号:_____ 住院号:_____

住院日期:　年　月　日　出院日期:　年　月　日　标准住院日:5~20d

| 时间 | 入院第1d | 入院第2~19d | 出院日 |
|---|---|---|---|
| 医生工作 | □ 询问病史及体格检查<br>□ 完成初次评估,包括生理(营养、疼痛等)、心理、社会和经济因素<br>□ 24h完成住院病历,8h内完成首次病程记录<br>□ 向患儿监护人告知病情并签署知情同意书<br>□ 及时评估有无呼吸循环衰竭表现<br><br>长期医嘱:<br>□ 按小儿内分泌科常规护理<br>□ 一级护理(可选)<br>□ 二级护理(可选)<br>□ 饮食管理<br>□ 血糖监测(三餐前、睡前、3:00a.m.、6:00a.m.)<br>□ 对症治疗<br>临时医嘱:<br>□ 血常规、C反应蛋白<br>□ 尿常规、大便常规+潜血<br>□ 生化检查、血沉<br>□ 血气分析、电解质分析、血氨<br>□ 凝血功能<br>□ 感染性疾病筛查<br>□ 甲状腺功能(可选)<br>□ 肾上腺功能(可选)<br>□ 胰腺功能(可选) | □ 上级医师入院24h内完成查房,明确诊断<br>□ 确定诊疗计划,根据检验结果和病情调整治疗方案<br>□ 监测血糖谱或行动态血糖监测<br>□ 签署饥饿-胰高血糖素试验知情同意书<br>□ 如果出现危急值,执行危急值报告制度(严重者出径)<br><br>长期医嘱:<br>□ 同前<br>□ 并发症的相关处理<br>□ 饮食治疗调整<br>□ 碳酸氢钠<br>□ 骨化三醇<br>临时医嘱:<br>□ 对异常实验室检查的复查<br>□ 并发症的相关处理 | □ 上级医师查房,同意其出院<br>□ 完成出院小结<br>□ 出院宣教:向患儿监护人交代出院注意事项,如随访项目、间隔时间、低血糖处理方式等<br><br>出院医嘱:<br>□ 出院带药 |

续表

| 时间 | 入院第 1d | 入院第 2~19d | 出院日 |
|---|---|---|---|
| 医生<br>工作 | □ 生长激素、胰岛素样生长因子 -1(可选)<br>□ 血酰基肉碱分析、血浆氨基酸分析、尿液<br>　气相色谱质谱分析(GCMS)(可选)<br>□ RF、免疫球蛋白全套、补体全套、ANA 和<br>　ENA(可选)<br>□ 病原学检查(EB 病毒、CMV 病毒、肝炎病<br>　毒等)<br>□ 尿微量蛋白 / 肌酐、24h 尿蛋白定量(可选)<br>□ 心电图<br>□ 胸部 X 线检查(可选)<br>□ 肝胆胰脾、泌尿系超声(可选)<br>□ 心脏超声(可选)<br>□ 动态血糖监测(可选)<br>□ 头颅 MRI<br>□ 电解质液体(可选) | | |
| 护士<br>工作 | □ 入院宣教评估(一般情况、营养、疼痛、压<br>　疮、跌倒风险评估)<br>□ 执行医嘱、预约检查、安排取血 | □ 完成基础护理、血糖监测<br>□ 执行各项医嘱<br>□ 完成护理记录 | □ 出院宣教:复查时间、饮食<br>　指导、用药指导等<br>□ 协助患儿监护人办理出院手续 |
| 患儿<br>监护<br>人工<br>作 | □ 配合完成病史询问和体格检查<br>□ 学习相关宣教知识<br>□ 签署知情同意书<br>□ 参与诊疗方案决策 | □ 参与诊疗方案决策<br>□ 配合完成各项检查及治疗<br>□ 观察病情变化,反馈医生<br>□ 学习末梢血糖检测方法 | □ 办理出院<br>□ 预约下次专科复诊 |
| 病情<br>变异<br>记录 | □ 无　□ 有,原因:<br>1.<br>2. | □ 无　□ 有,原因:<br>1.<br>2. | □ 无　□ 有,原因:<br>1.<br>2. |

**3. 出院标准**

(1)治疗方案确定,通过饮食治疗未出现低血糖。

(2)患者得到基本技能培训并学会自我血糖监测。

(3)完成相关并发病的检查,没有需要住院处理的并发症和 / 或合并症。

**(六) 变异及原因分析**

1. 症状未缓解,需要了解是否做好饮食管理,是否按时服用药物。

2. 排除糖原贮积症Ⅰ型,为其他类型如糖原贮积症Ⅲ型、糖原贮积症Ⅵ型、糖原贮积症Ⅸ型、果糖1,6- 二磷酸酶缺乏。确诊为其他感染性肝病。

3. 需进行积极处理,完善相关检查,向监护人解释并告知病情,导致治疗时间延长,增加治疗费用。

**二、糖原贮积症Ⅰ型临床路径流程图(图 3-5)**

**三、随访指导**

门诊随访系统定期自动发送随访问卷调查表,第 1 次复诊为出院后 2 周内,其后根据患儿病情每 1~3 个月复诊。

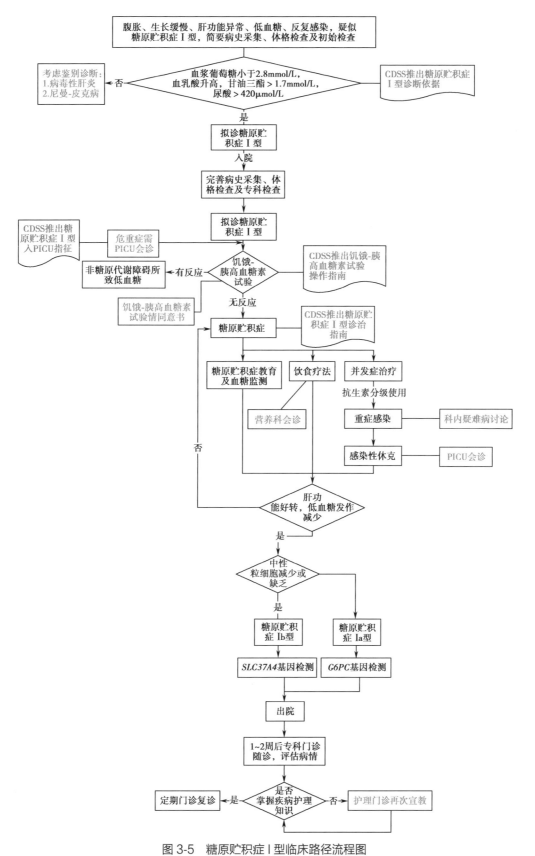

图 3-5　糖原贮积症Ⅰ型临床路径流程图

CDSS. 临床决策支持系统;PICU. 儿童重症监护病房。

## 四、宣教

宣教时间:出院当天。

宣教内容:

1. 肝糖原分解过程中的酶出现缺陷,就会导致肝糖原不能分解成为葡萄糖,从而引起低血糖、酸中毒、肝酶升高、肌酶升高、血脂升高、尿酸升高、生长发育落后等一系列异常临床表现,严重者会肝硬化、肝功能衰竭,称为糖原贮积症。治疗糖原贮积症的关键是防止低血糖发生和肝糖原堆积。

2. 根据酶缺陷不同,糖原贮积症目前分为5种类型,常见类型为Ⅰa型、Ⅰb型、Ⅲ型、Ⅵ型和Ⅸ型。治疗主要分为饮食和药物治疗两个方面。尽管糖原贮积症分型不同,但饮食治疗有相同之处。注意健康饮食,如果不是正处于低血糖发作状态,尽量少食富含乳糖、蔗糖、果糖和单糖食物,例如纯牛奶、蜂蜜、含糖量高的水果、各种含糖饮料、甜点等,减少肝糖原沉积。注意低脂饮食,例如少食肥肉、油炸食物,预防高脂血症、脂肪肝。低尿酸饮食,例如少食鲍鱼、虾、螃蟹等高蛋白质海鲜食品,预防高尿酸血症、痛风。

3. 食用生玉米粉(适于6月龄以上儿童)以减少低血糖和高乳酸发生。1g生玉米粉加入2~3ml温水或无乳糖奶粉或豆奶粉中混匀食用。例如,如果需要食用20g生玉米粉,则将20g生玉米粉加入40~60ml温水中混匀食用,如果出现腹泻等不耐受症状,可以多加一些温水稀释食用。每次1~2g/kg,4~5次/d,幼小儿童1次/3~4h,年长儿童和青少年1次/4~5h。早、中、晚三餐餐后30min左右,晚上临睡前(21~22点)和凌晨(2~3点)。

## 第六节　先天性肾上腺皮质增生症(21-羟化酶缺乏症)临床路径

### 一、先天性肾上腺皮质增生症(21-羟化酶缺乏症)临床路径标准流程

(一)适用对象

第一诊断为先天性肾上腺皮质增生症(21-羟化酶缺乏症)(ICD-10:E25.003/E25.004)。

(二)诊断依据

根据《儿科学》(第9版)和《诸福棠实用儿科学》(第8版)进行诊断。

1. **病史**　根据21-羟化酶的缺乏程度,可分为失盐型、单纯男性化型和非典型型三种类型,不同型别的临床表现严重程度不同,包括呕吐、体重不增、脱水、女性不同程度男性化、男性性早熟、休克等。

2. **体征**　皮肤黏膜色素沉着、脱水、女性不同程度男性化、男性性早熟、脱水、休克。

3. **辅助检查**

(1)血气分析及电解质的检查:失盐型血钠、碳酸氢根($HCO_3^-$)、剩余碱(BE)降低,血钾升高。

(2)血皮质醇(COR)降低(注意皮质醇分泌的昼夜规律,但新生儿期皮质醇分泌未形成节律性),促肾上腺皮质激素(ACTH)升高,但部分不典型患儿以上两个指标可在正常范围。血睾酮(T)、雄烯二酮(AND)、17-羟孕酮(17-OHP)在21-羟化酶缺乏症升高。血17-羟孕酮(17-OHP)、脱氢表雄酮(DHEA)、脱氧皮质酮(DOC),以及尿17-酮类固醇(17-KS)、17-羟类固醇(17-OH)等检测可用于鉴别各种类型CAH。

(3)外生殖器畸形者须进行染色体核型检查以确定性别。

(4)外周血白细胞DNA分析,进行基因诊断。

(三)进入临床路径标准

1. 第一诊断必须符合先天性肾上腺皮质增生症(21-羟化酶缺乏症)(ICD-10:E25.003/E25.004)。

2. 当患儿同时具有其他疾病诊断,但在治疗期间不影响该诊断的临床路径流程实施时,可进入路径。

（四）门诊流程

先天性肾上腺皮质增生症(21-羟化酶缺乏症)临床路径表单(门诊)

患儿姓名：_____ 性别：_____ 年龄：_____ 门诊号：_____

| 时间 | 初诊 | 复诊 |
|---|---|---|
| 医生工作 | □ 主诊医生询问病史及体格检查<br>□ 完成初次评估,包括生理(营养、疼痛等)、心理、社会和经济因素<br>□ 完成门诊医嘱及病历书写<br>□ 向患儿监护人告知病情<br>□ 开入院证<br>检查：<br>□ 血常规<br>□ 肾上腺功能、17-α 羟孕酮、ACTH<br>□ 血气分析、电解质分析<br>□ 双侧肾上腺超声(可选) | □ 再次评估,注意性发育情况<br>□ 询问有无药物不良反应<br>□ 开具检查及治疗<br>□ 完成病历书写<br>□ 向患儿监护人交代病情及其注意事项<br>□ 出现严重并发症者需开入院证<br>检查：<br>□ 血常规、尿常规<br>□ 血气分析、电解质分析<br>□ 肾上腺功能、血 ACTH、17-羟孕酮<br>□ 高血压四项<br>□ 血黄体生成素(LH)、卵泡刺激素(FSH)<br>□ X 线骨龄片<br>□ 乳腺及盆腔(子宫及双侧附件)超声<br>□ 双侧肾上腺、双侧睾丸及附睾超声<br>治疗：<br>□ 替代治疗：氢化可的松,失盐型患儿需要加用 9-α 氟氢可的松。在应激状态下糖皮质激素加量,出现高热、呕吐等症状时,改为静脉途径给药<br>□ 补充食盐<br>□ 对症治疗 |
| 护士工作 | □ 评估、安排就诊顺序<br>□ 对患儿进行缴费、检查检验、取药、抽血、治疗等方面的指引<br>□ 指引患儿监护人办理入院手续 | □ 对患儿监护人进行缴费、检查检验、取药、抽血、治疗等方面的指引<br>□ 疾病宣教 |
| 患儿监护人工作 | □ 通过网络预约门诊,就诊前准备好相关病历资料<br>□ 接收指引单,根据指引完成就诊、检查<br>□ 参与诊疗方案决策<br>□ 办理住院手续 | □ 打印检查报告单<br>□ 反馈治疗效果及有无药物不良反应<br>□ 参与诊疗方案决策 |
| 病情变异记录 | □ 无 □ 有,原因：<br>1.<br>2. | □ 无 □ 有,原因：<br>1.<br>2. |

（五）住院流程

**1. 入院标准** 疑诊先天性肾上腺皮质增生症(21-羟化酶缺乏症)或出现肾上腺皮质功能减退危象时入院。

### 2. 临床路径表单

#### 先天性肾上腺皮质增生症(21-羟化酶缺乏症)临床路径表单(住院)

患儿姓名:_____ 性别:_____ 年龄:_____ 门诊号:_____ 住院号:_____

住院日期:　年　月　日　出院日期:　年　月　日　标准住院日:5~20d

| 时间 | 入院第 1d | 入院第 2~19d | 出院日 |
|------|-----------|--------------|--------|
| 医生工作 | □ 询问病史及体格检查<br>□ 完成初次评估,包括生理(营养、疼痛等)、心理、社会和经济因素<br>□ 24h 完成住院病历,8h 内完成首次病程记录<br>□ 向患儿监护人告知病情并签署知情同意书<br>□ 评估有无肾上腺皮质功能减退危象表现 | □ 上级医师入院 24h 内完成查房,明确诊断<br>□ 确定诊疗计划,根据检验结果和病情调整治疗方案<br>□ 评估性发育情况,必要时可行促性腺释放激素兴奋试验<br>□ 如果出现危急值,执行危急值报告制度(严重者出径) | □ 上级医师查房,同意其出院<br>□ 完成出院小结<br>□ 出院宣教:向患儿监护人交代出院注意事项,如随访项目、间隔时间、出现应激状态时如何增加药物剂量等 |
| | **长期医嘱:**<br>□ 按小儿内分泌科常规护理<br>□ 一级护理(可选)<br>□ 二级护理(可选)<br>□ 5% 葡萄糖氯化钠溶液(可选)<br>□ 氯化钠(必选)<br>□ 氢化可的松(可选)<br>□ 血糖监测(可选)<br>□ 对症治疗<br>**临时医嘱:**<br>□ 血常规、C 反应蛋白<br>□ 尿常规、大便常规 + 潜血<br>□ 生化检查、血沉<br>□ 血气分析、电解质分析、血氨<br>□ 肾上腺功能、17-α 羟孕酮、ACTH<br>□ 高血压四项<br>□ 凝血功能<br>□ 感染性疾病筛查(可选)<br>□ 甲状腺功能(可选)<br>□ 胰腺功能(可选)<br>□ 生长激素、胰岛素样生长因子 -1(可选)<br>□ 性激素四项<br>□ 血酰基肉碱分析、血浆氨基酸分析、尿液气相色谱质谱分析(GCMS)(可选)<br>□ 血极长链脂肪酸测定(可选)<br>□ RF、免疫球蛋白全套、补体全套、ANA 和 ENA(可选)<br>□ 病原学检查<br>□ 心电图<br>□ 胸部 X 线检查(可选)<br>□ 肝胆胰脾、泌尿系统超声(可选)<br>□ 心脏超声(可选)<br>□ 性腺超声<br>□ 肾上腺 MRI(可选)<br>□ 电解质液体(可选) | **长期医嘱:**<br>□ 同前<br>□ 并发症的相关处理<br>□ 9-α 氟氢可的松<br>**临时医嘱:**<br>□ 对异常实验室检查的复查<br>□ 并发症的相关处理<br>□ 性激素四项(可选)<br>□ 性激素二项四次(可选)<br>□ 促性腺释放激素兴奋试验(可选)<br>□ 曲普瑞林(达必佳)皮下注射<br>□ *CYP21A2* 基因突变分析<br>□ CAH 相关基因突变分析 | **出院医嘱:**<br>□ 出院带药 |

| 时间 | 入院第 1d | 入院第 2~19d | 出院日 |
|---|---|---|---|
| 护士工作 | ☐ 入院宣教评估(一般情况、营养、疼痛、压疮、跌倒风险评估)<br>☐ 执行医嘱、预约检查、安排取血<br>☐ 健康教育 | ☐ 完成基础护理、血糖监测<br>☐ 执行各项医嘱<br>☐ 完成护理记录 | ☐ 出院宣教:复查时间、饮食指导、用药指导等<br>☐ 协助患儿监护人办理出院手续 |
| 患儿监护人工作 | ☐ 配合完成病史询问和体格检查<br>☐ 学习相关宣教知识<br>☐ 参与诊疗方案决策 | ☐ 参与诊疗方案决策<br>☐ 配合完成各项检查及治疗<br>☐ 观察病情变化,反馈医生<br>☐ 学习先天性肾上腺皮质增生症(21-羟化酶缺乏症)看护知识 | ☐ 办理出院<br>☐ 预约下次专科复诊 |
| 病情变异记录 | ☐ 无 ☐ 有,原因:<br>1.<br>2. | ☐ 无 ☐ 有,原因:<br>1.<br>2. | ☐ 无 ☐ 有,原因:<br>1.<br>2. |

### 3. 出院标准

(1)治疗方案确定,复查指标好转。

(2)患儿监护人掌握肾上腺皮质危象表现及应急处理方法。

(3)完成相关并发病的检查,没有需要住院处理的并发症和/或合并症。

### (六)变异及原因分析

1. 症状未缓解,需要了解是否做好饮食管理,是否按时服用药物。

2. 注意是否非先天性肾上腺皮质增生症(21-羟化酶缺乏症)(如原发性肾上功能减退症、17α-羟化酶缺乏)或遗传代谢病(肾上腺脑白质营养不良)。

3. 出现严重并发症,导致治疗时间延长,增加治疗费用。

## 二、先天性肾上腺皮质增生症(21-羟化酶缺乏症)临床路径流程图(图 3-6)

## 三、随访指导

门诊随访系统定期自动发送随访问卷调查表,第 1 次复诊为出院后 2 周内,其后根据患儿病情间隔 1~3 个月复诊。

## 四、宣教

发送时间:出院当天

宣教内容:

1. 该病需要长期每天服用氢化可的松,大部分患儿需要同时服用 9α-氟氢可的松,才能维持正常生理需要。此两种药均需在内分泌专科医生指导下应用,请监护人多费心督促孩子每天坚持按医嘱服药,不能自行停药,否则容易发生肾上腺皮质危象,严重者会出现生命危险。

2. 轻度感染时,糖皮质激素剂量可加大 1~2 倍,严重感染时,剂量可加大 3 倍。正常人在应激状态时(如感染、精神刺激、创伤、手术等),其肾上腺皮质激素的分泌大量增加,血清皮质醇浓度明显升高以供机体需要。而本病患儿在应激情况下其血清皮质醇浓度不能相应增加或增加幅度小,不能满足应激情况下机体所需,故此病患儿在应激情况下氢化可的松应适当加大剂量,否则容易出现肾上腺危象(表现为呕吐、脱水、低钠、高钾,严重者脑水肿、休克、抽搐、昏迷等),威胁生命。

3. 出现高热、呕吐等症状时,应该及时到医院就诊,口服激素要改静脉给药。

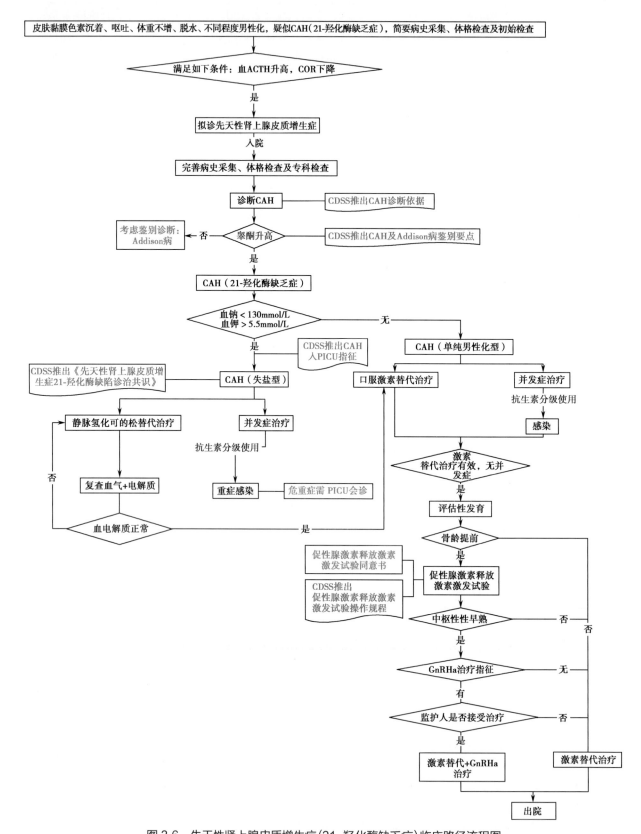

图 3-6　先天性肾上腺皮质增生症(21-羟化酶缺乏症)临床路径流程图

CAH 以 21-羟化酶缺乏症为代表;CDSS. 临床决策支持系统;PICU. 儿童重症监护病房;
CAH. 先天性肾上腺皮质增生症;ACTH. 促肾上腺皮质激素;COR. 皮质醇。

# 第四章

# 风湿性疾病

## 一、过敏性紫癜临床路径标准流程

（一）适用对象

第一诊断为过敏性紫癜（ICD-10：D69.004）。

（二）诊断依据

根据《儿童过敏性紫癜循证诊治建议》（2013 年）和《诸福棠实用儿科学》（第 8 版）进行诊断。

1. **病史**　多见于儿童和青少年，10 岁以下多见，尤其 2~6 岁儿童，男女之比约 1.4：1，秋冬季节多发，病因尚不完全清楚，部分患儿发病前可有呼吸道感染或接触过敏原等诱发因素。可有不规则发热、乏力、食欲减退、咳嗽、流涕、腹痛、软组织肿痛、恶心、呕吐、关节痛等。可伴关节肿痛、腹痛、便血等关节及消化道受累表现。

2. **体征**　典型皮疹为高出皮面的出血性紫癜，以四肢伸侧面为主，常为对称性。部分患儿出现水肿、血尿及蛋白尿等肾脏受累表现。

3. **辅助检查**　本病无特异性实验室检查异常指标。血常规白细胞正常或轻度升高，血小板正常或增高。免疫球蛋白 IgA、IgE 常常增高，过敏原检测常可见特异性 IgE 增高。纤维蛋白原常增高。如合并消化道病变，腹部超声可见肠管节段性病变；如合并肾脏损害，尿常规可见蛋白尿和 / 或血尿。

（三）进入路径标准

1. 第一诊断必须符合过敏性紫癜（ICD-10：D69.004）。

2. 当患儿同时具有其他疾病诊断，但在住院期间不需要特殊处理也不影响第一诊断的临床路径流程实施时，可以进入路径。

（四）门诊流程

## 过敏性紫癜临床路径表单（门诊）

患儿姓名：_____ 性别：_____ 年龄：_____ 门诊号：_____

| 时间 | 初诊 | 复诊 |
|---|---|---|
| 医生工作 | □ 主诊医生询问病史及体格检查<br>□ 完成初次评估，包括生理（营养、疼痛等）、心理、社会和经济因素<br>□ 完成门诊医嘱及病历书写<br>□ 向患儿监护人告知病情<br>检查：<br>□ 血常规<br>□ 尿常规<br>□ 凝血功能<br>□ 免疫功能<br>□ 自身抗体<br>□ 生化检查<br>□ 腹部胃肠道超声（可选）<br>□ 泌尿系统及左肾静脉超声（可选）<br>□ 血气分析、电解质分析（可选）<br>□ 胸部 X 线片检查（可选）<br>□ 24h 蛋白定量（可选）<br>□ 开住院证（可选） | □ 1~5 个工作日后随访，进行再次评估<br>□ 主诊医生根据检验结果及初诊病情制订诊疗计划<br>□ 完成病历书写<br>□ 向患儿监护人交代病情及其注意事项<br>□ 每周随访 1 次，连续 3~5 次<br>□ 病情稳定后，每月随访 1 次，连续 3~5 次，随访至少半年以上<br>治疗：<br>□ 抗组胺药（西替利嗪、氯雷他定等）<br>□ 抗血小板凝集药（双嘧达莫片）<br>□ 肾上腺糖皮质激素（醋酸泼尼松片、甲泼尼龙片等）<br>□ 维生素 C 和钙剂<br>□ 饮食注意 |
| 护士工作 | □ 评估、安排就诊顺序<br>□ 对患儿监护人进行缴费、检查检验、取药、抽血、治疗等方面的指引 | □ 评估、安排就诊顺序<br>□ 对患儿监护人进行缴费、检查检验、取药、抽血、治疗等方面的指引 |
| 患儿监护人工作 | □ 通过网络预约门诊，就诊前准备好相关病历资料<br>□ 接收指引单，根据指引完成就诊、检查<br>□ 参与诊疗方案决策 | □ 打印检查报告单<br>□ 参与诊疗决策<br>□ 反馈治疗效果 |
| 病情变异记录 | □ 无　□ 有，原因：<br>1.<br>2. | □ 无　□ 有，原因：<br>1.<br>2. |

（五）住院流程

**1. 入院标准**

（1）已明确诊断为过敏性紫癜，出现消化道、肾脏、关节肿痛、软组织肿痛等需入院处理。

（2）已明确诊断为过敏性紫癜，门诊治疗效果欠佳。

（3）疼痛评分大于 7 分。

（4）按期入院进行免疫调节治疗。

## 2. 临床路径表单

过敏性紫癜临床路径表单(住院)

患儿姓名:_____ 性别:_____ 年龄:_____ 门诊号:_____ 住院号:_____

住院日期: 　年　月　日 出院日期: 　年　月　日 标准住院日:5~10d

| 时间 | 入院第 1d | 入院第 2~10d | 出院日 |
|---|---|---|---|
| 医生工作 | □ 主诊医生询问病史及体格检查<br>□ 完成初次评估,包括生理(营养、疼痛等)、心理、社会和经济因素<br>□ 24h 完成住院病历,8h 内完成首次病程记录<br>□ 向患儿监护人告知病情、治疗决策并获取知情同意 | □ 上级医师入院 24h 内完成查房,明确诊断<br>□ 根据检验结果及初诊病情调整药物和治疗方案<br>□ 如果出现危急值,执行危急值报告制度(严重者出径) | □ 上级医师查房,同意其出院<br>□ 完成出院小结及诊断证明<br>□ 出院宣教:向患儿监护人交代出院注意事项,如随访项目、间隔时间、观察项目等 |
| | **长期医嘱:**<br>□ 按儿内免疫科护理常规<br>□ 二级护理(可选)<br>□ 一级护理(可选)<br>□ 紫癜饮食(可选)<br>□ 半流质饮食(可选)<br>□ 流质饮食(可选)<br>**临时医嘱:**<br>□ 血常规、C 反应蛋白<br>□ 尿常规、大便常规<br>□ 生化检查<br>□ 凝血功能<br>□ 血气分析、电解质分析<br>□ 免疫功能<br>□ 血沉<br>□ 自身抗体<br>□ 过敏原检测<br>□ 感染性疾病筛查<br>□ 血管炎四项<br>□ 淋巴细胞计数(可选)<br>□ 病原学检查(可选)<br>□ 抗过敏治疗(可选)<br>□ 胃肠黏膜保护剂(可选)<br>□ 肾上腺糖皮质激素(可选)<br>□ 抗生素(可选) | **长期医嘱:**<br>□ 同前<br>□ 并发症的相关处理<br>**临时医嘱:**<br>□ 胸部 X 线检查<br>□ 心电图<br>□ 泌尿系统及左肾静脉超声<br>□ 腹部超声<br>□ 超声心动图(可选)<br>□ 24h 蛋白定量(可选)<br>□ 抗过敏治疗<br>□ 胃肠黏膜保护剂<br>□ 肾上腺糖皮质激素<br>□ 维生素 D 及钙剂(可选)<br>□ 免疫抑制剂(可选)<br>□ 抗凝治疗(可选)<br>□ 丙种球蛋白(可选)<br>□ 并发症的相关处理<br>□ 复查异常实验室检查 | **出院医嘱:**<br>□ 出院带药 |
| 护士工作 | □ 入院宣教评估(一般情况、营养、疼痛、压疮、跌倒风险评估)<br>□ 执行医嘱、预约检查、安排取血<br>□ 完成护理记录 | □ 饮食指导<br>□ 用药指导<br>□ 每日护理评估<br>□ 定时测量体温<br>□ 观察病情变化,反馈医生<br>□ 完成护理记录 | □ 出院宣教:复查时间、饮食指导、用药指导等<br>□ 协助患儿监护人办理出院手续 |

续表

| 时间 | 入院第 1d | 入院第 2~10d | 出院日 |
|---|---|---|---|
| 患儿监护人工作 | □ 配合完成病史询问和体格检查<br>□ 学习健康宣教知识<br>□ 参与诊疗方案决策 | □ 配合完成各项检查<br>□ 参与诊疗方案<br>□ 观察病情变化,反馈医生<br>□ 认真学习出院流程及相关注意事项 | □ 认真学习出院宣教内容<br>□ 办理出院<br>□ 预约下次专科复诊 |
| 病情变异记录 | □ 无　□ 有,原因:<br>1.<br>2. | □ 无　□ 有,原因:<br>1.<br>2. | □ 无　□ 有,原因:<br>1.<br>2. |

**3. 出院标准**

(1)皮疹减少或消退。

(2)无明显关节症状、腹部症状。

(3)无严重肾脏受累表现。

(4)无其他需要住院处理的并发症。

(5)重要检查结果大致正常。

(六)变异及原因分析

1. 皮肤紫癜反复出现,腹痛不缓解,需要积极寻找原因并处理干预。

2. 患儿入院时发生严重关节症状、腹痛、血便以及肉眼血尿、大量蛋白尿和/或肾功能异常需进行积极对症处理,完善相关检查,向监护人解释并告知病情,导致住院时间延长,增加住院费用等。

## 二、临床路径流程图(图 4-1)

## 三、随访指导

门诊治疗系统定期自动发送随访问卷调查表。通常为每周回院复诊 1 次,至少 3 次,病情稳定后可 1~2 个月复诊 1 次,定期观察患儿症状、体征缓解情况及继续治疗,随访 6 个月~3 年。

## 四、宣教

宣教时间:门诊就诊、入院及出院当天。

宣教内容:

1. 疾病的基本知识　了解过敏性紫癜的概念及诊断、病因和发病机制、临床表现及预后,肾脏表现决定预后,部分需要随访时间很长,医护要帮助患儿正确对待疾病,积极配合治疗。

2. 药物知识　介绍药物的名称、剂量、作用、使用方法、疗程、不良反应及注意事项,患儿一定要遵医嘱定时、定量服药。如服用后不良反应大时千万不可随意加、减药量或乱停药,应告诉医生及时改用其他药物。

3. 过敏性紫癜患儿应立即停止食用可能引起过敏的食物,避免接触可疑过敏原。饮食宜清淡而富有营养且易消化吸收。

4. 应多休息,若无肾脏明显病变,可适当进行体育运动。

5. 养成良好的作息习惯,自觉依时服药和复诊,交代目前服食药物的主要副作用和突然停药的严重危害。

6. 如出现生命体征不稳定等紧急情况,建议马上到当地医院进行治疗,以免路途遥远颠簸加重病情。

7. 定期返院治疗　疾病处于急性活动期时返院周期通常为 1~2 周,疾病缓解后返院周期通常为 1~3 个月。

8. 定期门诊治疗　缓解初期复诊周期通常为 3~7d,缓解中后期通常为 1~3 个月。观察患儿肾脏情况,小便常规检查是否有蛋白尿或血尿,随诊时间至少 6 个月。

9. 出现以下紧急情况需及时返院或到当地医院治疗:反复大量皮疹,皮疹伴关节软组织肿痛,腹痛伴或不伴血便,阴囊肿痛,大量蛋白尿,肉眼血尿或顽固性镜下血尿等。

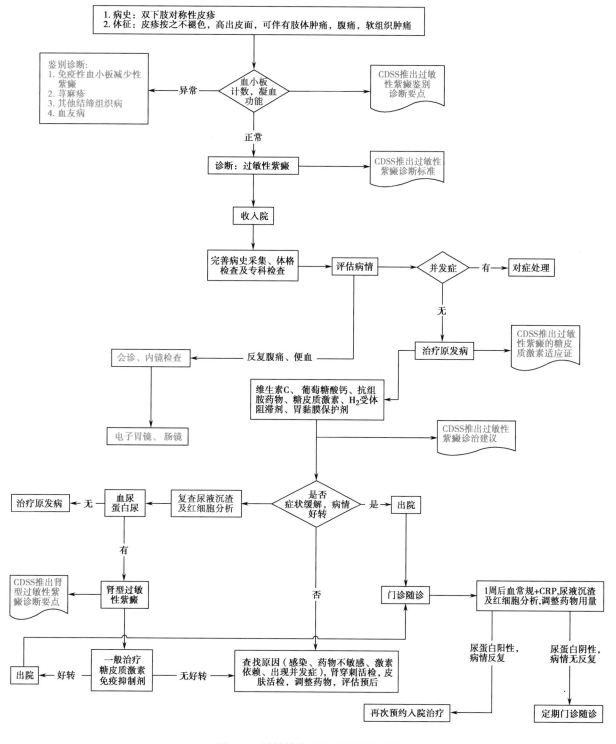

图 4-1　过敏性紫癜临床路径流程图

CDSS. 临床决策支持系统;CRP. C 反应蛋白。

## 第二节　幼年型关节炎临床路径

### 一、幼年型关节炎临床路径标准流程

#### (一) 适用对象

第一诊断为银屑病性幼年型关节炎(ICD-10 : L40.502+M09.0*)、幼年型关节炎伴有全身性发病(ICD-10 : M08.200)、少关节性幼年型关节炎(ICD-10 : M08.400)、幼年型关节炎患儿和其他的相关诊断患儿(ICD-10 : M08.800)。

#### (二) 诊断依据

根据《临床诊疗指南:小儿内科分册》和《诸福棠实用儿科学》(第 8 版)进行诊断。

**1. 病史**　16 岁以下儿童持续 6 周以上不明原因一个或几个关节炎。

**2. 体征**　关节炎表现为关节肿胀或积液,并伴随以下两项或更多症状,如关节活动受限、触痛、活动时疼痛及局部温度升高。除关节症状外,还可出现反复发热、皮下结节、虹膜炎、心、肺和神经系统等受累。

**3. 辅助检查**　可有轻至中度贫血,血沉增快、C 反应蛋白和循环免疫复合物升高,多数患儿血清中可出现 RF、抗环瓜氨酸肽抗体(抗 CCP 抗体)、抗角蛋白抗体(AKA)等多种自身抗体。

**4. 分型**　分为 7 个亚型:全身型、少关节炎型(持续型)、少关节炎型(扩展型)、多关节炎型(RF 阳性)、多关节炎型(RF 阴性)、银屑病性、与附着点炎症相关型等。

#### (三) 进入临床路径标准

1. 第一诊断必须符合银屑病性幼年型关节炎(ICD-10 : L40.502+M09.0*)、幼年型关节炎伴有全身性发病(ICD-10 : M08.200)、少关节性幼年型关节炎(ICD-10 : M08.400)、幼年型关节炎、其他的类型(ICD-10 : M08.800)。

2. 当患儿同时具有其他疾病诊断,但在住院期间不需要特殊处理也不影响第一诊断的临床路径流程实施时,可以进入临床路径。

#### (四) 门诊流程

**幼年型关节炎临床路径表单(门诊)**

患儿姓名:_____　性别:_____　年龄:_____　门诊号:_____

| 时间 | 初诊 | 复诊 |
|---|---|---|
| 医生工作 | □ 主诊医生询问病史及体格检查<br>□ 完成初次评估,包括生理(营养、疼痛等)、心理、社会和经济因素<br>□ 完成门诊医嘱及病历书写<br>□ 向患儿监护人告知病情<br>**检查:**<br>□ 血常规、C 反应蛋白<br>□ 凝血功能<br>□ 免疫功能<br>□ 自身抗体<br>□ 类风湿因子及相关抗体<br>□ HLA-B27<br>□ 生化检查<br>□ 血沉、抗链球菌溶血素 O(ASO)<br>□ 肿痛关节 X 线 / 超声 /MRI(可选)<br>□ 腹部超声(可选)<br>□ 血气分析、电解质分析(可选)<br>□ 胸部 X 线检查(可选)<br>□ 骨髓穿刺(可选)<br>□ 开住院证(可选) | □ 5~7 个工作日后随访,进行再次评估。<br>□ 主诊医生根据检验结果及初诊病情制订诊疗计划<br>□ 完成病历书写<br>□ 向患儿监护人交代病情及其注意事项<br>□ 每 1~2 周随访 1 次,连续 3~5 次<br>□ 病情稳定后,每 1~3 个月随访 1 次,长期随访<br>**治疗:**<br>□ 非甾体抗炎药(NSAID)<br>□ 中成药(帕夫林)<br>□ 肾上腺糖皮质激素(醋酸泼尼松片、甲泼尼龙片等)<br>□ 免疫抑制剂<br>□ 维生素 D 制剂和钙剂<br>□ 生物制剂(可选) |

| 时间 | 初诊 | 复诊 |
|---|---|---|
| 护士工作 | □ 评估、安排就诊顺序<br>□ 对患儿监护人进行缴费、检查检验、取药、抽血、治疗等方面的指引 | □ 评估、安排就诊顺序<br>□ 对患儿监护人进行缴费、检查检验、取药、抽血、治疗等方面的指引 |
| 患儿监护人工作 | □ 通过网络预约门诊,就诊前准备好相关的既往病历资料<br>□ 接收指引单,根据指引完成就诊、检查<br>□ 参与诊疗方案决策<br>□ 接受健康教育 | □ 打印检查报告单<br>□ 参与诊疗决策<br>□ 反馈治疗效果 |
| 病情变异记录 | □ 无　□ 有,原因:<br>1.<br>2. | □ 无　□ 有,原因:<br>1.<br>2. |

### (五) 住院流程

#### 1. 入院标准

(1)关节肿痛明显,多关节受累,关节破坏进展快。

(2)存在发热、皮疹等全身症状,疾病活动程度高。

(3)出现并发症需入院处理。

(4)门诊治疗效果欠佳。

(5)按期入院进行免疫抑制治疗或生物制剂治疗。

#### 2. 临床路径表单

**幼年型关节炎临床路径表单(住院)**

患儿姓名:_____ 性别:_____ 年龄:_____ 门诊号:_____ 住院号:_____

住院日期:　年　月　日　　出院日期:　年　月　日　　标准住院日:5~14d

| 时间 | 入院第1d | 入院第2~14d | 出院日 |
|---|---|---|---|
| 医生工作 | □ 主诊医生询问病史及体格检查<br>□ 完成初次评估,包括生理(营养、疼痛等)、心理、社会和经济因素<br>□ 24h完成住院病历,8h内完成首次病程记录<br>□ 向患儿监护人告知病情、治疗决策<br><br>**长期医嘱:**<br>□ 按儿内免疫科护理常规<br>□ 二级护理(可选)<br>□ 一级护理(可选)<br>□ 普通饮食(可选)<br>□ 半流质饮食(可选)<br>□ 流质饮食(可选)<br>□ 抗生素(可选)<br>□ 免疫抑制剂(可选)<br>**临时医嘱:**<br>□ 血常规、C反应蛋白<br>□ 尿常规、大便常规<br>□ 生化检查<br>□ 凝血功能<br>□ 血气分析、电解质分析 | □ 上级医师入院24h内完成查房,明确诊断<br>□ 根据检验结果及初诊病情调整药物和治疗方案<br>□ 如果出现危急值,执行危急值报告制度(严重者出径)<br><br>**长期医嘱:**<br>□ 同前<br>**临时医嘱:**<br>□ 胸部X线检查<br>□ 胸部CT(可选)<br>□ 心电图<br>□ 泌尿系统超声(可选)<br>□ 腹部超声<br>□ 超声心动图(可选)<br>□ 肿痛关节X线/超声/MRI(可选)<br>□ 骨髓穿刺<br>□ 抗炎治疗<br>□ 胃肠黏膜保护剂<br>□ 肾上腺糖皮质激素(可选)<br>□ 维生素D及钙剂(可选)<br>□ 生物制剂(可选) | □ 上级医师查房,同意其出院<br>□ 完成出院小结及诊断证明<br>□ 出院宣教:向患儿监护人交代出院注意事项,如随访项目、间隔时间、观察项目等<br><br>**出院医嘱:**<br>□ 出院带药 |

| 时间 | 入院第 1d | 入院第 2~14d | 出院日 |
|---|---|---|---|
| 医生工作 | □ 免疫功能<br>□ 自身抗体<br>□ 类风湿因子及相关抗体<br>□ HLA-B27<br>□ 感染性疾病筛查<br>□ 血管炎四项<br>□ 血沉、抗链球菌溶血素 O(ASO)<br>□ 病原学检查(可选)<br>□ 抗炎治疗<br>□ 胃肠黏膜保护剂<br>□ 肾上腺糖皮质激素(可选) | □ 免疫抑制剂(可选)<br>□ 生物制剂治疗(可选)<br>□ 并发症的相关处理<br>□ 对异常实验室检查的复查 | |
| 护士工作 | □ 入院宣教评估(一般情况、营养、疼痛、压疮、跌倒风险评估)<br>□ 执行医嘱、预约检查、安排取血 | □ 饮食指导<br>□ 用药指导<br>□ 每日护理评估<br>□ 定时测量体温<br>□ 观察病情变化,反馈医生 | □ 出院宣教:复查时间、饮食指导、用药指导等<br>□ 协助患儿监护人办理出院手续 |
| 患儿监护人工作 | □ 配合完成病史询问和体格检查<br>□ 学习健康宣教知识<br>□ 配合医院各项指引<br>□ 参与诊疗方案决策,签署知情同意书 | □ 配合完成各项检查<br>□ 参与诊疗方案<br>□ 观察病情变化,反馈医生<br>□ 认真学习出院流程及相关注意事项 | □ 认真学习出院宣教内容<br>□ 办理出院<br>□ 预约下次专科复诊 |
| 病情变异记录 | □ 无　□ 有,原因:<br>1.<br>2. | □ 无　□ 有,原因:<br>1.<br>2. | □ 无　□ 有,原因:<br>1.<br>2. |

### 3. 出院标准

(1)关节肿痛减轻,热退。

(2)血沉、C 反应蛋白等炎症指标下降。

(3)免疫抑制或生物制剂等治疗过程顺利。

### (六) 变异及原因分析

1. 治疗后关节症状仍反复出现,需要积极寻找原因并处理干预。

2. 发生严重并发症,如巨噬细胞活化综合征(MAS)、脏器功能受损、感染等,需进入相应二级路径,临床进行积极对症处理,完善相关检查,向监护人解释并告知病情,导致住院时间延长,增加住院费用等。

## 二、临床路径流程图(图 4-2)

## 三、随访指导

每月回院复诊 1 次,疾病处于急性活动期时返院周期为 1~2 周,疾病缓解期时返院周期为 1~6 个月。定期抽血检查学常规、肝肾功能、自身抗体滴度、补体等,并由专科医生进行疾病活动度评估。

## 四、宣教

宣教时间:门诊就诊、入院及出院当天。

宣教内容:

1. 幼年型关节炎目前是一种病因未明的慢性病,所以治疗的目的并非治愈,而是维持疾病缓解或低

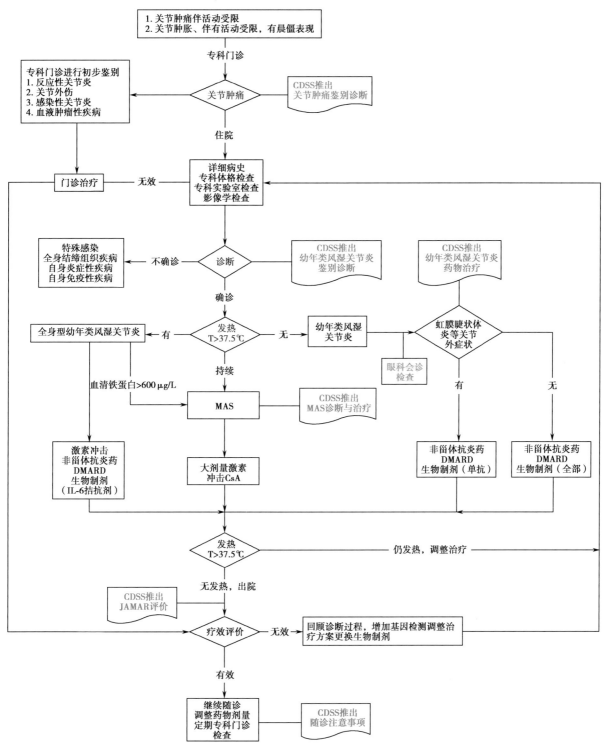

图 4-2 幼年型关节炎临床路径流程图

CDSS.临床决策支持系统;DMARD.改善病情的抗风湿药物;MAS.巨噬细胞活化综合征;

CsA.环孢素 A;JAMAR.青少年关节炎多维评估报告。

活动度,防止关节畸形,提高生活质量。

2. 幼年型关节炎目前传统治疗是使用 NSAID 和 DMARD 联合治疗,如效果欠佳或存在预后不良因素,建议尽早使用生物制剂。

3. 少关节型可能出现虹膜睫状体炎;全身型如疾病控制欠佳,可导致 MAS 等严重的并发症。大多数坚持治疗的关节型患儿到成年期可自行缓解,少部分才导致关节畸形而致残;合并虹膜睫状体炎的患儿,如未获得及时的治疗,可能会导致失明;全身型的患儿,预后相对其他型较差,但如能坚持获得有效的治疗,避免发展成 MAS 等严重并发症,获得缓解很有希望。

4. 鼓励从事适当的非身体接触性的体育活动,如游泳、跳绳等。鼓励规律的上学,以利于患儿身心的恢复和培养自主交流的能力。均衡饮食很重要,部分患儿服食激素后食欲亢进,需避免过度饮食。养成良好的作息习惯,自觉依时服药和复诊,避免突然停药导致严重危害。

5. 出现紧急情况需及时返院或到当地医院治疗。包括:持续发热,抗感染治疗无效;关节肿痛明显加;抽搐、精神倦怠、喷射性呕吐等神经系统表现;皮肤黏膜瘀斑、脏器出血表现;出现服药后出皮疹、剧烈呕吐等药物不良反应。

## 第三节 强直性脊柱炎临床路径

### 一、强直性脊柱炎临床路径标准流程

(一) 适用对象

第一诊断为强直性脊柱炎患儿(ICD-10 :M45.x00)。

(二) 诊断依据

1. 根据 1984 年修订的纽约诊断标准进行诊断。

临床标准:

(1)下腰痛持续至少 3 个月,活动(而非休息)后可缓解。

(2)腰椎在垂直和水平面的活动受限。

(3)扩胸度较同年龄、性别的正常人减少。

确诊标准:

具备单侧 3~4 级或双侧 2~4 级 X 线骶髂关节炎,加上临床标准 3 条中至少 1 条。

2. 根据 2009 年中轴型脊柱关节病的分类诊断标准进行诊断。

腰背痛 ≥ 3 个月(无论是否有外周临床表现),符合下面其中一项标准:

(1)影像学显示骶髂关节炎且具有 ≥ 1 个脊柱关节炎特征。

(2)HLA-B27 阳性且具有 ≥ 2 个脊柱关节炎特征。

脊柱关节炎特征包括炎性腰背痛、关节炎、肌腱附着点炎(足跟)、葡萄膜炎、指/趾炎、银屑病、克罗恩病/溃疡性结肠炎、NSAID 治疗有效、具有脊柱关节炎家族史、HLA-B27 阳性、C 反应蛋白升高。

(三) 进入路径标准

1. 第一诊断必须符合强直性脊柱炎(ICD-10 :M45.x00)。

2. 当患儿同时具有其他疾病诊断,但在住院期间不需要特殊处理也不影响第一诊断的临床路径流程实施时,可以进入路径。

（四）门诊流程

### 强直性脊柱炎临床路径表单（门诊）

患儿姓名：_____ 性别：_____ 年龄：_____ 门诊号：_____

| 时间 | 初诊 | 复诊 |
|---|---|---|
| 医生工作 | ☐ 主诊医生询问病史及体格检查<br>☐ 完成初次评估，包括生理（营养、疼痛等）、心理、社会和经济因素<br>☐ 完成门诊医嘱及病历书写<br>☐ 向患儿监护人告知病情<br>**检查：**<br>☐ 血常规、C反应蛋白<br>☐ 尿常规<br>☐ 凝血功能<br>☐ 免疫功能<br>☐ 自身抗体<br>☐ 类风湿因子及相关抗体<br>☐ HLA-B27<br>☐ 生化检查<br>☐ 血沉、抗链球菌溶血素O（ASO）<br>☐ 肿痛关节X线/超声/MRI（可选）<br>☐ 腹部超声（可选）<br>☐ 血气分析、电解质分析（可选）<br>☐ 胸部X线检查（可选）<br>☐ 骨髓穿刺（可选）<br>☐ 开住院证（可选） | ☐ 5~7个工作日后随访，进行再次评估。<br>☐ 主诊医生根据检验结果及初诊病情制订诊疗计划<br>☐ 完成病历书写<br>☐ 向患儿监护人交代病情及其注意事项<br>☐ 每1~2周随访1次，连续3~5次<br>☐ 病情稳定后，每1~3个月随访1次，长期随访<br>**治疗：**<br>☐ 非甾体抗炎药（NSAID）<br>☐ 中成药（帕夫林）<br>☐ 肾上腺糖皮质激素（醋酸泼尼松片、甲泼尼龙片等）<br>☐ 免疫抑制剂<br>☐ 维生素D制剂和钙剂<br>☐ 生物制剂（可选） |
| 护士工作 | ☐ 评估、安排就诊顺序<br>☐ 对患儿监护人进行缴费、检查检验、取药、抽血、治疗等方面的指引 | ☐ 评估、安排就诊顺序<br>☐ 对患儿监护人进行缴费、检查检验、取药、抽血、治疗等方面的指引 |
| 患儿监护人工作 | ☐ 通过网络预约门诊，就诊前准备好相关病历资料<br>☐ 接收指引单，根据指引完成就诊、检查<br>☐ 参与诊疗方案决策<br>☐ 接受健康教育 | ☐ 打印检查报告单<br>☐ 参与诊疗决策<br>☐ 反馈治疗效果 |
| 病情变异记录 | ☐ 无　☐ 有，原因：<br>1.<br>2. | ☐ 无　☐ 有，原因：<br>1.<br>2. |

（五）住院流程

**1. 入院标准**

（1）关节肿痛明显，多关节受累，关节破坏进展快。

（2）存在发热、皮疹等全身症状，疾病活动程度高。

（3）出现并发症需入院处理。

（4）门诊治疗效果欠佳。

（5）按期入院进行免疫抑制治疗和/或生物制剂治疗。

### 2. 临床路径表单

强直性脊柱炎临床路径表单(住院)

患儿姓名:＿＿＿＿＿＿ 性别:＿＿＿＿ 年龄:＿＿＿＿ 门诊号:＿＿＿＿＿ 住院号:＿＿＿＿＿

住院日期: 年 月 日 出院日期: 年 月 日 标准住院日:5~14d

| 时间 | 入院第 1d | 入院第 2~14d | 出院日 |
|---|---|---|---|
| 医生工作 | □ 主诊医生询问病史及体格检查<br>□ 完成初次评估,包括生理(营养、疼痛等)、心理、社会和经济因素<br>□ 24h 完成住院病历,8h 内完成首次病程记录<br>□ 向患儿监护人告知病情、治疗决策 | □ 上级医师入院 24h 内完成查房,明确诊断<br>□ 根据检验结果及初诊病情调整药物和治疗方案<br>□ 如果出现危急值,执行危急值报告制度(严重者出径) | □ 上级医师查房,同意其出院<br>□ 完成出院小结及诊断证明<br>□ 出院宣教:向患儿监护人交代出院注意事项,如随访项目、间隔时间、观察项目等 |
| | 长期医嘱:<br>□ 按儿内免疫科护理常规<br>□ 二级护理(可选)<br>□ 一级护理(可选)<br>□ 普通饮食(可选)<br>□ 半流质饮食(可选)<br>□ 流质饮食(可选)<br>临时医嘱:<br>□ 血常规、C 反应蛋白<br>□ 尿常规、大便常规<br>□ 生化检查<br>□ 凝血功能<br>□ 血气分析、电解质分析<br>□ 免疫功能<br>□ 自身抗体<br>□ 类风湿因子及相关抗体<br>□ HLA-B27<br>□ 感染性疾病筛查<br>□ 血管炎四项<br>□ 血沉<br>□ 淋巴细胞计数(可选)<br>□ 病原学检查(可选)<br>□ 抗炎治疗<br>□ 胃肠黏膜保护剂<br>□ 肾上腺糖皮质激素(可选) | 长期医嘱:<br>□ 同前<br>□ 并发症的相关处理<br>临时医嘱:<br>□ 胸部 X 线检查<br>□ 胸部 CT(可选)<br>□ 心电图<br>□ 泌尿系统超声(可选)<br>□ 腹部超声<br>□ 超声心动图(可选)<br>□ 抗链球菌溶血素 O(ASO)<br>□ 肿痛关节 X 线 / 超声<br>□ MRI(可选)<br>□ 骨髓穿刺<br>□ 抗炎治疗<br>□ 胃肠黏膜保护剂<br>□ 肾上腺糖皮质激素(可选)<br>□ 维生素 D 及钙剂(可选)<br>□ 免疫抑制剂(可选)<br>□ 生物制剂治疗(可选)<br>□ 并发症的相关处理<br>□ 对异常实验室检查的复查 | 出院医嘱:<br>□ 出院带药 |
| 护士工作 | □ 入院宣教评估(一般情况、营养、疼痛、压疮、跌倒风险评估)<br>□ 执行医嘱、预约检查、安排取血<br>□ 完成护理记录 | □ 饮食指导<br>□ 用药指导<br>□ 每日护理评估<br>□ 定时测量体温<br>□ 观察病情变化,反馈医生<br>□ 完成护理记录 | □ 出院宣教:复查时间、饮食指导、用药指导等<br>□ 协助患儿监护人办理出院手续 |

| 时间 | 入院第 1d | 入院第 2~14d | 出院日 |
|---|---|---|---|
| 患儿监护人工作 | □ 配合完成病史询问和体格检查<br>□ 配合医院各项指引<br>□ 参与诊疗方案决策， | □ 配合完成各项检查<br>□ 参与诊疗方案<br>□ 观察病情变化，反馈医生 | □ 认真学习出院宣教内容<br>□ 办理出院<br>□ 预约下次专科复诊 |
| 病情变异记录 | □ 无　□ 有,原因:<br>1.<br>2. | □ 无　□ 有,原因:<br>1.<br>2. | □ 无　□ 有,原因:<br>1.<br>2. |

**3. 出院标准**

(1) 关节肿痛减轻,热退。

(2) 血沉、C 反应蛋白等炎性指标下降。

(3) 免疫抑制或生物制剂等治疗过程顺利。

**(六) 变异及原因分析**

1. 治疗后关节症状仍反复出现,需要积极寻找原因并处理干预。

2. 发生严重并发症,如 MAS、脏器功能受损、感染等,临床进行积极对症处理,完善相关检查,向监护人解释并告知病情,导致住院时间延长,增加住院费用等。

## 二、临床路径流程图(图 4-3)

## 三、随访指导

按期免疫专科门诊随访治疗,疾病处于急性活动期时 2~4 周需随诊,疾病缓解期时随诊时间可延长至 12~24 周。

## 四、宣教

宣教时间:门诊就诊、入院及出院当天。

宣教内容:

1. 强直性脊柱炎目前是一种病因未明的慢性病,所以治疗的目的并非治愈,而是维持疾病缓解或低活动度,防止关节畸形,提高生活质量。

2. 强直性脊柱炎目前传统治疗是使用 NSAID 和 DMARD 联合治疗,如效果欠佳或存在预后不良因素,建议尽早使用生物制剂。

3. 大多数坚持治疗的强直性脊柱炎患儿到成年期可自行缓解,少部分才导致关节畸形而致残;合并虹膜睫状体炎的患儿,如未获得及时的治疗,可能会导致失明;如能坚持获得有效的治疗,避免发展成 MAS 等严重并发症,很有希望获得缓解。

4. 鼓励从事适当的非身体接触性的体育活动,如游泳、跳绳等。鼓励规律的上学,以利于患儿身心的恢复和培养自主交流的能力。均衡饮食很重要,部分患儿服食激素,食欲亢进,避免过度饮食。养成良好的作息习惯,自觉依时服药和复诊,避免突然停药的严重危害。

5. 出现以下紧急情况需及时返院或到当地医院治疗:持续发热,抗感染治疗无效;关节肿痛明显加重;抽搐、精神倦怠、喷射性呕吐等神经系统表现;皮肤黏膜瘀斑、脏器出血表现;出现服药后出皮疹、剧烈呕吐等药物不良反应。

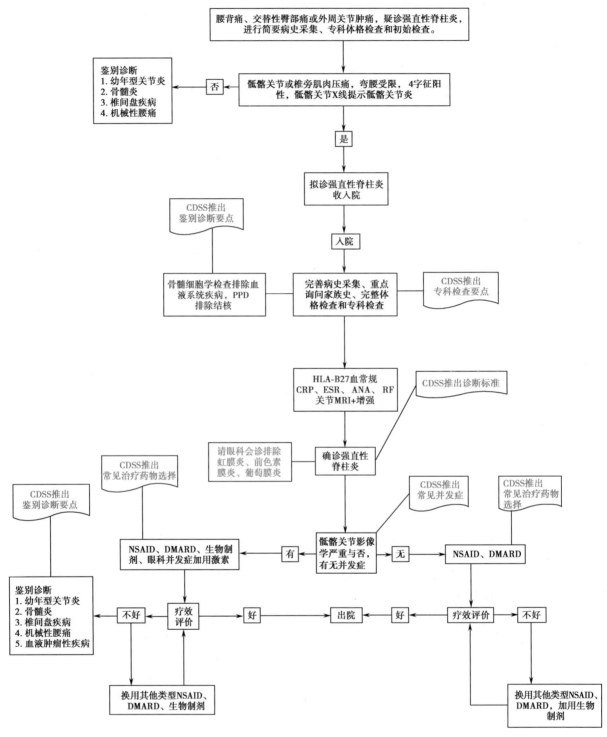

图 4-3　强直性脊柱炎临床路径流程图

NSAID. 非甾体抗炎药；DMARD. 改善病情的抗风湿药物；CDSS. 临床决策支持系统；
ANA. 抗核抗体；MRI. 磁共振成像；ESR. 血沉；CRP. C 反应蛋白。

## 第四节 系统性红斑狼疮临床路径

### 一、系统性红斑狼疮临床路径标准流程

**（一）适用对象**

第一诊断为系统性红斑狼疮（ICD-10：M32.900）。

**（二）诊断依据**

根据《儿童系统性红斑狼疮诊疗建议》（2011 年）和《诸福棠实用儿科学》（第 8 版）进行诊断。

1. **病史** 5 岁以前发病者很少，多见于学龄儿童和青少年，尤其 7 岁以上儿童常无明确诱发因素，部分有遗传因素、家族史，发热、食欲缺乏、乏力、体重下降为最常见的非特异性全身症状，多个系统均可出现相应的症状。

2. **体征** 皮肤黏膜：蝶形红斑、盘状红斑、出血性紫癜等，无痛性口腔溃疡；心血管：心包炎表现，雷诺现象；肺部：胸膜摩擦音；消化系统：恶心、呕吐、食欲缺乏、剧烈腹痛等；骨骼肌肉系统：关节肿痛、肌痛等；神经系统：单瘫、偏瘫、性格改变、精神异常等。

3. **辅助检查** 外周血可呈全血细胞减少，尿常规可见蛋白尿、血尿，血沉增快、C 反应蛋白增高，肝功能异常，红斑狼疮细胞可为阳性，可检出多种自身抗体，补体下降等。

**（三）进入路径标准**

1. 第一诊断必须符合系统性红斑狼疮（ICD-10：M32.900）。

2. 当患儿同时具有其他疾病诊断，但在住院期间不需要特殊处理也不影响第一诊断的临床路径流程实施时，可以进入路径。

**（四）门诊流程**

**系统性红斑狼疮临床路径表单（门诊）**

患儿姓名：_____ 性别：_____ 年龄：_____ 门诊号：_____

| 时间 | 初诊 | 复诊 |
|---|---|---|
| 医生工作 | □ 主诊医生询问病史及体格检查<br>□ 完成初次评估，包括生理（营养、疼痛等）、心理、社会和经济因素<br>□ 完成门诊医嘱及病历书写<br>□ 向患儿监护人告知病情<br>**检查：**<br>□ 血常规、C 反应蛋白<br>□ 尿常规<br>□ 凝血功能<br>□ 免疫功能<br>□ 自身抗体<br>□ 类风湿因子及相关抗体（可选）<br>□ HLA-B27（可选）<br>□ 生化检查<br>□ 血沉<br>□ 血管炎四项<br>□ 抗链球菌溶血素 O（ASO）（可选）<br>□ 肿痛关节 X 线 / 超声 /MRI（可选）<br>□ 腹部超声（可选） | □ 3~7 个工作日后随访，进行再次评估。<br>□ 主诊医生根据检验结果及初诊病情制订诊疗计划<br>□ 完成病历书写<br>□ 向患儿监护人交代病情及其注意事项<br>□ 每 1~2 周随访 1 次，连续 3~5 次<br>□ 病情稳定后，每 1~3 个月随访 1 次，长期随访<br>**治疗：**<br>□ 非甾体抗炎药（NSAID）（可选）<br>□ 肾上腺糖皮质激素（醋酸泼尼松片、甲泼尼龙片等）（可选）<br>□ 免疫抑制剂（可选）<br>□ 维生素 D 制剂和钙剂（可选）<br>□ 中成药（可选）<br>□ 生物制剂 |

续表

| 时间 | 初诊 | 复诊 |
|------|------|------|
| 医生工作 | □ 超声心动图(可选)<br>□ 血气分析、电解质分析(可选)<br>□ 胸部X线或胸部CT(可选)<br>□ 骨髓穿刺(可选)<br>□ 开住院证(可选) | |
| 护士工作 | □ 评估、安排就诊顺序<br>□ 推送信息给医生和患儿监护人<br>□ 对患儿监护人进行缴费、检查检验、取药、抽血、治疗等方面的指引 | □ 评估、安排就诊顺序<br>□ 对患儿监护人进行缴费、检查检验、取药、抽血、治疗等方面的指引 |
| 患儿监护人工作 | □ 通过网络预约门诊,就诊前准备好相关的既往病历资料<br>□ 接收指引单,根据指引完成就诊、检查<br>□ 参与诊疗方案决策<br>□ 接受健康教育 | □ 打印检查报告单<br>□ 参与诊疗决策<br>□ 反馈治疗效果 |
| 病情变异记录 | □ 无　□ 有,原因:<br>1.<br>2. | □ 无　□ 有,原因:<br>1.<br>2. |

### (五)住院流程

#### 1. 入院标准

(1)已明确诊断为系统性红斑狼疮,出现明显内脏损害,需入院处理。

(2)已明确诊断为系统性红斑狼疮,门诊治疗效果欠佳。

(3)狼疮疾病活动度评估,中等活动型以上[系统性红斑狼疮疾病活动度评分(SLEDAI)≥ 10 分]患儿。

(4)按期入院进行免疫抑制治疗。

#### 2. 临床路径表单

**系统性红斑狼疮临床路径表单(住院)**

患儿姓名:_____ 性别:_____ 年龄:_____ 门诊号:_____ 住院号:_____

住院日期:　　年　　月　　日　　出院日期:　　年　　月　　日　　标准住院日:7~15d

| 时间 | 入院第1d | 入院第2~15d | 出院日 |
|------|---------|------------|--------|
| 医生工作 | □ 主诊医生询问病史及体格检查<br>□ 完成初次评估,包括生理(营养、疼痛等)、心理、社会和经济因素<br>□ 24h完成住院病历,8h内完成首次病程记录<br>□ 向患儿监护人告知病情、治疗决策并获取知情同意 | □ 上级医师入院24h内完成查房,明确诊断<br>□ 根据检验结果及初诊病情调整药物和治疗方案<br>□ 如果出现危急值,执行危急值报告制度(严重者出径) | □ 上级医师查房,同意其出院<br>□ 完成出院小结及诊断证明<br>□ 出院宣教:向患儿监护人交代出院注意事项,如随访项目、间隔时间、观察项目等 |
| | **长期医嘱:**<br>□ 按儿内免疫科护理常规<br>□ 二级护理(可选)<br>□ 一级护理(可选)<br>□ 狼疮饮食(可选)<br>□ 半流质饮食(可选)<br>□ 流质饮食(可选) | **长期医嘱:**<br>□ 同前<br>**临时医嘱:**<br>□ 胸部X线检查<br>□ 胸部CT(可选)<br>□ 心电图<br>□ 泌尿系统超声(可选) | **出院医嘱:**<br>□ 出院带药 |

续表

| 时间 | 入院第 1d | 入院第 2~15d | 出院日 |
|---|---|---|---|
| 医生工作 | 临时医嘱：<br>□ 血常规、C 反应蛋白<br>□ 尿常规、大便常规<br>□ 生化检查<br>□ 凝血功能<br>□ 血气分析、电解质分析<br>□ 免疫功能<br>□ 自身抗体<br>□ 抗磷脂抗体<br>□ 丙种球蛋白<br>□ 类风湿因子及相关抗体(可选)<br>□ HLA-B27(可选)<br>□ 尿微量蛋白系列(可选)<br>□ 感染性疾病筛查<br>□ 血管炎四项<br>□ 抗链球菌溶血素 O(ASO)<br>□ 血沉<br>□ 淋巴细胞计数(可选)<br>□ 病原学检查(可选)<br>□ 抗炎治疗(可选)<br>□ 胃肠黏膜保护剂(可选)<br>□ 肾上腺糖皮质激素(可选)<br>□ 抗生素(可选)<br>□ 免疫抑制剂(可选)<br>□ 抗疟药(可选)<br>□ 生物制剂(可选) | □ 腹部超声<br>□ 超声心动图(可选)<br>□ 肿痛关节 X 线 / 超声、MRI(可选)<br>□ 骨髓穿刺<br>□ 24h 尿蛋白定量(可选)<br>□ 抗炎治疗(可选)<br>□ 胃肠黏膜保护剂(可选)<br>□ 肾上腺糖皮质激素<br>□ 维生素 D 及钙剂(可选)<br>□ 免疫抑制剂(可选)<br>□ 生物制剂治疗(可选)<br>□ 丙种球蛋白(可选)<br>□ 并发症的相关处理<br>□ 对异常实验室检查的复查 | |
| 护士工作 | □ 入院宣教评估(一般情况、营养、疼痛、压疮、跌倒风险评估)<br>□ 执行医嘱、预约检查、安排取血 | □ 饮食指导<br>□ 用药指导<br>□ 每日护理评估<br>□ 定时测量体温<br>□ 观察病情变化,反馈医生 | □ 出院宣教:复查时间、饮食指导、用药指导等<br>□ 协助患儿监护人办理出院手续 |
| 患儿监护人工作 | □ 配合完成病史询问和体格检查<br>□ 学习健康宣教知识<br>□ 参与诊疗方案决策,签署知情同意书 | □ 配合完成各项检查<br>□ 参与诊疗方案<br>□ 观察病情变化,反馈医生<br>□ 认真学习出院流程及相关注意事项 | □ 认真学习出院宣教内容<br>□ 办理出院<br>□ 预约下次专科复诊 |
| 病情变异记录 | □ 无　□ 有,原因:<br>1.<br>2. | □ 无　□ 有,原因:<br>1.<br>2. | □ 无　□ 有,原因:<br>1.<br>2. |

3. **出院标准**

(1)症状和体征有所好转。

(2)血沉、C 反应蛋白等有所下降,血常规、肝肾功能、心功能无明显异常。

(3)免疫抑制或生物制剂等治疗过程顺利。

(六) 变异及原因分析

1. 有影响疾病预后的合并症,需要进行相关的诊断和治疗。

2. 治疗出现肺部感染、呼吸功能衰竭、心脏功能衰竭等,需要延长治疗时间。

3. 监护人因素导致住院时间延长。

## 二、临床路径流程图（图 4-4）

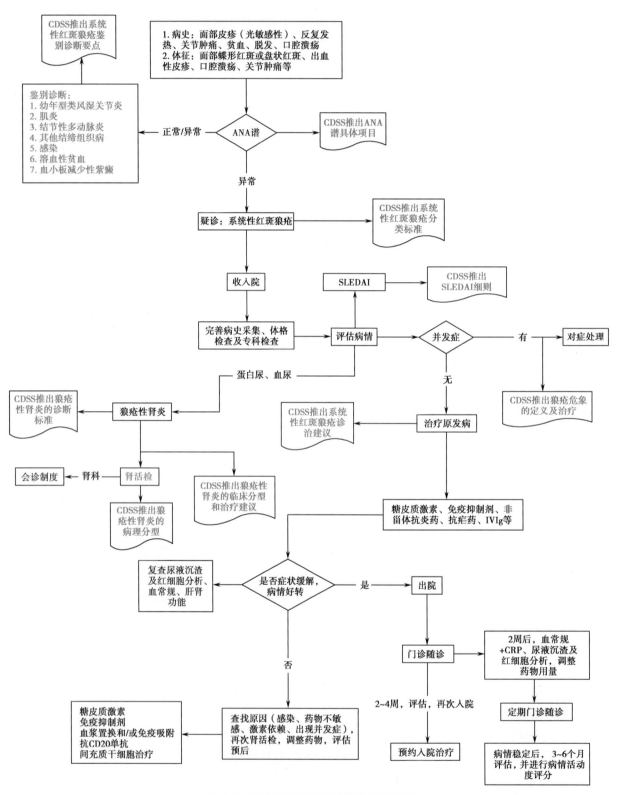

图 4-4 系统性红斑狼疮临床路径流程图

CDSS. 临床决策支持系统；SLEDAI. 系统性红斑狼疮疾病活动度评分；
ANA. 抗核抗体；CRP. C 反应蛋白；IVIg. 静脉注射免疫球蛋白。

### 三、随访指导

出院后 1 周常规专科门诊复诊,此后每 1~2 周复诊 1 次,稳定后每 1~2 个月复诊 1 次,要求长期随诊,以便了解病情恢复及有无脏器受累情况。

### 四、宣教

宣教时间:门诊就诊、入院及出院当天。

宣教内容:

1. 系统性红斑狼疮的治疗是一个长期的过程,父母要协助患儿正确对待疾病,积极配合治疗。遵医嘱定时、定量服药,出现不良反应不能随意加、减药量或乱停药。

2. 情绪可直接影响免疫系统,保持心情愉快对促进疾病好转起到积极的作用。合理安排饮食,进食优质蛋白、低脂肪、低糖、富含维生素的食物;忌食羊肉、狗肉、马肉,因其性温热,食用后会加重系统性红斑狼疮患儿内热症状,诱发病情;菠菜能增加狼疮性肾炎的蛋白尿,并引起尿浑浊和尿路结石;香菇、芹菜含有补骨素能引起光敏感,面部出现红斑、皮疹。

3. 皮肤护理指导。口腔溃疡者,食物禁辛辣、过烫、过咸、过甜、过硬,以免加重疼痛;进食后用温水漱口,刷牙时用软毛牙刷;继发真菌感染,可选用 2.5% 碳酸氢钠溶液清洁口腔。有皮肤红斑或光敏感者,采用遮阳措施,外出穿长衣长裤,戴遮阳镜及遮阳帽,避免阳光直射皮肤,禁止日光浴,以免引起皮疹加重。皮肤红斑处外涂含激素类软膏,切忌挤压皮肤斑丘疹,预防皮肤破损和感染。禁用碱性过强的肥皂清洁皮肤,宜用偏酸或中性肥皂;最好用温水洗脸,勿用各类化妆品及染发;剪指甲勿过短,防止损伤指甲周围皮肤。加强四肢皮肤保暖,禁用冷水,避免接触冰雪或暴露在低温下,防止雷诺现象发生。

4. 活动指导。急性活动期患儿必须卧床休息,注意保持良好的姿势和关节的功能位置。缓解期病情得到进一步控制,体力允许者可进行适当活动,以不引起关节疼痛和疲劳为度,根据个人的体育爱好,积极参与全身性体育活动,可选择行走、慢跑、骑车、太极拳等轻松的运动项目,适度的活动有利于提高患儿的情绪,促进心理健康,维持和改进肌力、耐力,增强自尊心。

5. 出现以下紧急情况需及时返院或到当地医院治疗:发热、抗感染无效、尿量减少、血尿或水肿加重、血象二系或三系明显下降、抽搐、精神倦怠、喷射性呕吐、皮肤黏膜瘀斑、脏器出血表现、出现药物不良反应等。

## 第五节 幼年型皮肌炎临床路径

### 一、幼年型皮肌炎临床路径标准流程

(一)适用对象

第一诊断为幼年型皮肌炎(ICD-10 :M33.000)。

(二)诊断依据

根据《幼年皮肌炎诊治建议》(2012 年)和《诸福棠实用儿科学》(第 8 版)进行诊断。

1. **病史** 本病各年龄段均可发病,2 岁以前发病者很少,高峰为 10~14 岁,女孩较男孩多,比例约 1 : 2。起病多缓慢或亚急性起病,非特异的全身症状可表现为乏力、低热、食欲减退、体重减轻、腹痛、关节痛等。约 1/3 患儿呈急性起病,迅速进展,伴高热、肌肉无力或伴多系统损伤。

2. **体征**

(1)肌肉症状:累及横纹肌,肢带肌、四肢近端及颈前屈肌往往先被累及。对称性肌无力、疼痛。最初患儿常表现为上楼困难、不能蹲下、穿衣困难等近端肢带肌无力症状。颈前屈肌无力时表现为平卧时不能将颈部前屈,涉及眼、舌、软腭、腹肌时可致眼睑下垂、斜视、吞咽困难、呛、声音弱、腹胀等。严重不能翻身、坐起等。肋间肌和膈肌受累时,可引起呼吸困难而危及生命。晚期肌肉萎缩,可致关节屈曲挛缩。

（2）皮肤症状：典型的皮肤改变为上眼睑或上、下眼睑紫丁香样皮疹伴轻度水肿。皮疹可逐渐蔓延及前额、鼻梁、上颌骨部位类似蝶形红斑，颜面尚可见毛细血管扩张。颈部和上胸部"V"字区、躯干部及四肢伸侧等处可出现弥漫性或局限性暗红色斑。Gottron 征见于掌指关节和指间关节伸面及跖趾关节和趾关节伸面，也可出现在肘、膝和踝关节伸侧。伴有细小鳞屑或出现皮肤萎缩及色素减退。甲根皱襞可见僵直的毛细血管扩张，其上常见瘀点。慢性病例可出现病变部位的皮肤和皮下组织萎缩。严重的和迁延不愈的皮肌炎患儿常发生皮肤溃疡，眼角部、腋窝、肘部或受压部位出现血管炎性溃疡是严重的并发症。25%~50% 的皮肌炎患儿在疾病后期发生钙质沉着，是幼年皮肌炎的特殊表现。钙化区常形成溃疡，并渗出白色石灰样物质，也可发生继发感染。广泛钙化最常发生于未治疗或未充分治疗，而病程呈迁延和进展的患儿。

（3）其他系统症状：食管和胃肠是最常受累的器官，可因肌肉病变而食管运动不正常。由于黏膜下血管炎而形成的溃疡，可发生胃肠出血或穿孔。可见心脏增大、心电图异常。严重者可因心肌炎、心律失常、心功能不全而死亡。间质性肺浸润、肺纤维化，偶有肺出血、胸膜炎和自发性气胸。

**3. 辅助检查** 血清肌酶活性增高是皮肌炎的特征之一。一般认为肌酸激酶（CK）、肌酸磷酸肌酶（CPK）最为敏感，其次为丙氨酸氨基转移酶、天门冬氨酸氨基转移酶、醛缩酶、乳酸脱氢酶、肌酸激酶同工酶（CK-MB）。CK-MB 的出现代表再生的横纹肌而不说明心肌损害。肌电图示肌原性损害。血沉可增快，C 反应蛋白增高。尿肌酸 / 肌酐比值增高。抗核抗体阳性，一般滴度较低。少数患儿可测到抗 Jo-1 抗体。肌活检提示肌肉广泛性或局灶性受损。炎性浸润为本病的特征性表现。部位应选中度受累肢体的近端肌肉，通常在三头肌或股四头肌。但皮肌炎患儿的皮肤病理改变为非特异性，不能作为诊断根据。

（三）进入路径标准

1. 第一诊断必须符合幼年型皮肌炎（ICD-10：M33.000）。

2. 当患儿同时具有其他疾病诊断，但在住院期间不需要特殊处理也不影响第一诊断的临床路径流程实施时，可以进入路径。

（四）门诊流程

### 幼年型皮肌炎临床路径表单（门诊）

患儿姓名：_____ 性别：_____ 年龄：_____ 门诊号：_____

| 时间 | 初诊 | 复诊 |
|---|---|---|
| 医生工作 | □ 主诊医生询问病史及体格检查<br>□ 完成初次评估，包括生理（营养、疼痛等）、心理、社会和经济因素<br>□ 完成门诊医嘱及病历书写<br>□ 向患儿监护人告知病情<br>**检查：**<br>□ 血常规、C 反应蛋白<br>□ 凝血功能<br>□ 生化检查<br>□ 免疫功能<br>□ 自身抗体<br>□ 类风湿因子及相关抗体（可选）<br>□ HLA-B27（可选）<br>□ 血沉<br>□ 血管炎四项（可选）<br>□ 病原学（可选）<br>□ 肿痛关节及肌肉超声、MRI（可选）<br>□ 腹部超声（可选） | □ 3~7 个工作日后随访，进行再次评估。<br>□ 主诊医生根据检验结果及初诊病情制订诊疗计划<br>□ 完成病历书写<br>□ 向患儿监护人交代病情及其注意事项<br>□ 每 1~2 周随访 1 次，连续 3~5 次<br>□ 病情稳定后，每 1~3 个月随访 1 次，长期随访<br>**治疗：**<br>□ 非甾体抗炎药（NSAID）（可选）<br>□ 肾上腺糖皮质激素（醋酸泼尼松片、甲泼尼龙片等）（可选）<br>□ 免疫抑制剂（可选）<br>□ 维生素 D 制剂和钙剂（可选）<br>□ 中成药（可选）<br>□ 营养支持（可选）<br>□ 生物制剂 |

| 时间 | 初诊 | 复诊 |
|---|---|---|
| 医生工作 | □ 超声心动图(可选)<br>□ 血气分析、电解质分析(可选)<br>□ 胸部 X 线或胸部 CT(可选)<br>□ 骨髓穿刺(可选)<br>□ 开住院证(可选) | |
| 护士工作 | □ 评估、安排就诊顺序<br>□ 对患儿监护人进行缴费、检查检验、取药、抽血、治疗等方面的指引 | □ 评估、安排就诊顺序<br>□ 对患儿监护人进行缴费、检查检验、取药、抽血、治疗等方面的指引 |
| 患儿监护人工作 | □ 通过网络预约门诊,就诊前准备好相关病历资料<br>□ 接收指引单,根据指引完成就诊、检查<br>□ 参与诊疗方案决策 | □ 打印检查报告单<br>□ 参与诊疗决策<br>□ 反馈治疗效果 |
| 病情变异记录 | □ 无　□ 有,原因:<br>1.<br>2. | □ 无　□ 有,原因:<br>1.<br>2. |

（五）住院流程

**1. 入院标准**

(1)已明确诊断为幼年型皮肌炎,出现肌无力或脏器功能损伤等并发症需入院处理。

(2)已明确诊断为幼年型皮肌炎,门诊治疗效果欠佳。

(3)按期入院进行免疫抑制治疗。

**2. 临床路径表单**

幼年型皮肌炎临床路径表单(住院)

患儿姓名:_____　性别:_____　年龄:_____　门诊号:_____　住院号:_____

住院日期:　　年　　月　　日　　出院日期:　　年　　月　　日　　标准住院日:10~28d

| 时间 | 入院第 1d | 入院第 2~28d | 出院日 |
|---|---|---|---|
| 医生工作 | □ 主诊医生询问病史及体格检查<br>□ 完成初次评估,包括生理(营养、疼痛等)、心理、社会和经济因素<br>□ 24h 完成住院病历,8h 内完成首次病程记录<br>□ 向患儿监护人告知病情、治疗决策并获取知情同意<br><br>**长期医嘱:**<br>□ 按儿内免疫科护理常规<br>□ 二级护理(可选)<br>□ 一级护理(可选)<br>□ 普通饮食(可选)<br>□ 半流质饮食(可选)<br>□ 流质饮食(可选)<br>**临时医嘱:**<br>□ 血常规、C 反应蛋白<br>□ 尿常规、大便常规<br>□ 生化检查 | □ 上级医师入院 24h 内完成查房,明确诊断<br>□ 根据检验结果及初诊病情调整药物和治疗方案<br>□ 如果出现危急值,执行危急值报告制度(严重者出径)<br><br>**长期医嘱:**<br>□ 同前<br>□ 并发症的相关处理<br>**临时医嘱:**<br>□ 胸部 X 线检查<br>□ 胸部 CT(可选)<br>□ 心电图<br>□ 泌尿系统超声(可选)<br>□ 腹部超声<br>□ 超声心动图(可选)<br>□ 肿痛关节及肌肉超声、MRI(可选) | □ 上级医师查房,同意其出院<br>□ 完成出院小结及诊断证明<br>□ 出院宣教:向患儿监护人交代出院注意事项,如随访项目、间隔时间、观察项目等<br><br>**出院医嘱:**<br>□ 出院带药<br>□ 门诊随诊 |

续表

| 时间 | 入院第 1d | 入院第 2~28d | 出院日 |
|---|---|---|---|
| 医生工作 | □ 凝血功能<br>□ 血气分析、电解质分析<br>□ 免疫功能<br>□ 自身抗体<br>□ 抗磷脂抗体<br>□ 丙种球蛋白<br>□ 类风湿因子及相关抗体(可选)<br>□ HLA-B27(可选)<br>□ 感染性疾病筛查<br>□ 血管炎四项<br>□ 血沉<br>□ 淋巴细胞计数(可选)<br>□ 病原学检查(可选)<br>□ 抗链球菌溶血素 O(ASO)<br>□ 胃肠黏膜保护剂<br>□ 肾上腺糖皮质激素<br>□ 抗生素(可选)<br>□ 免疫抑制剂<br>□ 生物制剂 | □ 肌肉活检(可选)<br>□ 肌电图<br>□ 骨髓穿刺<br>□ 肺功能(可选)<br>□ 胃肠黏膜保护剂<br>□ 肾上腺糖皮质激素<br>□ 维生素 D 及钙剂(可选)<br>□ 免疫抑制剂<br>□ 生物制剂治疗(可选)<br>□ 丙种球蛋白(可选)<br>□ 并发症的相关处理<br>□ 对异常实验室检查的复查 | |
| 护士工作 | □ 入院宣教评估(一般情况、营养、疼痛、压疮、跌倒风险评估)<br>□ 执行医嘱、预约检查、安排取血<br>□ 完成护理记录 | □ 饮食指导<br>□ 用药指导<br>□ 每日护理评估<br>□ 定时测量体温<br>□ 观察病情变化,反馈医生<br>□ 完成护理记录 | □ 出院宣教:复查时间、饮食指导、用药指导等<br>□ 协助患儿监护人办理出院手续 |
| 患儿监护人工作 | □ 配合完成病史询问和体格检查<br>□ 配合医院各项指引<br>□ 参与诊疗方案决策 | □ 配合完成各项检查<br>□ 参与诊疗方案<br>□ 观察病情变化,反馈医生 | □ 认真学习出院宣教内容<br>□ 办理出院<br>□ 预约下次专科复诊 |
| 病情变异记录 | □ 无　□ 有,原因:<br>1.<br>2. | □ 无　□ 有,原因:<br>1.<br>2. | □ 无　□ 有,原因:<br>1.<br>2. |

**3. 出院标准**

(1)临床症状好转。

(2)血清肌酶恢复或接近正常。

(3)糖皮质激素可改为口服。

(4)没有需要住院处理的并发症。

**(六) 变异及原因分析**

1. 伴有合并症如恶性肿瘤,或其他并发症,需进一步诊断及治疗或转至其他相应科室诊治。

2. 对常规治疗效果差,需延长住院时间。

3. 如发生呼吸衰竭,需行机械通气治疗,延长住院时间,增加住院费用。

4. 监护人因素导致住院时间延长。

## 二、临床路径流程图（图 4-5）

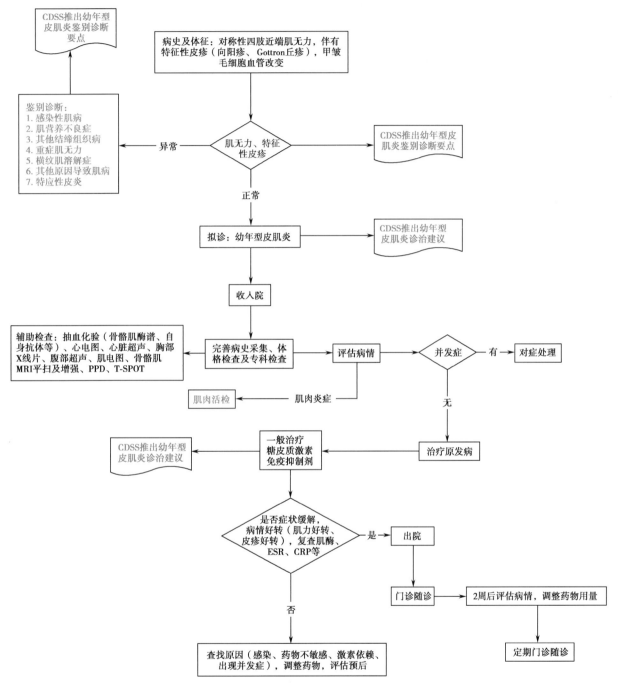

图 4-5　幼年型皮肌炎临床路径流程图

CDSS. 临床决策支持系统；ESR. 血沉；CRP. C 反应蛋白；PPD. 结核菌素试验；
T-SPOT. 结核感染 T 细胞斑点试验。

## 三、随访指导

出院后 1~2 周常规专科门诊复诊，此后每 2~4 周复诊 1 次，3~6 个月稳定后每 1~2 个月复诊 1 次，要求长期随诊，以便了解病情恢复及有无脏器受累情况。

### 四、宣教

宣教时间:门诊就诊、入院及出院当天。

宣教内容:

1. 幼年型皮肌炎的治疗是一个长期的过程,要积极配合治疗,遵医嘱定时、定量服药。如服用后出现不良反应时千万不可随意减药量或乱停药。

2. 鼓励从事适当的非身体接触性的体育活动,如游泳、运动单车等。病情稳定可上学,以利于患儿身心的恢复和培养自主交流的能力。均衡饮食,部分患儿服食激素后食欲亢进,需避免过度饮食。养成良好的作息习惯。

3. 按期返院治疗,疾病处于急性活动期时返院周期通常为1~2周,疾病缓解期时返院周期通常为1~3个月。观察患儿肌力、血清肌酶、肺通气功能等,主要行肌酶、心电图、肺功能等检查,长期随诊。

4. 出现以下紧急情况需及时返院或到当地医院治疗 肌无力突然加重、呼吸肌受累、呼吸困难、继发感染、呕血、血便、剧烈腹痛、神经系统受累等。

## 第六节 结缔组织病临床路径

### 一、结缔组织病临床路径标准流程

#### (一)适用对象

第一诊断为结缔组织病患儿(ICD-10:M35.901)。

#### (二)诊断依据

根据《系统性红斑狼疮诊断及治疗指南》和《临床诊疗指南:风湿病分册》为诊断标准。

1)颊部红斑:固定红斑,扁平或高起,在两颧突出部位。

2)盘状红斑:片状高起于皮肤的红斑,黏附有角质脱屑和毛囊栓,陈旧病变可发生萎缩性瘢痕。

3)光过敏:对日光有明显的反应,引起皮疹,从病史中得知或医生观察到。

4)口腔溃疡:经医生观察到的口腔或鼻咽部溃疡,一般为无痛性。

5)关节炎:非侵蚀性关节炎,累及2个或更多的外周关节,有压痛、肿胀或积液。

6)浆膜炎:胸膜炎或心包炎。

7)肾脏病变:尿蛋白定量(24h)>0.5g或(+++),或管型(红细胞、血红蛋白、颗粒或混合管型)。

8)神经病变:癫痫发作或精神病,除外药物或已知的代谢紊乱。

9)血液系统疾病:溶血性贫血、白细胞减少、淋巴细胞减少或血小板减少。

10)免疫学异常:抗dsDNA抗体阳性,抗Sm抗体阳性,抗磷脂抗体阳性(包括抗心磷脂抗体、狼疮抗凝物、至少持续6个月的梅毒血清试验假阳性,三者中具备一项阳性)。

11)抗核抗体在任何时候和未用药物诱发"药物性狼疮"的情况下,抗核抗体滴度异常。

该分类标准的11项中,符合:大于1项,少于4项者,在除外感染、肿瘤后,不能满足诊断SLE的条件,可诊断结缔组织病。

#### (三)进入临床路径标准

1. 第一诊断必须符合结缔组织病(ICD-10:M35.901)。

2. 当患儿同时具有其他疾病诊断,但在住院期间不需要特殊处理也不影响第一诊断的临床路径流程实施时,可以进入路径。

（四）门诊流程

结缔组织病临床路径表单（门诊）

患儿姓名：_____　性别：_____　年龄：_____　门诊号：_____

| 时间 | 初诊 | 复诊 |
|---|---|---|
| 医生工作 | □ 主诊医生询问病史及体格检查<br>□ 完成初次评估，包括生理（营养、疼痛等）、心理、社会和经济因素<br>□ 完成门诊医嘱及病历书写<br>□ 向患儿监护人告知病情<br>**检查：**<br>□ 血常规、C 反应蛋白<br>□ 尿常规<br>□ 凝血功能<br>□ 免疫功能<br>□ 自身抗体<br>□ 类风湿因子及相关抗体（可选）<br>□ HLA-B27（可选）<br>□ 生化检查<br>□ 血沉<br>□ 血管炎四项<br>□ 抗链球菌溶血素 O（ASO）（可选）<br>□ 肿痛关节 X 线 / 超声、MRI（可选）<br>□ 腹部超声（可选）<br>□ 超声心动图（可选）<br>□ 血气分析、电解质分析（可选）<br>□ 胸部 X 线<br>□ 胸部 CT（可选）<br>□ 骨髓穿刺（可选）<br>□ 开住院证（可选） | □ 3~7 个工作日后随访，进行再次评估。<br>□ 主诊医生根据检验结果及初诊病情制订诊疗计划<br>□ 完成病历书写<br>□ 向患儿监护人交代病情及其注意事项<br>□ 每 1~2 周随访 1 次，连续 3~5 次<br>□ 病情稳定后，每 1~3 个月随访 1 次，长期随访<br>**治疗：**<br>□ 非甾体抗炎药（NSAID）（可选）<br>□ 肾上腺糖皮质激素（醋酸泼尼松片、甲泼尼龙片等）（可选）<br>□ 免疫抑制剂（可选）<br>□ 维生素 D 制剂和钙剂（可选）<br>□ 中成药（可选）<br>□ 生物制剂 |
| 护士工作 | □ 评估、安排就诊顺序<br>□ 对患儿监护人进行缴费、检查检验、取药、抽血、治疗等方面的指引 | □ 评估、安排就诊顺序<br>□ 对患儿监护人进行缴费、检查检验、取药、抽血、治疗等方面的指引 |
| 患儿监护人工作 | □ 通过网络预约门诊，就诊前准备好相关的既往病历资料<br>□ 接收指引单，根据指引完成就诊、检查<br>□ 参与诊疗方案决策 | □ 打印检查报告单<br>□ 参与诊疗决策<br>□ 反馈治疗效果 |
| 病情变异记录 | □ 无　□ 有，原因：<br>1.<br>2. | □ 无　□ 有，原因：<br>1.<br>2. |

（五）住院流程

**1. 入院标准**

（1）出现严重内脏损害，需入院处理。

（2）存在发热、皮疹等全身症状，疾病活动程度高。

（3）出现并发症需入院处理。

（4）门诊治疗效果欠佳。

（5）按期入院进行免疫抑制治疗或生物制剂治疗。

### 2. 临床路径表单

结缔组织病临床路径表单(住院)

患儿姓名:_____ 性别:_____ 年龄:_____ 门诊号:_____ 住院号:_____

住院日期:_____ 年 月 日 出院日期:_____ 年 月 日 标准住院日:7~10d

| 时间 | 入院第1d | 入院第2~10d | 出院日 |
|------|---------|------------|--------|
| 医生工作 | □ 主诊医生询问病史及体格检查<br>□ 完成初次评估,包括生理(营养、疼痛等)、心理、社会和经济因素<br>□ 24h完成住院病历,8h内完成首次病程记录<br>□ 向患儿监护人告知病情、治疗决策并获取知情同意 | □ 上级医师入院24h内完成查房,明确诊断<br>□ 根据检验结果及初诊病情调整药物和治疗方案<br>□ 如果出现危急值,执行危急值报告制度(严重者出径) | □ 上级医师查房,同意其出院<br>□ 完成出院小结及诊断证明<br>□ 出院宣教:向患儿监护人交代出院注意事项,如随访项目、间隔时间、观察项目等 |
| | **长期医嘱:**<br>□ 按儿内免疫科护理常规<br>□ 二级护理(可选)<br>□ 一级护理(可选)<br>□ 狼疮饮食(可选)<br>□ 半流质饮食(可选)<br>□ 流质饮食(可选)<br>□ 抗炎治疗(可选)<br>□ 胃肠黏膜保护剂(可选)<br>□ 肾上腺糖皮质激素(可选)<br>□ 抗生素(可选)<br>□ 免疫抑制剂(可选)<br>□ 抗疟药(可选)<br>□ 生物制剂<br>**临时医嘱:**<br>□ 血常规、C反应蛋白<br>□ 尿常规、大便常规<br>□ 生化检查<br>□ 凝血功能<br>□ 血气分析、电解质分析<br>□ 免疫功能<br>□ 自身抗体<br>□ 抗磷脂抗体<br>□ 丙种球蛋白<br>□ 类风湿因子及相关抗体(可选)<br>□ HLA-B27(可选)<br>□ 淋巴细胞计数(可选)<br>□ 尿微量蛋白系列(可选)<br>□ 感染性疾病筛查<br>□ 血管炎四项<br>□ 血沉<br>□ 病原学检查(可选)<br>□ 抗链球菌溶血素O(ASO) | **长期医嘱:**<br>□ 同前<br>□ 并发症的相关处理<br>**临时医嘱:**<br>□ 胸部X线检查<br>□ 胸部CT(可选)<br>□ 心电图<br>□ 泌尿系统超声(可选)<br>□ 腹部超声<br>□ 超声心动图(可选)<br>□ 肿痛关节X线/超声/MRI(可选)<br>□ 肺功能(可选)<br>□ 骨髓穿刺<br>□ 24h尿蛋白定量(可选)<br>□ 抗炎治疗(可选)<br>□ 胃肠黏膜保护剂(可选)<br>□ 肾上腺糖皮质激素<br>□ 维生素D及钙剂(可选)<br>□ 免疫抑制剂(可选)<br>□ 生物制剂治疗(可选)<br>□ 丙种球蛋白(可选)<br>□ 并发症的相关处理<br>□ 对异常实验室检查的复查 | **出院医嘱:**<br>□ 出院带药 |

| 时间 | 入院第 1d | 入院第 2~10d | 出院日 |
|---|---|---|---|
| 护士工作 | □ 入院宣教评估(一般情况、营养、疼痛、压疮、跌倒风险评估)<br>□ 执行医嘱、预约检查、安排取血 | □ 饮食指导<br>□ 用药指导<br>□ 每日护理评估<br>□ 定时测量体温<br>□ 观察病情变化,反馈医生 | □ 出院宣教:复查时间、饮食指导、用药指导等<br>□ 协助患儿监护人办理出院手续 |
| 患儿监护人工作 | □ 配合完成病史询问和体格检查<br>□ 学习健康宣教知识<br>□ 配合医院各项指引<br>□ 参与诊疗方案决策 | □ 配合完成各项检查<br>□ 参与诊疗方案<br>□ 观察病情变化,反馈医生<br>□ 认真学习出院流程及相关注意事项 | □ 认真学习出院宣教内容<br>□ 办理出院<br>□ 预约下次专科复诊 |
| 病情变异记录 | □ 无 □ 有,原因:<br>1.<br>2. | □ 无 □ 有,原因:<br>1.<br>2. | □ 无 □ 有,原因:<br>1.<br>2. |

**3. 出院标准**

(1)热退,症状减轻,脏器功能好转。

(2)患儿生命体征稳定,血常规、尿常规等实验室指标有好转,血沉及 C 反应蛋白等炎症指标下降。

(3)免疫抑制或生物制剂等治疗过程顺利。

(六) 变异及原因分析

1. 进入稳定期后突然病情加重,或出现新脏器损害,需仔细询问患儿有无按规则服药,明确有无感染等诱发因素。

2. 患儿入院时已出现多器官功能损害,应告知监护人治疗难度大、医疗费用高、疗效不明确,住院时间长而且不能预计出院时间,可能出现危及生命等情况。

二、临床路径流程图(图 4-6)

三、随访指导

每月回院复诊 1 次,疾病处于急性活动期时返院周期为 1~2 周,疾病缓解期时返院周期为 1~6 个月。定期抽血检查血常规、肝肾功能、自身抗体滴度、补体等,由专科医生进行疾病活动度评估。

四、宣教

宣教时间:门诊就诊、入院及出院当天。

宣教内容:

1. 结缔组织病是自身免疫介导的,以免疫性炎症为突出表现的弥漫性结缔组织病。目前病因未明,还没有根治的办法,但恰当的治疗可以使大多数患儿达到病情缓解。

2. 治疗原则为积极控制病情活动,改善和阻止脏器损伤,坚持长期和规律的治疗,加强随访,定期复诊,尽可能减少药物副作用和改善患儿生活质量。

3. 养成良好的作息习惯,多休息,避免剧烈运动,恰当的饮食,日常生活中防晒对治疗非常重要。如存在明显肾脏并发症,需绝对卧床。疾病活动期避免接种疫苗。

4. 感染是导致结缔组织病患儿死亡的主要原因,出现以下紧急情况需及时返院或到当地医院治疗:精神异常、抽搐、惊厥、昏迷、持续头痛、肝肾功能异常、呼吸困难、便血、腹痛、胸痛、药物不良反应、发热等感染迹象。

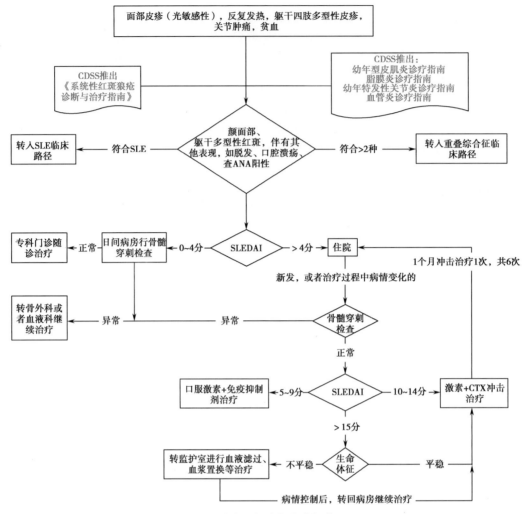

图 4-6 结缔组织病临床路径流程图

SLE. 系统性红斑狼疮；CTX. 环磷酰胺；SLEDAI. 系统性红斑狼疮疾病活动度评分；
ANA. 抗核抗体；CDSS. 临床决策支持系统。

# 第七节 重叠综合征临床路径

## 一、重叠综合征临床路径标准流程

### （一）适用对象

第一诊断为重叠综合征（ICD-10：M35.100）。

### （二）诊断依据

根据《系统性红斑狼疮诊断及治疗指南》和《临床诊疗指南：风湿病分册》进行诊断。应用美国风湿病学会 1997 年修订的系统性红斑狼疮诊断标准、《中国多发性肌炎诊治共识》《2017 年欧洲抗风湿病联盟对系统性硬化病治疗推荐意见的更新》《2018APLAR 建议：类风湿性关节炎的治疗（更新版）》《原发性干燥综合征多学科诊治建议》。同时满足诊断有两种或两种以上结缔组织病的重叠，亦称为重叠结缔组织病。

结缔组织病的重叠发生通常以传统的几个结缔组织病最常见，如系统性红斑狼疮、硬皮病、皮肌炎和多发性肌炎、类风湿关节炎、结节性多动脉炎等。也有以其中的一种或两种与其他结缔组织病或自身免疫性疾病发生重叠，如干燥综合征、韦格纳肉芽肿病、原发性胆汁性肝硬化等。

（三）进入临床路径标准

1. 第一诊断必须符合重叠综合征（ICD-10：M35.100）。

2. 当患儿同时具有其他疾病诊断，但在住院期间不需要特殊处理也不影响第一诊断的临床路径流程实施时，可以进入路径。

（四）门诊流程

重叠综合征临床路径表单（门诊）

患儿姓名：_____ 性别：_____ 年龄：_____ 门诊号：_____

| 时间 | 初诊 | 复诊 |
|---|---|---|
| 医生工作 | □ 主诊医生询问病史及体格检查<br>□ 完成初次评估，包括生理（营养、疼痛等）、心理、社会和经济因素<br>□ 完成门诊医嘱及病历书写<br>□ 向患儿监护人告知病情<br>**检查：**<br>□ 血常规、C 反应蛋白<br>□ 尿常规<br>□ 凝血功能<br>□ 免疫功能<br>□ 自身抗体<br>□ 类风湿因子及相关抗体（可选）<br>□ HLA-B27（可选）<br>□ 生化检查<br>□ 血沉<br>□ 血管炎四项<br>□ 抗链球菌溶血素 O（ASO）（可选）<br>□ 肿痛关节 X 线 / 超声 /MRI（可选）<br>□ 腹部超声（可选）<br>□ 超声心动图（可选）<br>□ 血气分析、电解质分析（可选）<br>□ 胸部 X 线检查<br>□ 胸部 CT（可选）<br>□ 骨髓穿刺（可选）<br>□ 开住院证（可选） | □ 3~7 个工作日后随访，进行再次评估。<br>□ 主诊医生根据检验结果及初诊病情制订诊疗计划<br>□ 完成病历书写<br>□ 向患儿监护人交代病情及其注意事项<br>□ 每 1~2 周随访 1 次，连续 3~5 次<br>□ 病情稳定后，每 1~3 个月随访 1 次，长期随访<br>**治疗：**<br>□ 非甾体抗炎药（NSAID）（可选）<br>□ 肾上腺糖皮质激素（醋酸泼尼松片、甲泼尼龙片等）（可选）<br>□ 免疫抑制剂（可选）<br>□ 维生素 D 制剂和钙剂（可选）<br>□ 中成药（可选）<br>□ 生物制剂（可选） |
| 护士工作 | □ 评估、安排就诊顺序<br>□ 对患儿监护人进行缴费、检查检验、取药、抽血、治疗等方面的指引 | □ 评估、安排就诊顺序<br>□ 对患儿监护人进行缴费、检查检验、取药、抽血、治疗等方面的指引 |
| 患儿监护人工作 | □ 通过网络预约门诊，就诊前准备好相关的既往病历资料<br>□ 接收指引单，根据指引完成就诊、检查<br>□ 参与诊疗方案决策 | □ 打印检查报告单<br>□ 参与诊疗决策<br>□ 反馈治疗效果 |
| 病情变异记录 | □ 无　□ 有，原因：<br>1.<br>2. | □ 无　□ 有，原因：<br>1.<br>2. |

（五）住院流程

**1. 入院标准**

（1）出现严重内脏损害，存在发热、皮疹等全身症状，疾病活动程度高。

(2)门诊治疗效果欠佳。

(3)出现并发症需入院处理。

(4)按期入院进行免疫抑制治疗或生物制剂治疗。

### 2. 临床路径表单

重叠综合征临床路径表单(住院)

患儿姓名:_____ 性别:_____ 年龄:_____ 门诊号:_____ 住院号:_____

住院日期: 年 月 日 出院日期: 年 月 日 标准住院日:7~15d

| 时间 | 入院第 1d | 入院第 2~15d | 出院日 |
|---|---|---|---|
| 医生工作 | □ 主诊医生询问病史及体格检查<br>□ 完成初次评估,包括生理(营养、疼痛等)、心理、社会和经济因素<br>□ 24h 完成住院病历,8h 内完成首次病程记录<br>□ 向患儿监护人告知病情、治疗决策并获取知情同意 | □ 上级医师入院 24h 内完成查房,明确诊断<br>□ 根据检验结果及初诊病情调整药物和治疗方案<br>□ 如果出现危急值,执行危急值报告制度(严重者出径) | □ 上级医师查房,同意其出院<br>□ 完成出院小结及诊断证明<br>□ 出院宣教:向患儿监护人交代出院注意事项,如随访项目、间隔时间、观察项目等 |
| | **长期医嘱:**<br>□ 按儿内免疫科护理常规<br>□ 二级护理(可选)<br>□ 一级护理(可选)<br>□ 狼疮饮食(可选)<br>□ 半流质饮食(可选)<br>□ 流质饮食(可选)<br>□ 抗炎治疗(可选)<br>□ 胃肠黏膜保护剂(可选)<br>□ 肾上腺糖皮质激素(可选)<br>□ 抗生素(可选)<br>□ 免疫抑制剂(可选)<br>□ 抗疟药(可选)<br>**临时医嘱:**<br>□ 血常规、C 反应蛋白<br>□ 尿常规、大便常规<br>□ 生化检查<br>□ 凝血功能<br>□ 血气分析、电解质分析<br>□ 免疫功能<br>□ 自身抗体<br>□ 抗磷脂抗体<br>□ 丙种球蛋白<br>□ 类风湿因子及相关抗体(可选)<br>□ HLA-B27(可选)<br>□ 淋巴细胞计数(可选)<br>□ 尿微量蛋白系列(可选)<br>□ 感染性疾病筛查<br>□ 血管炎四项<br>□ 血沉<br>□ 病原学检查(可选)<br>□ 抗链球菌溶血素 O(ASO) | **长期医嘱:**<br>□ 同前<br>□ 并发症的相关处理<br>**临时医嘱:**<br>□ 胸部 X 线检查<br>□ 胸部 CT(可选)<br>□ 心电图<br>□ 泌尿系统超声(可选)<br>□ 腹部超声<br>□ 超声心动图(可选)<br>□ 肺功能(可选)<br>□ 肿痛关节 X 线 / 超声、MRI(可选)<br>□ 骨髓穿刺<br>□ 24h 尿蛋白定量(可选)<br>□ 抗炎治疗(可选)<br>□ 胃肠黏膜保护剂(可选)<br>□ 肾上腺糖皮质激素<br>□ 维生素 D 及钙剂(可选)<br>□ 免疫抑制剂(可选)<br>□ 生物制剂治疗(可选)<br>□ 丙种球蛋白(可选)<br>□ 并发症处理<br>□ 对异常实验室检查的复查 | **出院医嘱:**<br>□ 出院带药 |

| 时间 | 入院第1d | 入院第2~15d | 出院日 |
|---|---|---|---|
| 护士工作 | □ 入院宣教评估(一般情况、营养、疼痛、压疮、跌倒风险评估)<br>□ 执行医嘱、预约检查、安排取血 | □ 饮食指导<br>□ 用药指导<br>□ 每日护理评估<br>□ 定时测量体温<br>□ 观察病情变化,反馈医生 | □ 出院宣教:复查时间、饮食指导、用药指导等<br>□ 协助患儿监护人办理出院手续 |
| 患儿监护人工作 | □ 配合完成病史询问和体格检查<br>□ 学习健康宣教知识<br>□ 参与诊疗方案决策 | □ 配合完成各项检查<br>□ 参与诊疗方案<br>□ 观察病情变化,反馈医生 | □ 认真学习出院宣教内容<br>□ 办理出院<br>□ 预约下次专科复诊 |
| 病情变异记录 | □ 无　□ 有,原因:<br>1.<br>2. | □ 无　□ 有,原因:<br>1.<br>2. | □ 无　□ 有,原因:<br>1.<br>2. |

### 3. 出院标准

(1)热退,症状减轻,脏器功能好转。

(2)患儿生命体征稳定,血常规、尿常规等实验室指标有好转。血沉及C反应蛋白等炎症指标下降。

(3)免疫抑制或生物制剂等治疗过程顺利。

### (六) 变异及原因分析

1. 进入稳定期后突然病情加重,或出现新脏器损害,需仔细询问患儿有无按规则服药,明确有无感染等诱发因素。

2. 患儿入院时已出现多器官功能损害且严重时,应告知监护人治疗难度大、医疗费用高、疗效不明确,住院时间长而且不能预计出院时间,可能出现危及生命等情况。

## 二、临床路径流程图(图4-7)

## 三、随访指导

每月回院复诊1次,疾病处于急性活动期时返院周期为1~2周,疾病缓解期时返院周期通常1~6个月。定期抽血检查学常规、肝肾功能、自身抗体滴度、补体等,并由专科医生进行疾病活动度评估。

## 四、宣教

宣教时间:门诊就诊、入院及出院当天。

宣教内容:

1. 重叠综合征目前病因未明,还没有根治的办法,但恰当的治疗可以使大多数患儿病情缓解。

2. 治疗原则为积极控制病情活动,改善和阻止脏器损伤,坚持长期和规律的治疗,加强随访,定期复诊,尽可能减少药物副作用和改善患儿生活质量。

3. 适当的休息、避免剧烈运动、平衡饮食、防治感染、日常生活中防晒对治疗非常重要。如存在明显肾脏并发症,需绝对卧床。

4. 出现以下紧急情况需及时返院或到当地医院治疗　精神异常、抽搐、惊厥、昏迷、持续头痛、肝肾功能异常、血液系统损伤、呼吸困难、便血、腹痛、胸痛、出现药物不良反应和发热等感染迹象。

5. 感染是导致重叠综合征患儿死亡的主要原因,如出现生命体征不稳定情况,请马上到当地医院获得基础生命支持和援助,以免长途颠簸导致病情加重。

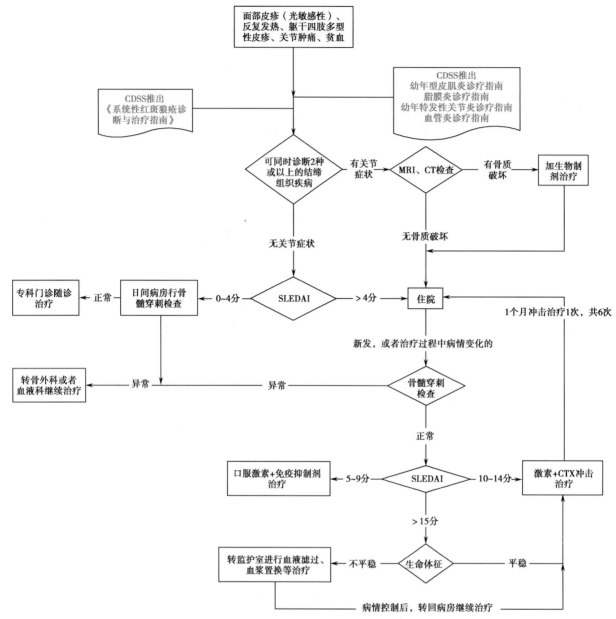

图 4-7　重叠综合征临床路径流程图

CTX. 环磷酰胺；CT. 计算机体层成像；MRI. 磁共振成像；SLEDAI. 系统性红斑狼疮疾病
活动度评分；CDSS. 临床决策支持系统。

## 第八节　结节性多动脉炎临床路径

### 一、结节性多动脉炎临床路径标准流程

（一）适用对象

第一诊断为结节性多动脉炎（ICD-10：M30.000）。

（二）诊断依据

根据《诸福棠实用儿科学》（第 8 版）和《结节性多动脉炎诊断和治疗指南》（2011 年）进行诊断。采用
2008 年欧洲风湿病联盟制定的诊断标准：

1. 组织病理学改变显示小血管或中等血管的坏死性血管炎或血管造影异常(如果 MRI 无异常需要进行传统的动脉造影方法):动脉瘤或动脉闭塞。本项为必备条件。

2. 另加下面五条标准中的一条:

(1)皮肤受累:斑丘疹样紫癜、网状青斑(四肢和躯干);有触痛的皮下小结节;皮肤梗死等。

(2)肌痛或肌肉触痛。

(3)高血压:收缩压/舒张压均高于正常值的第 95 百分位数。

(4)周围神经病变:感觉周围神经病,手套、袜套样感觉障碍,多发性单神经炎或多神经炎。

(5)肾脏受累:蛋白尿、血尿或红细胞管型,肾功能受损(肾小球滤过率低于正常的 50%)。

(三) 进入路径标准

1. 第一诊断必须符合结节性多动脉炎(ICD-10:M30.000)。

2. 当患儿同时具有其他疾病诊断,但在住院期间不需要特殊处理也不影响第一诊断的临床路径流程实施时,可以进入路径。

(四) 门诊流程

### 结节性多动脉炎临床路径表单(门诊)

患儿姓名:_____　性别:_____　年龄:_____　门诊号:_____

| 时间 | 初诊 | 复诊 |
|---|---|---|
| 医生工作 | □ 主诊医生询问病史及体格检查<br>□ 完成初次评估,包括生理(营养、疼痛等)、心理、社会和经济因素<br>□ 完成门诊医嘱及病历书写<br>□ 向患儿监护人告知病情<br>检查:<br>□ 血常规、C 反应蛋白<br>□ 尿常规<br>□ 凝血功能<br>□ 免疫功能<br>□ 自身抗体<br>□ 类风湿因子及相关抗体(可选)<br>□ HLA-B27(可选)<br>□ 生化检查<br>□ 血沉<br>□ 血管炎四项<br>□ 抗链球菌溶血素 O(ASO)(可选)<br>□ 肿痛关节 X 线检查/超声/MRI(可选)<br>□ 血管超声/MRI 或受累血管活检<br>□ 腹部超声(可选)<br>□ 超声心动图(可选)<br>□ 血气分析、电解质分析(可选)<br>□ 胸部 X 线检查<br>□ 胸部 CT(可选)<br>□ 骨髓穿刺(可选)<br>□ 开住院证(可选) | □ 3~7 个工作日后随访,进行再次评估。<br>□ 主诊医生根据检验结果及初诊病情制订诊疗计划<br>□ 完成病历书写<br>□ 向患儿监护人交代病情及其注意事项<br>□ 每 1~2 周随访 1 次,连续 3~5 次<br>□ 病情稳定后,每 1~3 个月随访 1 次,长期随访<br>治疗:<br>□ 非甾体抗炎药(NSAID)(可选)<br>□ 肾上腺糖皮质激素(醋酸泼尼松片、甲泼尼龙片等)(可选)<br>□ 免疫抑制剂(可选)<br>□ 维生素 D 制剂和钙剂(可选)<br>□ 中成药(可选)<br>□ 生物制剂(可选) |
| 护士工作 | □ 评估、安排就诊顺序<br>□ 对患儿监护人进行缴费、检查检验、取药、抽血、治疗等方面的指引 | □ 评估、安排就诊顺序<br>□ 对患儿监护人进行缴费、检查检验、取药、抽血、治疗等方面的指引 |

续表

| 时间 | 初诊 | 复诊 |
|---|---|---|
| 患儿监护人工作 | □ 通过网络预约门诊,就诊前准备好相关病历资料<br>□ 接收指引单,根据指引完成就诊、检查<br>□ 参与诊疗方案决策 | □ 打印检查报告单<br>□ 参与诊疗决策<br>□ 反馈治疗效果 |
| 病情变异记录 | □ 无　□ 有,原因:<br>1.<br>2. | □ 无　□ 有,原因:<br>1.<br>2. |

### (五)住院流程

#### 1. 入院标准

(1)已明确诊断为结节性多动脉炎,出现脏器功能损伤等并发症,需入院处理。

(2)已明确诊断为结节性多动脉炎,门诊治疗效果欠佳。

(3)按期入院进行免疫抑制治疗。

#### 2. 临床路径表单

结节性多动脉炎临床路径表单(住院)

患儿姓名:_____　性别:_____　年龄:_____　门诊号:_____　住院号:_____

住院日期:　　年　　月　　日　　出院日期:　　年　　月　　日　　标准住院日:10~30d

| 时间 | 入院第1d | 入院第2~30d | 出院日 |
|---|---|---|---|
| 医生工作 | □ 主诊医生询问病史及体格检查<br>□ 完成初次评估,包括生理(营养、疼痛等)、心理、社会和经济因素<br>□ 24h完成住院病历,8h内完成首次病程记录<br>□ 向患儿监护人告知病情、治疗决策并获取知情同意 | □ 上级医师入院24h内完成查房,明确诊断<br>□ 根据检验结果及初诊病情调整药物和治疗方案<br>□ 如果出现危急值,执行危急值报告制度(严重者出径) | □ 上级医师查房,同意其出院<br>□ 完成出院小结及诊断证明<br>□ 出院宣教:向患儿监护人交代出院注意事项,如随访项目、间隔时间、观察项目等 |
| | **长期医嘱:**<br>□ 按儿内免疫科护理常规<br>□ 二级护理(可选)<br>□ 一级护理(可选)<br>□ 普通饮食(可选)<br>□ 半流质饮食(可选)<br>□ 流质饮食(可选)<br>□ 抗炎治疗(可选)<br>□ 胃肠黏膜保护剂(可选)<br>□ 肾上腺糖皮质激素(可选)<br>□ 抗生素(可选)<br>□ 免疫抑制剂(可选)<br>□ 抗疟药(可选)<br>□ 血压监测(可选)<br>**临时医嘱:**<br>□ 血常规、C反应蛋白<br>□ 尿常规、大便常规<br>□ 生化检查<br>□ 凝血功能 | **长期医嘱:**<br>□ 同前<br>□ 并发症的相关处理<br>**临时医嘱:**<br>□ 胸部X线检查<br>□ 胸部CT(可选)<br>□ 血管超声/MRI或受累血管活检<br>□ 心电图<br>□ 泌尿系统超声(可选)<br>□ 腹部超声<br>□ 超声心动图(可选)<br>□ 肿痛关节X线/超声、MRI(可选)<br>□ 骨髓穿刺<br>□ 24h尿蛋白定量(可选)<br>□ 抗炎治疗(可选)<br>□ 胃肠黏膜保护剂(可选)<br>□ 肾上腺糖皮质激素<br>□ 维生素D及钙剂(可选)<br>□ 免疫抑制剂(可选)<br>□ 生物制剂(可选) | **出院医嘱:**<br>□ 出院带药 |

| 时间 | 入院第 1d | 入院第 2~30d | 出院日 |
|---|---|---|---|
| 医生工作 | □ 血气分析、电解质分析<br>□ 免疫功能<br>□ 自身抗体<br>□ 抗磷脂抗体<br>□ 丙种球蛋白<br>□ 类风湿因子及相关抗体(可选)<br>□ 淋巴细胞计数(可选)<br>□ HLA-B27(可选)<br>□ 尿微量蛋白(可选)<br>□ 感染性疾病筛查<br>□ 血管炎四项<br>□ 血沉<br>□ 病原学检查(可选)<br>□ 抗链球菌溶血素 O(ASO) | □ 生物制剂治疗(可选)<br>□ 丙种球蛋白(可选)<br>□ 并发症的相关处理<br>□ 对异常实验室检查的复查 | |
| 护士工作 | □ 入院宣教评估(一般情况、营养、疼痛、压疮、跌倒风险评估)<br>□ 执行医嘱、预约检查、安排取血 | □ 饮食指导<br>□ 用药指导<br>□ 每日护理评估<br>□ 定时测量体温<br>□ 观察病情变化,反馈医生 | □ 出院宣教:复查时间、饮食指导、用药指导等<br>□ 协助患儿监护人办理出院手续 |
| 患儿监护人工作 | □ 配合完成病史询问和体格检查<br>□ 学习健康宣教知识<br>□ 配合医院各项指引<br>□ 参与诊疗方案决策 | □ 配合完成各项检查<br>□ 参与诊疗方案<br>□ 观察病情变化,反馈医生 | □ 认真学习出院宣教内容<br>□ 办理出院<br>□ 预约下次专科复诊 |
| 病情变异记录 | □ 无　□ 有,原因:<br>1.<br>2. | □ 无　□ 有,原因:<br>1.<br>2. | □ 无　□ 有,原因:<br>1.<br>2. |

**3. 出院标准**

(1)症状和体征有所好转。

(2)血沉、C 反应蛋白等有所下降,血常规、肝肾功能、心功能无明显异常。

(六) 变异及原因分析

1. 伴有合并症如恶性肿瘤,或其他并发症,需进一步诊断及治疗或转至其他相应科室诊治。

2. 对常规治疗效果差,需延长住院时间。

3. 如发生呼吸衰竭,需行机械通气治疗,延长住院时间,增加住院费用。

4. 监护人因素导致住院时间延长。

二、临床路径流程图(图 4-8)

三、随访指导

出院后 1~2 周专科门诊复诊,此后每 2~4 周复诊 1 次,3~6 个月稳定后每 1~2 个月复诊 1 次,要求长期随诊,以便了解病情恢复及有无脏器受累情况。

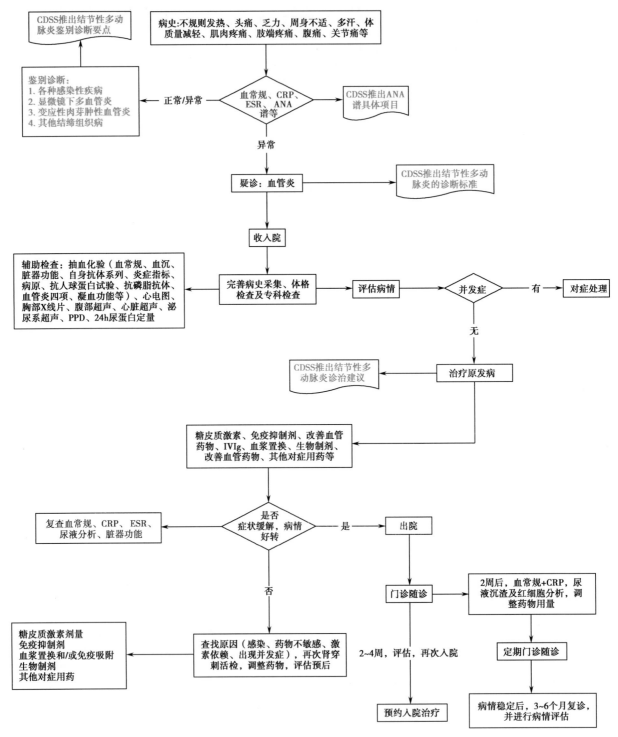

图 4-8　结节性多动脉炎临床路径流程图

PPD. 结核菌素试验；CT. 计算机体层成像；CRP. C 反应蛋白；ANA. 抗核抗体；CDSS. 临床决策支持系统；ESR. 血沉。

## 四、宣教

宣教时间：门诊就诊、入院及出院当天。

宣教内容：

1. 结节性多动脉炎的治疗是一个长期的过程，一定要遵医嘱定时、定量服药。如服用后出现不良反应时千万不可随意加、减药量或乱停药。出院后按期返院治疗，疾病处于急性活动期时返院周期通常为 1~2

个月,疾病缓解期时返院周期通常为3~6个月。

2. 出现以下紧急情况需及时返院或到当地医院治疗:持续发热、抗感染无效、尿量减少、血尿、水肿加重、血象二系或三系明显下降、抽搐、精神倦怠、喷射性呕吐、皮肤黏膜瘀斑、脏器出血、出现药物不良反应等。

3. 情绪可直接影响人体免疫系统,保持心情愉快对促进疾病好转起到积极的作用。鼓励患儿调整情绪,树立战胜疾病的信心。

4. 合理安排饮食,一般宜进食优质蛋白、低脂肪、低糖、富含维生素的食物,忌食羊肉、狗肉、马肉等。

5. 口腔溃疡者,食物禁辛辣、过烫、过咸、过甜、过硬,以免加重疼痛;进食后用温水漱口,刷牙时用软毛牙刷。如继发真菌感染,可选用2.5%碳酸氢钠溶液清洁口腔。有皮肤红斑或光敏感者,注意遮阳,外出穿长衣长裤,戴遮阳镜及遮阳帽,避免阳光直射皮肤,禁止日光浴,以免引起皮疹加重。皮肤红斑处外涂含激素类软膏,切忌挤压皮肤斑丘疹,预防皮肤破损和感染。禁用碱性过强的肥皂清洁皮肤,宜用偏酸或中性肥皂。最好用温水洗脸,勿用各类化妆品及染发。剪指甲勿过短,防止损伤指甲周围皮肤。加强四肢皮肤保暖,禁用冷水,避免接触冰雪或暴露在低温下,防止雷诺现象发生。

6. 急性活动期患儿必须卧床休息,注意保持良好的姿势和关节的功能位置。缓解期病情得到进一步控制,体力允许者可进行适当活动,以不引起关节疼痛和疲劳为度,根据个人的体育爱好,积极参与全身性体育活动,可选择行走、慢跑、骑车、太极拳等轻松的运动项目,适度的活动有利于提高患儿的情绪,促进心理健康,维持和改进肌力、耐力,增强自尊心。

## 第九节 渗出性多形红斑临床路径

### 一、渗出性多形红斑临床路径标准流程

(一)适用对象

第一诊断为渗出性多形红斑(ICD-10:L51.802)。

(二)诊断依据

根据《诸福棠实用儿科学》(第8版)和《临床诊疗指南:皮肤病与性病分册》进行诊断。

1. **病史** 本病常发生于过敏体质患儿,各年龄段均可发病。多急性或亚急性起病,非特异的全身症状表现为发热、乏力、食欲减退等,伴皮疹、皮肤瘙痒、腹痛、关节痛、软组织肿痛、口腔疼痛、眼部疼痛、畏光等。应注意询问药物使用史、感染史、过敏史。

2. **体征** 皮疹形态多变,在斑疹基础上出现大疱或不高出皮面的非靶形红斑,皮损广泛进展扩散,大疱形成或表皮脱落,常伴有黏膜损害及渗出。结合膜充血、畏光、局部渗出或糜烂,伪膜形成,角膜损害。尿道口及外阴红斑糜烂渗出。腹痛、肠壁水肿、盆腔积液、血尿、肝酶升高等。

3. **辅助检查** 外周血白细胞、中性粒细胞百分比增高,血沉及C反应蛋白升高,血培养可阴性或阳性,过敏原检测可能发现吸入性或食入性过敏原,脏器功能检查有的会出现肝、肾功能损害,免疫球蛋白检测可出现IgE增高等。

4. **诊断标准**

(1)轻型诊断标准:皮疹多变,在斑疹基础上出现大疱或不高出皮面的非靶形红斑,皮损广泛进展扩散,大疱形成或表皮脱落≤10%体表面积,伴有一处或多处黏膜损害,并除外其他类似疾病。

(2)重型诊断标准:即重症多形红斑[史-约综合征(Stevens-Johnson综合征)]。在皮肤损害基础上合并以下三项中一项即可诊断:①伴有两处或两处以上的黏膜损害;②大疱形成和表皮脱落,达10%~20%体表面积;③伴有明确肝、肾功能等内脏器官损害。

（三）进入路径标准

1. 第一诊断必须符合渗出性多形红斑（ICD-10：L51.802）。

2. 当患儿同时具有其他疾病诊断，但在住院期间不需要特殊处理也不影响第一诊断的临床路径流程实施时，可以进入路径。

（四）门诊流程

渗出性多形红斑临床路径表单（门诊）

患儿姓名：_____ 性别：_____ 年龄：_____ 门诊号：_____

| 时间 | 初诊 | 复诊 |
|---|---|---|
| 医生工作 | □ 主诊医生询问病史及体格检查<br>□ 完成初次评估，包括生理（营养、疼痛等）、心理、社会和经济因素<br>□ 完成门诊医嘱及病历书写<br>□ 向患儿监护人告知病情<br>**检查：**<br>□ 血常规<br>□ 凝血功能<br>□ 免疫功能<br>□ 自身抗体<br>□ 生化检查<br>□ 病原学（可选）<br>□ 腹部胃肠道超声（可选）<br>□ 泌尿系统超声（可选）<br>□ 血气分析、电解质分析（可选）<br>□ 胸部 X 线检查（可选）<br>□ 开住院证（可选） | □ 1~3 个工作日后随访，进行再次评估。<br>□ 主诊医生根据检验结果及初诊病情制订诊疗计划<br>□ 完成病历书写<br>□ 向患儿监护人交代病情及其注意事项<br>□ 每周随访 1 次，连续 3~5 次<br>□ 病情稳定后，每 1~2 个月随访 1 次，连续 3~4 次，随访至少 3 个月<br>**治疗：**<br>□ 抗组胺药（西替利嗪、氯雷他定等）<br>□ 抗白三烯受体拮抗剂（顺尔宁）<br>□ 抗感染<br>□ 肾上腺糖皮质激素（醋酸泼尼松片、甲泼尼龙片等）<br>□ 维生素 C 和钙剂<br>□ 外用药物（皮肤、口腔、眼等）<br>□ 饮食注意 |
| 护士工作 | □ 评估、安排就诊顺序<br>□ 推送信息给医生和患儿监护人<br>□ 对患儿监护人进行缴费、检查检验、取药、抽血、治疗等方面的指引 | □ 评估、安排就诊顺序<br>□ 对患儿监护人进行缴费、检查检验、取药、抽血、治疗等方面的指引 |
| 患儿监护人工作 | □ 通过网络预约门诊，就诊前准备好相关的既往病历资料<br>□ 接收指引单，根据指引完成就诊、检查<br>□ 参与诊疗决策 | □ 打印检查报告单<br>□ 参与诊疗决策<br>□ 反馈治疗效果 |
| 病情变异记录 | □ 无　□ 有，原因：<br>1.<br>2. | □ 无　□ 有，原因：<br>1.<br>2. |

（五）住院流程

**1. 入院标准**

（1）已明确诊断为渗出性多形红斑，出现脏器功能损伤等并发症。

（2）门诊治疗效果欠佳。

## 2. 临床路径表单

渗出性多形红斑临床路径表单(住院)

患儿姓名:_____ 性别:_____ 年龄:_____ 门诊号:_____ 住院号:_____

住院日期: 年 月 日 出院日期: 年 月 日 标准住院日:7~15d

| 时间 | 入院第 1d | 入院第 2~15d | 出院日 |
|------|-----------|--------------|--------|
| 医生工作 | □ 主诊医生询问病史及体格检查<br>□ 完成初次评估,包括生理(营养、疼痛等)、心理、社会和经济因素<br>□ 24h 完成住院病历,8h 内完成首次病程记录<br>□ 向患儿监护人告知病情、治疗决策并获取知情同意<br><br>**长期医嘱:**<br>□ 按儿内免疫科护理常规<br>□ 二级护理(可选)<br>□ 一级护理(可选)<br>□ 普通饮食(可选)<br>□ 半流质饮食(可选)<br>□ 流质饮食(可选)<br>□ 抗过敏治疗(可选)<br>□ 胃肠黏膜保护剂(可选)<br>□ 肾上腺糖皮质激素(可选)<br>□ 抗生素(可选)<br>**临时医嘱:**<br>□ 血常规、尿常规、大便常规<br>□ 生化检查<br>□ 凝血功能<br>□ 血气分析、电解质分析<br>□ 免疫功能<br>□ 自身抗体<br>□ 过敏原检测<br>□ 感染性疾病筛查<br>□ 血管炎四项<br>□ 病原学(可选)<br>□ 血培养及渗出分泌物培养(可选)<br>□ 淋巴细胞计数(可选) | □ 上级医师入院 24h 内完成查房,明确诊断<br>□ 根据检验结果及初诊病情调整药物和治疗方案<br>□ 如果出现危急值,执行危急值报告制度(严重者出径)<br><br>**长期医嘱:**<br>□ 同前<br>□ 并发症的相关处理<br>**临时医嘱:**<br>□ 胸部 X 线检查<br>□ 心电图<br>□ 泌尿系统超声<br>□ 腹部超声<br>□ 超声心动图(可选)<br>□ 抗过敏治疗<br>□ 胃肠黏膜保护剂<br>□ 肾上腺糖皮质激素<br>□ 维生素 D 及钙剂(可选)<br>□ 抗感染(可选)<br>□ 免疫抑制剂(可选)<br>□ 抗凝治疗(可选)<br>□ 丙种球蛋白(可选)<br>□ 并发症的相关处理<br>□ 对异常实验室检查的复查 | □ 上级医师查房,同意其出院<br>□ 完成出院小结及诊断证明<br>□ 出院宣教:向患儿监护人交代出院注意事项,如随访项目、间隔时间、观察项目等<br><br>**出院医嘱:**<br>□ 出院带药 |
| 护士工作 | □ 入院宣教评估(一般情况、营养、疼痛、压疮、跌倒风险评估)<br>□ 执行医嘱、预约检查、安排取血<br>□ 完成护理记录 | □ 饮食指导<br>□ 用药指导<br>□ 每日护理评估<br>□ 定时测量体温<br>□ 观察病情变化,反馈医生<br>□ 完成护理记录 | □ 出院宣教:复查时间、饮食指导、用药指导等<br>□ 协助患儿监护人办理出院手续 |
| 患儿监护人工作 | □ 配合完成病史询问和体格检查<br>□ 学习健康宣教知识<br>□ 配合医院各项指引<br>□ 参与诊疗方案决策 | □ 配合完成各项检查<br>□ 参与诊疗方案<br>□ 观察病情变化,反馈医生 | □ 认真学习出院宣教内容<br>□ 办理出院<br>□ 预约下次专科复诊 |
| 病情变异记录 | □ 无 □ 有,原因:<br>1.<br>2. | □ 无 □ 有,原因:<br>1.<br>2. | □ 无 □ 有,原因:<br>1.<br>2. |

### 3. 出院标准

(1)皮疹基本痊愈,无明显关节症状、腹部症状。

(2)无严重并发症表现。

### (六)变异及原因分析

1. 伴有合并症或其他并发症,需进一步诊断及治疗或转至其他相应科室诊治。

2. 对常规治疗效果差,需延长住院时间。

3. 监护人因素导致住院时间延长。

## 二、临床路径流程图(图 4-9)

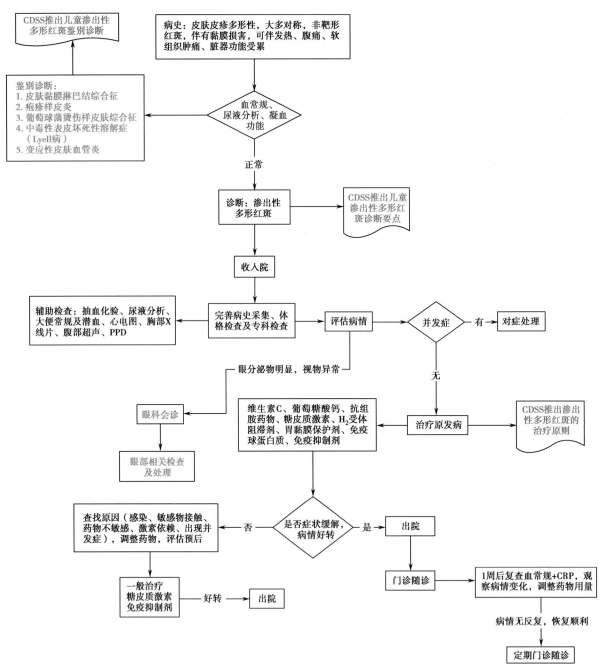

图 4-9　渗出性多形红斑临床路径流程图

CRP. C 反应蛋白;CDSS. 临床决策支持系统。

### 三、随访指导

出院后 1 周专科门诊复诊,此后每 2~4 周复诊 1 次,随诊至痊愈 3 个月内无复发表现。有眼受累患儿还应定期眼科随诊。

### 四、宣教

宣教时间:门诊就诊、入院及出院当天。

宣教内容:

1. 本病是急性病,早期积极的处理,可改善预后。一定要遵守医嘱定时、定量服药。如服用后出现不良反应时千万不可随意加、减药量或乱停药,应告诉医生及时改用其他药物。

2. 保持心情愉快对促进疾病好转起到积极的作用。合理安排饮食,一般宜进食优质蛋白、低脂肪、低糖、富含维生素的食物,避免使用易过敏药物及食物。

3. 口腔、皮肤护理指导。口腔黏膜受累者,食物禁辛辣、过烫、过咸、过甜、过硬,以免加重疼痛;进食后用温水漱口,刷牙时用软毛牙刷;如继发真菌感染,可选用 2.5% 碳酸氢钠溶液清洁口腔。皮肤红斑处外涂含激素类软膏,切忌挤压皮肤斑丘疹,预防皮肤破损和感染。

4. 急性活动期患儿必须卧床休息,注意保持良好的姿势。缓解期病情得到进一步控制,体力允许者可进行适当活动,以不引起关节疼痛和疲劳为度,根据个人的体育爱好,积极参与全身性体育活动,可选择行走、慢跑、骑车、太极拳等轻松的运动项目,适度的活动有利于提高患儿的情绪,促进心理健康,维持和改进肌力、耐力,增强自尊心。

5. 出现紧急情况需及时返院或到当地医院治疗,如发热、皮疹再现、腹痛、关节痛、肢体痛或其他不适。

# 第五章

# 感染性疾病

## 第一节　手足口病临床路径

### 一、手足口病临床路径标准流程

#### (一) 适用对象

第一诊断为手足口病(ICD-10：B08.401)。

#### (二) 诊断依据

根据《手足口病诊疗指南》(2018年版)和《诸福棠实用儿科学》(第8版)进行诊断。

1. **病史**　流行病学资料。手、足、口腔等部位出现斑丘疹、疱疹。

2. **体征**　重症查体可见脑膜刺激征,腱反射减弱或消失,巴宾斯基征等病理征阳性,肺部可闻及湿啰音或痰鸣音,毛细血管再充盈时间延长,心率增快或减慢,脉搏浅速或减弱甚至消失,血压升高或下降。

3. **辅助检查**　血常规、病原学检查、血清学检查[柯萨奇病毒A16(CoxA16)、肠道病毒71型(EV-71)等]、生化检查、C反应蛋白、乳酸、血气分析、脑脊液检查。

#### (三) 进入临床路径标准

1. 第一诊断必须符合手足口病(ICD-10：B08.401)。

2. 当患儿同时具有其他疾病诊断,但在住院期间不需要特殊处理也不影响第一诊断的临床路径流程实施时,可以进入路径。

#### (四) 门诊流程

**手足口病临床路径表单(门诊)**

患儿姓名：＿＿＿＿＿　性别：＿＿＿＿＿　年龄：＿＿＿＿＿　门诊号：＿＿＿＿＿

| 时间 | 初诊 | 复诊 |
|---|---|---|
| 医生<br>工作 | □ 主诊医生询问病史及体格检查<br>□ 完成初次评估,包括生理(营养、疼痛等)、心理、社会和经济因素<br>□ 完成门诊医嘱及病历书写<br>□ 向患儿监护人告知病情<br>**检查：**<br>□ 血常规、C反应蛋白<br>□ 手足口病病原(可选) | □ 1~2个工作日复诊患儿,查看检查结果<br>□ 危急值处理<br>□ 主诊医生根据检验结果及初诊病情制订诊疗计划<br>□ 完成病历书写<br>□ 向患儿监护人交代病情及其注意事项<br>**治疗：**<br>□ 口服药物:清热解毒、抗病毒类<br>□ 中成药外洗 |

续表

| 时间 | 初诊 | 复诊 |
|---|---|---|
| 医生工作 | □ 血气分析、电解质分析(可选)<br>□ 生化检查(可选)<br>□ 胸部 X 线检查(可选)<br>□ 心电图(可选) | □ 口腔护理<br>□ 诊断重症手足口病的患儿开入院证,联系入院 |
| 护士工作 | □ 消毒隔离<br>□ 评估有无出现重症表现<br>□ 安排在手足口病候诊区候诊<br>□ 对患儿监护人进行缴费、检查检验、取药、抽血、治疗等方面的指引 | □ 消毒隔离<br>□ 评估有无出现重症表现<br>□ 安排在手足口病候诊区候诊<br>□ 对患儿监护人进行缴费、检查检验、取药、抽血、治疗等方面的指引 |
| 患儿监护人工作 | □ 通过现场分诊,当日挂号隔离门诊,就诊前准备好相关病历资料<br>□ 接收指引单,根据指引完成就诊、检查、取药<br>□ 居家观察病情,预约下次复诊 | □ 打印检查报告单<br>□ 参与诊疗决策<br>□ 反馈治疗效果 |
| 病情变异记录 | □ 无　□ 有,原因:<br>1.<br>2. | □ 无　□ 有,原因:<br>1.<br>2. |

（五）住院流程

**1. 入院标准**

(1)持续高热,精神差。

(2)出现睡眠不安、惊跳、肢体抖动或无力、瘫痪、精神萎靡、呕吐等神经系统表现。

(3)呼吸增快、减慢或节律不整等。

(4)出冷汗、四肢发凉、皮肤花纹,心率增快(>140 次 /min)、血压升高、毛细血管再充盈时间 >2s 等。

**2. 临床路径表单**

手足口病临床路径表单(住院)

患儿姓名:_____　性别:_____　年龄:_____　门诊号:_____　住院号:_____

住院日期:_____年____月___日　　出院日期:_____年____月___日　　标准住院日:5~7d

| 时间 | 入院第 1d | 入院第 2~7d | 出院日 |
|---|---|---|---|
| 医生工作 | □ 询问病史及体格检查<br>□ 完成初次评估,包括生理(营养、疼痛等)、心理、社会和经济因素<br>□ 24h 完成住院病历,8h 内完成首次病程记录<br>□ 向患儿监护人告知病情<br><br>**长期医嘱:**<br>□ 按儿内科常规护理<br>□ 根据病情选择护理级别:一级、二级护理<br>□ 接触隔离<br>□ 自备饮食(建议流质、宜咀嚼消化食物)<br>□ 外用药物<br>□ 抗病毒<br>□ 抗生素(可选) | □ 上级医师入院 24h 内完成查房,明确诊断<br>□ 根据检验结果和病情调整治疗方案<br>□ 如果出现危急值,执行危急值报告制度(严重者出径)<br><br>**长期医嘱:**<br>□ 同前<br>**临时医嘱:**<br>□ 对异常实验室检查的复查<br>□ 丙种球蛋白(可选)<br>□ 激素(可选) | □ 上级医师查房,同意其出院<br>□ 完成出院小结、病案首页等<br>□ 出院宣教:向患儿监护人交代出院注意事项,如随访项目、居家观察、预约复诊时间等<br><br>**出院医嘱:**<br>□ 出院带药 |

续表

| 时间 | 入院第 1d | 入院第 2~7d | 出院日 |
|---|---|---|---|
| 医生工作 | **临时医嘱:**<br>□ 血常规、血型全套<br>□ 尿液常规、大便常规+潜血<br>□ 生化检查<br>□ 血气分析、电解质分析<br>□ 凝血功能<br>□ 血沉<br>□ 降钙素原<br>□ 免疫功能<br>□ 血培养<br>□ 咽拭子及肛拭子肠道病毒<br>□ CoxA16、EV-A71 特异性抗体<br>□ 心电图<br>□ 胸部 X 线检查<br>□ 常见呼吸道病原体检测、单纯疱疹病毒抗体检测、单纯疱疹病毒检测(各类病原 DNA 测定)、呼吸道病原学 Ⅰ类Ⅱ类(咽拭子)、超声心动图、胸部 CT、脑脊液检查、脑电图、头颅 MRI(可选) | | |
| 护士工作 | □ 入院宣教评估(一般情况、营养、疼痛、压疮、跌倒风险评估)<br>□ 执行医嘱、预约检查、安排取血 | □ 饮食指导<br>□ 用药指导<br>□ 每日护理评估<br>□ 定时测量体温、血压、呼吸、脉搏及体重<br>□ 观察病情变化,反馈医生 | □ 出院宣教:复查时间、饮食指导、用药指导等<br>□ 协助患儿监护人办理出院手续<br>□ 完成护理病历书写 |
| 患儿监护人工作 | □ 配合完成病史询问和体格检查<br>□ 学习健康宣教知识<br>□ 签署知情同意书 | □ 配合完成各项检查<br>□ 参与治疗方案<br>□ 观察患儿病情变化,必要时反馈医生 | □ 办理出院<br>□ 预约下次专科复诊 |
| 病情变异记录 | □ 无　□ 有,原因:<br>1.<br>2. | □ 无　□ 有,原因:<br>1.<br>2. | □ 无　□ 有,原因:<br>1.<br>2. |

**3. 出院标准**

(1)一般情况良好,生命体征稳定,精神及胃纳好转。

(2)体温正常 2d 以上。

(3)血常规大致正常。

**(六)变异及原因分析**

1. 存在使手足口病进一步加重的其他疾病,需要处理干预。

2. 患儿入院后病情突然加重,可出现脑膜炎、脑炎、脑脊髓炎、肺水肿、肺出血、休克等,导致住院时间延长,增加住院费用等。

## 二、临床路径流程图(图 5-1)

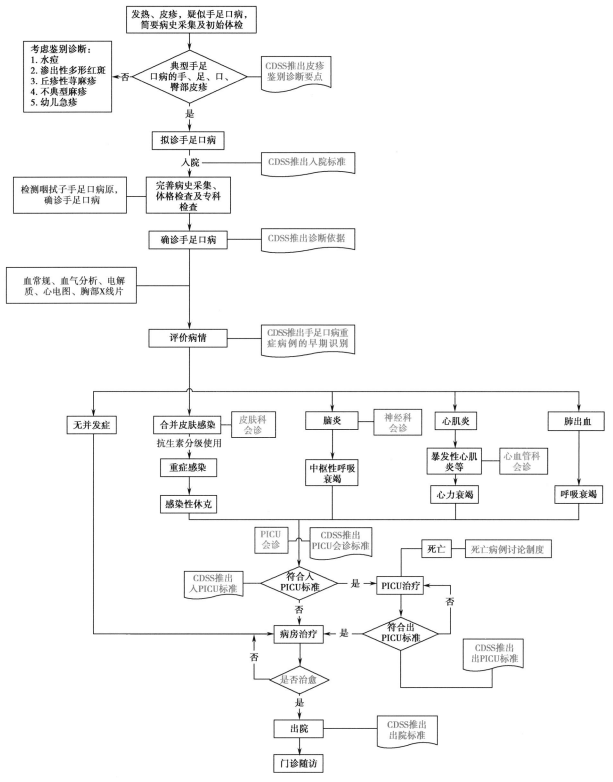

图 5-1 手足口病临床路径流程图

CDSS. 临床决策支持系统;PICU. 儿童重症监护病房。

## 三、随访指导

门诊治疗系统定期自动发送随访问卷调查表。视病情恢复情况决定复诊时间,通常为出院后 1 周常规专科门诊复诊。

## 四、宣教

宣教时间:出院当天。

宣教内容:

1. 手足口病是由肠道病毒引起的一种具有明显特点的出疹性疾病。其中以柯萨奇病毒 A16、A6、A10 型和肠道病毒 71 型最为常见。本病主要发生在 10 岁以下儿童,尤以 4~5 岁以下儿童为多。一般全年均有发生,5、6 月为高发期。

2. 有明显症状的患儿和无明显症状的隐性感染者都是重要的传染源,特别是轻症患儿和隐性感染者为主要的传染源。此病传染性强,可经呼吸道及接触传染,可在托幼机构内造成局部暴发流行。主要通过密切接触传播,接触患儿的粪便、疱疹液和呼吸道分泌物(如打喷嚏喷的飞沫等)及被污染的手、毛巾、手绢、牙杯、玩具、餐具、奶瓶、床上用品等而感染。要早发现、早治疗。

3. 手足口病潜伏期为 2~5d,病情稳定暂不需要住院治疗,应在家隔离,避免到人多的公共场所。居家隔离至少两周。多数患儿预后良好,但少数患儿(如 EV71 感染)病情较重,出现高热不退、四肢末端发凉、发紫、皮肤花纹、心率增快、心律不齐、精神差、面色苍白、反应淡漠、烦躁不安、呕吐、肢体抖动、抽搐等要及时就诊。

4. 患儿的痰、唾液和粪便、擦拭用纸等都最好倒入适量消毒剂,搅拌消毒后再丢入厕所,同时要消毒便盆。看护人接触患儿前、替换尿布后或处理患儿粪便后都要洗手。要勤开窗通风,勤晒衣被。奶嘴、奶瓶、餐具、毛巾等物品用 50℃以上的热水浸泡 30min 或者煮沸 3min。污染的玩具、桌椅和衣物等使用含氯的消毒剂(84 消毒液或漂白粉)按使用说明每天清洗。

5. 给予清淡富营养饮食,勿食过热、冰冷、过咸、辛辣、坚硬、热气食物。可给患儿进食牛奶、稀饭、面条、馒头、瘦肉汤等温性食物,多饮开水。

6. EV-A71 型灭活疫苗可用于 6 月龄~5 岁儿童预防 EV-A71 感染所致的手足口病,基础免疫程序为 2 剂次,间隔 1 个月,鼓励在 12 月龄前完成接种。

## 第二节　水痘不伴有并发症临床路径

### 一、水痘不伴有并发症临床路径标准流程

**(一) 适用对象**

第一诊断为水痘不伴有并发症(ICD-10:B01.900)。

**(二) 诊断依据**

根据《传染病学》《儿科学》(第 9 版)和《诸福棠实用儿科学》(第 8 版)进行诊断。

**1. 病史**　有水痘患儿接触史,出现发热、食欲减退、头痛,偶有轻度腹痛,同时出现皮疹。

**2. 体征**

(1)皮疹首先出现于头皮、面部或躯干。初为瘙痒性的红色小丘疹,然后发展为充满透明液体的水疱疹。24~48h 疱内液体变浑浊,且疱疹出现脐凹现象。当最初的损害结痂时,在躯干和肢体上出现新的皮疹。同时存在不同期的皮疹(斑疹、丘疹、水疱疹、结痂)是水痘的特征。

(2)进展型水痘是水痘的一种严重的临床类型,此型伴有内脏器官受累、凝血障碍、严重出血和持续发生皮肤损害。在有先天性细胞免疫缺陷或有恶性肿瘤,特别是在潜伏期内接受化学药物治疗(以下简称"化疗")的患儿,发生进展型水痘的危险最大。

**3. 辅助检查**　白细胞计数正常或低,如升高则表明可能有继发细菌感染。病原学检查,如病毒分离、抗原检查、核酸检测。

（三）进入临床路径标准

1. 第一诊断必须符合水痘不伴有并发症（ICD-10：B01.900）。

2. 当患儿同时具有其他疾病诊断,但在住院期间不需要特殊处理也不影响第一诊断的临床路径流程实施时,可以进入路径。

（四）门诊流程

水痘不伴有并发症临床路径表单（门诊）

患儿姓名：_____性别：_____年龄：_____门诊号：_____

| 时间 | 初诊 | 复诊 |
|---|---|---|
| 医生工作 | □ 主诊医生询问病史及体格检查<br>□ 完成初次评估,包括生理（营养、疼痛等）、心理、社会和经济因素<br>□ 完成门诊医嘱及病历书写<br>□ 向患儿监护人告知病情<br>**检查：**<br>□ 血常规、C反应蛋白<br>□ 生化检查<br>□ 单纯疱疹病毒Ⅰ、Ⅱ型抗体<br>□ 胸部X线检查<br>□ 心电图<br>**治疗：**<br>□ 抗病毒药物（可选）<br>□ 局部感染部位可涂抗菌软膏<br>□ 外用止痒:5%碳酸氢钠溶液或炉甘石洗剂局部涂擦<br>□ 口服抗组胺药物（可选）<br>□ 退热药（可选） | □ 1~2个工作日复诊患儿,查看检查结果。危急值处理<br>□ 主诊医生根据检验结果及初诊病情制订诊疗计划<br>□ 完成病历书写<br>□ 向患儿监护人交代病情及其注意事项<br>**治疗：**<br>□ 同前 |
| 护士工作 | □ 消毒隔离,评估、安排就诊顺序<br>□ 安排在水痘区候诊<br>□ 对患儿监护人进行缴费、检查检验、取药、抽血、治疗等方面的指引 | □ 消毒隔离,评估、安排就诊顺序<br>□ 安排在水痘区候诊<br>□ 对患儿监护人进行缴费、检查检验、取药、抽血、治疗等方面的指引 |
| 患儿监护人工作 | □ 通过现场分诊,当日挂号隔离门诊,就诊前准备好相关的既往病历资料<br>□ 接收指引单,根据指引完成就诊、检查、取药<br>□ 居家观察病情,预约下次复诊 | □ 打印检查报告单<br>□ 参与诊疗决策<br>□ 反馈治疗效果 |
| 病情变异记录 | □ 无　□ 有,原因：<br>1.<br>2. | □ 无　□ 有,原因：<br>1.<br>2. |

（五）住院流程

**1. 入院标准**

（1）持续高热,精神差。

（2）皮疹为出血性。

（3）新生儿、存在免疫缺陷或正在使用免疫抑制剂治疗的患儿。

### 2. 临床路径表单

**水痘不伴有并发症临床路径表单(住院)**

患儿姓名:_____ 性别:_____ 年龄:_____ 门诊号:_____ 住院号:_____

住院日期:_____年____月____日 出院日期:_____年____月____日 标准住院日:7~10d

| 时间 | 入院第1d | 入院第2~7d | 出院日 |
|------|---------|-----------|--------|
| 医生工作 | □ 询问病史及体格检查<br>□ 完成初次评估,包括生理(营养、疼痛等)、心理、社会和经济因素<br>□ 24h完成住院病历,8h内完成首次病程记录<br>□ 向患儿监护人告知病情 | □ 上级医师入院24h内完成查房,明确诊断<br>□ 根据检验结果和病情调整治疗方案<br>□ 如果出现危急值,执行危急值报告制度(严重者出径) | □ 上级医师查房,同意其出院<br>□ 完成出院小结、病案首页等<br>□ 出院宣教:向患儿监护人交代出院注意事项,如随访项目、居家观察、预约复诊时间等 |
| | **长期医嘱:**<br>□ 按儿内科常规护理<br>□ 根据病情选择护理级别:一级、二级护理<br>□ 病重者予心电血氧监护,吸氧(可选)<br>□ 空气隔离<br>□ 自备饮食(建议流质、宜咀嚼消化食物)<br>□ 抗病毒(可选)<br>□ 抗生素(可选)<br>**临时医嘱**<br>□ 血常规、血型全套<br>□ 尿常规、大便常规+潜血<br>□ 生化检查<br>□ 血气分析、电解质分析<br>□ 凝血功能<br>□ 血沉<br>□ 降钙素原<br>□ 感染性疾病筛查<br>□ 免疫功能<br>□ 血培养<br>□ 单纯疱疹病毒Ⅰ、Ⅱ型抗体<br>□ 心电图<br>□ 胸部X线检查<br>□ 胸部CT(可选) | **长期医嘱:**<br>□ 同前<br>**临时医嘱:**<br>□ 专科会诊<br>□ 退热药(可选)<br>□ 补液<br>□ 检验检查结果异常者需复查的相关项目<br>□ 复查血常规、C反应蛋白、血气分析、电解质分析<br>□ 呼吸道分泌物、疱液及其他致病原检测(可选)<br>□ 胸部CT(可选) | **出院医嘱:**<br>□ 出院带药 |
| 护士工作 | □ 入院宣教评估(一般情况、营养、疼痛、压疮、跌倒风险评估)<br>□ 执行医嘱、预约检查、安排取血 | □ 饮食指导<br>□ 用药指导<br>□ 每日护理评估<br>□ 定时测量体温、血压、呼吸、脉搏及体重<br>□ 观察病情变化,反馈医生 | □ 出院宣教:复查时间、饮食指导、用药指导等<br>□ 协助患儿监护人办理出院手续<br>□ 完成护理病历书写 |

续表

| 时间 | 入院第 1d | 入院第 2~7d | 出院日 |
|---|---|---|---|
| 患儿监护人工作 | □ 配合完成病史询问和体格检查<br>□ 学习健康宣教知识<br>□ 签署知情同意书 | □ 配合完成各项检查<br>□ 参与治疗方案<br>□ 观察患儿病情变化,必要时反馈医生 | □ 办理出院<br>□ 预约下次专科复诊 |
| 病情变异记录 | □ 无　□ 有,原因:<br>1.<br>2. | □ 无　□ 有,原因:<br>1.<br>2. | □ 无　□ 有,原因:<br>1.<br>2. |

3. **出院标准**

(1)一般情况良好,生命体征稳定,精神、胃纳好转。

(2)体温正常 2d 以上。

(3)血常规大致正常。

(六) 变异及原因分析

1. 存在使水痘进一步加重的其他疾病,需要处理干预。

2. 患儿入院时已发生严重感染(包括肺部感染和皮肤感染等),需进行积极对症处理,完善相关检查,导致住院时间延长,增加住院费用等。

## 二、临床路径流程图(图 5-2)

## 三、随访指导

门诊治疗系统定期自动发送随访问卷调查表。通常为每月回院复诊 1 次,至少 3 次,定期观察患儿症状、体征缓解情况并继续治疗。

## 四、宣教

宣教时间:出院当天。

宣教内容:

1. 水痘是一种由水痘 - 带状疱疹病毒(VZV)引起的传染性极强的儿童期出疹性疾病。水痘患儿为本病的传染源,主要通过空气飞沫经呼吸道传染,也可通过接触患儿疱疹浆液或被污染的用具而感染,冬春季节多发。感染后可获得持久免疫。水痘是自限性疾病,无合并症时以一般治疗和对症处理为主。患儿应隔离至皮疹全部结痂干燥为止。

2. 水痘的皮疹瘙痒症状较明显,应勤洗手脸,勤换衣被,保持皮肤清洁,穿宽松、柔软的棉质衣物并注意衣物和用具消毒加强护理,如勤换内衣、剪短患儿指甲、戴手套以防抓伤和减少继发感染等。保持空气流通,供给足够水分和易消化食物。皮肤瘙痒可局部使用炉甘石洗剂,破损处可涂抹抗生素软膏,必要时可予以抗病毒治疗。禁忌使用泼尼松激素类软膏。

3. 一旦出现再次高热难退、咳嗽加重、气喘、呼吸困难、面色青紫、抽搐、步态异常、肢体乏力、嗜睡或烦躁、头痛、剧烈呕吐甚至昏迷等,应立即送患儿到医院就诊。

4. 所有对水痘易感儿童均应进行水痘减毒活疫苗的接种。

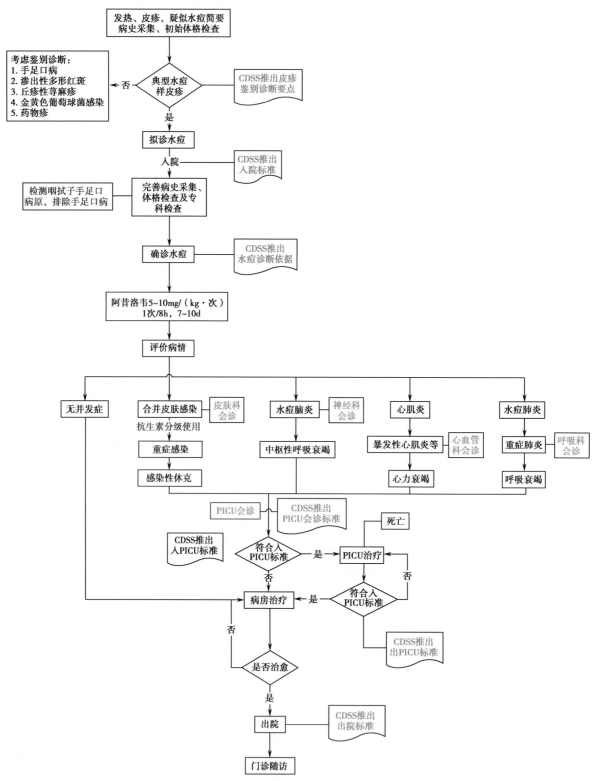

图 5-2　水痘不伴有并发症临床路径流程图

CDSS. 临床决策支持系统;PICU. 儿童重症监护病房。

# 第三节　疱疹性咽峡炎临床路径

## 一、疱疹性咽峡炎临床路径标准流程

### (一)适用对象

第一诊断为疱疹性咽峡炎(ICD-10:B00.202)。

### (二)诊断依据

根据《疱疹性咽峡炎诊断及治疗专家共识》(2019年版)和《诸福棠实用儿科学》(第8版)进行诊断。

**1. 病史**　3岁以下儿童,主要表现为口腔部位的疱疹。少数病例可出现脑膜炎、脑炎、脑脊髓炎、肺水肿、循环障碍等。

**2. 体征**　轻症仅表现为疱疹性咽峡炎。重症查体可见脑膜刺激征,腱反射减弱或消失,巴宾斯基征等病理征阳性,肺部可闻及湿啰音或痰鸣音,毛细血管再充盈时间延长,心率增快或减慢,脉搏浅速或减弱甚至消失,血压升高或下降。

**3. 辅助检查**　血常规、病原学检查(CoxA16、EV-A71等)、血清学检查病毒中和抗体、血生化检查、C反应蛋白、乳酸、血气分析、脑脊液检查。

### (三)进入临床路径标准

1. 第一诊断必须符合疱疹性咽峡炎(ICD-10:B00.202)。

2. 当患儿同时具有其他疾病诊断,但在住院期间不需要特殊处理也不影响第一诊断的临床路径流程实施时,可以进入路径。

### (四)门诊流程

**疱疹性咽峡炎临床路径表单(门诊)**

患儿姓名:＿＿＿＿＿＿　性别:＿＿＿＿＿　年龄:＿＿＿＿＿＿　门诊号:＿＿＿＿＿＿

| 时间 | 初诊 | 复诊 |
|---|---|---|
| 医生工作 | □ 主诊医生询问病史及体格检查<br>□ 完成初次评估,包括生理(营养、疼痛等)、心理、社会和经济因素<br>□ 完成门诊医嘱及病历书写<br>□ 向患儿监护人告知病情<br>**检查:**<br>□ 血常规、C反应蛋白<br>□ 手足口病病原(可选)<br>**治疗:**<br>□ 口服药物:清热解毒、抗病毒类<br>□ 中成药外洗<br>□ 口腔护理 | □ 1~2个工作日复诊患儿,查看检查结果。危急值处理<br>□ 主诊医生根据检验结果及初诊病情制订诊疗计划<br>□ 完成病历书写<br>□ 向患儿监护人交代病情及其注意事项<br>**治疗:**<br>□ 同前 |
| 护士工作 | □ 消毒隔离,评估、安排就诊顺序<br>□ 安排在指定候诊区候诊<br>□ 对患儿监护人进行缴费、检查检验、取药、抽血、治疗等方面的指引 | □ 对患儿监护人进行缴费、检查检验、取药、抽血、治疗等方面的指引 |
| 患儿监护人工作 | □ 通过现场分诊,当日挂号隔离门诊,就诊前准备好相关的既往病历资料<br>□ 接收指引单,根据指引完成就诊、检查、取药<br>□ 居家观察病情,预约下次复诊 | □ 打印检查报告单<br>□ 参与诊疗决策<br>□ 反馈治疗效果 |

续表

| 时间 | 初诊 | 复诊 |
|---|---|---|
| 病情<br>变异<br>记录 | □无　□有,原因:<br>1.<br>2. | □无　□有,原因:<br>1.<br>2. |

(五) 住院流程

1. 入院标准

(1)持续高热,精神差。

(2)出现睡眠不安、惊跳、肢体抖动或无力、瘫痪、精神萎靡、呕吐等神经系统表现。

(3)呼吸增快、减慢或节律不整等。

(4)出冷汗、四肢发凉、皮肤花纹,心率增快(>140 次 /min)、血压升高、毛细血管再充盈时间 >2s 等。

2. 临床路径表单

疱疹性咽峡炎临床路径表单(住院)

患儿姓名:_____ 性别:_____ 年龄:_____ 门诊号:_____ 住院号:_____

住院日期:_____年___月___日　　出院日期:_____年___月___日　　标准住院日:5~7d

| 时间 | 入院第 1d | 入院第 2~7d | 出院日 |
|---|---|---|---|
| 医生<br>工作 | □ 询问病史及体格检查<br>□ 完成初次评估,包括生理(营养、疼痛等)、心理、社会和经济因素<br>□ 24h 完成住院病历,8h 内完成首次病程记录<br>□ 向患儿监护人告知病情 | □ 上级医师入院 24h 内完成查房,明确诊断<br>□ 根据检验结果和病情调整治疗方案<br>□ 如果出现危急值,执行危急值报告制度(严重者出径) | □ 上级医师查房,同意其出院<br>□ 完成出院小结、病案首页等<br>□ 出院宣教:向患儿监护人交代出院注意事项,如随访项目、居家观察、预约复诊时间等 |
| | **长期医嘱:**<br>□ 按儿内科常规护理<br>□ 根据病情选择护理级别:一级、二级护理<br>□ 接触隔离<br>□ 自备饮食(建议流质、宜咀嚼消化食物)<br>□ 抗病毒(可选)<br>□ 维生素 C、B 族维生素(可选)<br>□ 抗生素(可选)<br>**临时医嘱:**<br>□ 血常规、血型全套<br>□ 尿液分析<br>□ 粪便分析、潜血<br>□ 生化检查<br>□ 血气分析、电解质分析<br>□ 凝血功能<br>□ 血沉<br>□ 降钙素原<br>□ 免疫功能<br>□ 血培养<br>□ 咽拭子及肛拭子肠道病毒<br>□ CoxA16、EV-A71 特异性抗体 | **长期医嘱:**<br>□ 同前<br>**临时医嘱:**<br>□ 对异常实验室检查的复查<br>□ 丙种球蛋白(可选)<br>□ 激素(可选) | **出院医嘱:**<br>□ 出院带药 |

| 时间 | 入院第 1d | 入院第 2~7d | 出院日 |
|---|---|---|---|
| 医生工作 | □ 心电图<br>□ 胸部 X 线检查<br>□ 九项呼吸道病原体 IgM 检测、单纯疱疹病毒抗体检测、单纯疱疹病毒检测(各类病原 DNA 测定)、呼吸道病原学 I 类 II 类(咽拭子)、心脏超声、胸部 CT、脑脊液检查、脑电图、头颅 MRI(可选) | | |
| 护士工作 | □ 入院宣教评估(一般情况、营养、疼痛、压疮、跌倒风险评估)<br>□ 执行医嘱、预约检查、安排取血 | □ 饮食指导<br>□ 用药指导<br>□ 每日护理评估<br>□ 定时测量体温、血压、呼吸、脉搏及体重<br>□ 观察病情变化,反馈医生 | □ 出院宣教:复查时间、饮食指导、用药指导等<br>□ 协助患儿监护人办理出院手续<br>□ 完成护理病历书写 |
| 患儿监护人工作 | □ 配合完成病史询问和体格检查<br>□ 学习健康宣教知识<br>□ 签署知情同意书 | □ 配合完成各项检查<br>□ 参与治疗方案<br>□ 观察患儿病情变化,必要时反馈医生 | □ 办理出院<br>□ 预约下次专科复诊 |
| 病情变异记录 | □ 无　□ 有,原因:<br>1.<br>2. | □ 无　□ 有,原因:<br>1.<br>2. | □ 无　□ 有,原因:<br>1.<br>2. |

**3. 出院标准**

(1)一般情况良好,生命体征稳定,精神胃纳好转。

(2)体温正常 2d 以上。

(3)血常规大致正常。

(六) 变异及原因分析

1. 出现其他并发症,需要处理干预。

2. 患儿入院后病情突然加重,出现脑膜炎、脑炎、脑脊髓炎、肺水肿、肺出血、休克等,导致住院时间延长,增加住院费用等。

## 二、临床路径流程图(图 5-3)

## 三、随访指导

门诊治疗系统定期自动发送随访问卷调查表。视病情恢复情况决定复诊时间,通常为出院后 1 周常规专科门诊复诊。

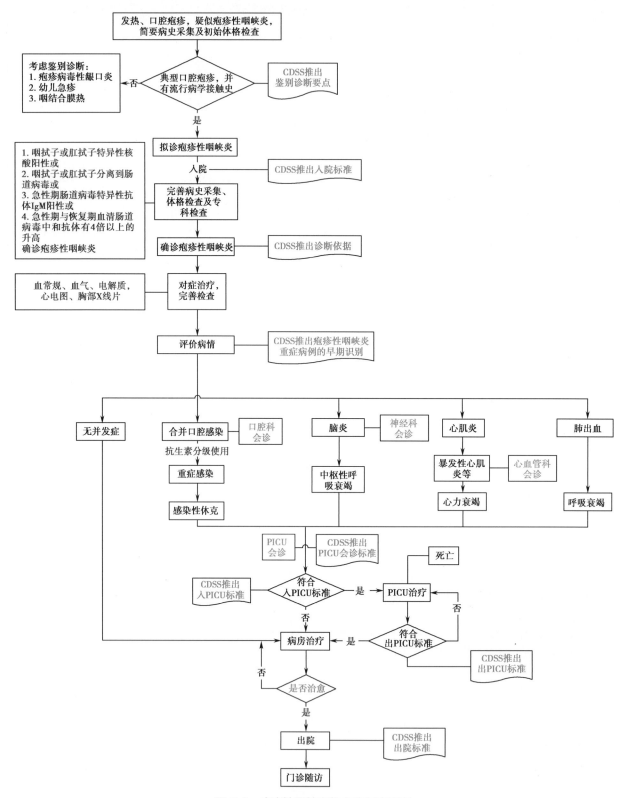

图 5-3 疱疹性咽峡炎临床路径流程图

CDSS. 临床决策支持系统；PICU. 儿童重症监护病房。

### 四、宣教

宣教时间：出院当天。

宣教内容：

1. 疱疹性咽峡炎是由肠道病毒引起的一种具有明显特点的出疹性疾病。其中以柯萨奇病毒 A16、A6、A10 型和肠道病毒 71 型最为常见。本病主要发生在 10 岁以下儿童，尤以 4~5 岁以下儿童为多。一般全年均有发生，5、6 月份为高发期。

2. 有明显症状的患儿和无明显症状的隐性感染者都是重要的传染源，特别是轻症患儿和隐性感染者为主要的传染源。此病传染性强，可经呼吸道及接触传染，可在托幼机构内造成局部暴发流行。主要通过密切接触传播，接触患儿的粪便、疱疹液和呼吸道分泌物(如打喷嚏喷的飞沫等)及被污染的手、毛巾、手绢、牙杯、玩具、餐具、奶瓶、床上用品等而感染。本病需要早发现、早诊断和早治疗。

3. 疱疹性咽峡炎潜伏期为 2~5d，病情稳定暂不需要住院治疗，应在家隔离，避免到人多的公共场所。居家隔离至少两周。病程大多短而轻，预后良好，但少数患儿病情较重，出现高热不退、四肢末端发凉、发紫、皮肤花纹、心率增快，节律不齐、精神差、面色苍白、反应淡漠、烦躁不安、呕吐、肢体抖动、抽搐等要及时就诊。

4. 患儿的痰、唾液和粪便、擦拭用纸等都最好倒入适量消毒剂，搅拌消毒后再丢入厕所，同时要消毒便盆。看护人接触患儿前、替换尿布后或处理患儿粪便后都要洗手。要勤开窗通风，勤晒衣被。奶嘴、奶瓶、餐具、毛巾等物品用 50℃以上的热水浸泡 30min 或者煮沸 3min。污染的玩具、桌椅和衣物等使用含氯的消毒剂(84 消毒液或漂白粉)按使用说明每天清洗。

5. 给予清淡富营养饮食，勿食过热、冰冷、过咸、辛辣、坚硬、热气食物。可给患儿进食牛奶、稀饭、面条、馒头、瘦肉汤等温性食物，多饮开水。

6. EV-A71 型灭活疫苗可用于 6 月龄 ~5 岁儿童预防 EV-A71 感染所致的疱疹性咽峡炎，基础免疫程序为 2 剂次，间隔 1 个月，鼓励在 12 月龄前完成接种。

## 第四节　麻疹并发肺炎临床路径

### 一、麻疹并发肺炎临床路径标准流程

（一）适用对象

第一诊断为麻疹并发肺炎（ICD-10：B05.200+J17.1*）。

（二）诊断标准

根据《儿科学》(第 9 版)和《诸福棠实用儿科学》(第 8 版)进行诊断。

1. **病史**　有流行病学资料。婴幼儿多见，发热、咳嗽、流涕、结膜充血、畏光、流泪等卡他症状。

2. **体征**　出皮疹前的麻疹黏膜斑（Koplik 斑），发热后 3~4d 出现的自上而下的红色斑丘疹，疹退后留下色素沉着及糠麸样脱屑等，咳嗽、气促，重症表现为鼻翼扇动、口周和指 / 趾端发绀及吸气性三凹征。部分患儿两肺可闻及固定性细湿啰音。

3. **辅助检查**　血常规白细胞减少，淋巴细胞和中性粒细胞都减少。呼吸道分泌物致病原检测阳性或血标本检测麻疹病毒 IgM 抗体阳性。胸部 X 线检查提示支气管肺炎。

（三）进入临床路径标准

1. 第一诊断必须符合麻疹并发肺炎（ICD-10：B05.200+J17.1*）。

2. 当患儿同时具有其他疾病诊断，但在治疗期间不影响该诊断的临床路径流程实施时，可进入路径。

## (四)门诊流程

### 麻疹并发肺炎临床路径表单(门诊)

患儿姓名:_____ 性别:_____ 年龄:_____ 门诊号:_____

| 时间 | 初诊 | 复诊 |
|---|---|---|
| 医生<br>工作 | □ 主诊医生询问病史及体格检查<br>□ 完成初次评估,包括生理(营养、疼痛等)、心理、社会和经济因素<br>□ 完成门诊医嘱及病历书写<br>□ 向患儿监护人告知病情<br>**检查**:<br>□ 血常规、C 反应蛋白<br>□ 麻疹病毒抗体<br>□ 胸部 X 线检查<br>**治疗**:<br>□ 补充维生素 A<br>□ 继发细菌感染时予抗生素<br>□ 止咳化痰药<br>□ 皮肤、口腔护理药物:除湿止痒洗液、康复新液、口腔炎喷雾剂等 | □ 当天复诊患儿,查看检查结果。危急值处理<br>□ 主诊医生根据检验结果及初诊病情制订诊疗计划<br>□ 完成病历书写<br>□ 向患儿监护人交代病情及其注意事项<br>**治疗**:<br>□ 同前 |
| 护士<br>工作 | □ 消毒隔离、皮肤及气道护理等健康宣教,评估、安排就诊顺序<br>□ 安排在指定区候诊<br>□ 对患儿监护人进行缴费、检查检验、取药、抽血、治疗等方面的指引 | □ 消毒隔离、皮肤及气道护理等健康宣教,评估、安排就诊顺序<br>□ 安排在指定区候诊<br>□ 对患儿监护人进行缴费、检查检验、取药、抽血、治疗等方面的指引 |
| 患儿<br>监护<br>人工<br>作 | □ 通过现场分诊,当日挂号隔离门诊,就诊前准备好相关的既往病历资料<br>□ 接收指引单,根据指引完成就诊、检查、取药<br>□ 居家观察病情,预约下次复诊 | □ 打印检查报告单<br>□ 参与诊疗决策<br>□ 反馈治疗效果 |
| 病情<br>变异<br>记录 | □ 无　□ 有,原因:<br>1.<br>2. | □ 无　□ 有,原因:<br>1.<br>2. |

## (五)住院流程

### 1. 入院标准

(1)持续高热,反复咳嗽,精神差。

(2)皮疹为出血性,伴有黏膜及消化道出血。

(3)合并喉炎、心肌炎、肺炎、脑炎等并发症。

(4)新生儿或合并有基础疾病者。

## 2. 临床路径表单

麻疹并发肺炎临床路径表单（住院）

患儿姓名：_____ 性别：_____ 年龄：_____ 门诊号：_____ 住院号：_____

住院日期：_____年___月___日　出院日期：_____年___月___日　标准住院日：5~7d

| 时间 | 入院第 1d | 入院第 2~7d | 出院日 |
|---|---|---|---|
| 医生工作 | □ 询问病史及体格检查<br>□ 完成初次评估,包括生理(营养、疼痛等)、心理、社会和经济因素<br>□ 24h 完成住院病历,8h 内完成首次病程记录<br>□ 向患儿监护人告知病情 | □ 上级医师入院 24h 内完成查房,明确诊断<br>□ 根据检验结果和病情调整治疗方案<br>□ 如果出现危急值,执行危急值报告制度(严重者出径) | □ 上级医师查房,同意其出院<br>□ 完成出院小结、病案首页等<br>□ 出院宣教:向患儿监护人交代出院注意事项,如随访项目、居家观察、预约复诊时间等 |
| | **长期医嘱:**<br>□ 麻疹护理常规<br>□ 根据年龄和病情选择饮食<br>□ 根据病情决定护理等级;病重者予心电监护,吸氧<br>□ 抗病毒药物(可选)<br>□ 抗生素<br>□ 补液及维生素(可选)<br>□ 雾化、吸痰<br>□ 止咳祛痰<br>□ 中药制剂<br>**临时医嘱:**<br>□ 血常规、血型全套<br>□ 尿常规、大便常规 + 潜血<br>□ 生化检查<br>□ 血气分析、电解质分析<br>□ 凝血功能<br>□ 降钙素原<br>□ 感染性疾病筛查<br>□ 免疫功能<br>□ 痰培养<br>□ 血培养<br>□ 血麻疹病毒 IgM 抗体<br>□ 风疹病毒抗体<br>□ EB 病毒抗体六项<br>□ 单纯疱疹病毒抗体<br>□ 支原体抗体 IgG/IgM<br>□ 衣原体抗体<br>□ 呼吸道常见病原学(咽拭子)<br>□ 心电图<br>□ 胸部 X 线检查<br>□ 常见呼吸道病原体检测、腰椎穿刺术、头颅 MRI 平扫 + 增强和胸部 CT 平扫 + 增强(可选)<br>□ 退热药 | **长期医嘱:**<br>□ 同前<br>**临时医嘱:**<br>□ 退热药<br>□ 电解质液体<br>□ 2 岁以下重症麻疹患儿可考虑予大剂量维生素 A<br>□ 检验检查结果异常者需复查的相关项目<br>□ 血常规、C 反应蛋白<br>□ 血气分析、电解质分析(可选)<br>□ 心肌酶谱学显著异常者加护心肌治疗<br>□ 肝肾功能异常者保肝护肾治疗<br>□ 危重症患儿予强心、利尿、丙种球蛋白,必要时予机械通气 | **出院医嘱:**<br>□ 出院带药 |

续表

| 时间 | 入院第 1d | 入院第 2~7d | 出院日 |
|---|---|---|---|
| 护士工作 | □ 入院宣教评估(一般情况、营养、疼痛、压疮、跌倒风险评估)<br>□ 执行医嘱、预约检查、安排取血 | □ 饮食指导<br>□ 用药指导<br>□ 每日护理评估<br>□ 定时测量体温、血压、呼吸、脉搏及体重<br>□ 观察病情变化,反馈医生 | □ 出院宣教:复查时间、饮食指导、用药指导等<br>□ 协助患儿监护人办理出院手续<br>□ 完成护理病历书写 |
| 患儿监护人工作 | □ 配合完成病史询问和体格检查<br>□ 学习健康宣教知识<br>□ 签署知情同意书 | □ 配合完成各项检查<br>□ 参与治疗方案<br>□ 观察患儿病情变化,必要时反馈医生 | □ 办理出院<br>□ 预约下次专科复诊 |
| 病情变异记录 | □ 无　□ 有,原因:<br>1.<br>2. | □ 无　□ 有,原因:<br>1.<br>2. | □ 无　□ 有,原因:<br>1.<br>2. |

**3. 出院标准**

(1)一般情况良好,生命体征稳定,肺部体征改善,咳嗽明显减轻。

(2)体温正常 2d 以上。

(3)血常规、血气分析、电解质分析等血液检查正常。

(六) 变异及原因分析

1. 存在麻疹并发肺炎进一步加重的其他疾病,需要处理干预。

2. 患儿入院时已发生昏迷、出血、严重肺部感染、呼吸困难或循环衰竭等,需进行积极对症处理,完善相关检查,导致患儿住院时间延长,增加住院费用等。

## 二、临床路径流程图(图 5-4)

## 三、随访指导

1 周后隔离门诊随访,继续口服药治疗。

## 四、宣教

宣教时间:出院当天。

宣教内容:

1. 麻疹是由麻疹病毒感染引起的一种急性出疹性传染病,四季可发病,以冬春季节发病率高,发病年龄以 6 个月至 5 岁小儿居多,感染过麻疹的母亲所生婴儿,因体内有母体胎传抗体,因而出生后 3~6 个月以内很少发病。

2. 麻疹病毒经由呼吸道飞沫传播,污染的生活用具、玩具、衣物等也有可能间接传播。麻疹流行季节,易感儿童应避免去密集场所,患儿停留过的房间应及时通风并用紫外线照射消毒。病后可获终生免疫。

3. 对麻疹患儿要做到早发现、早报告、早隔离、早治疗。一般隔离至出疹后 5d,合并肺炎者延长至出疹后 10d。对接触麻疹的易感患儿应隔离检疫 3 周,并予以被动免疫。

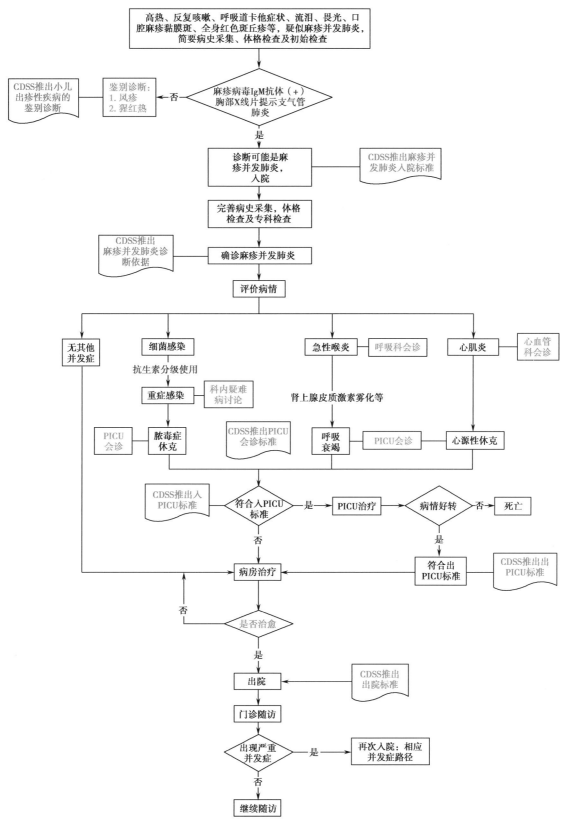

图 5-4 麻疹并发肺炎临床路径流程图

CDSS. 临床决策支持系统;PICU. 儿童重症监护病房。

143

# 第五节　流行性感冒临床路径

## 一、流行性感冒临床路径标准流程

### （一）适用对象

第一诊断为流行性感冒（ICD-10：J11.101）。

### （二）诊断依据

根据《流行性感冒诊疗方案》（2019年版）《传染病学》（第9版）和《诸福棠实用儿科学》（第8版）进行诊断。

1. **病史**　急性起病，以发热、头痛、肌痛和全身不适起病，体温可达39~40℃，可有畏寒、寒战，多伴全身肌肉关节酸痛、乏力、食欲减退等全身症状，常有咽喉痛、干咳，可有鼻塞、流涕、胸骨后不适，颜面潮红，眼结膜充血等。

2. **体征**　累及肺部时主要为肺炎或呼吸衰竭等表现。少部分可有心肌炎、心包炎、横纹肌溶解、脓毒症休克或神经系统损伤等肺外表现。

3. **辅助检查**　血常规、生化检查、动脉血气分析、脑脊液、病毒学检查、影像学检查（CT或MRI等）。

### （三）进入临床路径标准

1. 第一诊断必须符合流行性感冒（ICD-10：J11.101）。

2. 当患儿同时具有其他疾病诊断，但在治疗期间不影响该诊断的临床路径流程实施时，可进入路径。

### （四）门诊流程

流行性感冒临床路径表单（门诊）

患儿姓名：_____　性别：_____　年龄：_____　门诊号：_____

| 时间 | 初诊 | 复诊 |
|---|---|---|
| 医生工作 | □ 主诊医生询问病史及体格检查<br>□ 完成初次评估，包括生理（营养、疼痛等）、心理、社会和经济因素<br>□ 完成门诊医嘱及病历书写<br>□ 向患儿监护人告知病情<br>检查：<br>□ 血常规、C反应蛋白<br>□ 流感病毒核酸检测<br>□ 血气分析、电解质分析<br>□ 生化检查（可选）<br>□ 心电图（可选）<br>□ 胸部X线检查（可选） | □ 当天复诊患儿，查看检查结果。危急值处理<br>□ 主诊医生根据检验结果及初诊病情制订诊疗计划<br>□ 完成病历书写<br>□ 向患儿监护人交代病情及其注意事项<br>治疗：<br>□ 磷酸奥司他韦<br>□ 解热镇痛类药物<br>□ 抗生素（可选） |
| 护士工作 | □ 评估、安排就诊顺序<br>□ 派发口罩，安排在指定区候诊<br>□ 推送信息给医生和患儿监护人 | □ 对患儿监护人进行缴费、检查检验、取药、抽血、治疗等方面的指引 |
| 患儿监护人工作 | □ 通过现场分诊，当日挂号隔离门诊，就诊前准备好相关的既往病历资料<br>□ 接收指引单，根据指引完成就诊、检查、取药<br>□ 居家观察病情，预约下次复诊 | □ 打印检查报告单<br>□ 参与诊疗决策<br>□ 反馈治疗效果 |
| 病情变异记录 | □ 无　□ 有，原因：<br>1.<br>2. | □ 无　□ 有，原因：<br>1.<br>2. |

（五）住院流程

**1. 入院标准**

（1）基础疾病明显加重,合并慢性阻塞性肺疾病、糖尿病、慢性心功能不全、慢性肾功能不全、肝硬化等。

（2）符合重症或危重流行性感冒诊断标准。

1）出现以下情况之一者为重症病例:①持续高热>3d,伴有剧烈咳嗽,咳脓痰、血痰,或胸痛;②呼吸频率快、呼吸困难、口唇发绀;③神志改变:反应迟钝、嗜睡、躁动、惊厥等;④严重呕吐、腹泻,出现脱水表现;⑤合并肺炎;⑥原有基础疾病明显加重;⑦需住院治疗的其他临床情况。

2）出现以下情况之一者为危重病例:①呼吸衰竭;②急性坏死性脑病;③脓毒症休克;④多器官功能不全;⑤出现其他需进行监护治疗的严重临床情况。

**2. 临床路径表单**

流行性感冒临床路径表单(住院)

患儿姓名:_____ 性别:_____ 年龄:_____ 门诊号:_____ 住院号:_____

住院日期:_____年___月___日　出院日期:_____年___月___日　标准住院日:5~7d

| 时间 | 入院第 1d | 入院第 2~7d | 出院日 |
|---|---|---|---|
| 医生工作 | □ 询问病史及体格检查<br>□ 完成初次评估,包括生理(营养、疼痛等)、心理、社会和经济因素<br>□ 24h 完成住院病历,8h 内完成首次病程记录<br>□ 向患儿监护人告知病情 | □ 上级医师入院 24h 内完成查房,明确诊断<br>□ 根据检验结果和病情调整治疗方案<br>□ 如果出现危急值,执行危急值报告制度(严重者出径) | □ 上级医师查房,同意其出院<br>□ 完成出院小结、病案首页等<br>□ 出院宣教:向患儿监护人交代出院注意事项,如随访项目、居家观察、预约复诊时间等 |
| | 长期医嘱:<br>□ 按儿内科常规护理<br>□ 根据病情选择护理级别:一级、二级护理<br>□ 飞沫隔离<br>□ 自备饮食(建议流质、宜咀嚼消化食物)<br>□ 抗病毒治疗:磷酸奥司他韦、帕拉米韦<br>□ 抗生素(可选)<br>临时医嘱:<br>□ 血常规、血型全套<br>□ 尿常规、大便常规 + 潜血<br>□ 生化检查<br>□ 血气分析、电解质分析<br>□ 凝血功能<br>□ 降钙素原<br>□ 感染性疾病筛查<br>□ 流感病毒核酸检测<br>□ 免疫功能<br>□ 血培养<br>□ 心电图<br>□ 胸部 X 线检查<br>□ H1N1 检测、H7N9 检测、常见呼吸道病原体检测、呼吸道病原学Ⅰ类Ⅱ类(咽拭子)<br>□ 胸部 CT 平扫 + 增强、头颅 MRI 平扫+增强、脑电图、腰椎穿刺等(可选) | 长期医嘱:<br>□ 同前<br>临时医嘱:<br>□ 退热药<br>□ 检验检查结果异常者需复查的相关项目<br>□ 专科会诊 | 出院医嘱:<br>□ 出院带药 |

续表

| 时间 | 入院第 1d | 入院第 2~7d | 出院日 |
|---|---|---|---|
| 护士工作 | ☐ 入院宣教评估(一般情况、营养、疼痛、压疮、跌倒风险评估)<br>☐ 执行医嘱、预约检查、安排取血 | ☐ 饮食指导<br>☐ 用药指导<br>☐ 每日护理评估<br>☐ 定时测量体温、血压、呼吸、脉搏及体重<br>☐ 观察病情变化,反馈医生 | ☐ 出院宣教:复查时间、饮食指导、用药指导等<br>☐ 协助患儿监护人办理出院手续<br>☐ 完成护理病历书写 |
| 患儿监护人工作 | ☐ 配合完成病史询问和体格检查<br>☐ 学习健康宣教知识<br>☐ 签署知情同意书 | ☐ 配合完成各项检查<br>☐ 参与治疗方案<br>☐ 观察患儿病情变化,必要时反馈医生 | ☐ 办理出院<br>☐ 预约下次专科复诊 |
| 病情变异记录 | ☐ 无 ☐ 有,原因:<br>1.<br>2. | ☐ 无 ☐ 有,原因:<br>1.<br>2. | ☐ 无 ☐ 有,原因:<br>1.<br>2. |

### 3. 出院标准

(1)体温正常 2d 以上,咳嗽明显减轻。

(2)肺部体征改善,胸部 X 线检查好转。

(3)生命体征稳定,复查血液检查指标正常。

### (六) 变异及原因分析

1. 存在使流行性感冒进一步加重的其他疾病,需要处理干预。

2. 患儿入院时已发生严重感染,如肺部感染出现呼吸困难等,需进行积极对症处理,完善相关检查,导致住院时间延长,增加住院费用等。

## 二、临床路径流程图(图 5-5)

## 三、随访指导

流行性感冒患儿应隔离 1 周或至主要症状消失。出院 3d 回院复诊,观察患儿症状、体征缓解情况,继续治疗。

## 四、宣教

宣教时间:出院当天。

宣教内容:

1. 流行性感冒是由流感病毒引起的一种急性呼吸道传染病,起病急,大多为自限性。少数重症病例病情进展快,可因急性呼吸窘迫综合征(ARDS)和 / 或多脏器功能衰竭而死亡。

2. 流感病毒核酸检查是明确流行性感冒诊断的主要手段,对于疑似患儿尽早完善病原学检查。

3. 目前流行性感冒治疗主要为神经氨酸酶抑制剂的抗病毒治疗,应尽量在发病 48h 内给予抗流感病毒治疗,尤其重症患儿,不必等待病原学检查回报。

4. 保持良好的个人卫生习惯是预防流行性感冒等呼吸道传染病的重要手段。注意锻炼身体,增强机体免疫力。加强室内通风,患儿被服日光暴晒消毒,注意勤洗手。尽量减少公共场所的活动,避免接触呼吸道感染患儿。

5. 接种疫苗是预防流行性感冒最有效的手段。推荐老年人、儿童、孕妇、慢性病患儿和医务人员等流行性感冒高危人群,建议每年接种流行性感冒疫苗。

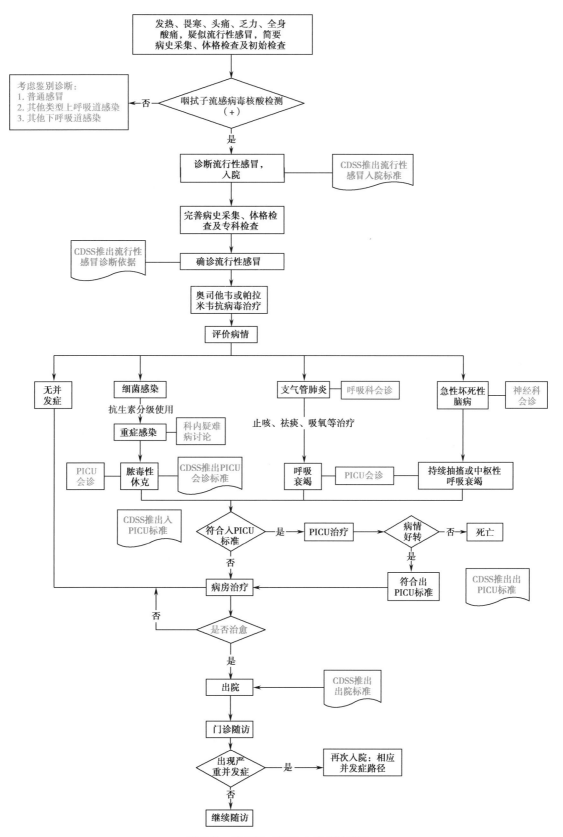

图 5-5 流行性感冒临床路径流程图

CDSS.临床决策支持系统；PICU.儿童重症监护病房。

## 第六节 传染性单核细胞增多症临床路径

### 一、传染性单核细胞增多症临床路径标准流程

（一）适用对象

第一诊断为传染性单核细胞增多症（ICD-10：B27.901）。

（二）诊断依据

根据《传染病学》《儿科学》（第9版）和《诸福棠实用儿科学》（第8版）进行诊断。

1. **病史** 发热、咽痛、淋巴结大，重者发热时间长，2周或更久，幼儿可不明显。

2. **体征** 淋巴结大，颈部淋巴结最常见。咽部50%有渗出物，25%上腭有瘀点，50%的病例可伴脾大，持续2~3周。肝大发生率10%~15%。可出现多样性皮疹，如红斑、斑丘疹或麻疹样皮疹。50%病例可有眼睑水肿。

3. **辅助检查** 血常规、EBV抗体和EBV-DNA。

（三）进入临床路径标准

1. 第一诊断必须符合传染性单核细胞增多症（ICD-10：B27.901）。

2. 当患儿同时具有其他疾病诊断，但在住院期间不需要特殊处理也不影响第一诊断的临床路径流程实施时，可以进入路径。

（四）门诊流程

传染性单核细胞增多症临床路径表单（门诊）

患儿姓名：_____ 性别：_____ 年龄：_____ 门诊号：_____

| 时间 | 初诊 | 复诊 |
|---|---|---|
| 医生工作 | □ 主诊医生询问病史及体格检查<br>□ 完成初次评估，包括生理（营养、疼痛等）、心理、社会和经济因素<br>□ 完成门诊医嘱及病历书写<br>□ 向患儿监护人告知病情<br>**检查：**<br>□ 血常规<br>□ 生化检查<br>□ EB病毒抗体<br>□ EB病毒DNA定量<br>□ 血气分析、电解质分析（可选）<br>□ 胸部X线检查（可选）<br>□ 心电图（可选）<br>□ 骨髓穿刺（可选） | □ 当天复诊患儿，查看检查结果。危急值处理<br>□ 主诊医生根据检验结果及初诊病情制订诊疗计划<br>□ 完成病历书写<br>□ 向患儿监护人交代病情及其注意事项<br>**治疗：**<br>□ 抗病毒药物：更昔洛韦、阿昔洛韦等<br>□ 护肝药物：葡醛内酯、甘草酸苷片等<br>□ 口腔护理药物：康复新液、口腔炎喷雾剂等 |
| 护士工作 | □ 评估、安排就诊顺序，安排指定区候诊<br>□ 对患儿监护人进行缴费、检查检验、取药、抽血、治疗等方面的指引 | □ 评估、安排就诊顺序，安排指定区候诊<br>□ 对患儿监护人进行缴费、检查检验、取药、抽血、治疗等方面的指引 |
| 患儿监护人工作 | □ 通过现场分诊，当日挂号隔离门诊，就诊前准备好相关的既往病历资料<br>□ 接收指引单，根据指引完成就诊、检查、取药<br>□ 居家观察病情，预约下次复诊 | □ 打印检查报告单<br>□ 参与诊疗决策<br>□ 反馈治疗效果 |
| 病情变异记录 | □ 无　□ 有，原因：<br>1.<br>2. | □ 无　□ 有，原因：<br>1.<br>2. |

（五）住院流程

**1. 入院标准**

（1）持续发热、全身中毒症状重。

（2）出现肝功能异常。

（3）出现血液系统损害。

（4）出现意识改变等神经系统损害。

（5）扁桃体明显增大及咽部淋巴组织增生引起呼吸或吞咽困难、肺炎、血尿、蛋白尿、肾损害等并发症。

**2. 临床路径表单**

传染性单核细胞增多症临床路径表单（住院）

患儿姓名：_____　性别：_____　年龄：_____　门诊号：_____　住院号：_____

住院日期：_____年___月___日　　出院日期：_____年___月___日　　标准住院日：5~7d

| 时间 | 入院第 1d | 入院第 2~7d | 出院日 |
|---|---|---|---|
| 医生工作 | □ 询问病史及体格检查<br>□ 完成初次评估，包括生理（营养、疼痛等）、心理、社会和经济因素<br>□ 24h 完成住院病历，8h 内完成首次病程记录<br>□ 向患儿监护人告知病情<br><br>**长期医嘱：**<br>□ 根据年龄和病情选择饮食<br>□ 根据病情决定护理等级<br>□ 病重者予心电监护，吸氧<br>□ 更昔洛韦（可选）<br>□ 抗生素（可选）<br>**临时医嘱：**<br>□ 血常规、血型全套、C 反应蛋白<br>□ 尿常规、大便常规 + 潜血<br>□ 生化检查、ASO<br>□ 血气分析、电解质分析<br>□ 凝血功能<br>□ 降钙素原<br>□ 免疫功能<br>□ EB 病毒抗体<br>□ 血浆 EB 病毒 DNA 定量<br>□ 九项呼吸道病原学 IgM<br>□ 呼吸道病原学检查（咽拭子）<br>□ 血培养<br>□ TBNK 淋巴细胞绝对计数<br>□ 中性粒细胞功能检测<br>□ 颈部淋巴结、腹部超声<br>□ 心电图<br>□ 胸部 X 线检查<br>□ 骨穿（可选）<br>□ 血清铁蛋白（可选）<br>□ 口腔鼻腔护理 | □ 上级医师入院 24h 内完成查房，明确诊断<br>□ 根据检验结果和病情调整治疗方案<br>□ 如果出现危急值，执行危急值报告制度（严重者出径）<br><br>**长期医嘱：**<br>□ 根据年龄和病情选择饮食<br>□ 根据病情决定护理等级<br>□ 病重者予心电监护，吸氧<br>□ 护肝药物（还原型谷胱甘肽、促肝细胞生长素、甘草酸苷片等）（可选）<br>□ 抗生素（可选）<br>**临时医嘱：**<br>□ 退热药<br>□ 检验检查结果异常者需复查的相关项目<br>□ 血常规<br>□ 专科会诊<br>□ 血气分析、电解质分析（可选）<br>□ 电解质液体（可选）<br>□ 丙种球蛋白（可选） | □ 上级医师查房，同意其出院<br>□ 完成出院小结、病案首页等<br>□ 出院宣教：向患儿监护人交代出院注意事项，如随访项目、居家观察、预约复诊时间等<br><br>**出院医嘱：**<br>□ 出院带药 |

续表

| 时间 | 入院第 1d | 入院第 2~7d | 出院日 |
|---|---|---|---|
| 护士工作 | □ 入院宣教评估(一般情况、营养、疼痛、压疮、跌倒风险评估)<br>□ 执行医嘱、预约检查、安排取血 | □ 饮食指导<br>□ 用药指导<br>□ 每日护理评估<br>□ 定时测量体温、血压、呼吸、脉搏及体重<br>□ 观察病情变化,反馈医生 | □ 出院宣教:复查时间、饮食指导、用药指导等<br>□ 协助患儿监护人办理出院手续<br>□ 完成护理病历书写 |
| 患儿监护人工作 | □ 配合完成病史询问和体格检查<br>□ 学习健康宣教知识<br>□ 签署知情同意书 | □ 配合完成各项检查<br>□ 参与治疗方案<br>□ 观察患儿病情变化,必要时反馈医生 | □ 办理出院<br>□ 预约下次专科复诊 |
| 病情变异记录 | □ 无　□ 有,原因:<br>1.<br>2. | □ 无　□ 有,原因:<br>1.<br>2. | □ 无　□ 有,原因:<br>1.<br>2. |

### 3. 出院标准

(1)生命体征稳定,体温正常 2d 以上。

(2)血常规大致正常,生化指标好转。

(3)并发症好转。

(六) 变异及原因分析

1. 存在使传染性单核细胞增多症进一步加重的其他疾病,需要处理干预。

2. 患儿入院时已发生昏迷、出血、严重肺部感染、呼吸困难或循环衰竭等,需进行积极对症处理,完善相关检查,导致住院时间延长,增加住院费用等。

## 二、临床路径流程图(图 5-6)

## 三、随访指导

门诊治疗系统定期自动发送随访问卷调查表。视病情恢复情况决定复诊时间,通常为出院后 3d 常规专科门诊复诊。

## 四、宣教

宣教时间:出院当天。

宣教内容:

1. 观察体温变化及伴随的症状,体温超过 38.5℃应给予降温。

2. 应避免剧烈活动 2~3 周,减少机体耗氧量,避免心肌受累。应给予清淡、易消化、高蛋白、高维生素的流食或半流食,少食干硬、酸性、辛辣食物,保证供给充足的水分,每天饮水量小儿为 1 000~1 500ml、年长儿为 1 500~2 000ml。注意保持皮肤清洁,每天用温水清洗皮肤,及时更换衣服,衣服应质地柔软、清洁干燥,避免刺激皮肤。保持手的清洁,应剪短指甲,勿搔抓皮肤,防止皮肤破溃感染。

3. 此病不会引起慢性肝炎。脾大时应避免剧烈运动(特别是在发病的第 2 周),以免发生外伤引起脾破裂。淋巴结肿大的要注意定期复查血常规,因淋巴结消退比较慢,可达数月之久。如发现颈部淋巴结肿痛、体温升高等情况,及时去医院就诊。

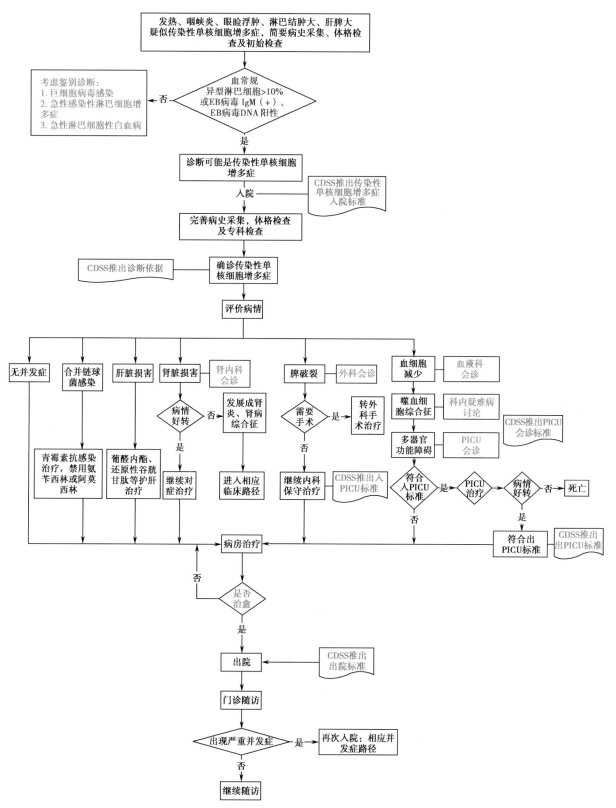

图 5-6　传染性单核细胞增多症临床路径流程图

CDSS. 临床决策支持系统；PICU. 儿童重症监护病房。

## 第七节　猩红热临床路径

### 一、猩红热临床路径标准流程

**（一）适用对象**

第一诊断为猩红热（ICD-10：A38.x00）。

**（二）诊断依据**

根据《传染病学》《儿科学》（第9版）和《诸福棠实用儿科学》（第8版）进行诊断。

1. **病史**　患儿骤然发热，咽部和扁桃体充血水肿，草莓舌或杨梅舌，发病12~24h出现"鸡皮样"皮疹，最早见于颈部、腋下和腹股沟处，于24h内由上向下遍及全身。可伴有头痛，呕吐，腹痛。体温退至正常，皮疹沿出疹顺序消退，疹退1周开始脱皮，先从睑部糠屑样脱皮，渐及躯干，最后四肢，可见大片脱皮，常历时2~4周，可长至6周，疹退后无色素沉着。严重的病情进展迅速，全身中毒症状重，皮疹明显，常伴出血，死亡率高。外科型多为继发于皮肤创伤、烧伤等。病菌自皮肤创伤处侵入，然后波及全身，无咽红和杨梅舌。

2. **体征**　咽部和扁桃体充血水肿，脓性分泌物，软腭处有细小密集红疹或细小出血点等黏膜疹，舌面覆盖白苔，舌乳头红肿突出，2~4d舌苔脱落，露出充血舌面及肿胀乳头，似杨梅样，颈部淋巴结肿大及压痛全身散在猩红色弥漫性斑丘疹，有砂纸感，口周苍白圈，皮肤皱褶处呈"巴氏线（Pastia lines）"。

3. **辅助检查**　血常规白细胞计数和中性粒细胞百分比增加，C反应蛋白升高。咽拭子或伤口脓液培养，可培养出A组乙型溶血性链球菌。

**（三）进入临床路径标准**

1. 第一诊断必须符合猩红热（ICD-10：A38.x00）。

2. 当患儿同时具有其他疾病诊断，但在治疗期间不影响该诊断的临床路径流程实施时，可进入路径。

**（四）门诊流程**

猩红热临床路径表单（门诊）

患儿姓名：_____　性别：_____　年龄：_____　门诊号：_____

| 时间 | 初诊 | 复诊 |
|---|---|---|
| 医生工作 | □ 主诊医生询问病史及体格检查<br>□ 完成初次评估，包括生理（营养、疼痛等）、心理、社会和经济因素<br>□ 完成门诊医嘱及病历书写<br>□ 向患儿监护人告知病情<br>**检查：**<br>□ 血常规<br>□ 尿常规<br>□ 咽拭子培养<br>□ 生化检查、ASO、血气分析、电解质分析、血培养、胸部X线、心电图（可选） | □ 当天复诊患儿，查看检查结果。危急值处理<br>□ 主诊医生根据检验结果及初诊病情制订诊疗计划<br>□ 完成病历书写<br>□ 向患儿监护人交代病情及其注意事项<br>**治疗：**<br>□ 首选青霉素，肌内注射或静脉滴注，共7~10d<br>□ 对青霉素过敏或耐药者，可用红霉素或头孢菌素类抗生素 |
| 护士工作 | □ 评估、安排就诊顺序，安排指定区候诊<br>□ 对患儿监护人进行缴费、检查检验、取药、抽血、治疗等方面的指引 | □ 评估、安排就诊顺序，安排指定区候诊<br>□ 对患儿监护人进行缴费、检查检验、取药、抽血、治疗等方面的指引 |
| 患儿监护人工作 | □ 通过现场分诊，当日挂号隔离门诊，就诊前准备好相关的既往病历资料<br>□ 接收指引单，根据指引完成就诊、检查、取药<br>□ 居家观察病情，预约下次复诊 | □ 打印检查报告单<br>□ 参与诊疗决策<br>□ 反馈治疗效果 |

| 时间 | 初诊 | 复诊 |
|---|---|---|
| 病情<br>变异<br>记录 | □ 无　□ 有,原因:<br>1.<br>2. | □ 无　□ 有,原因:<br>1.<br>2. |

**(五) 住院流程**

**1. 入院标准**

(1)持续高热,精神差。

(2)出现意识改变、抽搐、昏迷等神经系统表现,合并化脓性中耳炎等软组织感染、心肌炎、肾炎或关节炎等其他并发症。

(3)生命体征不平稳。

**2. 临床路径表单**

猩红热临床路径表单(住院)

患儿姓名:_____ 性别:_____ 年龄:_____ 门诊号:_____ 住院号:_____

住院日期:_____年____月____日　出院日期:_____年____月____日　标准住院日:7~10d

| 时间 | 入院第 1d | 入院第 2~7d | 出院日 |
|---|---|---|---|
| 医生<br>工作 | □ 询问病史及体格检查<br>□ 完成初次评估,包括生理(营养、疼痛等)、心理、社会和经济因素<br>□ 24h 完成住院病历,8h 内完成首次病程记录<br>□ 向患儿监护人告知病情<br><br>**长期医嘱:**<br>□ 按儿内科常规护理<br>□ 根据病情选择护理级别:一级、二级护理<br>□ 病重者予心电监护,吸氧(可选)<br>□ 飞沫隔离<br>□ 自备饮食(建议流质、宜咀嚼消化食物)<br>□ 抗生素:首选青霉素,肌内注射或静脉滴注<br>□ 补液及维生素<br>□ 红霉素或复方磺胺甲噁唑(青霉素过敏时可选)<br>**临时医嘱:**<br>□ 血常规、血型全套、C 反应蛋白<br>□ 尿常规、大便常规 + 潜血<br>□ 生化检查、抗链球菌溶血素 O(ASO)<br>□ 血气分析、电解质分析<br>□ 凝血功能<br>□ 降钙素原<br>□ 血沉<br>□ 免疫功能 | □ 上级医师入院 24h 内完成查房,明确诊断<br>□ 根据检验结果和病情调整治疗方案<br>□ 如果出现危急值,执行危急值报告制度(严重者出径)<br><br>**长期医嘱:**<br>□ 同前<br>**临时医嘱:**<br>□ 高热时退热治疗<br>□ 检验检查结果异常者需复查的相关项目<br>□ 血常规、C 反应蛋白(可选)<br>□ 血气分析、电解质分析(可选)<br>□ 呼吸道分泌物及其他致病原检测(可选)<br>□ 超声心动图(可选) | □ 上级医师查房,同意其出院<br>□ 完成出院小结、病案首页等<br>□ 出院宣教:向患儿监护人交代出院注意事项,如随访项目、居家观察、预约复诊时间等<br><br>**出院医嘱:**<br>□ 出院带药 |

| 时间 | 入院第 1d | 入院第 2~7d | 出院日 |
|---|---|---|---|
| 医生工作 | □ 麻疹病毒、风疹病毒、IgM 抗体检测<br>□ 单纯疱疹病毒抗体检测<br>□ 呼吸道病原学检查(咽拭子)<br>□ 血培养<br>□ 心电图<br>□ 常见呼吸道病原体检测、EB 病毒抗体、EB 病毒 DNA 定量测定、血 $\beta_2$ 微球蛋白、血管炎 4 项、胸部 X 线、腹部及肾脏超声、超声心动图等(可选) | | |
| 护士工作 | □ 入院宣教评估(一般情况、营养、疼痛、压疮、跌倒风险评估)<br>□ 执行医嘱、预约检查、安排取血 | □ 饮食指导<br>□ 用药指导<br>□ 每日护理评估<br>□ 定时测量体温、血压、呼吸、脉搏及体重<br>□ 观察病情变化,反馈医生 | □ 出院宣教:复查时间、饮食指导、用药指导等<br>□ 协助患儿监护人办理出院手续<br>□ 完成出院小结及护理病历书写 |
| 患儿监护人工作 | □ 配合完成病史询问和体格检查<br>□ 学习健康宣教知识<br>□ 签署知情同意书 | □ 配合完成各项检查<br>□ 参与治疗方案<br>□ 观察患儿病情变化,必要时反馈医生 | □ 办理出院<br>□ 预约下次专科复诊 |
| 病情变异记录 | □ 无 □ 有,原因:<br>1.<br>2. | □ 无 □ 有,原因:<br>1.<br>2. | □ 无 □ 有,原因:<br>1.<br>2. |

**3. 出院标准**

(1)一般情况良好,生命体征稳定,精神胃纳好转。

(2)体温正常 2d 以上。

(六) 变异及原因分析

1. 存在其他疾病,需要处理干预。

2. 重型猩红热病势凶猛,全身中毒症状重,神经系统症状明显,常伴有中毒性休克及中毒性心肌炎,死亡率高,导致住院时间延长,增加住院费用等。

## 二、临床路径流程图(图 5-7)

## 三、随访指导

出院 3d 回院复诊,观察患儿症状、体征缓解情况,1 周后复查咽拭子培养。

## 四、宣教

宣教时间:出院当天。

宣教内容:

1. 猩红热为 A 组溶血性链球菌感染所致,多引起眼部及扁桃体局部炎症,也可出现引起淋巴腺炎、鼻窦炎、中耳炎、咽后壁脓肿、支气管炎、肺炎、败血症、脑膜炎、骨髓炎、化脓性关节炎、心内膜炎、风湿热、链球菌后肾小球肾炎、反应性关节炎及链球菌感染相关自身免疫性神经精神障碍。

2. 抗生素应早期、足疗程应用,可预防并发症及减少带菌状态。

3. 患儿要隔离至咽拭子培养阴性,注意皮肤卫生,预防皮肤感染。

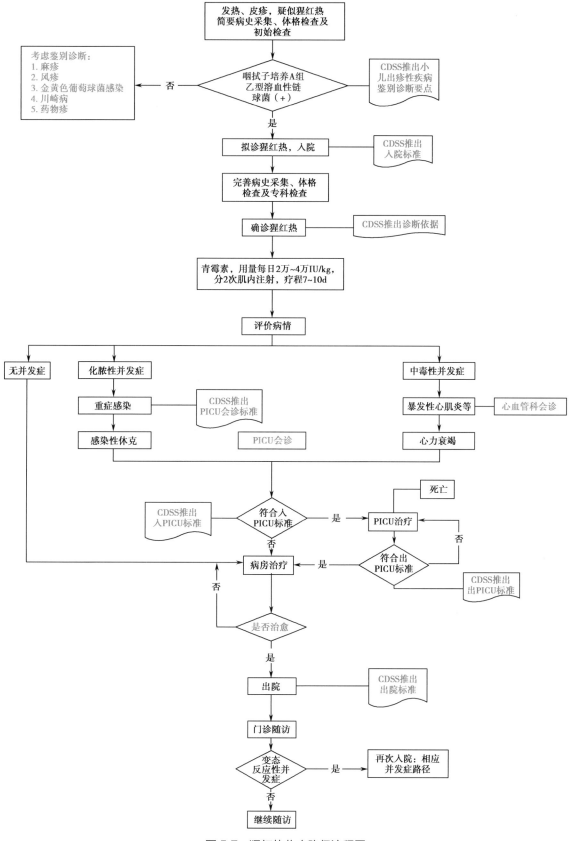

图 5-7 猩红热临床路径流程图

CDSS. 临床决策支持系;PICU. 儿童重症监护病房。

# 第六章

# 消化系统疾病

## 第一节 食管狭窄临床路径

### 一、食管狭窄临床路径标准流程

**(一) 适用对象**

第一诊断为食管狭窄(ICD-10:K22.2/Q39.3),拟行经胃镜食管扩张术(ICD-9-CM-3:42.92)。

**(二) 诊断依据**

根据《临床诊疗指南:小儿内科分册》和《诸福棠实用儿科学》(第8版)进行诊断。

**1. 病史** 分先天性和后天性,先天性食管狭窄包括食管蹼、食管纤维肌肉性狭窄及气管支气管软骨异位。后天性食管狭窄包括炎症性、化学性及手术后狭窄。主要表现为吞咽困难、呕吐等。

**2. 体征** 无或伴有不同程度的营养不良,肺部感染体征。

**3. 辅助检查**

(1)食管造影:先天性食管蹼类型者造影可见食管狭窄处有蹼状隔膜凸入管腔。食管纤维肌肉性狭窄可见食管中、下段狭窄区,病变上方食管轻度扩张。气管支气管软骨异位可见食管下段黏膜皱襞模糊不清及食管缺乏原始收缩和蠕动。食管化学性烧伤后可显示狭窄部位、程度及范围,有无食管裂孔疝和胃食管反流等。

(2)胃镜检查:发现食管狭窄。

**(三) 进入临床路径标准**

1. 第一诊断必须符合食管狭窄(ICD-10:K22.2/Q39.3)。

2. 当患儿同时具有其他疾病诊断,但在治疗期间不影响该诊断的临床路径流程实施时,可进入路径。

（四）门诊流程

### 食管狭窄临床路径表单（门诊）

患儿姓名：_____ 性别：_____ 年龄：_____ 门诊号：_____

| 时间 | 初诊 | 复诊 |
|---|---|---|
| 医生工作 | □ 主诊医生询问病史及体格检查<br>□ 完成初次评估，包括生理（营养、疼痛等）、心理、社会和经济因素<br>□ 完成门诊医嘱及病历书写<br>□ 向患儿监护人告知病情、本次检查的目的、费用及出报告时间，预约下次复诊号<br>**检查：**<br>□ 上消化道造影<br>□ 胃镜（可选）<br>□ 胸部CT（可选） | □ 明确食管狭窄的诊断和鉴别诊断<br>□ 对患儿进行病情评估，根据患儿的病情、年龄、一般状况、营养状况、经济条件等制订诊疗方案<br>□ 完成病历书写<br>□ 向患儿监护人交代病情及其注意事项<br>□ 术前谈话<br>□ 对内镜手术禁忌证进行评估<br>□ 预约住院日期、手术日期、开具住院证<br>□ 麻醉/疼痛门诊咨询<br>**治疗：**<br>□ 奥美拉唑口服（可选） |
| 护士工作 | □ 评估、安排就诊顺序<br>□ 对患儿监护人进行缴费、检查检验、取药、抽血、治疗等方面的指引 | □ 对患儿监护人进行缴费、检查检验、取药、抽血、治疗等方面的指引<br>□ 教导内镜检查前预防呼吸道感染 |
| 患儿监护人工作 | □ 通过网络预约门诊，就诊前准备好相关病历资料<br>□ 接收指引单，根据指引完成就诊、检查、取药 | □ 打印检查报告单<br>□ 认可同意治疗方案，预约行内镜检查及治疗<br>□ 参与诊疗决策<br>□ 反馈治疗效果 |
| 病情变异记录 | □ 无　□ 有，原因：<br>1.<br>2. | □ 无　□ 有，原因：<br>1.<br>2. |

（五）住院流程

**1. 入院标准**

（1）诊断食管狭窄拟行经胃镜食管扩张术者，患儿术前无呼吸道感染症状。

（2）确诊或疑似诊断为食管狭窄合并食管异物或严重水电解质紊乱的患儿，按照内科急症入院处理。

**2. 临床路径表单**

### 食管狭窄临床路径表单（住院）

患儿姓名：_____ 性别：_____ 年龄：_____ 门诊号：_____ 住院号：_____

住院日期：　　年　　月　　日　　出院日期：　　年　　月　　日　　标准住院日：3~5d

| 时间 | 入院第1d | 入院第2~4d | 出院日 |
|---|---|---|---|
| 医生工作 | □ 主诊医生询问病史及体格检查。<br>□ 完成初次评估，包括生理（营养、疼痛等）、心理、社会和经济因素<br>□ 24h完成住院病历，8h内完成首次病程记录<br>□ 完成术前讨论和术前小结，开具术前医嘱<br>□ 如果出现危急值，执行危急值报告制度（严重者出径） | □ 上级医师入院24h内完成查房，明确诊断<br>□ 根据检验结果及初诊病情调整药物和治疗方案<br>□ 完成手术操作<br>□ 书写手术记录<br>□ 术后首次病程记录<br>□ 如果出现危急值，执行危急值报告制度（严重者出径） | □ 上级医师查房，同意其出院<br>□ 完成出院小结<br>□ 出院宣教：向患儿监护人交代出院注意事项，如随访项目、间隔时间、观察项目等 |

续表

| 时间 | 入院第 1d | 入院第 2~4d | 出院日 |
|---|---|---|---|
| 医生工作 | **长期医嘱:**<br>□ 二级护理<br>□ 流质饮食或肠内营养<br>**临时医嘱:**<br>□ 血常规、血型、尿常规、大便常规 + 潜血<br>□ 生化检查<br>□ 血气分析、电解质分析、免疫功能<br>□ 凝血功能<br>□ 感染性疾病筛查<br>□ 胸部 X 线检查<br>□ 心电图<br>□ 食入物过敏原(可选)<br>□ 上消化道造影(可选)<br>□ 胸部 CT(可选)<br>□ 鼻饲管置管(可选) | **长期医嘱:**<br>□ 二级护理<br>□ 流质饮食或肠内营养<br>**临时医嘱:**<br>□ 血常规、C 反应蛋白、血气分析、电解质分析(可选)<br>□ 胸部和 / 或腹部 X 线检查(可选)<br>□ 电解质液体(可选)<br>□ 雾化(可选)<br>□ 糖皮质激素、奥美拉唑(可选)<br>□ 抗生素(可选)<br>□ 胃镜<br>**术前医嘱:**<br>□ 发手术卡<br>□ 术前 6~8h 禁食<br>□ 交叉配血(前提是已做输血前四项及血型检测)(可选)<br>□ 备血(可选)<br>□ 术前补液<br>□ 病理检查 | **出院医嘱:**<br>□ 出院带药 |
| 护士工作 | □ 入院宣教评估(一般情况、营养、疼痛、压疮、跌倒风险评估)<br>□ 执行医嘱、预约检查、安排取血 | □ 饮食指导<br>□ 用药指导<br>□ 每日护理评估<br>□ 定时测量体温<br>□ 观察病情变化,反馈医生 | □ 出院宣教:复查时间、饮食指导、用药指导等<br>□ 协助患儿监护人办理出院手续 |
| 患儿监护人工作 | □ 配合病史询问<br>□ 配合医院各项指引 | □ 配合完成各项检查<br>□ 观察病情变化,反馈医生 | □ 办理出院<br>□ 预约下次专科复诊 |
| 病情变异记录 | □ 无　□ 有,原因:<br>1.<br>2. | □ 无　□ 有,原因:<br>1.<br>2. | □ 无　□ 有,原因:<br>1.<br>2. |

**3. 出院标准**

(1)无呕吐、呕血、腹胀、便血等手术后并发症。

(2)可恢复半流质饮食。

(3)生命体征平稳。

(4)血常规等检查结果正常。

(六) 变异及原因分析

1. 住院期间感染或病情复杂,如食管重度狭窄导致内镜检查和治疗失败,需延长住院时间或增加住院费用。

2. 患儿诊治过程中,出现食管重度撕裂、食管破裂、大出血、生命体征不稳定等情况。

3. 患儿诊治过程中,生命体征不平稳,需高级生命支持,转 ICU 入相应临床路径。

## 二、临床路径流程图(图 6-1)

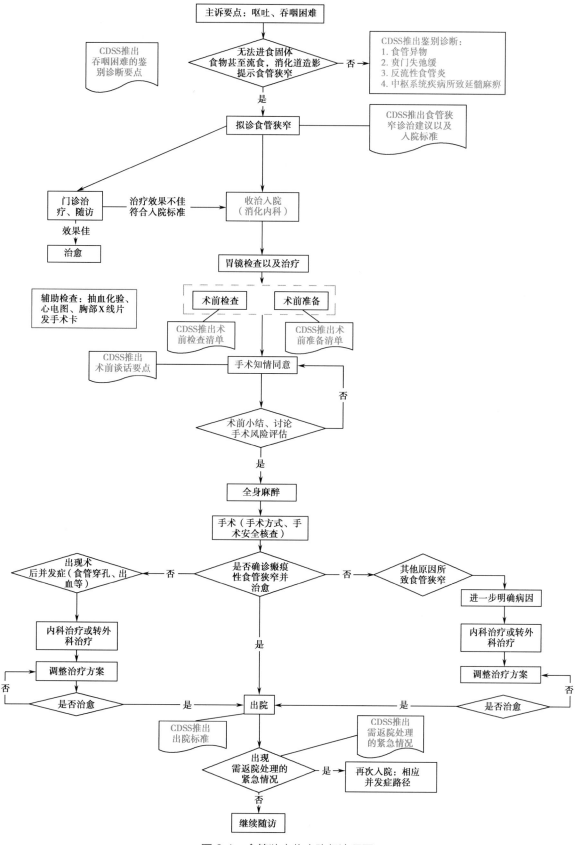

图 6-1　食管狭窄临床路径流程图

CDSS.临床决策支持系统。

### 三、随访指导

根据食管狭窄病因、食管狭窄程度及扩张效果决定复诊时间,通常为术后 1~2 周常规专科门诊复诊,之后每月回院复诊 1 次,观察患儿吞咽功能,如出现吞咽困难需评估是否再次入院诊治。

### 四、宣教

宣教时间:出院当天。

宣教内容:

1. 如有食物蛋白过敏建议行饮食回避,当轻度梗阻时避免进食大块质硬食物。

2. 术后 1~2 周常规专科门诊复诊,并返回病房取病理结果。了解进食情况、评估术后恢复情况。

3. 出现以下紧急情况需及时返院或到当地医院治疗:突发气促、胸痛、发热、颜面青紫,查体颈部胸部皮下捻发感等表现考虑食管穿孔。有明显进食较大质硬食物史,后出现呕吐、吞咽困难等情况考虑食管异物。

## 第二节 结直肠息肉临床路径

### 一、结直肠息肉临床路径标准流程

（一）适用对象

第一诊断为结直肠息肉（ICD-10：K62.1/K63.5/K63.8）,拟入院行经肠镜结直肠息肉切除术（ICD-9-CM-3：45.42）。

（二）诊断依据

根据《临床诊疗指南:小儿内科分册》和《诸福棠实用儿科学》（第 8 版）进行诊断。

1. **病史** 便后滴血或大便终末段表面带黏液血便。

2. **体征** 直肠息肉者肛门指检可触及息肉,多数结肠息肉患儿无阳性体征。

3. **辅助检查** 钡剂灌肠造影或气钡双重造影存在充盈缺损,提示结肠和 / 或直肠息肉。结肠镜检查发现结肠和 / 或直肠息肉。

（三）进入临床路径标准

1. 第一诊断必须符合结直肠息肉（ICD-10：K62.1/K63.5/K63.8）。

2. 当患儿同时具有其他疾病诊断,但在治疗期间不影响该诊断的临床路径流程实施时,可进入路径。

（四）门诊流程

结直肠息肉临床路径表单（门诊）

患儿姓名:_____ 性别:_____ 年龄:_____ 门诊号:_____

| 时间 | 初诊 | 复诊 |
|---|---|---|
| 医生<br>工作 | □ 主诊医生询问病史及体格检查<br>□ 完成初次评估,包括生理（营养、疼痛等）、心理、社会和经济因素<br>□ 完成门诊医嘱及病历书写<br>□ 向患儿监护人告知病情、本次检查的目的、费用及出报告时间,预约下次复诊号<br>**检查:**<br>□ 钡剂灌肠或气钡双重造影（可选）<br>□ 大便常规 + 潜血（可选）<br>□ 胃肠道超声（可选） | □ 明确结直肠息肉的诊断和鉴别诊断,进行再次评估<br>□ 对患儿进行病情评估,制订诊疗方案<br>□ 麻醉 / 疼痛门诊咨询<br>**治疗:**<br>□ 红霉素软膏涂肛门（可选）<br>□ 乳果糖或聚乙二醇口服（可选） |

| 时间 | 初诊 | 复诊 |
|---|---|---|
| 护士工作 | □ 评估、安排就诊顺序<br>□ 对患儿监护人进行缴费、检查检验、取药、抽血、治疗等方面的指引 | □ 对患儿监护人进行缴费、检查检验、取药、抽血、治疗等方面的指引<br>□ 教导内镜检查前预防呼吸道感染、结肠镜检查前2d开始流质饮食 |
| 患儿监护人工作 | □ 通过网络预约门诊,就诊前准备好相关病历资料<br>□ 接收指引单,根据指引完成就诊、检查、取药 | □ 打印检查报告单<br>□ 预约行内镜检查及治疗<br>□ 参与诊疗决策<br>□ 反馈治疗效果 |
| 病情变异记录 | □ 无 □ 有,原因:<br>1.<br>2. | □ 无 □ 有,原因:<br>1.<br>2. |

（五）住院流程

**1. 入院标准**

（1）诊断结直肠息肉拟行结肠镜检查以及治疗者,已完成术前准备,患儿术前无呼吸道感染症状。

（2）确诊或疑似诊断为结直肠息肉合并消化道大出血的患儿,按照内科急症入院处理。

**2. 临床路径表单**

结直肠息肉临床路径表单（住院）

患儿姓名:＿＿＿＿＿ 性别:＿＿＿＿＿ 年龄:＿＿＿＿＿ 门诊号:＿＿＿＿＿ 住院号:＿＿＿＿＿

住院日期: 年 月 日 出院日期: 年 月 日 标准住院日:3d

| 时间 | 入院第1d | 入院第2d | 出院日 |
|---|---|---|---|
| 医生工作 | □ 主诊医生询问病史及体格检查。<br>□ 完成初次评估,包括生理(营养、疼痛等)、心理、社会和经济因素<br>□ 24h完成住院病历,8h内完成首次病程记录<br>□ 术前讨论<br>□ 术前小结<br>□ 开具术前医嘱。<br>□ 如果出现危急值,执行危急值报告制度(严重者出径)<br><br>**长期医嘱:**<br>□ 二级护理<br>□ 流质饮食<br>**临时医嘱:**<br>□ 血常规、血型、尿常规、大便常规＋潜血<br>□ 生化检查<br>□ 血气分析、电解质分析、免疫功能<br>□ 凝血功能<br>□ 感染性疾病筛查<br>□ 胸部X线检查<br>□ 心电图 | □ 上级医师入院24h内完成查房,明确诊断<br>□ 根据检验结果及初诊病情调整药物和治疗方案<br>□ 完成手术操作<br>□ 书写手术记录<br>□ 书写术后首次病程记录<br>□ 如果出现危急值,执行危急值报告制度(严重者出径)<br><br>**长期医嘱:**<br>□ 二级护理<br>□ 流质饮食<br>**临时医嘱:**<br>□ 血常规(可选)<br>□ 胃肠道超声、腹部X线检查(可选)<br>□ 电解质液体(可选)<br>□ 结肠镜<br>□ 胃镜(可选)<br>**术前医嘱:**<br>□ 发手术卡<br>□ 术前6~8h禁食<br>□ 肠道准备:开塞露、清洁灌肠(可选) | □ 上级医师查房,同意其出院<br>□ 完成出院小结<br>□ 出院宣教:向患儿监护人交代出院注意事项,如随访项目、间隔时间、观察项目等<br><br>**出院医嘱:**<br>□ 出院带药 |

续表

| 时间 | 入院第 1d | 入院第 2d | 出院日 |
|------|----------|----------|--------|
| 医生工作 | □ 食入物过敏原(可选)<br>□ 胃肠道超声(可选)<br>□ 腹部 X 线检查(可选) | □ 交叉配血(前提是已做输血前四项及血型检测)(可选)<br>□ 备血(可选)<br>□ 术前补液<br>□ 病理检查 | |
| 护士工作 | □ 入院宣教评估(一般情况、营养、疼痛、压疮、跌倒风险评估)<br>□ 执行医嘱、预约检查、安排取血 | □ 饮食指导<br>□ 用药指导<br>□ 每日护理评估<br>□ 定时测量体温<br>□ 观察病情变化,反馈医生 | □ 出院宣教:复查时间、饮食指导、用药指导等<br>□ 协助患儿监护人办理出院手续 |
| 患儿监护人工作 | □ 配合病史询问<br>□ 配合医院各项指引 | □ 配合完成各项检查<br>□ 观察病情变化,反馈医生 | □ 办理出院<br>□ 预约下次专科复诊 |
| 病情变异记录 | □ 无　□ 有,原因:<br>1.<br>2. | □ 无　□ 有,原因:<br>1.<br>2. | □ 无　□ 有,原因:<br>1.<br>2. |

**3. 出院标准**

(1)血便消失,无术后并发症。

(2)可恢复半流质饮食。

(3)生命体征平稳,血常规等检查结果正常。

**(六)变异及原因分析**

1. 可疑存在肠道特殊疾病患儿。

2. 对于息肉具有较深黏膜下浸润者,转外科治疗。

3. 患儿住院期间出现并发症,如急性消化道大出血、穿孔,或活检提示为恶性肿瘤等。

4. 住院期间出现感染等需要延长住院时间和增加住院费用的情况时。

## 二、临床路径流程图(图 6-2)

## 三、随访指导

门诊治疗系统定期自动发送随访问卷调查表。根据手术情况决定复诊时间,通常为术后 1~2 周常规专科门诊复诊,之后无症状无须后续随访,如出现血便可再次就诊。

## 四、宣教

宣教时间:出院当天。

宣教内容:

1. 术后 1 周需少渣饮食,避免剧烈运动,注意卫生。

2. 以下特殊情况需及时就诊　发热、突发剧烈腹痛、呕吐、发热,查体腹部拒按等表现时,术后 1 周突发大量血便、怀疑创口出血者。

3. 术后 1~2 周常规专科门诊复诊,返回病房取病理结果,评估排便及术后恢复情况。

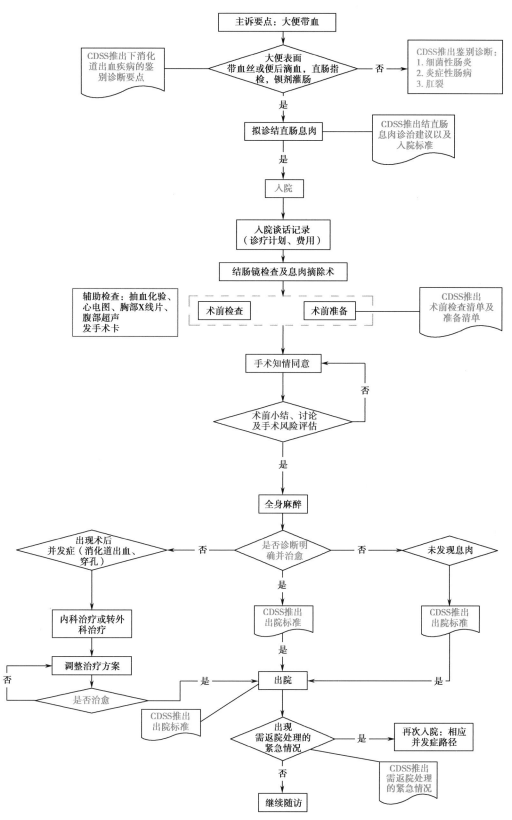

图 6-2　结直肠息肉临床路径流程图

CDSS. 临床决策支持系统。

## 第三节　腹泻病临床路径

### 一、腹泻病临床路径标准流程

（一）适用对象

第一诊断为腹泻或肠炎（ICD-10：A02-A09/K52）。

（二）诊断依据

根据《临床诊疗指南：小儿内科分册》和《诸福棠实用儿科学》（第 8 版）进行诊断。

1. **病史**　由多病原、多因素引起大便次数增多和大便性状改变为特点的常见病。大便量超过 5~10g/(kg·d)。

2. **体征**　腹部听诊肠鸣音活跃。脱水时可有嗜睡，皮肤干燥，前囟、眼窝凹陷，肢端皮温低甚至见花斑纹、毛细血管充盈时间 >2s、足背动脉搏动减弱，低血压等表现。酸中毒可有唇樱桃红、呼吸深长、嗜睡、疲倦、面色苍白等表现。低钾血症可有心音低钝、腹胀伴肠鸣音减弱、膝反射减弱、肌张力减低等表现。慢性腹泻可有重度营养不良体征。

3. **辅助检查**　大便常规镜检可正常，或见白细胞、红细胞、黏液等；大便病原学检查可阳性；血常规白细胞正常或升高。腹部 X 线检查及超声提示胃肠功能紊乱等。

（三）进入临床路径标准

1. 第一诊断必须符合腹泻（ICD-10：A02-A09/K52）。

2. 当患儿同时具有其他疾病诊断，但在治疗期间不影响该诊断的临床路径流程实施时，可进入路径。

（四）门诊流程

腹泻病临床路径表单（门诊）

患儿姓名：＿＿＿＿＿　性别：＿＿＿＿＿　年龄：＿＿＿＿＿　门诊号：＿＿＿＿＿

| 时间 | 初诊 | 复诊 |
|---|---|---|
| 医生工作 | □ 主诊医生询问病史及体格检查<br>□ 完成初次评估，包括生理（营养、疼痛等）、心理、社会和经济因素<br>□ 完成门诊医嘱及病历书写<br>□ 向患儿监护人告知病情、本次检查的目的、费用及出报告时间，预约下次复诊号<br>**检查：**<br>□ 大便常规＋潜血<br>□ 大便病原学（可选）<br>□ 血气分析、电解质分析（可选）<br>**治疗：**<br>□ 胃肠黏膜保护剂（可选）<br>□ 小儿腹泻贴（可选）<br>□ 口服补液盐（可选）<br>□ 肠道菌群调节剂（可选） | □ 明确腹泻病的诊断和鉴别诊断，进行再次评估<br>□ 对患儿进行病情评估，制订诊疗方案<br>□ 完成病历书写<br>□ 向患儿监护人交代病情及其注意事项<br>□ 预约住院日期、手术日期、开具住院证<br>**治疗：**<br>□ 胃肠黏膜保护剂（可选）<br>□ 小儿腹泻贴（可选）<br>□ 口服补液盐（可选）<br>□ 肠道菌群调节剂（可选） |
| 护士工作 | □ 评估、安排就诊顺序<br>□ 对患儿监护人进行缴费、检查检验、取药、抽血、治疗等方面的指引 | □ 评估、安排就诊顺序<br>□ 对患儿监护人进行缴费、检查检验、取药、抽血、治疗等方面的指引 |

| 时间 | 初诊 | 复诊 |
|---|---|---|
| 患儿监护人工作 | □ 通过网络预约门诊,就诊前准备好相关病历资料<br>□ 接收指引单,根据指引完成就诊、检查、取药 | □ 打印检查报告单<br>□ 参与诊疗决策<br>□ 反馈治疗效果 |
| 病情变异记录 | □ 无　□ 有,原因:<br>1.<br>2. | □ 无　□ 有,原因:<br>1.<br>2. |

（五）住院流程

**1. 入院标准**

（1）诊断腹泻病,持续高热不退,出现惊厥,或有先天性心脏病、先天性免疫缺陷病、重度贫血、重度营养不良等基础疾病者。

（2）合并重度脱水和电解质紊乱的患儿。

**2. 临床路径表单**

腹泻病临床路径表单（住院）

患儿姓名:＿＿＿＿＿　性别:＿＿＿＿＿　年龄:＿＿＿＿＿　门诊号:＿＿＿＿＿　住院号:＿＿＿＿＿

住院日期:　　年　月　日　出院日期:　　年　月　日　标准住院日:3~10d

| 时间 | 入院第1d | 入院第2~9d | 出院日 |
|---|---|---|---|
| 医生工作 | □ 主诊医生询问病史及体格检查。<br>□ 完成初次评估,包括生理(营养、疼痛等)、心理、社会和经济因素<br>□ 24h 完成住院病历,8h 内完成首次病程记录 | □ 上级医师入院 24h 内完成查房,明确诊断<br>□ 根据检验结果及初诊病情调整药物和治疗方案<br>□ 如果出现危急值,执行危急值报告制度(严重者出径) | □ 上级医师查房,同意其出院<br>□ 完成出院小结<br>□ 出院宣教:向患儿监护人交代出院注意事项,如随访项目、间隔时间、观察项目等 |
| | **长期医嘱:**<br>□ 二级护理<br>□ 禁食或肠内营养(可选)<br>□ 停留鼻胃管或鼻空肠管(可选)<br>**临时医嘱:**<br>□ 血常规、血型、尿常规<br>□ 大便常规＋潜血、粪便乳糖不耐受试验<br>□ 生化检查<br>□ 血气分析、电解质分析<br>□ 免疫功能(可选)<br>□ 凝血功能(可选)<br>□ 感染性疾病筛查(可选)<br>□ 胸部和／或腹部 X 线检查、胃肠道超声(可选)<br>□ 心电图(可选)<br>□ 食入物过敏原(可选)<br>□ 消化道造影(可选)<br>□ 大便病原学(可选) | **长期医嘱:**<br>□ 同前<br>**临时医嘱:**<br>□ 血常规、C 反应蛋白<br>□ 血气分析、电解质分析、血氨(可选)<br>□ 腹部 X 线检查、胃肠道超声、肝胆脾胰腺超声(可选)<br>□ 头颅 CT 或 MRI(可选)<br>□ 血管炎检查、自身免疫功能、自身抗体、TBNK 流式细胞学检查、中性粒细胞吞噬功能、肿瘤标志物检测、血清乳糜泻抗体(可选)<br>□ 电解质液体(可选)<br>□ 胃肠黏膜保护剂、小儿腹泻贴、口服补液盐、肠道菌群调节剂(可选)<br>□ 促胃动力药(可选)<br>□ 抗生素(可选)<br>□ 输血、白蛋白(可选)<br>□ 维生素及微量元素(可选)<br>□ 鼻饲管置管或鼻空肠管置管(可选) | **出院医嘱:**<br>□ 出院带药 |

续表

| 时间 | 入院第 1d | 入院第 2~9d | 出院日 |
|---|---|---|---|
| 医生工作 | □ 血氨、血氨基酸分析、酰基肉碱、尿有机酸分析、真菌两项、真菌 D 葡聚糖(可选)<br>□ 血沉、结核抗体和 / 或结核感染 TB-IGRA(可选)<br>□ PPD 皮试(可选)<br>□ 鼻饲管置管或鼻空肠管置管(可选)<br>□ 胃肠黏膜保护剂(可选)<br>□ 口服补液盐(可选)<br>□ 肠道菌群调节剂(可选)<br>□ 抗生素(可选)<br>□ 维生素及微量元素(可选) | | |
| 护士工作 | □ 入院宣教评估(一般情况、营养、疼痛、压疮、跌倒风险评估)<br>□ 执行医嘱、预约检查、安排取血 | □ 饮食指导<br>□ 用药指导<br>□ 每日护理评估<br>□ 定时测量体温<br>□ 观察病情变化,反馈医生 | □ 出院宣教:复查时间、饮食指导、用药指导等<br>□ 协助患儿监护人办理出院手续 |
| 患儿监护人工作 | □ 配合病史询问<br>□ 配合医院各项指引 | □ 参与诊疗方案<br>□ 观察病情变化,反馈医生 | □ 办理出院<br>□ 预约下次专科复诊 |
| 病情变异记录 | □ 无　□ 有,原因:<br>1.<br>2. | □ 无　□ 有,原因:<br>1.<br>2. | □ 无　□ 有,原因:<br>1.<br>2. |

**3. 出院标准**

(1)诊断明确,症状缓解。

(2)生命体征平稳。

(3)血常规、大便常规、生化指标等检查结果基本正常。

(六)变异及原因分析

1. 发现其他导致腹泻的原发病。

2. 病情复杂导致就诊时间延长、诊疗费用增加等。

3. 患儿住院期间出现严重的脏器功能损害,如心、肝、肾、脑功能不全或衰竭,导致住院日的延长及诊疗费用增加等。

4. 住院过程中出现消化道穿孔、大出血等情况时,转外科。

5. 患儿诊治过程中,生命体征不平稳,需高级生命支持,转 PICU 入相应临床路径。

## 二、临床路径流程图(图 6-3)

## 三、随访指导

门诊治疗系统定期自动发送随访问卷调查表。视病情恢复情况决定复诊时间,通常为出院后 1 周常规专科门诊复诊。

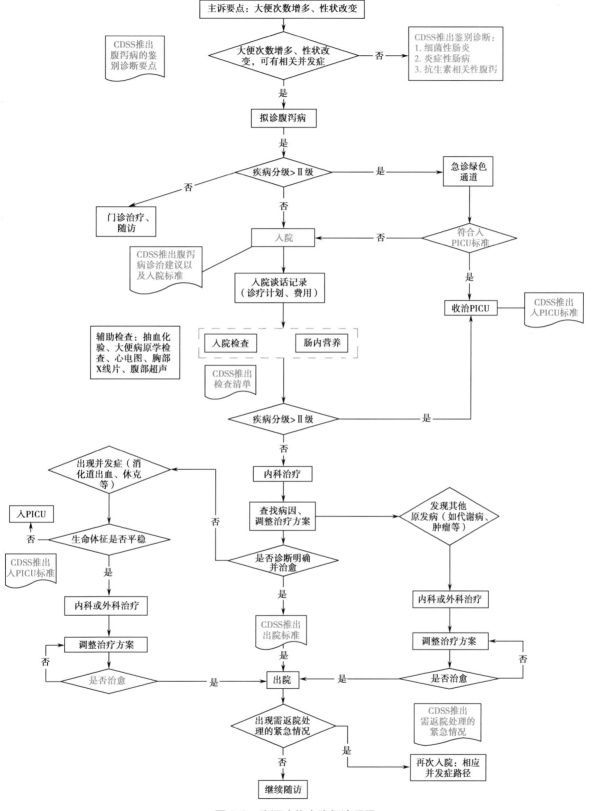

图 6-3 腹泻病临床路径流程图

CDSS. 临床决策支持系统；PICU. 儿童重症监护病房。

## 四、宣教

宣教时间:出院当天。

宣教内容:

1. 合理喂养,如更换普通奶粉再次腹泻,建议继续无乳糖奶粉喂养,注意卫生。

2. 如有以下特殊情况需及时就诊 发热、腹胀、腹痛、腹泻加重、血便、尿少、眼窝凹陷、精神萎靡、肢体无力、抽搐、昏迷、喷射状呕吐、呕血伴面色苍白、皮肤瘀斑。

3. 出院后 1~2 周常规专科门诊复诊,评估进食及大便情况。

## 第四节 病毒性肠炎临床路径

### 一、病毒性肠炎临床路径标准流程

(一) 适用对象

第一诊断为病毒性肠炎(ICD-10:A08)。

(二) 诊断依据

根据《临床诊疗指南:小儿内科分册》和《诸福棠实用儿科学》(第 8 版)进行诊断。

1. **病史** 由肠道病毒引起的一组大便次数增多和大便性状改变为特点的常见病。

2. **体征** 腹部听诊肠鸣音活跃。脱水时可有嗜睡,皮肤干燥,前囟、眼窝凹陷,肢端皮温低甚至见花斑纹,毛细血管充盈时间 >2s,足背动脉搏动减弱,低血压等表现。酸中毒可有唇樱桃红、呼吸深长、嗜睡、疲倦、面色苍白等表现。低钾血症可有心音低钝、腹胀伴肠鸣音减弱、膝反射减弱、肌张力减低等表现。

3. **辅助检查** 大便常规镜检可正常,或见个别白细胞、黏液等,大便病原学检查提示轮状病毒等病原阳性。腹部超声或 X 线检查提示功能紊乱、肠胀气等。

(三) 进入临床路径标准

1. 第一诊断必须符合病毒性肠炎(ICD-10:A08)。

2. 当患儿同时具有其他疾病诊断,但在治疗期间不影响该诊断的临床路径流程实施时,可进入路径。

(四) 门诊流程

**病毒性肠炎临床路径表单(门诊)**

患儿姓名:＿＿＿＿ 性别:＿＿＿＿ 年龄:＿＿＿＿ 门诊号:＿＿＿＿

| 时间 | 初诊 | 复诊 |
|---|---|---|
| 医生工作 | □ 主诊医生询问病史及体格检查<br>□ 完成初次评估,包括生理(营养、疼痛等)、心理、社会和经济因素<br>□ 完成门诊医嘱及病历书写<br>□ 向患儿监护人告知病情、本次检查的目的、费用及出报告时间,预约下次复诊号<br>**检查:**<br>□ 大便常规 + 潜血<br>□ 大便病原学(可选)<br>□ 血气分析、电解质分析(可选)<br>**治疗:**<br>□ 胃肠黏膜保护剂(可选)<br>□ 小儿腹泻贴(可选)<br>□ 口服补液盐(可选)<br>□ 肠道菌群调节剂(可选) | □ 明确病毒性肠炎的诊断和鉴别诊断<br>□ 再次病情评估<br>□ 完成病历书写<br>**治疗:**<br>□ 同前 |

| 时间 | 初诊 | 复诊 |
|---|---|---|
| 护士工作 | □ 评估、安排就诊顺序<br>□ 对患儿监护人进行缴费、检查检验、取药、抽血、治疗等方面的指引 | □ 评估、安排就诊顺序<br>□ 对患儿监护人进行缴费、检查检验、取药、抽血、治疗等方面的指引 |
| 患儿监护人工作 | □ 通过网络预约门诊,就诊前准备好相关病历资料<br>□ 接收指引单,根据指引完成就诊、检查、取药 | □ 打印检查报告单<br>□ 参与诊疗决策<br>□ 反馈治疗效果 |
| 病情变异记录 | □ 无　□ 有,原因:<br>1.<br>2. | □ 无　□ 有,原因:<br>1.<br>2. |

(五)住院流程

**1. 入院标准**

(1)已明确诊断为病毒性肠炎,持续高热不退,惊厥,或有先天性心脏病、先天性免疫缺陷病、重度贫血、重度营养不良等基础疾病者。

(2)确诊或疑似诊断为病毒性肠炎,合并重度脱水和电解质紊乱的患儿,按照内科急症入院处理。

**2. 临床路径表单**

病毒性肠炎临床路径表单(住院)

患儿姓名:_____ 性别:_____ 年龄:_____ 门诊号:_____ 住院号:_____

住院日期:　年　月　日　　出院日期:　年　月　日　　标准住院日:3~10d

| 时间 | 入院第 1d | 入院第 2~9d | 出院日 |
|---|---|---|---|
| 医生工作 | □ 主诊医生询问病史及体格检查。<br>□ 完成初次评估,包括生理(营养、疼痛等)、心理、社会和经济因素<br>□ 24h 完成住院病历,8h 内完成首次病程记录<br><br>**长期医嘱:**<br>□ 二级护理<br>□ 肠内营养(可选)<br>□ 停留鼻胃管或鼻空肠管(可选)<br>**临时医嘱:**<br>□ 血常规、C 反应蛋白、血型<br>□ 尿常规<br>□ 大便常规 + 潜血、粪便乳糖不耐受试验<br>□ 生化检查<br>□ 血气分析、电解质分析<br>□ 免疫功能(可选)<br>□ 凝血功能(可选)<br>□ 感染性疾病筛查(可选)<br>□ 胸部和 / 或腹部 X 线检查、胃肠道超声(可选)<br>□ 心电图(可选)<br>□ 食入物过敏原(可选)<br>□ 消化道造影(可选) | □ 上级医师入院 24h 内完成查房,明确诊断<br>□ 根据检验结果及初诊病情调整药物和治疗方案<br>□ 如果出现危急值,执行危急值报告制度(严重者出径)<br><br>**长期医嘱:**<br>□ 二级护理<br>□ 肠内营养(可选)<br>□ 停留鼻胃管或鼻空肠管(可选)<br>□ 胃肠黏膜保护剂(可选)<br>□ 口服补液盐(可选)<br>□ 肠道菌群调节剂(可选)<br>**临时医嘱:**<br>□ 血常规<br>□ 血气分析、电解质分析(可选)<br>□ 头颅 CT 或 MRI、脑电图、肝胆脾胰腺超声(可选)<br>□ 血氨、血沉(可选)<br>□ 电解质液体(可选)<br>□ 胃肠黏膜保护剂、小儿腹泻贴、口服补液盐、肠道菌群调节剂(可选)<br>□ 促胃动力药(可选)<br>□ 肠内营养治疗(可选)<br>□ 维生素(可选) | □ 上级医师查房,同意其出院<br>□ 完成出院小结<br>□ 出院宣教:向患儿监护人交代出院注意事项,如随访项目、间隔时间、观察项目等<br><br>**出院医嘱:**<br>□ 出院带药 |

| 时间 | 入院第1d | 入院第2~9d | 出院日 |
|---|---|---|---|
| 医生工作 | □ 大便病原学(可选)<br>□ 结核菌素试验(可选)<br>□ 鼻饲管置管或鼻空肠管置管(可选)<br>□ 胃肠黏膜保护剂(可选)<br>□ 口服补液盐(可选)<br>□ 肠道菌群调节剂(可选) | | |
| 护士工作 | □ 入院宣教评估(一般情况、营养、疼痛、压疮、跌倒风险评估)<br>□ 执行医嘱、预约检查、安排取血 | □ 饮食指导<br>□ 用药指导<br>□ 每日护理评估<br>□ 定时测量体温<br>□ 观察病情变化,反馈医生 | □ 出院宣教:复查时间、饮食指导、用药指导等<br>□ 协助患儿监护人办理出院手续 |
| 患儿监护人工作 | □ 配合病史询问<br>□ 配合医院各项指引 | □ 配合完成各项检查<br>□ 观察病情变化,反馈医生 | □ 办理出院<br>□ 预约下次专科复诊 |
| 病情变异记录 | □ 无　□ 有,原因:<br>1.<br>2. | □ 无　□ 有,原因:<br>1.<br>2. | □ 无　□ 有,原因:<br>1.<br>2. |

3. **出院标准**

(1)无发热,大便性状好转、次数接近正常,无呕吐、腹痛等消化道症状或水电解质紊乱等并发症。

(2)食欲好转,营养不良者营养支持耐受良好。

(3)生命体征平稳。

(4)血常规、大便常规以及病原学等实验室检查结果无异常。

(六)变异及原因分析

1. 发现其他导致腹泻的原发病。

2. 病情复杂导致就诊时间延长、诊疗费用增加等。

3. 患儿住院期间出现严重的脏器功能损害,如心、肝、肾、脑功能不全或衰竭,导致住院日的延长及诊疗费用增加等。

4. 住院过程中出现消化道穿孔、大出血等情况时,转外科入相应临床路径。

5. 患儿诊治过程中,生命体征不平稳,需高级生命支持,转PICU入相应临床路径。

二、临床路径流程图(图6-4)

三、随访指导

门诊治疗系统定期自动发送随访问卷调查表。根据病情恢复情况决定复诊时间,通常为出院后1~2周常规专科门诊复诊。

四、宣教

宣教时间:出院当天。

宣教内容:

1. 合理喂养,如更换普通奶粉再次腹泻,建议继续无乳糖奶粉喂养,注意卫生。

2. 如有以下特殊情况需及时就诊　发热、腹胀、腹痛、腹泻加重、血便、尿少、眼窝凹陷、精神萎靡、肢体无力、抽搐、昏迷、喷射状呕吐、呕血伴面色苍白、皮肤瘀斑等。

3. 出院后 1~2 周常规专科门诊复诊，评估进食及大便情况。

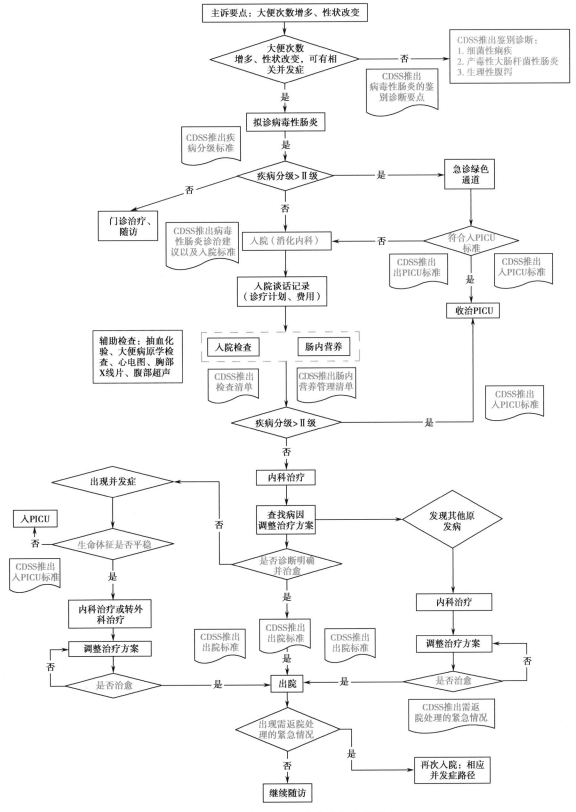

图 6-4　病毒性肠炎临床路径流程图

CDSS. 临床决策支持系统；PICU. 儿童重症监护病房。

## 第五节　急性单纯性胰腺炎临床路径

### 一、急性单纯性胰腺炎临床路径标准流程

（一）适用对象

第一诊断为急性单纯性胰腺炎（ICD-10：K85.001/K85.807/K85.900）。

（二）诊断依据

根据《临床诊疗指南：小儿内科分册》和《诸福棠实用儿科学》（第 8 版）进行诊断。

**1. 病史**　急性发作的、持续性的中上腹痛或脐周痛，腹痛剧烈，儿童很少诉背痛。可伴恶心、呕吐、发热。儿童常见病因是病毒感染（流行性腮腺炎病毒、麻疹病毒等）、胰胆管系统的先天畸形、胆道梗阻、外伤、使用药物（如左旋门冬酰胺酶）或全身性疾病（过敏性紫癜、系统性红斑狼疮）等。

**2. 体征**　急性病容，烦躁不安，取弯腰蜷腿体位，可有轻度黄疸或心动过速、腹胀、腹部压痛、肠鸣音减弱或消失。

**3. 辅助检查**　血淀粉酶和血脂肪酶升高（超过正常值 3 倍），白细胞计数可升高，C 反应蛋白可升高，生化检查可有胆红素轻度升高、转氨酶升高等。超声、CT 或者 MRI 等影像学表现支持急性胰腺炎。

（三）进入临床路径标准

1. 第一诊断必须符合急性单纯性胰腺炎（ICD-10：K85.001/K85.807/K85.900）。

2. 当患儿同时具有其他疾病诊断，但在治疗期间不影响该诊断的临床路径流程实施时，可进入路径。

（四）门诊流程

**急性单纯性胰腺炎临床路径表单（门诊）**

患儿姓名：＿＿＿＿＿　性别：＿＿＿＿＿　年龄：＿＿＿＿＿　门诊号：＿＿＿＿＿

| 时间 | 初诊 | 复诊 |
|---|---|---|
| 医生工作 | □ 主诊医生询问病史及体格检查<br>□ 完成初次评估，包括生理（营养、疼痛等）、心理、社会和经济因素<br>□ 完成门诊医嘱及病历书写<br>□ 评估是否需急诊入院<br>□ 向患儿监护人告知病情、本次检查的目的、费用及出报告时间，预约下次复诊号<br>**检查：**<br>□ 血常规、血淀粉酶、脂肪酶<br>□ 胰腺超声或 CT（可选）<br>□ 尿淀粉酶（可选）<br>□ 血气分析、电解质分析（可选） | □ 明确急性单纯性胰腺炎的诊断和鉴别诊断，进行再次评估<br>□ 对患儿进行病情评估，制订诊疗方案<br>□ 完成病历书写<br>□ 预约住院日期、开具住院证<br>**治疗：**<br>□ 肠内营养治疗 |
| 护士工作 | □ 评估、安排就诊顺序<br>□ 对患儿监护人进行缴费、检查检验、取药、抽血、治疗等方面的指引<br>□ 如需急诊入院，优先安排入院 | □ 评估、安排就诊顺序<br>□ 对患儿监护人进行缴费、检查检验、取药、抽血、治疗等方面的指引 |
| 患儿监护人工作 | □ 通过网络预约门诊，就诊前准备好相关的既往病历资料<br>□ 接收指引单，根据指引完成就诊、检查、取药 | □ 打印检查报告单<br>□ 参与诊疗决策<br>□ 反馈治疗效果 |
| 病情变异记录 | □ 无　□ 有，原因：<br>1.<br>2. | □ 无　□ 有，原因：<br>1.<br>2. |

（五）住院流程

**1. 入院标准**

（1）慢性胰腺炎（无明确外科致病因素）急性发作。

（2）确诊或疑似诊断为急性单纯性胰腺炎，合并重度脱水和电解质紊乱的患儿，按照内科急症入院处理。

**2. 临床路径表单**

急性单纯性胰腺炎临床路径表单（住院）

患儿姓名：_____ 性别：_____ 年龄：_____ 门诊号：_____ 住院号：_____

住院日期：　年　月　日　　出院日期：　年　月　日　　标准住院日：7~28d

| 时间 | 入院第 1d | 入院第 2~27d | 出院日 |
|---|---|---|---|
| 医生工作 | □ 主诊医生询问病史及体格检查。<br>□ 完成初次评估，包括生理（营养、疼痛等）、心理、社会和经济因素<br>□ 24h 完成住院病历，8h 内完成首次病程记录 | □ 上级医师入院 24h 内完成查房，明确诊断<br>□ 根据检验结果及初诊病情调整药物和治疗方案<br>□ 如果出现危急值，执行危急值报告制度（严重者出径） | □ 上级医师查房，同意其出院<br>□ 完成出院小结<br>□ 出院宣教：向患儿监护人交代出院注意事项，如随访项目、间隔时间、观察项目等 |
| | **长期医嘱：**<br>□ 二级护理<br>□ 禁食或肠内营养（可选）<br>□ 停留鼻胃管或鼻空肠管（可选）<br>**临时医嘱：**<br>□ 血常规、血型<br>□ 尿常规、尿淀粉酶<br>□ 大便常规＋潜血<br>□ 生化检查（包括血脂）<br>□ 血气分析、电解质分析<br>□ 免疫功能<br>□ 凝血功能<br>□ 感染性疾病筛查<br>□ 胸部 X 线检查<br>□ 心电图<br>□ 胃肠道超声、肝胆脾胰腺超声<br>□ 食入物过敏原（可选）<br>□ 消化道造影（可选）<br>□ 大便病原学（可选）<br>□ 血沉、结核抗体和／或结核感染TB-IGRA（可选）<br>□ 血培养＋药敏、呼吸道病原、TORCH、EB 病毒抗体测定（可选）<br>□ 结核菌素试验（可选）<br>□ 鼻饲管置管或鼻空肠管置管（可选）<br>□ 胃肠黏膜保护剂（可选）<br>□ 口服补液盐（可选）<br>□ 肠道菌群调节剂（可选）<br>□ 抗生素（可选）<br>□ 维生素及微量元素（可选） | **长期医嘱：**<br>□ 同前<br>**临时医嘱：**<br>□ 血常规、C 反应蛋白（可选）<br>□ 血气分析、电解质分析（可选）<br>□ 血脂肪酶、血淀粉酶、尿淀粉酶（可选）<br>□ 腹部超声（可选）<br>□ 腹部 X 线片（可选）<br>□ 胃镜（可选）<br>□ 腹部 CT 或 MRI（可选）<br>□ 血管炎检查、自身免疫功能、自身抗体、TBNK 流式细胞学检查、中性粒细胞吞噬功能、肿瘤标志物检测（可选）<br>□ 电解质液体（可选）<br>□ 质子泵抑制剂、$H_2$ 受体阻滞剂、胃肠黏膜保护剂（可选）<br>□ 抗生素（可选）<br>□ 鼻饲管置管或鼻空肠管置管（可选）<br>□ 抑肽酶、生长抑素合成衍生物（可选） | **出院医嘱：**<br>□ 出院带药 |

续表

| 时间 | 入院第1d | 入院第2~27d | 出院日 |
|---|---|---|---|
| 护士工作 | □ 入院宣教评估(一般情况、营养、疼痛、压疮、跌倒风险评估)<br>□ 执行医嘱、预约检查、安排取血 | □ 饮食指导<br>□ 用药指导<br>□ 每日护理评估<br>□ 定时测量体温<br>□ 观察病情变化,反馈医生 | □ 出院宣教:复查时间、饮食指导、用药指导等<br>□ 协助患儿监护人办理出院手续 |
| 患儿监护人工作 | □ 配合病史询问<br>□ 配合医院各项指引 | □ 配合完成各项检查<br>□ 观察病情变化,反馈医生 | □ 办理出院<br>□ 预约下次专科复诊 |
| 病情变异记录 | □ 无 □ 有,原因:<br>1.<br>2. | □ 无 □ 有,原因:<br>1.<br>2. | □ 无 □ 有,原因:<br>1.<br>2. |

### 3. 出院标准

(1)诊断明确,症状缓解。

(2)生命体征平稳,无并发症。

(3)各项检查结果基本正常。

(六) 变异及原因分析

1. 患儿由急性单纯性胰腺炎转为重症急性胰腺炎,退出本路径。

2. 患儿住院期间病情复杂,出现多脏器功能损害,如心、肝、肾、脑功能不全或衰竭,血淀粉酶、脂肪酶持续高水平或进食后明显升高,C反应蛋白持续高水平,导致住院日延长及诊疗费用增加等。

3. 患儿诊治过程中,生命体征不平稳,需要高级生命支持,转ICU入相应临床路径。

4. 内镜治疗 对于怀疑或已证实的急性胆源性胰腺炎、在治疗中病情恶化者、需内镜辅助诊治者转入相应路径。

5. 并发局部脓肿及巨大胰腺假性囊肿者,需行切开引流或与消化道内引流术。非手术治疗无效,高烧持续不退,精神不好、腹胀、腹肌紧张、压痛不减轻者,需手术探查,同时腹腔引流。

## 二、临床路径流程图(图6-5)

## 三、随访指导

门诊治疗系统定期自动发送随访问卷调查表。根据恢复情况决定复诊时间,通常为出院后1~2周专科门诊复诊。之后通常为每月回院复诊1次,定期观察患儿肠内营养治疗以及体重变化。

## 四、宣教

宣教时间:出院当天。

宣教内容:

1. 低脂饮食,留置肠内营养管(鼻胃管、鼻空肠管等)者,要注意检查营养管有无脱出或移位。做饮食日记,监测体重变化。注意卫生,预防感染。

2. 如有以下特殊情况需及时就诊:发热、剧烈腹痛、血便、黑便、呕吐、尿少、眼窝凹陷、精神萎靡、面色苍白、皮肤瘀斑、肠内营养管脱出或移位。

3. 出院后1~2周专科门诊复诊,复查淀粉酶、脂肪酶,评估进食及腹痛情况。恢复期望:可正常进食,无腹痛症状,营养状况改善,淀粉酶、脂肪酶平稳。

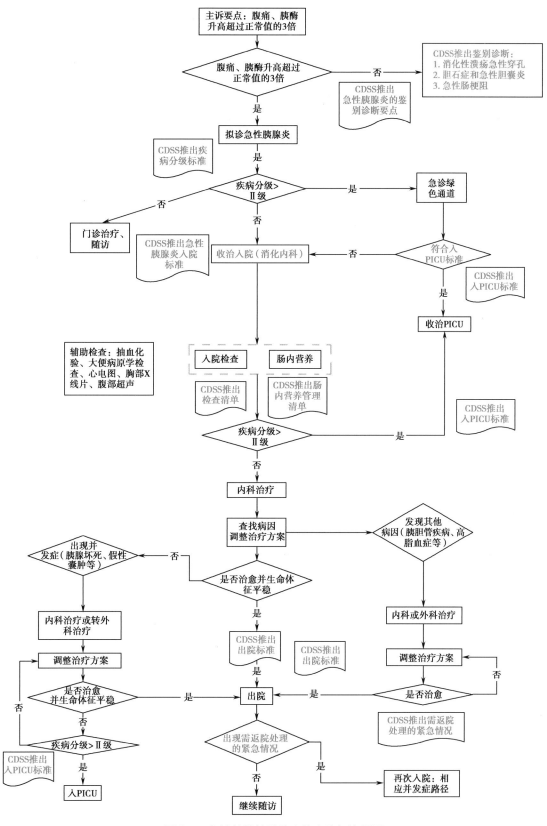

图 6-5 急性单纯性胰腺炎临床路径流程图

CDSS.临床决策支持系统;PICU.儿童重症监护病房。

## 第六节 消化性溃疡临床路径

### 一、消化性溃疡临床路径标准流程

（一）适用对象

第一诊断为消化性溃疡（ICD-10：K25-K27），拟入院行胃镜检查（ICD-9-CM-3：44.132）的患儿。

（二）诊断依据

根据《临床诊疗指南·小儿内科分册》和《诸福棠实用儿科学》（第 8 版）进行诊断。

1. **病史** 反复周期性发作的上腹疼痛，发作可与饮食相关。儿童症状不如成人典型，疼痛性质多呈钝痛、灼痛或饥饿样痛，伴烧心、反胃、嗳酸、嗳气、恶心、呕吐、呕血、黑便等其他胃肠道症状。

2. **体征** 可有贫血体征，腹部查体可有剑突下或脐周压痛、肠鸣音活跃，并发穿孔可伴腹膜炎体征。

3. **辅助检查** 大便常规检查可见红细胞和 / 或潜血，血常规可见血红蛋白降低。完善消化道造影、幽门螺杆菌的血清学检测、$^{13}$C- 尿素呼气试验、大便幽门螺杆菌抗原和胃镜检查，以明确诊断。

（三）进入临床路径标准

1. 第一诊断必须符合消化性溃疡（ICD-10：K25-K27）。

2. 当患儿同时具有其他疾病诊断，但在治疗期间不影响该诊断的临床路径流程实施时，可进入路径。

（四）门诊流程

**消化性溃疡临床路径表单（门诊）**

患儿姓名：_____ 性别：_____ 年龄：_____ 门诊号：_____

| 时间 | 初诊 | 复诊 |
|---|---|---|
| 医生工作 | □ 主诊医生询问病史及体格检查<br>□ 完成初次评估，包括生理（营养、疼痛等）、心理、社会和经济因素<br>□ 完成门诊医嘱及病历书写<br>□ 评估是否需急诊入院<br>□ 向患儿监护人告知病情、本次检查的目的、费用及出报告时间，预约下次复诊号<br>**检查：**<br>□ 腹部 X 线检查、胃肠道超声、肝胆脾胰超声（可选）<br>□ 消化道造影（可选）<br>□ 胃镜（可选）<br>□ 大便常规 + 潜血（可选）<br>□ 血常规（可选）<br>□ 幽门螺杆菌的血清学检测和 / 或大便幽门螺杆菌抗原分析（可选项）、$^{13}$C- 尿素呼气试验（可选项） | □ 明确消化性溃疡的诊断和鉴别诊断，进行再次评估<br>□ 完成病历书写<br>□ 预约住院日期、手术日期、开具住院证<br>□ 麻醉 / 疼痛门诊咨询<br>**治疗：**<br>□ 质子泵抑制剂、H$_2$ 受体阻滞剂<br>□ 胃肠黏膜保护剂<br>□ 抗过敏、解痉（可选）<br>□ 抗生素（可选） |
| 护士工作 | □ 评估、安排就诊顺序<br>□ 对患儿监护人进行缴费、检查检验、取药、抽血、治疗等方面的指引<br>□ 需急诊入院者，安排优先入院 | □ 对患儿监护人进行缴费、检查检验、取药、抽血、治疗等方面的指引<br>□ 需急诊入院者，安排优先入院<br>□ 指导术前预防呼吸道感染 |
| 患儿监护人工作 | □ 通过网络预约门诊，就诊前准备好相关的既往病历资料<br>□ 接收指引单，根据指引完成就诊、检查、取药 | □ 打印检查报告单<br>□ 预约行内镜检查及治疗<br>□ 参与诊疗决策<br>□ 反馈治疗效果 |

续表

| 时间 | 初诊 | 复诊 |
|---|---|---|
| 病情<br>变异<br>记录 | □无 □有,原因:<br>1.<br>2. | □无 □有,原因:<br>1.<br>2. |

### (五) 住院流程

#### 1. 入院标准

(1)诊断消化性溃疡拟行胃镜检查的患儿。患儿术前无上呼吸道感染症状。

(2)确诊或疑似诊断为消化性溃疡合并严重水电解质紊乱或重度贫血的患儿,按照内科急症入院处理。

#### 2. 临床路径表单

**消化性溃疡临床路径表单(住院)**

患儿姓名:＿＿＿＿＿ 性别:＿＿＿ 年龄:＿＿＿ 门诊号:＿＿＿＿＿ 住院号:＿＿＿＿

住院日期: 年 月 日 出院日期: 年 月 日 标准住院日:4~7d

| 时间 | 入院第1d | 入院第2~6d | 出院日 |
|---|---|---|---|
| | □ 主诊医生询问病史及体格检查。<br>□ 完成初次评估,包括生理(营养、疼痛等)、心理、社会和经济因素<br>□ 24h完成住院病历,8h内完成首次病程记录<br>□ 术前讨论<br>□ 术前小结<br>□ 开具术前医嘱<br>□ 如果出现危急值,执行危急值报告制度(严重者出径) | □ 上级医师入院24h内完成查房,明确诊断<br>□ 根据检验结果及初诊病情调整药物和治疗方案<br>□ 完成手术操作<br>□ 书写手术记录<br>□ 书写术后首次病程记录<br>□ 如果出现危急值,执行危急值报告制度(严重者出径) | □ 上级医师查房,同意其出院<br>□ 完成出院小结<br>□ 出院宣教:向患儿监护人交代出院注意事项,如随访项目、间隔时间、观察项目等 |
| 医生工作 | 长期医嘱:<br>□ 一级或二级护理<br>□ 心电、血氧饱和度监测(可选)<br>□ 禁食或肠内营养(可选)<br>□ 停留鼻胃管或鼻空肠管(可选)<br>□ 胃肠黏膜保护剂(可选)<br>□ 质子泵抑制剂、H$_2$受体阻滞剂(可选)<br>□ 抗过敏、解痉(可选)<br>□ 抗生素(可选)<br>临时医嘱:<br>□ 血常规、血型<br>□ 尿常规、大便常规＋潜血<br>□ 生化检查<br>□ 血气分析、电解质分析<br>□ 凝血功能<br>□ 感染性疾病筛查<br>□ 胸X线检查<br>□ 心电图<br>□ 腹部X线检查(可选)<br>□ 消化道造影(可选)<br>□ 胃肠道超声、腹部血管超声(门静脉)(可选) | 长期医嘱:<br>□ 一级或二级护理<br>□ 心电、血氧饱和度监测(可选)<br>□ 禁食或肠内营养(可选)<br>□ 停留鼻胃管或鼻空肠管(可选)<br>□ 胃肠黏膜保护剂(可选)<br>□ 质子泵抑制剂、H$_2$受体阻滞剂(可选)<br>□ 抗过敏、解痉(可选)<br>□ 抗生素(可选)<br>临时医嘱:<br>□ 血常规、C反应蛋白<br>□ 大便常规＋潜血(可选)<br>□ 生化检查(可选)<br>□ 血气分析、电解质分析(可选)<br>□ 凝血功能(可选)<br>□ 胸部X线检查(可选)<br>□ 腹部X线检查(可选)<br>□ 电解质液体(可选)<br>□ 雾化治疗(可选)<br>□ 质子泵抑制剂、H$_2$受体阻滞剂、胃肠黏膜保护剂(可选)<br>□ 抗过敏、解痉(可选) | 出院医嘱:<br>□ 出院带药 |

续表

| 时间 | 入院第 1d | 入院第 2~6d | 出院日 |
|---|---|---|---|
| 医生工作 | □ 胸部或腹部 CT(可选)<br>□ 食入物过敏原(可选)<br>□ 幽门螺杆菌的血清学检测和/或大便幽门螺杆菌抗原分析、$^{13}$C-尿素呼气试验、促胃液素检查(可选)<br>□ 24h 胃酸监测(可选)<br>□ 结核菌素试验(可选)<br>□ 电解质液体(可选)<br>□ 雾化治疗(可选)<br>□ 质子泵抑制剂、$H_2$受体阻滞剂、胃肠黏膜保护剂(可选)<br>□ 抗过敏、解痉(可选)<br>□ 抗生素(可选)<br>□ 合并消化道出血者可使用抑肽酶、生长抑素合成衍生物、输血及止血治疗(可选)<br>□ 鼻饲管置管或鼻空肠管置管(可选)<br>□ 配血、备血(可选)<br>□ 输血(可选) | □ 抗生素(可选)<br>□ 合并消化道出血者可使用抑肽酶、生长抑素合成衍生物、输血及止血治疗(可选)<br>□ 配血、备血(可选)<br>□ 输血(可选)<br>**术前医嘱:**<br>□ 术前 6~8h 禁食<br>□ 术前补液<br>□ 病理检查 | |
| 护士工作 | □ 入院宣教评估(一般情况、营养、疼痛、压疮、跌倒风险评估)<br>□ 执行医嘱、预约检查、安排取血 | □ 饮食指导<br>□ 用药指导<br>□ 每日护理评估<br>□ 定时测量体温<br>□ 观察病情变化,反馈医生 | □ 出院宣教:复查时间、饮食指导、用药指导等<br>□ 协助患儿监护人办理出院手续 |
| 患儿监护人工作 | □ 配合病史询问<br>□ 配合医院各项指引 | □ 配合完成各项检查<br>□ 观察病情变化,反馈医生 | □ 办理出院<br>□ 预约下次专科复诊 |
| 病情变异记录 | □ 无  □ 有,原因:<br>1.<br>2. | □ 无  □ 有,原因:<br>1.<br>2. | □ 无  □ 有,原因:<br>1.<br>2. |

### 3. 出院标准

(1)消化道出血症状缓解。

(2)恢复半流质饮食。

(3)生命体征平稳。

(4)血常规等检查结果接近正常。

### (六) 变异及原因分析

1. 病情复杂,术中更改内镜检查及治疗方案。

2. 难治性溃疡需进一步检查及治疗,延长住院时间及增加住院费用。

3. 住院期间出现消化道穿孔、大出血或发现其他原发病导致的消化道出血,转入外科相应的路径治疗。

4. 患儿诊治过程中,生命体征不平稳,出现多脏器功能损害或衰竭,需高级生命支持,转 PICU 入相应临床路径。

## 二、临床路径流程图（图 6-6）

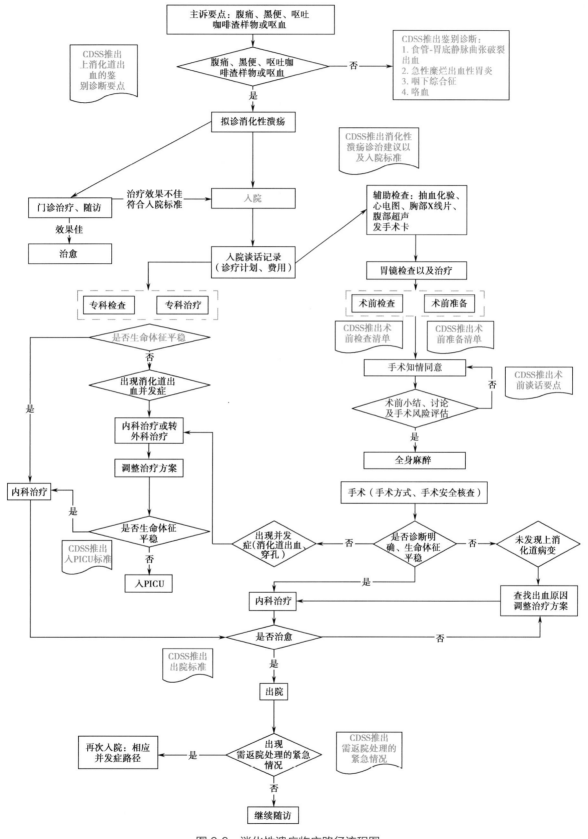

图 6-6　消化性溃疡临床路径流程图

CDSS. 临床决策支持系统；PICU. 儿童重症监护病房。

### 三、随访指导

门诊治疗系统定期自动发送随访问卷调查表。视内镜检查情况决定复诊时间,通常为术后 1 周专科门诊复诊。之后通常为每月回院复诊 1 次,定期观察患儿症状、体征改善情况及继续治疗,必要时复查内镜。

### 四、宣教

宣教时间:出院当天。

宣教内容:

1. 术后 1 周少渣清淡饮食,避免剧烈运动。

2. 术后 1 周专科门诊复诊,评估进食及术后恢复情况,医生根据病理结果调整治疗方案。恢复期望:腹痛症状缓解,可恢复正常饮食,无消化道出血表现。

3. 出现以下紧急情况需及时返院或到当地医院治疗　突发气促、胸痛、发热、颜面青紫、剧烈腹痛、呕吐,黑便、血便、查体颈部胸部皮下捻发感或腹部拒按等表现。

## 第七节　胃内异物临床路径

### 一、胃内异物临床路径标准流程

#### (一)适用对象

第一诊断为胃内异物(ICD-10:T18.2/T18.301/T18.8/T18.9),拟入院行胃镜检查(ICD-9-CM-3:44.132)和/或经内镜去除胃异物(ICD-9-CM-3:98.0303)的患儿。

#### (二)诊断依据

根据《临床诊疗指南:小儿内科分册》和《诸福棠实用儿科学》(第 8 版)进行诊断。

1. **病史**　有异物吞入史,特别是腐蚀性(纽扣电池)、尖锐(玻璃、钉子)、长条状(长度≥5cm)或多个带磁性(如磁力珠、磁铁)的异物。非尖锐类异物(如直径超过 2.5cm 的硬币),评估其直径过大不能通过幽门,或已观察 1 周仍滞留在胃内者。多数无症状,或有轻微上腹痛、恶心、呕吐,误吞腐蚀性异物者可有呕血、呕吐咖啡渣样物或黑便表现。

2. **体征**　多数无阳性体征。

3. **实验室检查**

(1)胸腹部 X 线检查和/或透视:可明确是否有高密度异物,并判断其位置。

(2)X 线上消化道造影:辅助判断异物位置。

(3)胃镜检查提示胃内异物。

#### (三)进入临床路径标准

1. 第一诊断必须符合胃内异物(ICD-10:T18.2/T18.301/T18.8/T18.9)。

2. 当患儿同时具有其他疾病诊断,但在治疗期间不影响该诊断的临床路径流程实施时,可进入路径。

（四）门诊流程

### 胃内异物临床路径表单（门诊）

患儿姓名：_____　性别：_____　年龄：_____　门诊号：_____

| 时间 | 初诊 | 复诊 |
|---|---|---|
| 医生工作 | □ 主诊医生询问病史及体格检查<br>□ 完成初次评估，包括生理（营养、疼痛等）、心理、社会和经济因素<br>□ 完成门诊医嘱及病历书写<br>□ 评估是否需要急诊手术<br>□ 向患儿监护人告知病情、本次检查的目的、费用及出报告时间，预约下次复诊号<br>**检查：**<br>□ 胸腹部 X 线检查（可选）<br>□ 上消化道造影（可选）<br>□ 胃镜（可选） | □ 明确胃内异物的诊断和鉴别诊断，进行再次评估<br>□ 对患儿进行病情评估，制订诊疗方案<br>□ 完成病历书写<br>□ 术前谈话<br>□ 对内镜手术禁忌证进行评估<br>□ 预约住院日期、手术日期、开具住院证<br>□ 麻醉 / 疼痛门诊咨询<br>**治疗：**<br>□ 乳果糖口服（可选） |
| 护士工作 | □ 评估、安排就诊顺序<br>□ 急诊入院者，可指导提前做好禁食准备 | □ 对患儿监护人进行缴费、检查检验、取药、抽血、治疗等方面的指引<br>□ 评估、安排就诊 / 入院顺序，指导提前做好禁食准备、预防呼吸道感染 |
| 患儿监护人工作 | □ 通过网络预约门诊，就诊前准备好相关的既往病历资料<br>□ 接收指引单，根据指引完成就诊、检查、取药 | □ 打印检查报告单<br>□ 认可同意治疗方案，预约行内镜检查及治疗<br>□ 参与诊疗决策<br>□ 反馈治疗效果 |
| 病情变异记录 | □ 无　□ 有，原因：<br>1.<br>2. | □ 无　□ 有，原因：<br>1.<br>2. |

（五）住院流程

**1. 入院标准**

（1）诊断胃内异物拟行胃镜检查和 / 或经内镜去除胃异物治疗的患儿。患儿术前无上呼吸道感染症状，术前禁食 6~8h。

（2）确诊或疑似诊断为胃内异物且为腐蚀性、尖锐、长条状（多数长度 ≥ 5cm）或多个带磁性的异物，按照内科急症入院处理。

**2. 临床路径表单**

### 胃内异物临床路径表单（住院）

患儿姓名：_____　性别：_____　年龄：_____　门诊号：_____　住院号：_____

住院日期：　　年　　月　　日　　出院日期：　　年　　月　　日　　标准住院日：1~3d

| 时间 | 入院第 1d | 入院第 1~3d | 出院日 |
|---|---|---|---|
| 医生工作 | □ 主诊医生询问病史及体格检查<br>□ 完成初次评估，包括生理（营养、疼痛等）、心理、社会和经济因素<br>□ 24h 完成住院病历，8h 内完成首次病程记录<br>□ 术前讨论<br>□ 术前小结<br>□ 开具术前医嘱<br>□ 如果出现危急值，执行危急值报告制度（严重者出径） | □ 上级医师入院 24h 内完成查房，明确诊断<br>□ 根据检验结果及初诊病情调整药物和治疗方案<br>□ 完成手术操作<br>□ 书写手术记录<br>□ 书写术后首次病程记录<br>□ 如果出现危急值，执行危急值报告制度（严重者出径） | □ 上级医师查房，同意其出院<br>□ 完成出院小结<br>□ 出院宣教：向患儿监护人交代出院注意事项，如随访项目、间隔时间、观察项目等 |

续表

| 时间 | 入院第 1d | 入院第 1~3d | 出院日 |
|---|---|---|---|
| 医生工作 | **长期医嘱：**<br>□ 一级或二级护理<br>□ 心电、血氧饱和度监测(可选)<br>□ 禁食或肠内营养(可选)<br>□ 胃肠黏膜保护剂(可选)<br>□ 质子泵抑制剂或 $H_2$ 受体阻滞剂(可选)<br>**临时医嘱：**<br>□ 血常规、血型<br>□ 尿常规、大便常规<br>□ 生化检查(可选)<br>□ 血气分析、电解质分析<br>□ 凝血功能<br>□ 感染性疾病筛查<br>□ 胸腹 X 线检查(可选)<br>□ 心电图<br>□ 上消化道造影(可选)<br>□ 胃肠道超声、胸部或腹部 CT(可选)<br>□ 胃肠黏膜保护剂(可选)<br>□ 质子泵抑制剂或 $H_2$ 受体阻滞剂(可选) | **长期医嘱：**<br>□ 二级护理<br>□ 流质饮食<br>**临时医嘱：**<br>□ 血常规、C 反应蛋白(可选)<br>□ 胸部或胸腹 X 线片(可选)<br>□ 电解质液体(可选)<br>□ 雾化(可选)<br>□ 质子泵抑制剂或 $H_2$ 受体阻滞剂(可选)<br>□ 胃肠黏膜保护剂(可选)<br>**术前医嘱：**<br>□ 发手术卡<br>□ 术前 6~8h 禁食<br>□ 术前补液 | **出院医嘱：**<br>□ 出院带药 |
| 护士工作 | □ 入院宣教评估(一般情况、营养、疼痛、压疮、跌倒风险评估)<br>□ 执行医嘱、预约检查、安排取血 | □ 饮食指导<br>□ 用药指导<br>□ 每日护理评估<br>□ 定时测量体温<br>□ 观察病情变化,反馈医生 | □ 出院宣教:复查时间、饮食指导、用药指导等<br>□ 协助患儿监护人办理出院手续 |
| 患儿监护人工作 | □ 配合病史询问<br>□ 配合医院各项指引 | □ 配合完成各项检查<br>□ 观察病情变化,反馈医生 | □ 办理出院<br>□ 预约下次专科复诊 |
| 病情变异记录 | □ 无　□ 有,原因:<br>1.<br>2. | □ 无　□ 有,原因:<br>1.<br>2. | □ 无　□ 有,原因:<br>1.<br>2. |

**3. 出院标准**

(1)异物取出或自行排出者、胃黏膜无损伤者,或有胃黏膜损伤但无明显消化道出血症状者。

(2)异物进入小肠暂未排出者,但异物非尖锐性、腐蚀性、长条状(长度 ≥ 5cm)或多个带磁性异物者。

(3)可恢复半流质饮食,生命体征平稳,血常规等实验室检查结果无异常。

(六) 变异及原因分析

1. 术中异物脱落进入气道或鼻咽部、食管重度撕裂等,转入相应的路径治疗。

2. 患儿术前通过胸腹部 X 线检查或术中通过内镜检查确定异物已进入空肠以下者,除尖锐性、腐蚀性、多个带磁性或长条状(长度 ≥ 5cm)异物需留院观察或转外科治疗外,其余可出径并出院。

3. 出现消化道穿孔、大出血等情况时,转外科入相应的路径治疗。

4. 患儿诊治过程中,生命体征不平稳,出现多脏器功能损害或衰竭,需高级生命支持,出径转儿童重症监护病房(PICU)入相应临床路径。

## 二、临床路径流程图(图 6-7)

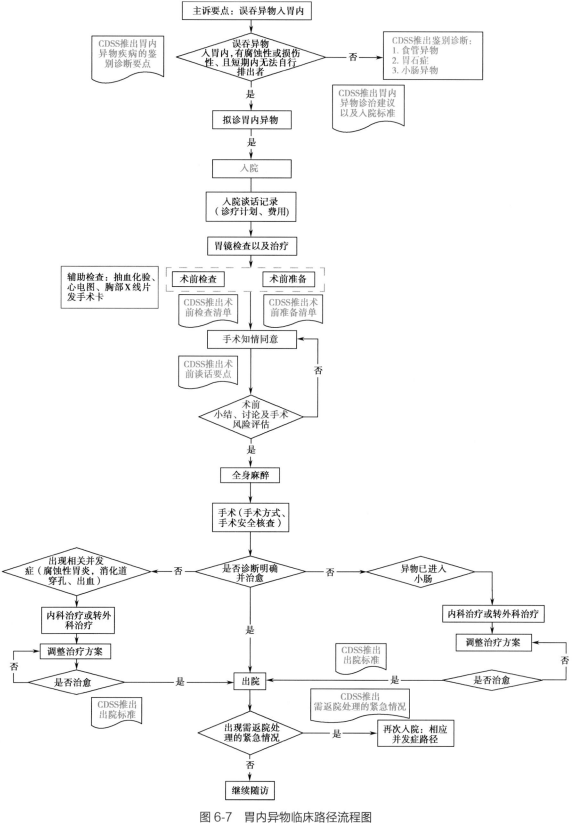

图 6-7　胃内异物临床路径流程图

CDSS. 临床决策支持系统。

### 三、随访指导

门诊治疗系统定期自动发送随访问卷调查表。视内镜检查及异物排出情况决定复诊时间。

**1. 异物取出或自行排出者** 胃黏膜无损伤者出院后无须随访。胃黏膜有损伤者术后 1~2 周常规专科门诊复诊,以便了解腹痛、排便及恢复情况。

**2. 异物进入小肠暂未排出者** 非尖锐性、腐蚀性或长条状(长度 ≥ 5cm)异物出院后 1~2 周常规专科门诊复诊,以便了解异物排出情况以及有无消化道并发症;尖锐性、腐蚀性、长条状(长度 ≥ 5cm)异物病情稳定可安排出院,3~7d 后常规专科门诊复诊,以便了解异物排出情况以及腹痛、排便情况,必要时转诊外科治疗。

### 四、宣教

宣教时间:出院当天。

宣教内容:

1. 术后 1 周内避免刺激性饮食。

2. 加强看管和教育,避免再次误吞异物。妥善保管药物,置于患儿不能触及的地方。

3. 出现以下情况需及时返院或到当地医院治疗 发热、腹胀、腹泻、呕吐、呕血、黑便或血便、突发剧烈腹痛、查体腹部拒按等表现。

## 第八节 腹痛临床路径

### 一、腹痛临床路径标准流程

**(一) 适用对象**

第一诊断为腹痛(ICD-10:R10.1/R10.3/R10.4),拟入院行胃镜检查(ICD-9-CM-3:44.132)、结肠镜检查(ICD-9-CM-3:45.231)、消化道胶囊内镜检查(ICD-9-CM-3:45.2901)和 / 或小肠镜检查(ICD-9-CM-3:45.1301)的患儿。

**(二) 诊断依据**

根据《临床诊疗指南:小儿内科分册》和《诸福棠实用儿科学》(第 8 版)进行诊断。

**1. 病史** 反复发作的上腹或脐周疼痛,发作可能与饮食相关,伴烧心、反胃、反酸、嗳气、恶心、呕吐、呕血、黑便、腹泻、解黏液血便等其他胃肠道症状。

**2. 体征** 可有贫血体征,腹部查体可有剑突下或脐周压痛、肠鸣音活跃,并发穿孔可伴腹膜炎体征。

**3. 辅助检查** 大便常规、血常规、尿常规、幽门螺杆菌的血清学检测、$^{13}C$- 尿素呼气试验、大便细菌抗原、腹部超声、X 线检查以及消化道造影。

**(三) 进入临床路径标准**

1. 第一诊断必须符合腹痛(ICD-10:R10.1/R10.3/R10.4)。

2. 当患儿同时具有其他疾病诊断,但在治疗期间不影响该诊断的临床路径流程实施时,可进入路径。

（四）门诊流程

腹痛临床路径表单（门诊）

患儿姓名：_____ 性别：_____ 年龄：_____ 门诊号：_____

| 时间 | 初诊 | 复诊 |
|---|---|---|
| 医生工作 | □ 主诊医生询问病史及体格检查<br>□ 完成初次评估，包括生理（营养、疼痛等）、心理、社会和经济因素<br>□ 完成门诊医嘱及病历书写<br>□ 向患儿监护人告知病情、本次检查的目的、费用及出报告时间，预约下次复诊号<br>**检查：**<br>□ 腹部 X 线检查或消化道造影（可选）<br>□ 胃肠道超声（可选）<br>□ 胸部或腹部 CT（可选）<br>□ 大便常规 + 潜血（可选）<br>□ 血常规（可选）<br>□ 大便病原学检查（可选）<br>□ 幽门螺杆菌的血清学检测和 / 或大便幽门螺杆菌抗原分析、$^{13}$C- 尿素呼气试验（可选） | □ 明确腹痛的诊断和鉴别诊断<br>□ 对患儿进行病情评估，制订诊疗方案<br>□ 完成病历书写<br>□ 预约住院日期、手术日期、开具住院证<br>□ 麻醉 / 疼痛门诊咨询<br>**治疗：**<br>□ 质子泵抑制剂<br>□ 胃肠黏膜保护剂<br>□ 乳果糖或聚乙二醇（可选） |
| 护士工作 | □ 评估、安排就诊顺序<br>□ 对患儿监护人进行缴费、检查检验、取药、抽血、治疗等方面的指引 | □ 对患儿监护人进行缴费、检查检验、取药、抽血、治疗等方面的指引<br>□ 教导内镜检查前预防呼吸道感染，拟肠镜检查术前 2d 开始流质饮食 |
| 患儿监护人工作 | □ 通过网络预约门诊，就诊前准备好相关病历资料<br>□ 接收指引单，根据指引完成就诊、检查、取药 | □ 打印检查报告单<br>□ 预约行内镜检查及治疗<br>□ 参与诊疗决策<br>□ 反馈治疗效果 |
| 病情变异记录 | □ 无　□ 有，原因：<br>1.<br>2. | □ 无　□ 有，原因：<br>1.<br>2. |

（五）住院流程

**1. 入院标准**

（1）诊断腹痛拟行胃镜检查、结肠镜检查、消化道胶囊内镜检查和 / 或小肠镜检查患儿。患儿术前无上呼吸道感染症状，肠镜检查术前 2d 起流质饮食。

（2）确诊或疑似诊断为腹痛合并严重水电解质紊乱，或重度营养不良的患儿，按照内科急症入院处理。

## 2. 临床路径表单

腹痛临床路径表单(住院)

患儿姓名:_____ 性别:_____ 年龄:_____ 门诊号:_____ 住院号:_____

住院日期:____年____月____日 出院日期:____年____月____日 标准住院日:2~3d

| 时间 | 入院第 1d | 入院第 2~3d | 出院日 |
|---|---|---|---|
| 医生工作 | □ 主诊医生询问病史及体格检查。<br>□ 完成初次评估,包括生理(营养、疼痛等)、心理、社会和经济因素<br>□ 24h 完成住院病历,8h 内完成首次病程记录<br>□ 术前讨论<br>□ 术前小结<br>□ 开具术前医嘱。<br>□ 如果出现危急值,执行危急值报告制度(严重者出径) | □ 上级医师入院 24h 内完成查房,明确诊断<br>□ 根据检验结果及初诊病情调整药物和治疗方案<br>□ 完成手术操作<br>□ 书写手术记录<br>□ 书写术后首次病程记录<br>□ 如果出现危急值,执行危急值报告制度(严重者出径) | □ 上级医师查房,同意其出院<br>□ 完成出院小结<br>□ 出院宣教:向患儿监护人交代出院注意事项,如随访项目、间隔时间、观察项目等 |
| | 长期医嘱:<br>□ 一级或二级护理<br>□ 心电、血氧饱和度监测(可选)<br>□ 肠内营养(可选)<br>临时医嘱:<br>□ 血常规、血型、尿常规、大便常规 + 潜血<br>□ 生化检查<br>□ 血气分析、电解质分析<br>□ 免疫功能<br>□ 凝血功能<br>□ 感染性疾病筛查<br>□ 胸部 X 线检查<br>□ 心电图<br>□ 食入物过敏原(可选)<br>□ 大便病原学、粪便钙卫蛋白及乳铁蛋白(可选)<br>□ 血沉、结核抗体和 / 或结核感染 TB-IGRA(可选)<br>□ 血管炎检查、自身抗体、自身免疫功能、TBNK 流式细胞学检查、中性粒细胞吞噬功能(可选)<br>□ 幽门螺杆菌的血清学检测和 / 或大便幽门螺杆菌抗原分析、$^{13}$C- 尿素呼气试验(可选)<br>□ 胃肠道超声、肝胆脾胰腺超声、腹部 X 线检查或消化道造影、腹部 CT(可选)<br>□ 结核菌素试验(可选)<br>□ 胃肠黏膜保护剂(可选)<br>□ 质子泵抑制剂、$H_2$ 受体阻滞剂<br>□ 抗过敏、解痉(可选)<br>□ 抗生素(可选) | 长期医嘱:<br>□ 同前<br>临时医嘱:<br>□ 血常规、C 反应蛋白<br>□ 血气分析、电解质分析(可选)<br>□ 胸部和 / 或腹 X 线检查(可选)<br>□ 小肠胶囊内镜(可选)<br>□ 电解质液体(可选)<br>□ 质子泵抑制剂、$H_2$ 受体阻滞剂、胃肠黏膜保护剂(可选)<br>□ 抗过敏、解痉(可选)<br>□ 抗生素(可选)<br>□ 心电、血氧饱和度监测(可选)<br>术前医嘱:<br>□ 发手术卡<br>□ 术前 6~8h 禁食<br>□ 肠道准备(开塞露、清洁灌肠等)<br>□ 术前补液<br>□ 病理检查 | 出院医嘱:<br>□ 出院带药 |

| 时间 | 入院第 1d | 入院第 2~3d | 出院日 |
|---|---|---|---|
| 护士工作 | □ 入院宣教评估(一般情况、营养、疼痛、压疮、跌倒风险评估)<br>□ 执行医嘱、预约检查、安排取血 | □ 饮食指导<br>□ 用药指导<br>□ 每日护理评估<br>□ 定时测量体温<br>□ 观察病情变化,反馈医生 | □ 出院宣教:复查时间、饮食指导、用药指导等<br>□ 协助患儿监护人办理出院手续 |
| 患儿监护人工作 | □ 配合病史询问<br>□ 配合医院各项指引 | □ 配合完成各项检查<br>□ 观察病情变化,反馈医生 | □ 办理出院<br>□ 预约下次专科复诊 |
| 病情变异记录 | □ 无　□ 有,原因:<br>1.<br>2. | □ 无　□ 有,原因:<br>1.<br>2. | □ 无　□ 有,原因:<br>1.<br>2. |

### 3. 出院标准

(1)诊断明确,症状缓解。

(2)生命体征平稳。

(3)血常规、大便常规、生化等检查结果基本正常。

(4)无手术后并发症。

### (六) 变异及原因分析

1. 检查发现其他原发病导致腹痛,转科并入相应的路径治疗。

2. 出现消化道穿孔、大出血等情况时,转外科入相应临床路径。

3. 患儿诊治过程中,生命体征不平稳,出现多脏器功能损害或衰竭,需高级生命支持,转 ICU 入相应临床路径。

## 二、临床路径流程图(图 6-8)

## 三、随访指导

门诊治疗系统定期自动发送随访问卷调查表。视内镜检查情况决定复诊时间,通常为术后 1~2 周常规专科门诊复诊。之后通常为每月回院复诊 1 次,定期观察患儿症状、体征改善情况及继续治疗,必要时入院复查内镜。

## 四、宣教

宣教时间:出院当天。

宣教内容:

1. 术后 1 周少渣饮食,避免剧烈运动。

2. 术后 1~2 周常规专科门诊复诊,取病理结果,评估进食及术后恢复情况。恢复期望:腹痛症状缓解,营养状况改善。

3. 出现以下紧急情况需及时返院或到当地医院治疗　突发气促、胸痛、发热、颜面青紫、剧烈腹痛、呕吐、黑便或血便等表现,查体颈部胸部皮下捻发感或腹部拒按等。

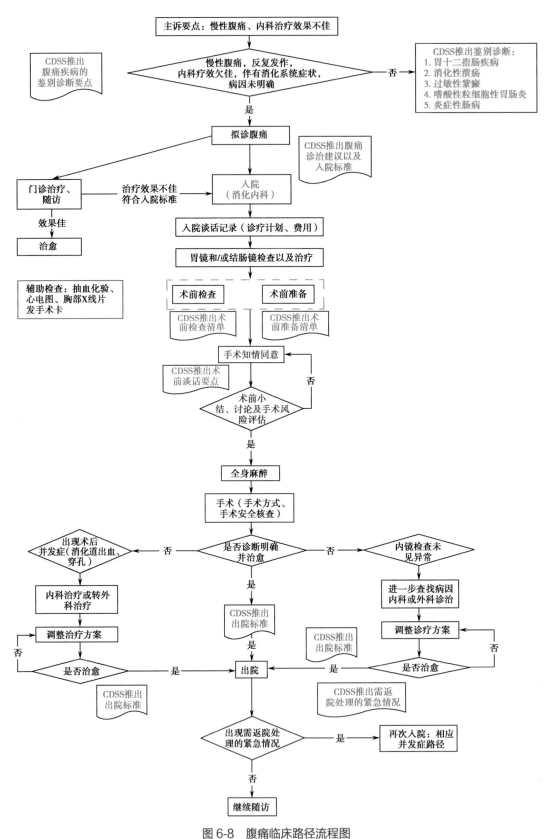

图 6-8　腹痛临床路径流程图

CDSS.临床决策支持系统。

## 第九节　肝穿刺活组织检查临床路径

### 一、肝穿刺活组织检查临床路径标准流程

（一）适用对象

第一诊断符合肝穿刺活组织检查（ICD-9-CM-3：50.1101）手术适应证患儿。包括但不限于以下情况：

1. 原因不明的各种小儿肝病。

2. 各种慢性病毒性肝炎，病情迁延反复，病毒血清标志物持续阳性。

3. 准备实施抗病毒治疗。

4. 部分重症肝炎。

（二）进入临床路径标准

1. 有明确肝穿刺活组织检查适应证。

2. 初评估，无肝穿刺活组织检查禁忌证。

3. 当患儿同时具有其他疾病诊断，但在住院期间不需特殊处理也不影响第一诊断的临床路径流程实施时，可以进入路径。

（三）排除标准

1. 严重梗阻性黄疸。

2. 出血倾向者，包括血小板、凝血时间及凝血酶原时间异常。

3. 中等量以上腹水。

4. 肝血管瘤、肝包囊虫病、肝包膜下或表面巨大癌肿。

5. 患儿不合作。

（四）门诊流程

**肝穿刺活组织检查临床路径表单（门诊）**

患儿姓名：_____　性别：_____　年龄：_____　门诊号：_____

| 时间 | 初诊 | 复诊 |
|---|---|---|
| 医生工作 | □ 主诊医生询问病史及体格检查<br>□ 完成初次评估，包括生理（营养、疼痛等）、心理、社会和经济因素<br>□ 完成门诊医嘱及病历书写<br>□ 向患儿监护人告知病情、本次检查的目的、费用及出报告时间，预约下次复诊号<br>**检查：**<br>□ 血常规<br>□ 生化检查（包括血脂）<br>□ 凝血功能<br>□ 血气分析、电解质分析（可选）<br>□ 胸部 X 线检查、心电图<br>□ 肝胆脾胰腺超声、腹部 CT（可选） | □ 明确小儿肝病的诊断和鉴别诊断，进行穿刺术前再次评估<br>□ 对患儿进行病情评估，根据患儿的病情、年龄、一般状况、营养状况、经济条件等制订诊疗方案<br>□ 完成病历书写<br>□ 术前谈话<br>□ 对肝穿刺活组织检查禁忌证进行评估<br>□ 预约住院日期、手术日期、开具住院证<br>□ 麻醉 / 疼痛门诊咨询<br>**治疗：**<br>□ 无 |
| 护士工作 | □ 评估、安排就诊顺序<br>□ 对患儿监护人进行缴费、检查检验、取药、抽血、治疗等方面的指引 | □ 评估、安排就诊顺序<br>□ 教导穿刺检查前预防呼吸道感染 |
| 患儿监护人工作 | □ 通过网络预约门诊，就诊前准备好相关的既往病历资料<br>□ 接收指引单，根据指引完成就诊、检查、取药 | □ 打印检查报告单<br>□ 认可同意治疗方案，预约行肝穿刺检查<br>□ 参与诊疗决策<br>□ 反馈治疗效果 |

续表

| 时间 | 初诊 | 复诊 |
|------|------|------|
| 病情<br>变异<br>记录 | □ 无　□ 有,原因:<br>1.<br>2. | □ 无　□ 有,原因:<br>1.<br>2. |

### (五) 住院流程

#### 1. 入院标准

需要肝穿刺活组织检查且无肝穿刺检查禁忌证。

#### 2. 临床路径表单

肝穿刺活组织检查临床路径表单(住院)

患儿姓名:_____ 性别:_____ 年龄:_____ 门诊号:_____ 住院号:_____

住院日期:　　年　月　日　出院日期:　　年　月　日　标准住院日:3~7d

| 时间 | 入院第 1d | 入院第 2~6d | 出院日 |
|------|-----------|-------------|--------|
| 医生<br>工作 | □ 主诊医生询问病史及体格检查。<br>□ 完成初次评估,包括生理(营养、疼痛等)、心理、社会和经济因素<br>□ 24h 完成住院病历,8h 内完成首次病程记录<br>□ 术前讨论<br>□ 术前小结<br>□ 开具术前医嘱<br>□ 如果出现危急值,执行危急值报告制度(严重者出径) | □ 上级医师入院 24h 内完成查房,明确诊断<br>□ 根据检验结果及初诊病情调整药物和治疗方案<br>□ 完成手术操作<br>□ 书写手术记录<br>□ 书写术后首次病程记录<br>□ 如果出现危急值,执行危急值报告制度(严重者出径) | □ 上级医师查房,同意其出院<br>□ 完成出院小结<br>□ 出院宣教:向患儿监护人交代出院注意事项,如随访项目、间隔时间、观察项目等 |
| | **长期医嘱:**<br>□ 一级或二级护理<br>□ 心电、血氧饱和度监测(可选)<br>□ 护肝利胆药(可选)<br>□ 止血药(可选)<br>□ 抗生素(可选)<br>**临时医嘱:**<br>□ 血常规、血型、尿常规、大便常规 + 潜血<br>□ 生化检查、血氨<br>□ 血气分析、电解质分析、免疫功能、凝血功能<br>□ 胸部 X 线检查<br>□ 心电图<br>□ 肝胆脾胰腺超声、胆囊收缩功能检查<br>□ 肝炎相关病毒检查、肝寄生虫全套、自身免疫性肝病抗体、铜蓝蛋白、遗传代谢病筛查(可选)<br>□ 腹部 CT 或 MRI(可选)<br>□ 护肝利胆药(可选)<br>□ 抗生素(可选)<br>□ 维生素 K(可选)<br>□ 输血、白蛋白、丙种球蛋白(可选)<br>□ 凝血酶原复合物(可选) | **长期医嘱:**<br>同前<br>**临时医嘱:**<br>□ 血常规、C 反应蛋白、血气分析、电解质分析、凝血功能(可选)<br>□ 胸部和 / 或腹部 X 线检查(可选)<br>□ 维生素 K(可选)<br>□ 输血、白蛋白、丙种球蛋白(可选)<br>□ 凝血酶原复合物(可选)<br>□ 抗生素(可选)<br>**术前医嘱:**<br>□ 发手术卡<br>□ 术前禁食<br>□ 术前补液(可选)<br>□ 配血、备血(可选)<br>□ 抗生素(可选)<br>□ 病理检查 | **出院医嘱:**<br>□ 出院带药 |

| 时间 | 入院第 1d | 入院第 2~6d | 出院日 |
|---|---|---|---|
| 护士工作 | □ 入院宣教评估(一般情况、营养、疼痛、压疮、跌倒风险评估)<br>□ 执行医嘱、预约检查、安排取血 | □ 饮食指导<br>□ 用药指导<br>□ 每日护理评估<br>□ 定时测量体温<br>□ 观察病情变化,反馈医生 | □ 出院宣教:复查时间、饮食指导、用药指导等<br>□ 协助患儿监护人办理出院手续 |
| 患儿监护人工作 | □ 配合病史询问<br>□ 配合医院各项指引 | □ 配合完成各项检查<br>□ 观察病情变化,反馈医生 | □ 办理出院<br>□ 预约下次专科复诊 |
| 病情变异记录 | □ 无　□ 有,原因:<br>1.<br>2. | □ 无　□ 有,原因:<br>1.<br>2. | □ 无　□ 有,原因:<br>1.<br>2. |

**3. 出院标准**

(1)完成肝脏穿刺活组织检查,术后无呕吐、腹痛、腹胀及出血等不适。

(2)生命体征稳定。

(六)变异及原因分析

1. 出现重症感染。

2. 出现严重出血等。

3. 出现严重的呕吐、腹胀、腹痛等情况。

## 二、临床路径流程图(图 6-9)

## 三、随访指导

患儿根据出院时安排的复诊时间返院复诊。医生对复诊患儿体征、检验指标、病情疗效的评估。根据上述结果及肝脏穿刺病理报告,制订下一步诊疗方案及随访周期。

## 四、宣教

宣教时间:出院当天。

宣教内容:

1. 出院后患儿可以正常生活,但应避免剧烈活动及腹部的碰撞,避免出血及损伤。家中应注意清洁卫生,保持通风。患儿出院后可以正常洗澡,饮食应清淡、易消化,避免油腻、煎炸或刺激性食物。

2. 如无特殊自觉不适,一般 1~2 周返院复诊,或遵出院小结医嘱的时间返院。因病理、电镜或基因等报告需时较长,出院时大多未出正式报告。监护人返院复诊时需携带出院小结、诊断证明,返回病房取相应的基因或病理报告后至门诊复诊。

3. 如患儿出现发热、腹胀、腹痛、恶心、呕吐、精神反应差、面色苍白或黄染加重、四肢厥冷、抽搐等不适,应立刻返院或至就近医院就诊。

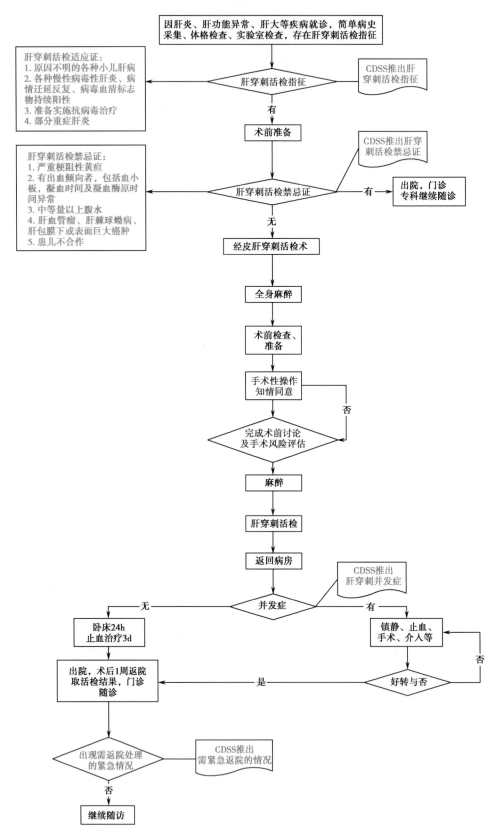

图 6-9 肝穿刺活组织检查临床路径流程图

CDSS.临床决策支持系统;肝穿刺活组织检查简称"肝穿刺活检"。

## 第十节 结肠炎临床路径

### 一、结肠炎临床路径标准流程

（一）适用对象

第一诊断为结肠炎（ICD-10：A09.9/K51.0/K52.9），拟入院行结肠镜检查（ICD-9-CM-3：45.231）和／或胃镜检查（ICD-9-CM-3：44.132）的患儿。

（二）诊断依据

根据《临床诊疗指南：小儿内科分册》和《诸福棠实用儿科学》（第8版）进行诊断。

1. **病史** 慢性反复发作的腹泻，可伴有腹痛、黏液血便、贫血、营养不良、电解质紊乱等并发症。

2. **体征** 可有营养不良体征，腹部查体可有脐周或下腹部压痛、肠鸣音活跃等表现。

3. **辅助检查** 大便常规检查可见红细胞、白细胞、黏液或潜血。大便病原学检查可能阳性。结肠镜检查可见结肠黏膜血管模糊、紊乱或消失，肠黏膜充血、水肿、滤泡增生、糜烂或溃疡，黏膜表面附着血性或脓性分泌物等。

（三）进入临床路径标准

1. 第一诊断必须符合结肠炎（ICD-10：A09.9/K51.0/K52.9）。

2. 当患儿同时具有其他疾病诊断，但在治疗期间不影响该诊断的临床路径流程实施时，可进入路径。

（四）门诊流程

结肠炎临床路径表单（门诊）

患儿姓名：_____ 性别：_____ 年龄：_____ 门诊号：_____

| 时间 | 初诊 | 复诊 |
|---|---|---|
| 医生工作 | □ 主诊医生询问病史及体格检查<br>□ 完成初次评估，包括生理（营养、疼痛等）、心理、社会和经济因素<br>□ 完成门诊医嘱及病历书写<br>□ 向患儿监护人告知病情、本次检查的目的、费用及出报告时间，预约下次复诊号<br>**检查：**<br>□ 腹部X线检查、消化道造影（可选）<br>□ 胃肠道超声（可选）<br>□ 腹部CT（可选）<br>□ 大便常规＋潜血（可选）<br>□ 血常规（可选）<br>□ 大便病原学检查（可选） | □ 明确结肠炎的诊断和鉴别诊断，进行再次评估<br>□ 对患儿进行病情评估，根据患儿的病情、年龄、一般状况、营养状况、经济条件等制订诊疗方案<br>□ 完成病历书写<br>□ 对内镜手术禁忌证进行评估<br>□ 预约住院日期、手术日期、开具住院证<br>□ 麻醉／疼痛门诊咨询<br>**治疗：**<br>□ 胃肠黏膜保护剂（可选）<br>□ 乳果糖或聚乙二醇（可选） |
| 护士工作 | □ 评估、安排就诊顺序<br>□ 对患儿监护人进行缴费、检查检验、取药、抽血、治疗等方面的指引 | □ 对患儿监护人进行缴费、检查检验、取药、抽血、治疗等方面的指引<br>□ 教导内镜检查前预防呼吸道感染，拟结肠镜检查者术前2d开始流质饮食 |
| 患儿监护人工作 | □ 通过网络预约门诊，就诊前准备好相关的既往病历资料<br>□ 接收指引单，根据指引完成就诊、检查、取药 | □ 打印检查报告单<br>□ 预约行内镜检查及治疗<br>□ 参与诊疗决策<br>□ 反馈治疗效果 |
| 病情变异记录 | □ 无 □ 有，原因：<br>1.<br>2. | □ 无 □ 有，原因：<br>1.<br>2. |

（五）住院流程

## 1. 入院标准

(1)诊断结肠炎拟行结肠镜和/或胃镜检查的患儿。

(2)确诊或疑似诊断为结肠炎合并严重水电解质紊乱或重度营养不良的患儿,按照内科急症入院处理。

## 2. 临床路径表单

结肠炎临床路径表单(住院)

患儿姓名:＿＿＿＿ 性别:＿＿＿＿ 年龄:＿＿＿＿ 门诊号:＿＿＿＿ 住院号:＿＿＿＿

住院日期:　　年　　月　　日　　出院日期:　　年　　月　　日　　标准住院日:3d

| 时间 | 入院第 1d | 入院第 2~3d | 出院日 |
|------|-----------|-------------|--------|
| 医生工作 | □ 主诊医生询问病史及体格检查。<br>□ 完成初次评估,包括生理(营养、疼痛等)、心理、社会和经济因素<br>□ 24h 完成住院病历,8h 内完成首次病程记录<br>□ 术前讨论<br>□ 术前小结<br>□ 开具术前医嘱 | □ 上级医师入院 24h 内完成查房,明确诊断<br>□ 根据检验结果及初诊病情调整药物和治疗方案<br>□ 完成手术操作<br>□ 书写手术记录<br>□ 书写术后首次病程记录<br>□ 如果出现危急值,执行危急值报告制度(严重者出径) | □ 上级医师查房,同意其出院<br>□ 完成出院小结<br>□ 出院宣教:向患儿监护人交代出院注意事项,如随访项目、间隔时间、观察项目等 |
| | **长期医嘱:**<br>□ 一级或二级护理<br>□ 心电、血氧饱和度监测(可选)<br>□ 肠内营养(可选)<br>□ 胃肠黏膜保护剂(可选)<br>□ 质子泵抑制剂、$H_2$ 受体阻滞剂(可选)<br>□ 抗过敏、解痉(可选)<br>□ 抗生素(可选)<br>**临时医嘱:**<br>□ 血常规、血型、尿常规、大便常规＋潜血<br>□ 生化检查<br>□ 血气分析、电解质分析、免疫功能<br>□ 凝血功能<br>□ 感染性疾病筛查<br>□ 胸部 X 线检查<br>□ 心电图<br>□ 食入物过敏原(可选)<br>□ 大便病原学、粪便钙卫蛋白及乳铁蛋白(可选)<br>□ 血沉、结核抗体和/或结核感染 TB-IGRA(可选)<br>□ 血管炎检查、自身抗体、自身免疫功能、TBNK 流式细胞学检查、中性粒细胞吞噬功能(可选)<br>□ 幽门螺杆菌的血清学检测和/或大便幽门螺杆菌抗原分析、$^{13}C$- 尿素呼气试验(可选)<br>□ 胃肠道超声、腹部 X 线检查或消化道造影、腹部 CT(可选)<br>□ 结核菌素试验(可选) | **长期医嘱:**<br>□ 同前<br>**临时医嘱:**<br>□ 血常规、C 反应蛋白<br>□ 血气分析、电解质分析(可选)<br>□ 胸部和/或腹部 X 线检查(可选)<br>□ 电解质液体(可选)<br>□ 质子泵抑制剂、$H_2$ 受体阻滞剂、胃肠黏膜保护剂(可选)<br>□ 抗过敏、解痉(可选)<br>□ 抗生素(可选)<br>□ 胃镜(可选)<br>□ 结肠镜(可选)<br>**术前医嘱:**<br>□ 发手术卡<br>□ 术前 6~8h 禁食<br>□ 肠道准备(开塞露、清洁灌肠等)<br>□ 术前补液<br>□ 病理检查 | **出院医嘱:**<br>□ 出院带药 |

| 时间 | 入院第1d | 入院第2~3d | 出院日 |
|---|---|---|---|
| 护士工作 | □ 入院宣教评估(一般情况、营养、疼痛、压疮、跌倒风险评估)<br>□ 执行医嘱、预约检查、安排取血 | □ 饮食指导<br>□ 用药指导<br>□ 每日护理评估<br>□ 定时测量体温<br>□ 观察病情变化,反馈医生 | □ 出院宣教:复查时间、饮食指导、用药指导等<br>□ 协助患儿监护人办理出院手续 |
| 患儿监护人工作 | □ 配合病史询问<br>□ 配合医院各项指引 | □ 配合完成各项检查<br>□ 观察病情变化,反馈医生 | □ 办理出院<br>□ 预约下次专科复诊 |
| 病情变异记录 | □ 无　□ 有,原因:<br>1.<br>2. | □ 无　□ 有,原因:<br>1.<br>2. | □ 无　□ 有,原因:<br>1.<br>2. |

### 3. 出院标准

(1)诊断明确,症状缓解。

(2)生命体征平稳。

(3)血常规、大便常规、生化等检查结果基本正常。

(4)无手术后并发症。

(六) 变异及原因分析

1. 消化道狭窄导致内镜检查失败。

2. 术中出现消化道穿孔、大出血等情况时转外科。

3. 患儿诊治过程中,生命体征不平稳需高级生命支持,转 ICU 入相应临床路径。

## 二、临床路径流程图(图 6-10)

## 三、随访指导

门诊治疗系统定期自动发送随访问卷调查表。视内镜检查情况决定复诊时间,通常为术后 1~2 周专科门诊复诊。之后通常为每月回院复诊 1 次,定期观察患儿症状、体征改善情况及继续治疗。

## 四、宣教

宣教时间:出院当天。

宣教内容:

1. 术后 1 周少渣饮食,避免剧烈运动。

2. 如有以下特殊情况及时就诊　发热、呕吐、黑便或血便、突发剧烈腹痛、查体腹部拒按等表现。

3. 术后 1~2 周常规专科门诊复诊,并返回病房取病理结果,评估排便及术后恢复情况。恢复期望:大便性状改善,次数减少,血便消失。

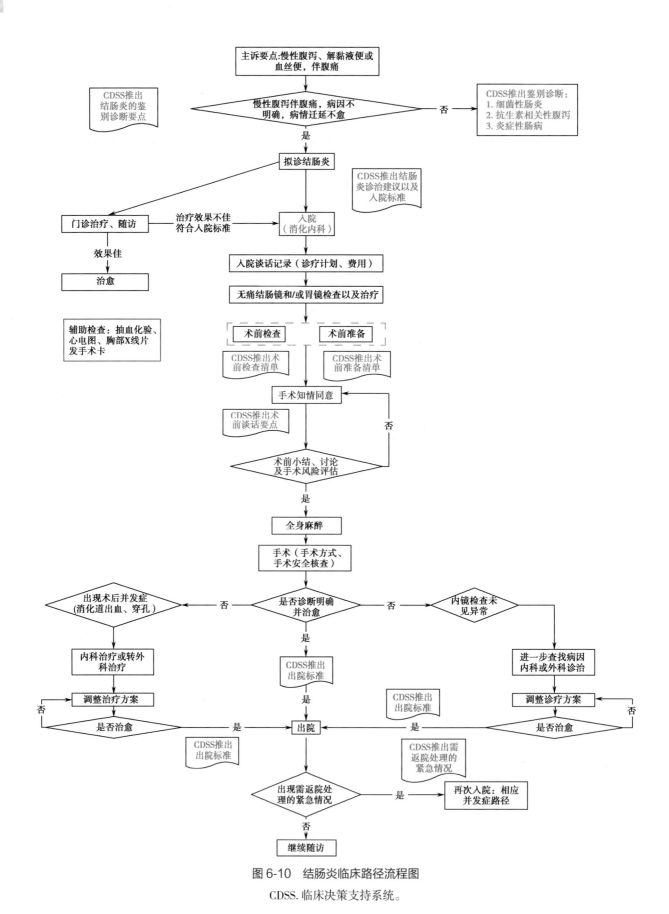

图 6-10　结肠炎临床路径流程图

CDSS. 临床决策支持系统。

## 第十一节　胃食管反流临床路径

### 一、胃食管反流临床路径标准流程

（一）适用对象

第一诊断为胃食管反流（ICD-10：K21.0/K21.9）或呕吐（ICD-10：K50.5/R11.x），拟入院治疗并行胃镜检查（ICD-9-CM-3：44.132）的患儿。

（二）诊断依据

根据《临床诊疗指南：小儿内科分册》《诸福棠实用儿科学》（第8版）进行诊断。

1. **病史**　胃食管反流是指由于全身或局部因素，引起下食管括约肌（lower esophageal sphincter，LES）独立于吞咽动作的松弛反应，使得胃、十二指肠内容物反流入食管甚至口咽部。临床表现复杂且缺乏特异性，新生儿及婴儿除呕吐外，可表现为原因不明的厌食或拒食、易激惹、体重不增、睡眠障碍、反复发作性肺炎、窒息或呼吸暂停；年长儿表现为反酸、烧心、呕吐、恶心、上腹痛或胸痛、咽下疼痛、哮喘或反复肺炎、夜间咳嗽等。严重食管炎可呕血或黑便、缺铁性贫血表现。其他食管外症状包括声音嘶哑、中耳炎、鼻窦炎、反复口腔溃疡、龋齿等。部分有精神、神经症状：①食管裂孔疝伴痉挛性斜颈（Sandifer综合征），指病理性胃食管反流患儿，于进食后呈现类似斜颈样的一种特殊"公鸡头样"的怪异姿；②婴儿哭吵综合征，表现为易激惹、夜惊、进食时哭闹。

2. **体征**　腹痛体征可不明显，或有胸骨后痛，剑突下压痛，可有声音嘶哑、肺部啰音、杵状指、贫血貌以及营养不良体征。

3. **实验室检查**

（1）食管钡剂造影检查：5min内3次以上反流。

（2）24h食管pH监测：Boix-Ochoa综合评分 ≥ 11.99分，或DeMeester评分 ≥ 14.72分。

（3）食管动力功能检查：下食管括约肌压力（LESP）<0.8kPa（6mmHg）或LES功能不全；食管体部蠕动波幅减低。

（4）内镜检查及黏膜活检：食管黏膜充血、糜烂、溃疡。活检可见鳞状上皮增生，甚至黏膜糜烂、溃疡、肉芽组织形成和/或纤维化。巴雷特（Barrett）食管：鳞状上皮由腺上皮取代，出现杯状细胞的肠上皮化生。

（5）胃食管放射性核素闪烁扫描：①阅片法发现食管部位有放射性积聚；②胃食管反流指数（RI） ≥ 3.5%。

（三）进入临床路径标准

1. 第一诊断必须符合胃食管反流（ICD-10：K21.0/K21.9）或呕吐（ICD-10：K50.5/R11.x）。

2. 当患儿同时具有其他疾病诊断，但在治疗期间不影响该诊断的临床路径流程实施时，可进入路径。

（四）门诊流程

**胃食管反流临床路径表单（门诊）**

患儿姓名：_____ 性别：_____ 年龄：_____ 门诊号：_____

| 时间 | 初诊 | 复诊 |
|---|---|---|
| 医生工作 | □ 主诊医生询问病史及体格检查<br>□ 完成初次评估，包括生理（营养、疼痛等）、心理、社会和经济因素<br>□ 完成门诊医嘱及病历书写<br>□ 评估是否需急诊入院<br>□ 向患儿监护人告知病情、本次检查的目的、费用及出报告时间，预约下次复诊号<br>**检查：**<br>□ 血常规（可选）<br>□ 幽门螺杆菌的血清学检测和/或大便幽门螺杆菌抗原分析、$^{13}C$-尿素呼气试验（可选）<br>□ 食入物过敏原（可选）<br>□ 胸部和/或腹部 X 线检查（可选）<br>□ 胃肠道超声、肝胆脾胰腺超声（可选）<br>□ 消化道造影（可选）<br>□ 胃镜（可选）<br>□ 大便常规+潜血（可选） | □ 明确胃食管反流的诊断和鉴别诊断，进行再次评估<br>□ 对患儿进行病情评估，根据患儿的病情、年龄、一般状况、营养状况、经济条件等制订诊疗方案<br>□ 完成病历书写<br>□ 向患儿监护人交代病情及其注意事项<br>□ 对内镜手术禁忌证进行评估<br>□ 预约住院日期、手术日期、开具住院证<br>□ 麻醉/疼痛门诊咨询<br>**治疗：**<br>□ 质子泵抑制剂、$H_2$受体阻滞剂、胃肠黏膜保护剂（可选） |
| 护士工作 | □ 评估、安排就诊顺序<br>□ 对患儿监护人进行缴费、检查检验、取药、抽血、治疗等方面的指引<br>□ 需急诊入院者，安排优先入院 | □ 对患儿监护人进行缴费、检查检验、取药、抽血、治疗等方面的指引<br>□ 指导术前预防呼吸道感染 |
| 患儿监护人工作 | □ 通过网络预约门诊，就诊前准备好相关病历资料<br>□ 接收指引单，根据指引完成就诊、检查、取药 | □ 打印检查报告单<br>□ 预约行内镜检查及治疗<br>□ 参与诊疗决策<br>□ 反馈治疗效果 |
| 病情变异记录 | □ 无　□ 有，原因：<br>1.<br>2. | □ 无　□ 有，原因：<br>1.<br>2. |

（五）住院流程

**1. 入院标准**

（1）诊断胃食管反流或呕吐，拟入院治疗和/或胃镜检查的患儿。

（2）确诊或疑似诊断为胃食管反流或呕吐，合并严重水电解质紊乱、重度贫血或营养不良的患儿，按照内科急症入院处理。

## 2. 临床路径表单

### 胃食管反流临床路径表单（住院）

患儿姓名：＿＿＿＿＿＿＿　性别：＿＿＿＿＿　年龄：＿＿＿＿＿　门诊号：＿＿＿＿＿＿＿　住院号：＿＿＿＿＿＿＿

住院日期：　　年　　月　　日　　出院日期：　　年　　月　　日　　标准住院日：3~7d

| 时间 | 入院第 1d | 入院第 2~6d | 出院日 |
|---|---|---|---|
| 医生工作 | □ 主诊医生询问病史及体格检查<br>□ 完成初次评估，包括生理（营养、疼痛等）、心理、社会和经济因素<br>□ 24h 完成住院病历，8h 内完成首次病程记录<br>□ 向患儿监护人告知病情，入院谈话及签署各种知情同意书<br>□ 完成术前讨论<br>□ 术前小结<br>□ 开具术前医嘱<br>□ 如果出现危急值，执行危急值报告制度（严重者出径） | □ 上级医师入院 24h 内完成查房，明确诊断<br>□ 根据检验结果及初诊病情调整药物和治疗方案<br>□ 完成手术操作<br>□ 书写手术记录<br>□ 书写术后首次病程记录<br>□ 如果出现危急值，执行危急值报告制度（严重者出径） | □ 上级医师查房，同意其出院<br>□ 完成出院小结<br>□ 出院宣教：向患儿监护人交代出院注意事项，如随访项目、间隔时间、观察项目等 |
| | **长期医嘱：**<br>□ 一级或二级护理<br>□ 心电、血氧饱和度监测（可选）<br>□ 肠内营养（可选）<br>□ 停留鼻胃管或鼻空肠管（可选）<br>**临时医嘱：**<br>□ 血常规、血型、尿常规、大便常规 + 潜血<br>□ 生化检查<br>□ 血气分析、电解质分析<br>□ 凝血功能<br>□ 感染性疾病筛查<br>□ 胸部 X 线检查<br>□ 腹部 X 线检查（可选）<br>□ 心电图<br>□ 消化道造影（可选）<br>□ 胃肠道超声、胸部或腹部 CT（可选）<br>□ 食入物过敏原、血沉、免疫功能（可选）<br>□ 幽门螺杆菌的血清学检测和 / 或大便幽门螺杆菌抗原分析、$^{13}$C- 尿素呼气试验（可选）<br>□ 24h 胃酸监测、胃电图、食管测压及阻抗监测、24h 食管阻抗监测（可选）<br>□ 头颅 CT 或 MRI（可选）<br>□ 血氨、血氨基酸分析、酰基肉碱、尿液有机酸分析（可选）<br>□ 结核菌素试验（可选）<br>□ 鼻胃管置管或鼻空肠管置管（可选）<br>□ 胃肠黏膜保护剂（可选）<br>□ 质子泵抑制剂、$H_2$ 受体阻滞剂（可选）<br>□ 抗过敏、解痉（可选）<br>□ 抗生素（可选） | **长期医嘱：**<br>□ 同前<br>**临时医嘱：**<br>□ 血常规、C 反应蛋白<br>□ 血气分析、电解质分析<br>□ 大便常规 + 潜血（可选）<br>□ 胸部和 / 或腹部 X 线检查（可选）<br>□ 电解质液体（可选）<br>□ 雾化（可选）<br>□ 质子泵抑制剂、$H_2$ 受体阻滞剂<br>□ 胃肠黏膜保护剂（可选）<br>□ 促胃动力药（可选）<br>□ 抗生素（可选）<br>□ 肠内营养治疗（可选）<br>□ 鼻胃管置管或鼻空肠管置管（可选）<br>□ 胃肠黏膜保护剂（可选）<br>□ 质子泵抑制剂、$H_2$ 受体阻滞剂（可选）<br>□ 抗过敏、解痉（可选）<br>□ 抗生素（可选）<br>**术前医嘱：**<br>□ 发手术卡<br>□ 术前 6~8h 禁食<br>□ 术前补液<br>□ 病理检查 | **出院医嘱：**<br>□ 出院带药 |

续表

| 时间 | 入院第 1d | 入院第 2~6d | 出院日 |
|---|---|---|---|
| 护士工作 | □ 入院宣教评估(一般情况、营养、疼痛、压疮、跌倒风险评估)<br>□ 执行医嘱、预约检查、安排取血 | □ 饮食指导<br>□ 用药指导<br>□ 每日护理评估<br>□ 定时测量体温<br>□ 观察病情变化,反馈医生 | □ 出院宣教:复查时间、饮食指导、用药指导等<br>□ 协助患儿监护人办理出院手续 |
| 患儿监护人工作 | □ 配合病史询问<br>□ 配合医院各项指引 | □ 配合完成各项检查<br>□ 观察病情变化,反馈医生 | □ 办理出院<br>□ 预约下次专科复诊 |
| 病情变异记录 | □ 无　□ 有,原因:<br>1.<br>2. | □ 无　□ 有,原因:<br>1.<br>2. | □ 无　□ 有,原因:<br>1.<br>2. |

### 3. 出院标准

(1)诊断明确,消化道症状缓解。

(2)恢复正常饮食或耐受肠内营养治疗。

(3)生命体征平稳。

(4)血常规等检查结果接近正常。

### (六) 变异及原因分析

1. 检查发现其他原发病导致呕吐,转科并入相应的路径治疗。

2. 术中出现消化道穿孔、大出血等情况时,转外科入相应临床路径。

3. 患儿诊治过程中,生命体征不平稳需高级生命支持,转 ICU 入相应临床路径。

## 二、临床路径流程图(图 6-11)

## 三、随访指导

门诊治疗系统定期自动发送随访问卷调查表。视内镜检查情况决定复诊时间,通常为术后 1~2 周常规专科门诊复诊。之后通常为每月回院复诊 1 次,定期观察患儿症状、体征改善情况及继续治疗。

## 四、宣教

宣教时间:出院当天。

宣教内容:

1. 食物蛋白过敏者进行饮食回避,乳儿可少吃多餐、增加奶液黏稠度。使用肠内营养管(鼻胃管、鼻空肠管等)进行肠内营养治疗者,需提前做好营养管护理的宣教(包括如何判断营养管脱出或移位)。

2. 如有以下特殊情况需及时就诊　剧烈腹痛、呕吐、呕血、血便、黑便、面色苍白、发热、查体腹部拒按等表现、肠内营养管脱出或移位。

3. 术后 1~2 周常规专科门诊复诊,并返回病房取病理结果,评估呕吐转归及恢复情况。

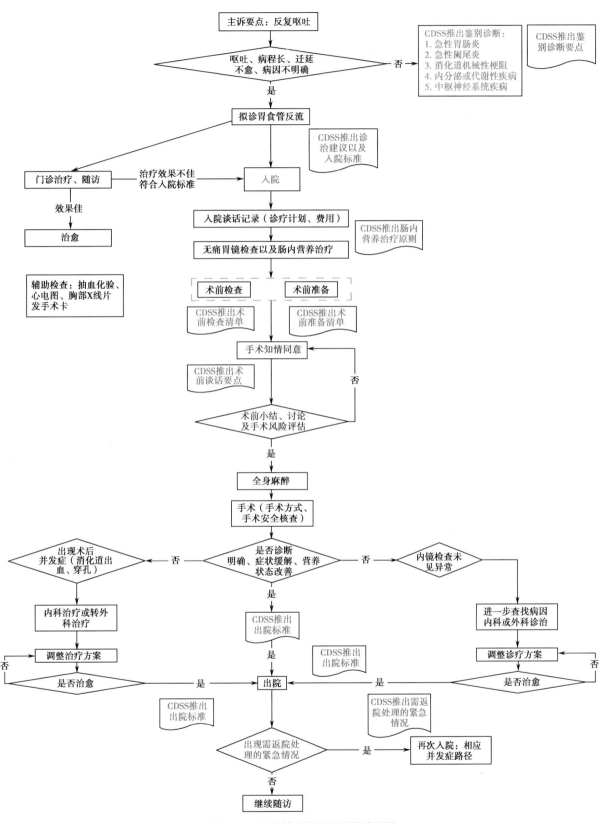

图 6-11　胃食管反流临床路径流程图

CDSS.临床决策支持系统。

## 第十二节 胃炎临床路径

### 一、胃炎临床路径标准流程

#### (一)适用对象

第一诊断为胃炎(ICD-10:K29),拟入院治疗并行胃镜检查(ICD-9-CM-3:44.132)的患儿。

#### (二)诊断依据

根据《临床诊疗指南:小儿内科分册》和《诸福棠实用儿科学》(第8版)进行诊断。

**1. 病史**

(1)急性胃炎多为继发性,可由严重感染、休克、颅内损伤或其他危重病所致应激反应(又称"急性胃黏膜损伤""急性应激性黏膜病变")。误服毒性物质和腐蚀剂、摄入由致病原以及其毒素污染的食物、服用对胃黏膜有损害的药物(如阿司匹林等非甾体抗炎药)、食物过敏、胃内异物、情绪波动、精神紧张等均能引起胃黏膜的急性炎症。发病急骤,表现腹痛、恶心、呕吐、食欲缺乏,严重者有呕血、黑便、水电解质紊乱等,感染者伴有发热等全身中毒症状。

(2)慢性胃炎常见症状为反复发作、无规律性的腹痛,多于进食中或餐后发作,多数位于上腹部、脐周,部位位置不固定,轻者为间歇性隐痛或钝痛,严重者为剧烈绞痛。常伴有食欲缺乏、恶心、呕吐、腹胀,继而影响营养状况及生长发育。胃黏膜糜烂出血者伴呕血、黑便。

**2. 体征** 腹部查体可有剑突下或脐周压痛,消化道出血者可有贫血貌,慢性病程可有营养不良体征。

**3. 辅助检查** 大便常规、血常规、幽门螺杆菌的血清学检测、$^{13}C$-尿素呼气试验或大便细菌抗原。胃镜提示胃黏膜广泛充血、水肿、糜烂、出血,有时可见黏膜表面的黏液斑或反流的胆汁。幽门螺杆菌感染时可见胃黏膜微小结节形成,同时,快速尿素酶试验以及组织学活检可阳性。

#### (三)进入临床路径标准

1. 第一诊断必须符合胃炎(ICD-10:K29)。

2. 当患儿同时具有其他疾病诊断,但在治疗期间不影响该诊断的临床路径流程实施时,可进入路径。

#### (四)门诊流程

**胃炎临床路径表单(门诊)**

患儿姓名:_____ 性别:_____ 年龄:_____ 门诊号:_____

| 时间 | 初诊 | 复诊 |
|---|---|---|
| 医生工作 | □ 主诊医生询问病史及体格检查<br>□ 完成初次评估,包括生理(营养、疼痛等)、心理、社会和经济因素<br>□ 完成病历书写<br>□ 评估是否需急诊入院<br>□ 向患儿监护人告知病情、本次检查的目的、费用及出报告时间,预约下次复诊号<br>**检查:**<br>□ 腹部X线检查、胃肠道超声、肝胆脾胰腺超声(可选)<br>□ 消化道造影(可选)<br>□ 胃镜(可选)<br>□ 大便常规+潜血(可选)<br>□ 血常规(可选)<br>□ 幽门螺杆菌的血清学检测和/或大便幽门螺杆菌抗原分析(可选项)、$^{13}C$-尿素呼气试验(可选项) | □ 明确胃炎的诊断和鉴别诊断<br>□ 完成病历书写<br>□ 术前谈话<br>□ 对内镜手术禁忌证进行评估<br>□ 预约住院日期、手术日期、开具住院证<br>□ 麻醉/疼痛门诊咨询<br>**治疗:**<br>□ 质子泵抑制剂、$H_2$受体阻滞剂<br>□ 胃肠黏膜保护剂(可选)<br>□ 抗过敏、解痉(可选)<br>□ 抗生素(可选)<br>□ 促胃动力药 |

| 时间 | 初诊 | 复诊 |
|---|---|---|
| 护士工作 | □ 评估、安排就诊顺序<br>□ 对患儿监护人进行缴费、检查检验、取药、抽血、治疗等方面的指引<br>□ 需急诊入院者,安排优先入院 | □ 对患儿监护人进行缴费、检查检验、取药、抽血、治疗等方面的指引<br>□ 指导术前预防呼吸道感染 |
| 患儿监护人工作 | □ 通过网络预约门诊,就诊前准备好相关的既往病历资料<br>□ 接收指引单,根据指引完成就诊、检查、取药 | □ 打印检查报告单<br>□ 预约行内镜检查及治疗<br>□ 参与诊疗决策<br>□ 反馈治疗效果 |
| 病情变异记录 | □ 无 □ 有,原因:<br>1.<br>2. | □ 无 □ 有,原因:<br>1.<br>2. |

（五）住院流程

**1. 入院标准**

（1）诊断胃炎,拟入院治疗和 / 或胃镜检查的患儿。

（2）确诊或疑似诊断为胃炎合并严重水电解质紊乱或消化道出血导致中重度贫血的患儿,按照内科急症入院处理。

**2. 临床路径表单**

胃炎临床路径表单（住院）

患儿姓名:_____ 性别:_____ 年龄:_____ 门诊号:_____ 住院号:_____

住院日期: 年 月 日 出院日期: 年 月 日 标准住院日:2~7d

| 时间 | 入院第 1d | 入院第 2~6d | 出院日 |
|---|---|---|---|
| 医生工作 | □ 主诊医生询问病史及体格检查。<br>□ 完成初次评估,包括生理（营养、疼痛等）、心理、社会和经济因素<br>□ 24h 完成住院病历,8h 内完成首次病程记录<br>□ 术前讨论<br>□ 术前小结<br>□ 开具术前医嘱。<br>□ 如果出现危急值,执行危急值报告制度（严重者出径）<br><br>**长期医嘱:**<br>□ 一级或二级护理<br>□ 心电、血氧饱和度监测(可选)<br>□ 肠内营养(可选)<br>**临时医嘱:**<br>□ 血常规、血型、尿常规、大便常规 + 潜血<br>□ 生化检查<br>□ 血气分析、电解质分析<br>□ 凝血功能<br>□ 感染性疾病筛查<br>□ 胸部 X 线检查<br>□ 腹部 X 线检查(可选) | □ 上级医师入院 24h 内完成查房,明确诊断<br>□ 根据检验结果及初诊病情调整药物和治疗方案<br>□ 完成手术操作<br>□ 书写手术记录<br>□ 书写术后首次病程记录<br>□ 如果出现危急值,执行危急值报告制度（严重者出径）<br><br>**长期医嘱:**<br>□ 同前<br>**临时医嘱:**<br>□ 血常规、C 反应蛋白<br>□ 血气分析、电解质分析<br>□ 大便常规 + 潜血(可选)<br>□ 胸部和 / 或腹部 X 线检查(可选)<br>□ 电解质液体(可选)<br>□ 雾化(可选)<br>□ 质子泵抑制剂、H₂ 受体阻滞剂<br>□ 胃肠黏膜保护剂(可选)<br>□ 抗过敏、解痉(可选) | □ 上级医师查房,同意其出院<br>□ 完成出院小结<br>□ 出院宣教:向患儿监护人交代出院注意事项,如随访项目、间隔时间、观察项目等<br><br>**出院医嘱:**<br>□ 出院带药 |

续表

| 时间 | 入院第1d | 入院第2~6d | 出院日 |
|---|---|---|---|
| 医生工作 | □ 心电图<br>□ 消化道造影(可选)<br>□ 胃肠道超声、胸部或腹部CT(可选)<br>□ 食入物过敏原(可选)<br>□ 幽门螺杆菌的血清学检测和/或大便细菌抗原分析、$^{13}C$-尿素呼气试验、免疫功能(可选)<br>□ 24h胃酸监测(可选)<br>□ 结核菌素试验(可选)<br>□ 促胃动力药(可选)<br>□ 胃肠黏膜保护剂(可选)<br>□ 质子泵抑制剂、$H_2$受体阻滞剂(可选)<br>□ 抗过敏、解痉(可选)<br>□ 抗生素(可选) | □ 抗生素(可选)<br>□ 生长抑素(可选)<br>□ 输血(可选)<br>□ 止血药(可选)<br>术前医嘱:<br>□ 发手术卡<br>□ 手术前6~8h禁食<br>□ 术前补液<br>□ 病理检查 | |
| 护士工作 | □ 入院宣教评估(一般情况、营养、疼痛、压疮、跌倒风险评估)<br>□ 执行医嘱、预约检查、安排取血 | □ 饮食指导<br>□ 用药指导<br>□ 每日护理评估<br>□ 定时测量体温<br>□ 观察病情变化,反馈医生 | □ 出院宣教:复查时间、饮食指导、用药指导等<br>□ 协助患儿监护人办理出院手续 |
| 患儿监护人工作 | □ 配合病史询问<br>□ 配合医院各项指引 | □ 配合完成各项检查<br>□ 观察病情变化,反馈医生 | □ 办理出院<br>□ 预约下次专科复诊 |
| 病情变异记录 | □ 无  □ 有,原因:<br>1.<br>2. | □ 无  □ 有,原因:<br>1.<br>2. | □ 无  □ 有,原因:<br>1.<br>2. |

### 3. 出院标准

(1)诊断明确,消化道症状缓解。

(2)恢复正常饮食。

(3)生命体征平稳。

(4)血常规等检查结果接近正常。

### (六)变异及原因分析

1. 内镜检查发现其他原发病引起胃炎症状者,转入相应的路径治疗。

2. 术中出现消化道穿孔、大出血等情况时,转外科入相应临床路径。

3. 患儿诊治过程中,生命体征不平稳,需高级生命支持,转ICU入相应临床路径。

## 二、临床路径流程图(图6-12)

## 三、随访指导

门诊治疗系统定期自动发送随访问卷调查表。视内镜检查情况决定复诊时间,通常为术后1周常规专科门诊复诊。之后通常为每月回院复诊1次,定期观察患儿症状、体征改善情况及继续治疗。

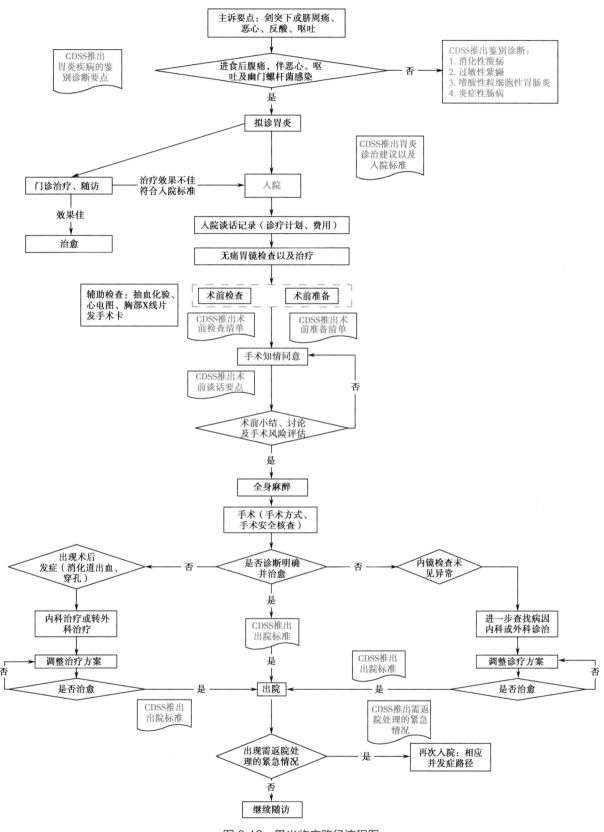

图 6-12 胃炎临床路径流程图

CDSS. 临床决策支持系统。

## 四、宣教

宣教时间：出院当天。

宣教内容：

1. 回避含咖啡因食物、酸辣刺激性食物和酸性水果，慎用退热药、感冒药。

2. 如有以下特殊情况需及时就诊　剧烈腹痛、呕吐、呕血、血便、黑便、面色苍白、发热、查体腹部拒按等表现。

3. 术后 1 周专科门诊复诊，并返回病房取病理结果，评估腹痛及术后恢复情况。

# 第十三节　婴儿肝炎综合征临床路径

## 一、婴儿肝炎综合征临床路径标准流程

### （一）适用对象

第一诊断为婴儿肝炎综合征（ICD-10：P59.202）。

### （二）诊断依据

根据《诸福棠实用儿科学》（第 8 版）进行诊断。

1. **病史**　主要表现黄疸持续不退或退而复现。可有呕吐、腹胀、生长发育迟缓，尿色呈黄色或深黄色，大便由黄转为淡黄，可出现白陶土样大便。

2. **体征**　皮肤和 / 或巩膜黄染，肝脏肿大、质地异常。

3. **辅助检查**　血清胆红素升高，直接胆红素升高为主，血清谷丙转氨酶升高。辅助肝、胆、脾、胰腺超声，肝脏 CT 或肝胆磁共振、胆管成像。

### （三）进入临床路径标准

1. 第一诊断必须符合婴儿肝炎综合征（ICD-10：P59.202）。

2. 当患儿同时具有其他疾病诊断，但在治疗期间不影响该诊断的临床路径流程实施时，可进入路径。

### （四）门诊流程

婴儿肝炎综合征临床路径表单（门诊）

患儿姓名：＿＿＿＿＿＿性别：＿＿＿＿＿＿年龄：＿＿＿＿＿＿门诊号：＿＿＿＿＿＿

| 时间 | 初诊 | 复诊 |
|---|---|---|
| 医生工作 | □ 主诊医生询问病史及体格检查<br>□ 完成初次评估，包括生理（营养、疼痛等）、心理、社会和经济因素<br>□ 完成门诊医嘱及病历书写<br>□ 向患儿监护人告知病情、本次检查的目的、费用及出报告时间，预约下次复诊号<br>**检查：**<br>□ 血常规<br>□ 肝胆超声及胆囊收缩功能<br>□ 生化功能、凝血功能、血气分析、电解质分析（可选）<br>□ 血氨、TORCH、EB 病毒抗体检测、巨细胞病毒和 / 或 EB 病毒 DNA 定量、输血前检查、肝炎相关病毒检查、新生儿肝内胆汁淤积症（NICCD）热点基因检测（可选）<br>□ 血氨基酸分析、血酰基肉碱分析、尿有机酸分析（可选）<br>□ 黄疸基因检测等（可选）<br>□ 胸部 X 线片、心电图、肝胆脾胰超声、腹部 CT 或 MRI（可选） | □ 明确婴儿肝炎综合征的诊断和鉴别诊断<br>□ 对患儿进行病情评估，制订诊疗方案<br>□ 完成病历书写<br>□ 预约住院日期、手术日期、开具住院证<br>**治疗：**<br>□ 利胆退黄：熊去氧胆酸、丁二磺酸腺苷蛋氨酸、消炎利胆片、苯巴比妥等<br>□ 护肝、改善肝细胞功能：葡醛内酯、还原型谷胱甘肽、联苯双酯等对症支持治疗<br>□ 补充多种维生素：维生素 K、维生素 E、维生素 A 及维生素 D 等 |

续表

| 时间 | 初诊 | 复诊 |
|---|---|---|
| 护士工作 | □ 评估、安排就诊顺序<br>□ 对患儿监护人进行缴费、检查检验、取药、抽血、治疗等方面的指引 | □ 评估、安排就诊顺序<br>□ 对患儿监护人进行缴费、检查检验、取药、抽血、治疗等方面的指引 |
| 患儿监护人工作 | □ 通过网络预约门诊,就诊前准备好相关病历资料<br>□ 接收指引单,根据指引完成就诊、检查、取药 | □ 打印检查报告单<br>□ 参与诊疗决策<br>□ 反馈治疗效果 |
| 病情变异记录 | □ 无　□ 有,原因:<br>1.<br>2. | □ 无　□ 有,原因:<br>1.<br>2. |

（五）住院流程

**1. 入院标准**

（1）出现中度以上黄疸或中度以上肝功能异常、凝血功能异常、低血糖、高氨血症。

（2）门诊治疗无好转。

**2. 临床路径表单**

婴儿肝炎综合征临床路径表单(住院)

患儿姓名：＿＿＿＿＿＿性别：＿＿＿＿年龄：＿＿＿＿门诊号：＿＿＿＿＿＿住院号：＿＿＿＿＿＿

住院日期：　　年　月　日　出院日期：　　年　月　日　标准住院日:7~10d

| 时间 | 入院第1d | 入院第2~9d | 出院日 |
|---|---|---|---|
| 医生工作 | □ 主诊医生询问病史及体格检查<br>□ 完成初次评估,包括生理(营养、疼痛等)、心理、社会和经济因素<br>□ 24h完成住院病历,8h内完成首次病程记录 | □ 上级医师入院24h内完成查房,明确诊断<br>□ 根据检验结果及初诊病情调整药物和治疗方案<br>□ 如果出现危急值,执行危急值报告制度(严重者出径) | □ 上级医师查房,同意其出院<br>□ 完成出院小结<br>□ 出院宣教:向患儿监护人交代出院注意事项,如随访项目、间隔时间、观察项目等 |
| | **长期医嘱：**<br>□ 一级或二级护理<br>□ 心电、血氧饱和度监测(可选)<br>□ 利胆退黄:熊去氧胆酸、丁二磺酸腺苷蛋氨酸、消炎利胆片、茵栀黄、苯巴比妥(可选)<br>□ 护肝、改善肝细胞功能:葡醛内酯、还原型谷胱甘肽、联苯双酯(可选)<br>□ 抗生素(可选)<br>**临时医嘱：**<br>□ 血常规、血型、尿常规、大便常规+潜血<br>□ 生化检查(包括血脂)、血氨<br>□ 血气分析、电解质分析<br>□ 免疫功能<br>□ 凝血功能<br>□ 胸部X线片、心电图<br>□ 肝胆脾胰腺超声、胆囊收缩功能检查 | **长期医嘱：**<br>□ 同前<br>**临时医嘱：**<br>□ 血常规、C反应蛋白<br>□ 血气分析、电解质分析(可选)<br>□ 凝血功能(可选)<br>□ 铜蓝蛋白(可选)<br>□ 胸部和/或腹部X线检查、腹部CT或磁共振扫描(可选)<br>□ 黄疸基因检测、肝寄生虫全套、自身免疫性肝病抗体(可选)<br>□ 输血、白蛋白、丙种球蛋白<br>□ 凝血酶原复合物(可选)<br>□ 抗生素(可选)<br>□ 利胆退黄:熊去氧胆酸、丁二磺酸腺苷蛋氨酸、消炎利胆片、茵栀黄、苯巴比妥 | **出院医嘱：**<br>□ 出院带药 |

| 时间 | 入院第1d | 入院第2~9d | 出院日 |
|---|---|---|---|
| 医生工作 | □ 肝炎相关病毒检查、TORCH、EB病毒抗体检测、巨细胞病毒和/或EB病毒DNA定量、NICCD热点基因检测、黄疸基因检测(可选)<br>□ 血氨基酸分析、血酰基肉碱分析、尿有机酸分析(可选)<br>□ 护肝利胆退黄药(可选)<br>□ 维生素K(可选)<br>□ 多种维生素:维生素A、维生素D、维生素E等 | □ 护肝、改善肝细胞功能:葡醛内酯、还原型谷胱甘肽、联苯双酯、美能<br>□ 维生素K(可选)<br>□ 多种维生素(可选) | |
| 护士工作 | □ 入院宣教评估(一般情况、营养、疼痛、压疮、跌倒风险评估)<br>□ 执行医嘱、预约检查、安排取血 | □ 饮食指导<br>□ 用药指导<br>□ 每日护理评估<br>□ 定时测量体温<br>□ 观察病情变化,反馈医生 | □ 出院宣教:复查时间、饮食指导、用药指导等<br>□ 协助患儿监护人办理出院手续 |
| 患儿监护人工作 | □ 配合病史询问<br>□ 配合医院各项指引 | □ 配合完成各项检查<br>□ 观察病情变化,反馈医生 | □ 办理出院<br>□ 预约下次专科复诊 |
| 病情变异记录 | □ 无　□ 有,原因:<br>1.<br>2. | □ 无　□ 有,原因:<br>1.<br>2. | □ 无　□ 有,原因:<br>1.<br>2. |

**3. 出院标准**

(1)病因明确,无外科手术指征。

(2)各项检查指标明显好转。

(3)生命体征平稳,心率、呼吸、血压在正常范围。

(六) 变异及原因分析

1. 存在使婴儿肝炎综合征进一步加重的其他疾病,需要处理干预。

2. 患儿入院时已发生昏迷、出血、严重肺部感染、呼吸困难或循环衰竭、肝衰竭等,需进行积极对症处理,完善相关检查,导致住院时间延长,增加住院费用等。

## 二、临床路径流程图(图6-13)

## 三、随访指导

包括患儿体征的评估、检验指标复查、病情疗效评估、制订下一步治疗方案及随访周期的评估。肝功能异常者暂停疫苗接种。

## 四、宣教

宣教时间:出院当天。

宣教内容:

1. 婴儿肝炎综合征的病因复杂,主要有宫内感染和围生期感染、遗传代谢病、先天性肝脏或胆道发育异常,由环境、遗传等因素单独或共同造成病变。

2. 在明确病因后按原发病治疗原则进行治疗。但其初期疾病病因较难确定,往往以护肝利胆等对症治疗为主。

3. 该病治疗周期长,易反复,需长期复诊,勿自行停药。

4. 对于遗传性相关病因者多需终生治疗,有先证者家庭可考虑遗传咨询。

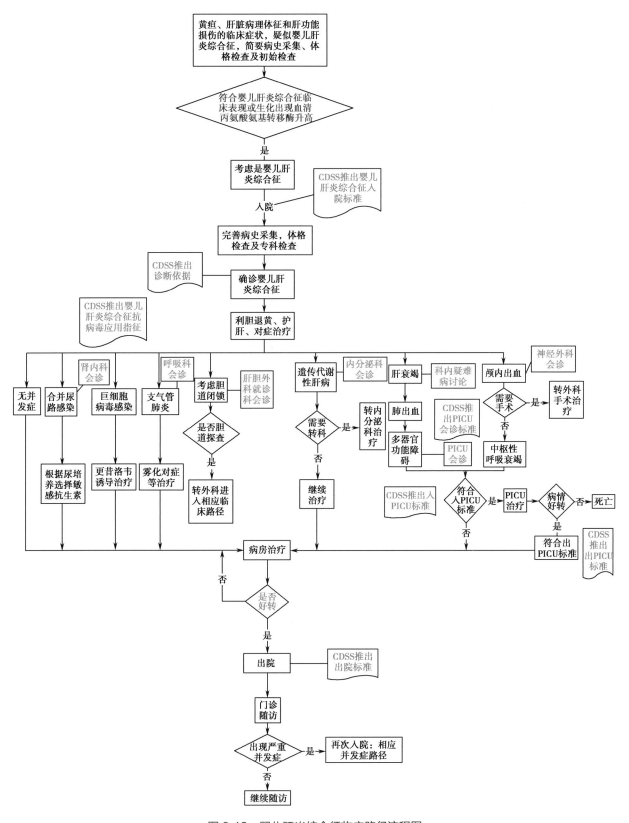

图 6-13　婴儿肝炎综合征临床路径流程图

CDSS. 临床决策支持系统;PICU. 儿童重症监护病房。

# 第十四节 蛋白质 - 能量营养不良临床路径

## 一、蛋白质 - 能量营养不良临床路径标准流程

### (一) 适用对象

第一诊断为蛋白质 - 能量营养不良(ICD-10：E43.x/E44/E46.x)，拟入院治疗并行胃镜检查(ICD-9-CM-3：44.132)和 / 或结肠镜检查(ICD-9-CM-3：45.231)的患儿。

### (二) 诊断依据

根据《临床诊疗指南：小儿内科分册》和《诸福棠实用儿科学》(第 8 版)进行诊断。

1. **病史** 多见于 3 岁以下婴幼儿，由于长期摄入不足、消化吸收障碍、需要量增加或先天不足等原因导致的能量和 / 或蛋白质缺乏，出现体重不增或减轻，可有不同程度的水肿。可并发生长迟缓、感染、营养性贫血、各种维生素及微量元素缺乏、低血糖等。

2. **体征** 体重低下：体重低于同年龄、同性别的参照人群值的均值 2 个标准差以上；生长迟缓：身高(长)低于同年龄、同性别的参照人群均值 2 个标准差以上；消瘦：体重低于同性别、同身高(长)的参照人群均值 2 个标准差以上。有不同程度的凹陷性水肿，皮下脂肪减少或缺失，皮肤干燥、苍白，肌肉松弛或肌张力低下，重度营养不良者可见精神萎靡、智力发育落后、脉搏细弱、肌肉萎缩。

3. **辅助检查** 血清前白蛋白、视黄醇结合蛋白、胰岛素样生长因子 I 降低，血总白蛋白、转铁蛋白、白蛋白降低。多种维生素以及微量元素缺乏，主要为铁、锌、钙、叶酸缺乏，以及维生素 A、维生素 $B_{12}$ 和维生素 D 缺乏。血常规可见缺铁性贫血。低血糖，电解质紊乱(低钠、低钾、低钙等)。

### (三) 进入临床路径标准

1. 第一诊断必须符合蛋白质 - 能量营养不良(ICD-10：E43.x/E44/E46.x)。

2. 当患儿同时具有其他疾病诊断，但在治疗期间不影响该诊断的临床路径流程实施时，可进入路径。

### (四) 门诊流程

**蛋白质 - 能量营养不良临床路径表单(门诊)**

患儿姓名：_____ 性别：_____ 年龄：_____ 门诊号：_____

| 时间 | 初诊 | 复诊 |
|---|---|---|
| 医生工作 | □ 主诊医生询问病史及体格检查<br>□ 完成初次评估，包括生理(营养、疼痛等)、心理、社会和经济因素<br>□ 完成门诊医嘱及病历书写<br>□ 评估是否需急诊入院<br>□ 向患儿监护人告知病情、本次检查的目的、费用及出报告时间，预约下次复诊号<br>**检查：**<br>□ 血常规(可选)<br>□ 血气分析、电解质分析(可选)<br>□ 食入物过敏原(可选)<br>□ 胸部和 / 或腹部 X 线检查(可选)<br>□ 胃肠道超声、肝胆脾胰腺超声(可选)<br>□ 消化道造影(可选)<br>□ 胃镜(可选)<br>□ 肠镜(可选)<br>□ 大便常规 + 潜血(可选) | □ 明确营养不良的诊断和鉴别诊断，进行再次评估<br>□ 对患儿进行病情评估，制订诊疗方案<br>□ 完成病历书写<br>□ 对内镜手术禁忌证进行评估<br>□ 预约住院日期、手术日期、开具住院证<br>□ 麻醉 / 疼痛门诊咨询<br>**治疗：**<br>□ 质子泵抑制剂(可选)<br>□ 肠内营养治疗(可选) |

| 时间 | 初诊 | 复诊 |
|------|------|------|
| 护士工作 | □ 评估、安排就诊顺序<br>□ 对患儿监护人进行缴费、检查检验、取药、抽血、治疗等方面的指引<br>□ 需急诊入院者,安排优先入院 | □ 对患儿监护人进行缴费、检查检验、取药、抽血、治疗等方面的指引<br>□ 指导术前预防呼吸道感染 |
| 患儿监护人工作 | □ 通过网络预约门诊,就诊前准备好相关的既往病历资料<br>□ 接收指引单,根据指引完成就诊、检查、取药 | □ 打印检查报告单<br>□ 预约行内镜检查及治疗<br>□ 参与诊疗决策<br>□ 反馈治疗效果 |
| 病情变异记录 | □ 无 □ 有,原因:<br>1.<br>2. | □ 无 □ 有,原因:<br>1.<br>2. |

（五）住院流程

**1. 入院标准**

（1）诊断蛋白质 - 能量营养不良,拟入院治疗和 / 或内镜检查的患儿。

（2）确诊或疑似诊断为蛋白质 - 能量营养不良,合并严重水电解质紊乱、重度贫血的患儿,按照内科急症入院处理。

**2. 临床路径表单**

蛋白质 - 能量营养不良临床路径表单（住院）

患儿姓名:_____ 性别:_____ 年龄:_____ 门诊号:_____ 住院号:_____

住院日期: 年 月 日 出院日期: 年 月 日 标准住院日:3~5d

| 时间 | 入院第 1d | 入院第 2~13d | 出院日 |
|------|-----------|--------------|--------|
| 医生工作 | □ 主诊医生询问病史及体格检查。<br>□ 完成初次评估,包括生理(营养、疼痛等)、心理、社会和经济因素<br>□ 24h 完成住院病历,8h 内完成首次病程记录<br>□ 术前讨论<br>□ 术前小结<br>□ 开具术前医嘱。<br>□ 如果出现危急值,执行危急值报告制度(严重者出径) | □ 上级医师入院 24h 内完成查房,明确诊断<br>□ 根据检验结果及初诊病情调整药物和治疗方案<br>□ 完成手术操作<br>□ 书写手术记录<br>□ 书写术后首次病程记录<br>□ 如果出现危急值,执行危急值报告制度(严重者出径) | □ 上级医师查房,同意其出院<br>□ 完成出院小结<br>□ 出院宣教:向患儿监护人交代出院注意事项,如随访项目、间隔时间、观察项目等 |
| 医生工作 | **长期医嘱:**<br>□ 一级或二级护理<br>□ 心电、血氧饱和度监测(可选)<br>□ 肠内营养(可选)<br>□ 停留鼻胃管或鼻空肠管(可选)<br>□ 胃肠黏膜保护剂(可选)<br>□ 质子泵抑制剂、$H_2$ 受体阻滞剂(可选)<br>□ 抗过敏、解痉(可选)<br>□ 抗生素(可选)<br>□ 促胃动力药(可选) | **长期医嘱:**<br>□ 同前<br>**临时医嘱:**<br>□ 血常规、C 反应蛋白(可选)<br>□ 血气分析、电解质<br>□ 分析、生化检查(可选)<br>□ 大便常规 + 潜血、粪便钙卫蛋白及乳铁蛋白、大便 α- 抗胰蛋白酶、大便 / 血寄生虫全套(可选)<br>□ 血管炎检查(可选) | **出院医嘱:**<br>□ 出院带药 |

续表

| 时间 | 入院第 1d | 入院第 2~13d | 出院日 |
|---|---|---|---|
| 医生工作 | **临时医嘱:**<br>□ 血常规、血型、尿常规、大便常规+潜血<br>□ 生化检查<br>□ 血气分析、电解质分析<br>□ 凝血功能<br>□ 感染性疾病筛查<br>□ 胸部 X 线检查<br>□ 腹部 X 线检查(可选)<br>□ 心电图<br>□ 大便病原学(可选)<br>□ 消化道造影(可选)<br>□ 胃肠道超声、胸部或腹部 CT(可选)<br>□ 食入物过敏原、血沉、免疫功能、结核抗体和 / 或结核感染 TB-IGRA(可选)<br>□ 幽门螺杆菌的血清学检测和 / 或大便幽门螺杆菌抗原分析、$^{13}$C- 尿素呼气试验(可选)<br>□ 头颅影像学检查(可选)<br>□ 血氨、血氨基酸分析、酰基肉碱、尿液有机酸分析(可选)<br>□ 结核菌素试验(可选)<br>□ 雾化(可选)<br>□ 质子泵抑制剂、$H_2$ 受体阻滞剂、胃肠黏膜保护剂(可选)<br>□ 促胃动力药(可选)<br>□ 抗生素(可选)<br>□ 肠内营养治疗(可选)<br>□ 鼻胃管置管或鼻空肠管置管(可选)<br>□ 输血、白蛋白(可选)<br>□ 维生素及微量元素(可选) | □ 自身抗体、自身免疫功 TBNK 流式细胞学检查、中性粒细胞吞噬功能(可选)<br>□ 血清乳糜泻抗体 6 项(可选)<br>□ 真菌两项、真菌 D 葡聚糖(可选)<br>□ 肿瘤标志物检测、PET/CT(可选)<br>□ 胸部和 / 或腹部 X 线检查(可选)<br>□ 24h 胃酸监测、胃电图、食管测压及阻抗监测、24h 食管阻抗监测(可选)<br>□ 电解质液体(可选)<br>□ 雾化(可选)<br>□ 质子泵抑制剂、$H_2$ 受体阻滞剂、胃肠黏膜保护剂(可选)<br>□ 促胃动力药(可选)<br>□ 抗生素(可选)<br>□ 肠内营养治疗(可选)<br>□ 鼻胃管置管或鼻空肠管置管(可选)<br>□ 输血、白蛋白(可选)<br>□ 维生素及微量元素(可选)<br>□ 胃镜(可选)<br>□ 肠镜(可选)<br>**术前医嘱:**<br>□ 发手术卡<br>□ 术前 6~8h 禁食<br>□ 肠道准备(开塞露、清洁灌肠等)<br>□ 术前补液<br>□ 病理检查 | |
| 护士工作 | □ 入院宣教评估(一般情况、营养、疼痛、压疮、跌倒风险评估)<br>□ 执行医嘱、预约检查、安排取血 | □ 饮食指导<br>□ 用药指导<br>□ 每日护理评估<br>□ 定时测量体温<br>□ 观察病情变化,反馈医生 | □ 出院宣教:复查时间、饮食指导、用药指导等<br>□ 协助患儿监护人办理出院手续 |
| 患儿监护人工作 | □ 配合病史询问<br>□ 配合医院各项指引 | □ 配合完成各项检查<br>□ 观察病情变化,反馈医生 | □ 办理出院<br>□ 预约下次专科复诊 |
| 病情变异记录 | □ 无 □ 有,原因:<br>1.<br>2. | □ 无 □ 有,原因:<br>1.<br>2. | □ 无 □ 有,原因:<br>1.<br>2. |

**3. 出院标准**

(1)病因明确。

(2)肠内营养治疗有效,无喂养不耐受,体重开始增长。

(3)相关并发症治愈或好转。

(4)生命体征平稳,心率、呼吸、血压在正常范围。

(5)血常规等实验室检查结果接近正常。

（六）变异及原因分析

1. 病情复杂,病因未明确,涉及多器官功能损害,需延长住院时间或增加住院费用。如发现消化道畸形或其他系统原发病,转科并入相应的路径治疗。

2. 内镜检查中出现消化道穿孔、大出血等情况,出径转外科入相应路径治疗。

3. 患儿诊治过程中,生命体征不平稳,出现多器官功能衰竭,需高级生命支持,出径转 ICU 入相应临床路径。

## 二、临床路径流程图(图 6-14)

## 三、随访指导

视内镜检查情况决定复诊时间,通常术后 1~2 周常规专科门诊复诊。之后通常为每月回院复诊 1 次,定期观察患儿肠内营养治疗以及体重变化。

## 四、宣教

宣教时间:出院当天。

宣教内容:

1. 食物蛋白过敏者进行饮食回避,继续肠内营养治疗。留置肠内营养管(鼻胃管、鼻空肠管等)者,需提前做好营养管护理的宣教学习(包括如何判断营养管脱出或移位)。做饮食日记,监测体重变化,注意预防感染。

2. 如有以下特殊情况需及时就诊 尿少、眼窝凹陷、肢体无力、发热、呕吐、呕血、血便、黑便、面色苍白等,突发剧烈腹痛、呕吐、发热,查体腹部拒按等表现,肠内营养管脱出或移位。

3. 术后 1~2 周常规专科门诊复诊,并返回病房取病理结果,评估肠内营养治疗情况及并发症转归。

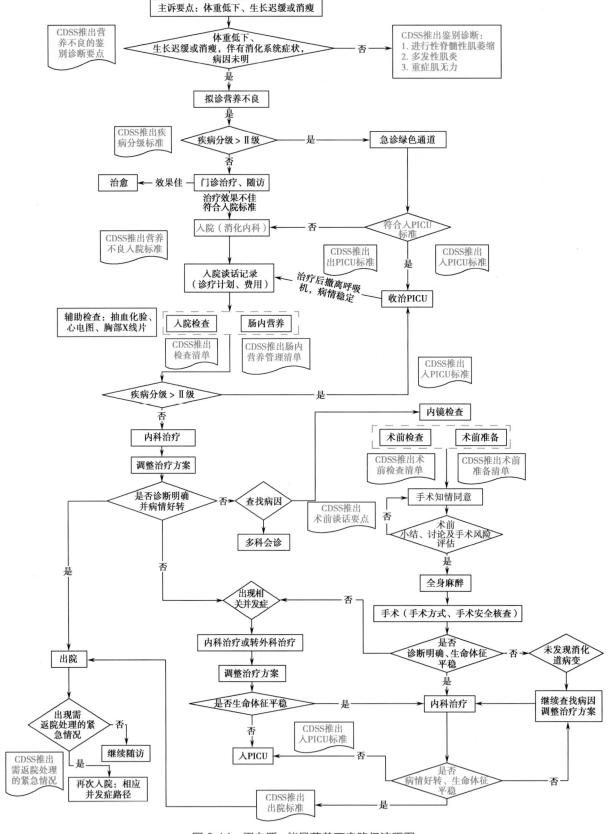

图 6-14　蛋白质 - 能量营养不良路径流程图

CDSS. 临床决策支持系统；PICU. 儿童重症监护病房。

# 第七章

# 呼吸系统疾病

## 第一节 肺脓肿临床路径

### 一、肺脓肿临床路径标准流程

（一）适用对象

第一诊断为肺脓肿（ICD-10：J85.200）。

（二）诊断依据

根据《实用小儿呼吸病学》和《诸福棠实用儿科学》（第8版）进行诊断。

1. **病史** 起病急骤，多继发于肺炎，其次为败血症，也可由邻近组织化脓性病灶蔓延至肺部或吸入异物继发感染。多有高热，热型不一，伴畏寒、寒战、咳嗽、气促，年长儿可诉胸痛。病初可咳出少量痰液，随着病变的进展，咳嗽加重，咳大量臭味脓痰，痰中带血甚至大量咯血。病变发展快时可形成脓气胸或支气管胸膜瘘，出现突发胸痛、气促等表现。

2. **体征** 早期常无异常体征。脓肿形成后，局部叩诊可呈浊音或者实变，语颤增强，呼吸音减弱，脓痰咳出后如脓腔较大；与支气管相通时，叩诊可呈空瓮音，听诊可闻管状呼吸音，严重者可出现呼吸困难、发绀，数周后可出现杵状指/趾等。如有支气管胸膜瘘则可出现脓胸或者脓气胸的相应体征。

3. **辅助检查** 血常规急性期外周血白细胞计数及中性粒细胞计数有明显增高，可有核左移。慢性期白细胞计数增高不明显，可有贫血，血沉增快，C反应蛋白、降钙素原可显著增高。痰培养或涂片可获致病菌，胸腔积液和血培养阳性时对病原体的诊断价值更有意义。胸部X线、胸部CT能定位脓肿所在部位。纤维支气管镜检查可发现由于异物吸入导致的肺脓肿，并可取肺泡灌洗液行病原学检查。

（三）进入临床路径标准

1. 第一诊断必须符合肺脓肿（ICD-10：J85.200）。

2. 当患儿同时具有其他疾病诊断，但在住院期间不需要特殊处理也不影响第一诊断的临床路径流程实施时，可以进入路径。

### (四) 门诊流程

**肺脓肿临床路径表单(门诊)**

患儿姓名:_____ 性别:_____ 年龄:_____ 门诊号:_____

| 时间 | 初诊 | 复诊 |
|---|---|---|
| 医生工作 | □ 主诊医生询问病史及体格检查<br>□ 完成初次评估,包括生理(营养、疼痛等)、心理、社会和经济因素<br>□ 完成门诊医嘱及病历书写<br>□ 向患儿监护人告知病情<br>**检查:**<br>□ 血常规、C反应蛋白<br>□ 血和咽拭子呼吸道病原学检查<br>□ 胸部X线检查<br>□ 血气分析、电解质分析(可选)<br>□ 胸部CT(可选)<br>**治疗:**<br>□ 退热药<br>□ 抗生素<br>□ 雾化吸入<br>□ 祛痰药 | □ 1~2周门诊随访,进行再次评估。<br>□ 主诊医生根据检验结果及初诊病情制订诊疗计划<br>□ 完成病历书写<br>□ 向患儿监护人交代病情及其注意事项<br>□ 复查胸部X线检查或胸部CT |
| 护士工作 | □ 评估、安排就诊顺序<br>□ 对患儿监护人进行缴费、检查检验、取药、抽血、治疗等方面的指引 | □ 评估、安排就诊顺序<br>□ 对患儿监护人进行缴费、检查检验、取药、抽血、治疗等方面的指引 |
| 患儿监护人工作 | □ 通过网络预约门诊,就诊前准备好相关病历资料<br>□ 接收指引单,根据指引完成就诊、检查 | □ 打印检查报告单<br>□ 参与诊疗决策<br>□ 反馈治疗效果 |
| 病情变异记录 | □ 无 □ 有,原因:<br>1.<br>2. | □ 无 □ 有,原因:<br>1.<br>2. |

### (五) 住院流程

**1. 入院标准**

根据病史、症状、体征、实验室检查和胸部影像学,符合肺脓肿诊断的患儿均应入院治疗。

**2. 临床路径表单**

**肺脓肿临床路径表单(住院)**

患儿姓名:_____ 性别:_____ 年龄:_____ 门诊号:_____ 住院号:_____

住院日期: 年 月 日 出院日期: 年 月 日 标准住院日:14~28d

| 时间 | 入院第1d | 入院第2~28d | 出院日 |
|---|---|---|---|
| 医生工作 | □ 主诊医生询问病史及体格检查<br>□ 完成初次评估,包括生理(营养、疼痛等)、心理、社会和经济因素<br>□ 24h完成住院病历,8h内完成首次病程记录<br>□ 向患儿监护人告知病情 | □ 上级医师入院24h内完成查房,明确诊断<br>□ 根据检验结果及初诊病情调整药物和治疗方案<br>□ 如果出现危急值,执行危急值报告制度(严重者出径) | □ 上级医师查房,同意其出院<br>□ 完成出院小结<br>□ 出院宣教:向患儿监护人交代出院注意事项,如随访项目、间隔时间、观察项目等 |

| 时间 | 入院第 1d | 入院第 2~28d | 出院日 |
|---|---|---|---|
| 医生工作 | **长期医嘱**<br>□ 根据病情选择护理级别一级或二级护理<br>□ 根据病情、年龄选择禁食、普食、自备饮食、鼻饲<br>□ 吸氧<br>□ 血氧饱和度监测<br>□ 吸痰护理<br>□ 抗生素<br>□ 雾化吸入治疗(可选)<br>□ 肺部物理治疗:中频脉冲电治疗、机械辅助排痰<br>□ 白三烯受体拮抗剂(可选)<br>□ 长效 $\beta_2$ 受体激动剂口服或外用(可选)<br>□ 黏液溶解剂静脉注射或口服(可选)<br>□ $H_1$ 受体阻滞剂(可选)<br>**临时医嘱**<br>□ 血常规、C 反应蛋白<br>□ 血型全套<br>□ 尿液分析<br>□ 大便常规 + 潜血<br>□ 生化检查<br>□ 血气分析、电解质分析<br>□ 凝血功能<br>□ 感染性疾病筛查<br>□ 免疫功能<br>□ 血结核抗体测定、痰液结核分枝杆菌涂片、结核分枝杆菌 DNA<br>□ 血沉、降钙素原<br>□ 血培养细菌、真菌<br>□ 呼吸道病原检测<br>□ 痰液细菌培养及鉴定<br>□ 胸部 X 线检查或胸部 CT<br>□ 心电图<br>□ 肺功能(可选)<br>□ PPD<br>□ 退热药<br>□ 茶碱类药物静脉注射或口服(可选)<br>□ 镇静止咳药物(可选)<br>□ 全身糖皮质激素静脉注射或口服(可选) | **长期医嘱:**<br>□ 同前<br>**临时医嘱:**<br>□ 血常规、C 反应蛋白(可选)<br>□ 血气分析、电解质分析(可选)<br>□ 免疫功能(可选)<br>□ 淋巴细胞绝对计数(可选)<br>□ 真菌 D 葡聚糖、深部真菌两项(可选)<br>□ 血清过敏原检查(可选)<br>□ 胸部 X 线检查或胸部 CT<br>□ 心脏超声(可选)<br>□ 支气管镜术(可选)<br>□ 丙种球蛋白(可选)<br>□ 血浆(可选)<br>□ 白蛋白(可选)<br>□ 外科治疗(可选) | **出院医嘱:**<br>□ 出院带药 |
| 护士工作 | □ 入院宣教评估(一般情况、营养、疼痛、压疮、跌倒风险评估)<br>□ 执行医嘱、预约检查、安排取血 | □ 饮食指导<br>□ 用药指导<br>□ 定时测量体温<br>□ 观察病情变化,反馈医生 | □ 出院宣教:复查时间、饮食指导、用药指导等<br>□ 协助患儿监护人办理出院手续 |

续表

| 时间 | 入院第 1d | 入院第 2~28d | 出院日 |
|---|---|---|---|
| 患儿监护人工作 | □ 配合病史询问<br>□ 配合医院各项指引 | □ 配合完成各项检查<br>□ 观察病情变化,反馈医生 | □ 办理出院<br>□ 预约下次专科复诊 |
| 病情变异记录 | □ 无 □ 有,原因:<br>1.<br>2. | □ 无 □ 有,原因:<br>1.<br>2. | □ 无 □ 有,原因:<br>1.<br>2. |

**3. 出院标准**

(1)体温正常超过 72h。

(2)咳嗽、咳痰明显减轻,肺部体征改善。

(3)肺部影像显示炎症明显吸收。

(4)没有需要住院治疗的合并症和/或并发症。

(六)变异及原因分析

1. 患儿入院时或入院后并发胸腔积液、脓胸、脓气胸,病情严重需要转 PICU,导致住院时间延长、增加住院费用。

2. 治疗无效或者病情进展,需复查病原学检查并调整抗菌药物,导致住院时间延长。

3. 伴有影响本病治疗效果的合并症和/或并发症,需要进行相关检查及治疗,导致住院时间延长。

## 二、临床路径流程图(图 7-1)

## 三、随访指导

出院后 1~2 周定期到呼吸科专科门诊随访。随访内容包括复查胸部 X 线检查/胸部 CT,有无咳嗽、咳痰等症状,有无出现慢性肺脓肿和发生支气管扩张的可能等。

## 四、宣教

宣教时间:出院当天。

宣教内容:

1. 衣着合适、避免受凉,合理营养,及时添加辅食。鼓励适当锻炼、户外运动。培养良好的卫生、作息习惯,保证充足睡眠。居室应阳光充足、通气良好,冬季室内温度尽可能达到 18~20℃,湿度为 55%~60%。按时进行免疫接种。

2. 出现以下紧急情况需及时返院或到当地医院就诊 再次出现咳嗽或咳嗽加重、胸痛、气促、呼吸困难、高热等症状;出现药物不良反应等。

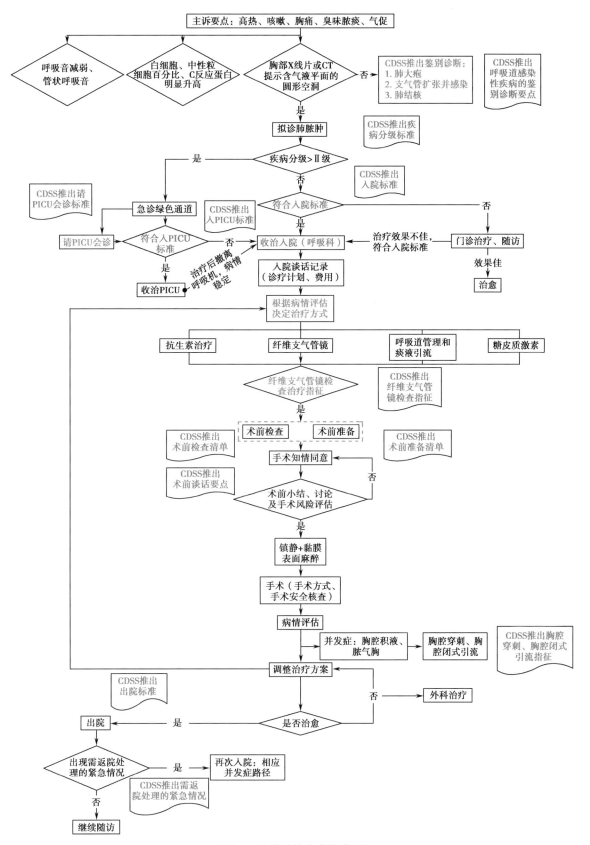

图 7-1　肺脓肿临床路径流程图

CDSS. 临床决策支持系统；PICU. 儿童重症监护病房。

## 第二节 肺炎支原体肺炎临床路径

### 一、肺炎支原体肺炎临床路径标准流程

（一）适用对象

第一诊断为肺炎支原体肺炎（ICD-10：J15.7）。

（二）诊断依据

根据《诸福棠实用儿科学》（第8版）和《儿童肺炎支原体肺炎诊治专家共识》（2015年版）进行诊断。

1. **病史** 多见于学龄儿童及青少年，婴幼儿也不少见，潜伏期1~3周，症状轻重不一，主要症状为发热、咽痛、咳嗽、胸骨下疼痛。个别患儿可出现百日咳样痉挛性咳嗽，病程可持续2周甚至更长。多数患儿精神状况良好，一般无气促和呼吸困难表现，若合并中等量以上的胸腔积液或双肺间质浸润时可出现呼吸困难，而婴幼儿症状相对较重，可出现喘息或呼吸困难。大约25%的肺炎支原体肺炎有其他系统表现。

2. **体征** 体征依年龄而异，年长儿往往缺乏显著的胸部体征，可有呼吸音减低，病程后期可出现湿啰音和喘鸣音。婴幼儿可有湿啰音，有时可呈梗阻性肺气肿体征。年长儿有胸腔积液时可有胸膜摩擦音及胸腔积液体征。

3. **辅助检查** 外周血白细胞计数大多正常，C反应蛋白多升高，血沉增快。明胶颗粒凝集试验（PA）、酶联免疫吸附试验（ELISA）检测的恢复期和急性期MP抗体滴度呈4倍或4倍以上增高或降低时，均可确诊为肺炎支原体感染。PCR方法可用于检测外周血/咽拭子/胸腔穿刺抽液/肺泡灌洗液中的MP-DNA。胸部影像常规行胸部X线检查、如肺部病变严重可进一步行胸部CT和支气管镜检查，肺泡灌洗液可行MP培养、MP荧光定量PCR等检查。

（三）进入临床路径标准

1. 第一诊断必须符合肺炎支原体肺炎（ICD-10：J15.7）。

2. 当患儿同时具有其他疾病诊断，但在住院期间不需要特殊处理也不影响第一诊断的临床路径流程实施时，可以进入路径。

（四）门诊流程

**肺炎支原体肺炎临床路径表单（门诊）**

患儿姓名：_____ 性别：_____ 年龄：_____ 门诊号：_____

| 时间 | 初诊 | 复诊 |
|---|---|---|
| 医生工作 | □ 主诊医生询问病史及体格检查<br>□ 完成初次评估，包括生理（营养、疼痛等）、心理、社会和经济因素<br>□ 完成门诊医嘱及病历书写<br>□ 向患儿监护人告知病情<br>**检查：**<br>□ 血常规、C反应蛋白<br>□ 血肺炎支原体抗体，咽拭子肺炎支原体DNA<br>□ 胸部X线检查<br>**治疗：**<br>□ 大环内酯类抗生素<br>□ 退热药<br>□ 止咳、平喘、化痰药 | □ 1~2周门诊随访，进行再次评估。<br>□ 主诊医生根据检验结果及初诊病情制订诊疗计划<br>□ 完成病历书写<br>□ 向患儿监护人交代病情及其注意事项<br>**检查：**<br>□ 血常规、C反应蛋白<br>□ 胸部X线检查（可选）<br>**治疗：**<br>□ 大环内酯类抗生素 |
| 护士工作 | □ 评估、安排就诊顺序<br>□ 对患儿监护人进行缴费、检查检验、取药、抽血、治疗等方面的指引 | □ 评估、安排就诊顺序<br>□ 对患儿监护人进行缴费、检查检验、取药、抽血、治疗等方面的指引 |

| 时间 | 初诊 | 复诊 |
|---|---|---|
| 患儿监护人工作 | □ 通过网络预约门诊,就诊前准备好相关病历资料<br>□ 接收指引单,根据指引完成就诊、检查。 | □ 打印检查报告单<br>□ 参与诊疗决策<br>□ 反馈治疗效果 |
| 病情变异记录 | □ 无　□ 有,原因:<br>1.<br>2. | □ 无　□ 有,原因:<br>1.<br>2. |

（五）住院流程

**1. 入院标准**

（1）已明确诊断为肺炎支原体肺炎,高热、中毒症状重、肺部影像改变明显,需入院处理。

（2）已明确诊断为肺炎支原体肺炎,门诊治疗无效。

**2. 临床路径表单**

肺炎支原体肺炎临床路径表单(住院)

患儿姓名:_____性别:_____年龄:_____门诊号:_____住院号:_____

住院日期:　　年　　月　　日　出院日期:　　年　　月　　日　标准住院:7~14d

| 时间 | 入院第 1d | 入院第 2~14d | 出院日 |
|---|---|---|---|
| 医生工作 | □ 主诊医生询问病史及体格检查。<br>□ 完成初次评估,包括生理(营养、疼痛等)、心理、社会和经济因素<br>□ 24h 完成住院病历,8h 内完成首次病程记录<br>□ 向患儿监护人告知病情<br><br>**长期医嘱**<br>□ 根据病情选择护理级别一级或二级护理<br>□ 根据病情、年龄选择禁食、普通饮食、鼻饲<br>□ 吸氧(可选)<br>□ 血氧饱和度监测(可选)<br>□ 大环内酯类抗生素<br>□ 吸痰护理(可选)<br>□ 雾化吸入治疗<br>□ 肺部物理治疗:中频脉冲电治疗、机械辅助排痰<br>□ 白三烯受体拮抗剂(可选)<br>□ 长效 β 受体激动剂口服或外用(可选)<br>□ 黏液溶解剂静脉注射或口服(可选)<br>□ H<sub>1</sub> 受体阻滞剂口服(可选)<br>**临时医嘱**<br>□ 血常规、C 反应蛋白<br>□ 血型全套<br>□ 尿液分析<br>□ 大便常规 + 潜血<br>□ 生化检查<br>□ 血气分析、电解质分析 | □ 上级医师入院 24h 内完成查房,明确诊断<br>□ 根据检验结果及初诊病情调整药物和治疗方案<br>□ 如果出现危急值,执行危急值报告制度(严重者出径)<br><br>**长期医嘱:**<br>□ 同前<br>**临时医嘱:**<br>□ 血常规、C 反应蛋白(可选)<br>□ 血气分析、电解质分析(可选)<br>□ 免疫功能(可选)<br>□ 淋巴细胞绝对计数(可选)<br>□ 真菌 D 葡聚糖(可选)<br>□ 血清过敏原检查(可选)<br>□ 胸部 X 线检查或胸部 CT<br>□ 支气管镜术(可选)<br>□ 丙种球蛋白(可选)<br>□ 外科会诊(可选) | □ 上级医师查房,同意其出院<br>□ 完成出院小结<br>□ 出院宣教:向患儿监护人交代出院注意事项,如随访项目、间隔时间、观察项目等<br><br>**出院医嘱:**<br>□ 出院带药 |

续表

| 时间 | 入院第 1d | 入院第 2~14d | 出院日 |
|---|---|---|---|
| 医生工作 | □ 凝血功能<br>□ 感染性疾病筛查<br>□ 免疫功能<br>□ 血结核抗体测定、痰液结核分枝杆菌涂片、结核分枝杆菌 DNA<br>□ 血沉、降钙素原<br>□ 血培养细菌、真菌<br>□ 呼吸道病原检测<br>□ 痰液细菌培养及鉴定<br>□ 胸部 X 线检查或胸部 CT<br>□ 心电图<br>□ 肺功能(可选)<br>□ PPD<br>□ 茶碱类药物静脉注射或口服(可选)<br>□ 镇静止咳药物(可选)<br>□ 全身糖皮质激素静脉注射或口服(可选) | | |
| 护士工作 | □ 入院宣教评估(一般情况、营养、疼痛、压疮、跌倒风险评估)<br>□ 执行医嘱、预约检查、安排取血 | □ 饮食指导<br>□ 用药指导<br>□ 每日护理评估<br>□ 定时测量体温<br>□ 观察病情变化,反馈医生 | □ 出院宣教:复查时间、饮食指导、用药指导等<br>□ 协助患儿监护人办理出院手续 |
| 患儿监护人工作 | □ 配合病史询问<br>□ 配合医院各项指引 | □ 配合完成各项检查<br>□ 观察病情变化,反馈医生 | □ 办理出院<br>□ 预约下次专科复诊 |
| 病情变异记录 | □ 无　□ 有,原因:<br>1.<br>2. | □ 无　□ 有,原因:<br>1.<br>2. | □ 无　□ 有,原因:<br>1.<br>2. |

### 3. 出院标准

(1)体温正常超过 72h。

(2)咳嗽明显减轻,肺部体征改善。

(3)肺部影像显示炎症吸收好转。

(4)没有需要住院治疗的合并症和 / 或并发症。

### (六) 变异及原因分析

1. 经过大环内酯类抗生素治疗效果不佳,治疗 1 周病情未见好转,胸部影像提示肺部病变无吸收或加重者;病情重,除严重肺部病变外还伴有肺外并发症,需要延长住院治疗时间,导致住院费用增加,治疗及检查项目增多。

2. 病程长甚至迁延不愈的肺炎支原体肺炎或合并有其他病原感染,需要延长住院治疗时间,导致住院费用增加,治疗及检查项目增多。

3. 合并免疫功能缺陷、慢性心肺疾病、营养不良、皮 - 罗综合征、先天性喉喘鸣、吞咽功能障碍、神经肌肉系统疾病、血液系统疾病、内分泌系统疾病等因素,可导致住院时间延长、住院费用增加、治疗及检查项目增多。

## 二、临床路径流程图(图7-2)

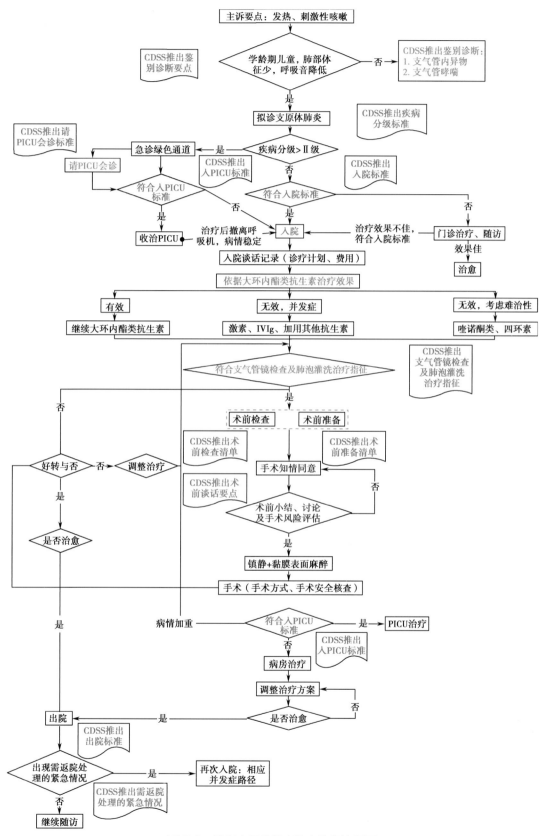

图7-2 肺炎支原体肺炎临床路径流程图

CDSS.临床决策支持系统;IVIg.静脉注射免疫球蛋白;PICU.儿童重症监护病房。

### 三、随访指导

随访系统定期发送随访问卷调查表,通常出院后1~2周呼吸专科门诊随访。随访内容包括有无咳嗽、喘息、咳痰等症状,有无并发支气管扩张、闭塞性细支气管炎的可能,复查胸部X线检查或胸部CT,复查肺功能等。

### 四、宣教

宣教时间:出院当天。

宣教内容:

1. 衣着合适、避免受凉,合理营养,及时添加辅食。鼓励适当锻炼、户外运动。培养良好的卫生、作息习惯,保证充足睡眠。居室:应阳光充足、通气良好,冬季室内温度尽可能达到18~20℃,湿度为55%~60%。按时进行免疫接种。

2. 出现以下紧急情况需及时返院或到当地医院就诊 再次出现咳嗽或咳嗽加重、胸痛、气促、呼吸困难、高热,以及出现药物不良反应。

## 第三节 毛细支气管炎临床路径

### 一、毛细支气管炎临床路径标准流程

#### (一) 适用对象

第一诊断为毛细支气管炎,即急性细支气管炎(ICD-10:J21.900)。

#### (二) 诊断依据

根据《实用小儿呼吸病学》和《毛细支气管炎诊断、治疗与预防专家共识》(2014年版)进行诊断。

1. **病史** 多见于2岁以下婴幼儿,常在上呼吸道感染以后2~3d后出现持续性干咳和发作性呼吸困难,症状轻重不等,重者呼吸困难发展快,出现发作性喘憋及发绀。咳嗽与喘憋同时发生为本病的特点。呼吸暂停多见于小婴儿、早产儿或低出生体重儿。

2. **体征** 呼吸快而浅,常伴有呼气性喘鸣,可有明显的鼻翼扇动及三凹征,重症患儿有明显的阻塞性肺气肿、苍白及发绀,胸部查体可见胸廓稍饱满,叩诊呈鼓音(或过清音),听诊早期可闻及细湿啰音或中湿啰音,常伴有呼气相高调喘鸣,呼气相延长。如毛细支气管接近完全梗阻时,呼吸音明显降低或听不见。

3. **辅助检查** 血常规白细胞及C反应蛋白多在正常范围,合并细菌感染时可增高。血气分析显示氧分压不同程度下降,二氧化碳分压正常或增高,病情较重的患儿可有代谢性酸中毒,少数病例可有呼吸性酸中毒,可发生Ⅰ型或Ⅱ型呼吸衰竭。呼吸道合胞病毒(RSV)是毛细支气管炎最常见的病原,其他病毒如副流感病毒、流感病毒、腺病毒、鼻病毒、博卡病毒及偏肺病毒等,少数可由肺炎支原体/衣原体引起。胸部X线多数表现为肺纹理增多、紊乱等支气管周围炎征象,亦可表现为过度通气和小的点片状阴影及肺不张等非特异性征象。部分反复、危重患儿可行胸部CT检查。肺功能显示部分急性期患儿小气道存在阻塞性通气障碍,而在恢复期可缓解。对于怀疑存在先天性支气管畸形(如支气管狭窄、软化等)的患儿可行纤维(电子)支气管镜明确诊断。

#### (三) 进入临床路径标准

1. 第一诊断必须符合毛细支气管炎(ICD-10:J21.900)。

2. 当患儿同时具有其他疾病诊断,但在住院期间不需要特殊处理,也不影响第一诊断的临床路径流程实施时,可以进入路径。

## （四）门诊流程

### 毛细支气管炎临床路径表单（门诊）

患儿姓名：_____　性别：_____　年龄：_____　门诊号：_____

| 时间 | 初诊 | 复诊 |
|---|---|---|
| 医生工作 | □ 主诊医生询问病史及体格检查<br>□ 完成初次评估,包括生理（营养、疼痛等）、心理、社会和经济因素<br>□ 完成门诊医嘱及病历书写<br>□ 向患儿监护人告知病情<br>**检查：**<br>□ 血常规、C 反应蛋白<br>□ 血气分析、电解质分析（可选）<br>□ 血呼吸道合胞病毒抗体、咽拭子呼吸道合胞病毒核酸<br>□ 胸部 X 线片<br>**治疗：**<br>□ 雾化吸入<br>□ 止咳、平喘、化痰药<br>□ 抗生素（可选）<br>□ 退热药（可选） | □ 1~2 周门诊随访,进行再次评估。<br>□ 主诊医生根据检验结果及初诊病情制订诊疗计划<br>□ 完成病历书写<br>□ 向患儿监护人交代病情及其注意事项<br>**检查：**<br>□ 血常规、C 反应蛋白<br>□ 胸部 X 线片（可选）<br>□ 肺功能（可选）<br>**治疗：**<br>□ 止咳、平喘、化痰药<br>□ 雾化吸入 |
| 护士工作 | □ 评估、安排就诊顺序<br>□ 对患儿监护人进行缴费、检查检验、取药、抽血、治疗等方面的指引 | □ 评估、安排就诊顺序<br>□ 对患儿监护人进行缴费、检查检验、取药、抽血、治疗等方面的指引 |
| 患儿监护人工作 | □ 通过网络预约门诊,就诊前准备好相关病历资料<br>□ 接收指引单,根据指引完成就诊、检查 | □ 打印检查报告单<br>□ 参与诊疗决策<br>□ 反馈治疗效果 |
| 病情变异记录 | □ 无　□ 有,原因：<br>1.<br>2. | □ 无　□ 有,原因：<br>1.<br>2. |

## （五）住院流程

### 1. 入院标准

（1）呼吸空气条件下,动脉血氧饱和度（$SaO_2$）≤ 92%（海平面）或 ≤ 90%（高原）或中心性发绀。呼吸 ≥ 70 次 /min（婴儿）, ≥ 50 次 /min（年长儿）,除外发热、哭吵等因素的影响。出现中毒症状重、咳喘明显伴呼吸困难、间歇性呼吸暂停、呼吸呻吟。

（2）有基础疾病：早产儿（胎龄 <37 周）、低出生体重、年龄小于 12 周龄、慢性肺疾病、囊性纤维化、先天性气道畸形、咽喉功能不协调、左向右分流型先天性心脏病、神经肌肉疾病、免疫功能缺陷、唐氏综合征等。

（3）胸部 X 线片等影像学资料证实双侧或多肺叶受累,或肺叶实变并肺不张,或短期内病变进展者。

（4）已明确诊断为毛细支气管炎,门诊治疗效果欠佳。

## 2. 临床路径表单(住院)

### 毛细支气管炎临床路径表单(住院)

患儿姓名:_____ 性别:_____ 年龄:_____ 门诊号:_____ 住院号:_____

住院日期: 年 月 日 出院日期: 年 月 日 标准住院日:2~10d

| 时间 | 入院第 1d | 入院第 2~10d | 出院日 |
|---|---|---|---|
| 医生工作 | ☐ 主诊医生询问病史及体格检查<br>☐ 完成初次评估,包括生理(营养、疼痛等)、心理、社会和经济因素<br>☐ 24h 完成住院病历,8h 内完成首次病程记录<br>☐ 向患儿监护人告知病情 | ☐ 上级医师入院 24h 内完成查房,明确诊断<br>☐ 根据检验结果及初诊病情调整药物和治疗方案<br>☐ 如果出现危急值,执行危急值报告制度(严重者出径) | ☐ 上级医师查房,同意其出院<br>☐ 完成出院小结<br>☐ 出院宣教:向患儿监护人交代出院注意事项,如随访项目、间隔时间、观察项目等 |
| | **长期医嘱:**<br>☐ 根据病情选择护理级别一级或二级护理<br>☐ 根据病情、年龄选择禁食、普通饮食、鼻饲<br>☐ 吸氧(可选)<br>☐ 血氧饱和度监测(可选)<br>☐ 吸痰(可选)<br>☐ 雾化吸入<br>☐ 肺部物理治疗:中频脉冲电治疗、机械辅助排痰<br>☐ 抗生素(可选)<br>☐ 白三烯受体拮抗剂(可选)<br>☐ 长效 $\beta_2$ 受体激动剂(可选)<br>☐ 黏液溶解剂静脉注射或口服(可选)<br>☐ $H_1$ 受体阻滞剂(可选)<br>☐ 临时医嘱<br>☐ 血常规、C 反应蛋白、血型全套<br>☐ 尿常规、大便常规 + 潜血<br>☐ 生化检查<br>☐ 血气分析、电解质分析<br>☐ 凝血功能<br>☐ 感染性疾病筛查<br>☐ 免疫功能(可选)<br>☐ 血沉、降钙素原(可选)<br>☐ 血培养细菌、真菌(可选)<br>☐ 呼吸道病原检测<br>☐ 痰液细菌培养及鉴定<br>☐ 胸部 X 线片或胸部 CT<br>☐ 心电图<br>☐ 肺功能(可选)<br>☐ 结核菌素试验<br>**临时医嘱:**<br>☐ 茶碱类药物静脉注射或口服(可选)<br>☐ 镇静止咳药物(可选)<br>☐ 全身糖皮质激素静脉注射或口服(可选) | **长期医嘱:**<br>☐ 同前<br>**临时医嘱:**<br>☐ 血常规、C 反应蛋白(可选)<br>☐ 血气分析、电解质分析(可选)<br>☐ 免疫功能(可选)<br>☐ 淋巴细胞绝对计数(可选)<br>☐ 真菌 D 葡聚糖(可选)<br>☐ 血清过敏原检查(可选)<br>☐ 支气管镜术(可选)<br>☐ 硫酸镁静脉注射(可选)<br>☐ 丙种球蛋白(可选) | **出院医嘱:**<br>☐ 出院带药 |

| 时间 | 入院第 1d | 入院第 2~10d | 出院日 |
|---|---|---|---|
| 护士工作 | □ 入院宣教评估(一般情况、营养、疼痛、压疮、跌倒风险评估)<br>□ 执行医嘱、预约检查、安排取血 | □ 饮食指导<br>□ 用药指导<br>□ 每日护理评估<br>□ 定时测量体温<br>□ 观察病情变化,反馈医生 | □ 出院宣教:复查时间、饮食指导、用药指导等<br>□ 协助患儿监护人办理出院手续 |
| 患儿监护人工作 | □ 配合病史询问<br>□ 配合医院各项指引 | □ 配合完成各项检查<br>□ 观察病情变化,反馈医生 | □ 办理出院<br>□ 预约下次专科复诊 |
| 病情变异记录 | □ 无　□ 有,原因:<br>1.<br>2. | □ 无　□ 有,原因:<br>1.<br>2. | □ 无　□ 有,原因:<br>1.<br>2. |

### 3. 出院标准

(1)体温正常超过 72h。

(2)咳喘明显减轻,肺部体征明显改善。

(3)没有需要住院治疗的合并症和/或并发症。

### (六) 变异及原因分析

1. 患儿入院时或入院后并发呼吸衰竭或严重肺外表现需转入 PICU,导致住院时间延长,住院费用增加,治疗及检查项目增多。

2. 住院经综合治疗 1 周,仍有反复咳喘发作,迁延难愈,导致住院时间延长,住院费用增加,治疗及检查项目增多。

3. 合并免疫功能缺陷、慢性心肺疾病、营养不良、皮 - 罗综合征、先天性喉喘鸣、吞咽功能障碍、神经肌肉系统疾病、血液系统疾病、内分泌系统疾病等因素,均可延长住院时间,增加住院费用,增加治疗及检查项目。

## 二、临床路径流程图(图 7-3)

## 三、随访指导

随访系统定期发送随访问卷调查表,通常出院后 1~2 周定期呼吸专科门诊随访。随访内容包括有无咳嗽、喘息等症状,有无出现闭塞性细支气管炎、反复咳喘、支气管哮喘等并发症的可能,是否需要复查胸部正侧位 X 线片、胸部 CT、肺功能等。

## 四、宣教

宣教时间:出院当天。

宣教内容:

1. 衣着合适、避免受凉,合理营养,鼓励坚持母乳喂养,及时添加辅食。居室应阳光充足、通气良好,冬季室内温度尽可能达到 18~20℃,湿度为 55%~60%。按时进行免疫接种。培养良好的卫生、作息习惯,保证充足睡眠。

2. 如出现以下紧急情况需及时返院或到当地医院治疗　再次出现咳嗽加重、喘息、高热不退等症状;精神萎靡、气促、发绀、四肢湿冷等表现;出现药物不良反应。

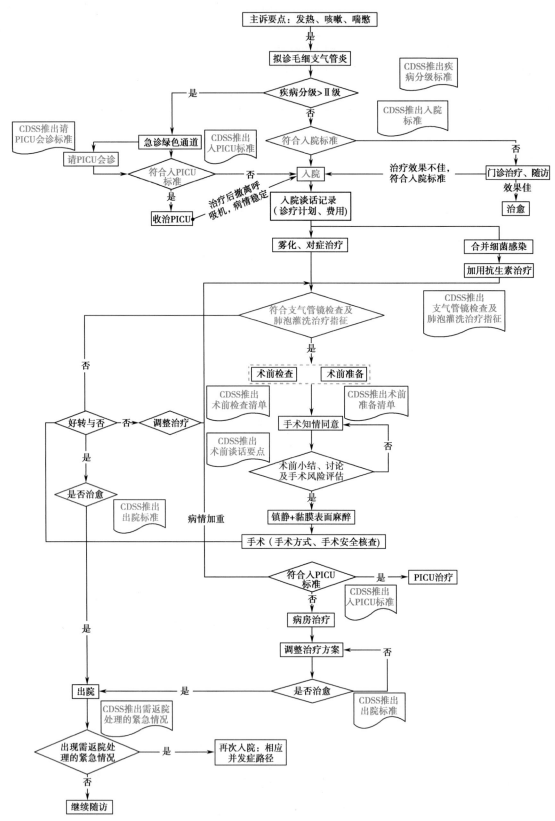

图 7-3　毛细支气管炎临床路径流程图

CDSS. 临床决策支持系统；PICU. 儿童重症监护病房。

# 第四节　支气管哮喘临床路径

## 一、支气管哮喘临床路径标准流程

### (一) 适用对象

第一诊断为支气管哮喘(ICD-10:J45.903 支气管哮喘,非危重;J46.x02 支气管哮喘,危重)。

### (二) 诊断依据

根据《儿童支气管哮喘诊断与防治指南》(2016 年版)和《诸福棠实用儿科学》(第 8 版)进行诊断。

1. **病史**　具有反复发作的特点,部分患儿有季节性发作。可有湿疹、变应性鼻炎、食物或药物过敏史。一级亲属可有哮喘或其他过敏性疾病的病史。主要临床表现为反复发作的喘息、咳嗽、气促、胸闷,常在夜间和/或凌晨发作或加剧,多与接触过敏原、冷空气、物理、化学性刺激、呼吸道感染以及运动等有关。呼吸道症状的具体表现形式和严重程度具有随时间而变化的特点,使用抗哮喘治疗后症状可缓解。

2. **体征**　发作时在双肺可闻及散在或弥漫性,以呼气相为主的哮鸣音,呼气相延长,使用支气管扩张剂后体征可缓解。

3. **辅助检查**　血清过敏原检查、皮肤点刺试验、肺功能检查、胸部 X 线或 CT。对于反复喘息发作、治疗效果不佳的患儿,纤维支气管镜检查可用于排除先天性气道畸形如狭窄、软化等以及气道异物,必要时可对支气管黏膜进行活检。

### (三) 进入临床路径标准

1. 第一诊断必须符合支气管哮喘(ICD-10:J45.903 支气管哮喘,非危重;J46.x02 支气管哮喘,危重)。

2. 当患儿同时具有其他疾病诊断,但在住院期间不需要特殊处理,也不影响第一诊断的临床路径流程实施的,可以进入路径。

### (四) 门诊流程

支气管哮喘临床路径表单(门诊)

患儿姓名:_____　性别:_____　年龄:_____　门诊号:_____

| 时间 | 初诊 | 复诊 |
|---|---|---|
| 医生工作 | □ 主诊医生询问病史及体格检查<br>□ 完成初次评估,包括生理(营养、疼痛等)、心理、社会和经济因素<br>□ 完成门诊医嘱及病历书写<br>□ 向患儿监护人告知病情<br>**检查:**<br>□ 血常规、C 反应蛋白<br>□ 血气分析、电解质分析<br>□ 皮肤点刺试验或血清过敏原检测<br>□ 总 IgE<br>□ 呼吸道病原检测(可选)<br>□ 结核抗体、结核菌素试验(可选)<br>□ 胸部 X 线检查(可选)<br>□ 肺功能<br>**治疗:**<br>□ 吸入用激素<br>□ 支气管扩张剂<br>□ 白三烯受体拮抗剂<br>□ 抗组胺药物<br>□ 抗胆碱能药物<br>□ 茶碱(可选) | □ 1~2 周门诊随访,进行再次评估。<br>□ 主诊医生根据检验结果及初诊病情制订诊疗计划<br>□ 完成病历书写<br>□ 哮喘管理指导:雾化吸入药物装置使用、呼气峰流速仪的使用,记录哮喘日记,控制环境等<br>□ 哮喘防治健康宣教<br>**检查:**<br>□ 血常规、C 反应蛋白<br>□ 肺功能<br>□ 胸部 X 线检查(可选)<br>**治疗:**<br>□ 同前 |

| 时间 | 初诊 | 复诊 |
|---|---|---|
| 护士工作 | □ 评估、安排就诊顺序<br>□ 对患儿监护人进行缴费、检查检验、取药、抽血、治疗等方面的指引 | □ 评估、安排就诊顺序<br>□ 对患儿监护人进行缴费、检查检验、取药、抽血、治疗等方面的指引 |
| 患儿监护人工作 | □ 通过网络预约门诊,就诊前准备好相关病历资料<br>□ 接收指引单,根据指引完成就诊、检查 | □ 打印检查报告单<br>□ 参与诊疗决策<br>□ 反馈治疗效果 |
| 病情变异记录 | □ 无　□ 有,原因:<br>1.<br>2. | □ 无　□ 有,原因:<br>1.<br>2. |

(五) 住院流程

**1. 入院标准**

(1) 呼吸空气条件下,动脉血氧饱和度($SaO_2$)≤ 92%(海平面)或 ≤ 90%(高原)或中心性发绀。突然发生喘息、咳嗽、气促、胸闷等症状,或原有症状急剧加重。双肺可闻及散在或弥漫性、以呼气相为主的哮鸣音,呼气相延长。

(2) 合并肺炎或者喉软骨发育不良、先天性心脏病、先天性支气管肺发育不良、重度贫血、重度营养不良等基础疾病。

(3) 胸部 X 线片或 CT 等医学影像资料证实双侧或多肺叶受累,或肺叶实变并肺不张、肺气肿、胸腔积液,或短期病变进展者。

(4) 拒食或合并有脱水者。

**2. 临床路径表单**

支气管哮喘临床路径表单(住院)

患儿姓名:_____ 性别:_____ 年龄:_____ 门诊号:_____ 住院号:_____

住院日期:　　年　　月　　日　　出院日期:　　年　　月　　日　　标准住院日:3~7d

| 时间 | 入院第 1d | 入院第 2~7d | 出院日 |
|---|---|---|---|
| 医生工作 | □ 主诊医生询问病史及体格检查。<br>□ 完成初次评估,包括生理(营养、疼痛等)、心理、社会和经济因素<br>□ 24h 完成住院病历,8h 内完成首次病程记录<br>□ 向患儿监护人告知病情 | □ 上级医师入院 24h 内完成查房,明确诊断<br>□ 根据检验结果及初诊病情调整药物和治疗方案<br>□ 如果出现危急值,执行危急值报告制度(严重者出径) | □ 上级医师查房,同意其出院<br>□ 完成出院小结<br>□ 出院宣教:向患儿监护人交代出院注意事项,如随访项目、间隔时间、观察项目等 |
|  | **长期医嘱:**<br>□ 根据病情选择护理级别一级或二级护理<br>□ 根据病情、年龄选择禁食、普通饮食、鼻饲<br>□ 吸氧(可选)<br>□ 血氧饱和度监测(可选)<br>□ 吸痰护理(可选)<br>□ 雾化吸入 | **长期医嘱:**<br>□ 同前<br>**临时医嘱:**<br>□ 血常规、C 反应蛋白(可选)<br>□ 血气分析、电解质分析(可选)<br>□ 胸部 X 线检查(可选) | □ 出院医嘱:<br>□ 出院带药 |

| 时间 | 入院第 1d | 入院第 2~7d | 出院日 |
|---|---|---|---|
| 医生工作 | □ 肺部物理治疗：中频脉冲电治疗、机械辅助排痰<br>□ 抗生素（可选）<br>□ 白三烯受体拮抗剂（可选）<br>□ 黏液溶解剂静脉注射或口服（可选）<br>□ $H_1$ 受体阻滞剂（可选）<br>**临时医嘱：**<br>□ 血常规、C 反应蛋白、血型全套<br>□ 尿常规、大便常规 + 潜血<br>□ 生化检查<br>□ 血气分析、电解质分析<br>□ 凝血功能<br>□ 感染性疾病筛查<br>□ 总 IgE、免疫功能<br>□ 皮肤点刺试验或血清过敏原检测<br>□ 血沉<br>□ 呼吸道病原检测<br>□ 结核抗体、结核菌素试验<br>□ 嗜酸性粒细胞阳离子（可选）<br>□ 氨茶碱血药浓度（可选）<br>□ 诱导痰细胞学检查（可选）<br>□ 肺功能（支气管激发或舒张实验）<br>□ 胸部 X 线检查、心电图<br>□ 胸部 CT（可选）<br>□ 全身糖皮质激素静脉注射或口服（可选）<br>□ 茶碱类药物静脉注射或口服（可选）<br>□ 镇静止咳药物（可选）<br>□ 长效 $\beta_2$ 受体激动剂口服或外用（可选） | | |
| 护士工作 | □ 入院宣教评估（一般情况、营养、疼痛、压疮、跌倒风险评估）<br>□ 执行医嘱、预约检查、安排取血 | □ 饮食指导<br>□ 用药指导<br>□ 每日护理评估<br>□ 定时测量体温<br>□ 观察病情变化，反馈医生 | □ 出院宣教：复查时间、饮食指导、用药指导等<br>□ 协助患儿监护人办理出院手续 |
| 患儿监护人工作 | □ 配合病史询问<br>□ 配合医院各项指引 | □ 配合完成各项检查<br>□ 观察病情变化，反馈医生 | □ 办理出院<br>□ 预约下次专科复诊 |
| 病情变异记录 | □ 无 □ 有，原因：<br>1.<br>2. | □ 无 □ 有，原因：<br>1.<br>2. | □ 无 □ 有，原因：<br>1.<br>2. |

**3. 出院标准**

(1)症状缓解:口服或吸入药物维持,无喘息发作。

(2)病情稳定:呼气流量峰值(PEF)>预计值或个人最佳值的60%。

(3)没有需要住院治疗的合并症和/或并发症。

(六) 变异及原因分析

1. 治疗后病情加重出现呼吸衰竭需转入PICU治疗,导致住院时间延长,住院费用增加,治疗及检查项目增多。

2. 合并严重下呼吸道感染,出现肺不张、肺实变、气胸、胸腔积液等需要额外治疗或延长治疗时间的情况,导致住院时间延长,住院费用增加,治疗及检查项目增多。

3. 入院后检查发现合并其他系统损害需要额外治疗或延长治疗时间的情况,导致住院时间延长,住院费用增加,治疗及检查项目增多。

4. 常规治疗效果不佳,需特殊诊断和治疗,导致住院时间延长。

5. 合并免疫功能缺陷、慢性心肺疾病、营养不良、皮-罗综合征、先天性喉喘鸣、吞咽功能障碍、神经肌肉系统疾病、血液系统疾病、内分泌系统疾病等因素,均可延长住院时间,增加住院费用。

## 二、临床路径流程图(图7-4)

## 三、随访指导

随访系统定期发送随访问卷调查表,通常出院后1~2周呼吸专科门诊随访,根据哮喘控制情况每1~3个月随访。随访内容包括评估哮喘控制水平、复查肺功能、有无喘息等症状、长期控制治疗方案的调整等。

## 四、宣教

宣教时间:出院当天。

宣教内容:

1. 哮喘管理　①确定并减少接触危险因素;②建立哮喘患儿档案、制订长期防治计划;③评估、治疗和监测哮喘;④哮喘控制评估的客观手段是肺功能及PEF的测定。

2. 如出现以下紧急情况需及时返院或到当地医院治疗　反复严重的咳喘、发热等症状;精神萎靡、喷射性呕吐、抽搐、腹胀、气促、发绀、四肢湿冷等表现;皮肤黏膜瘀斑、脏器出血等。

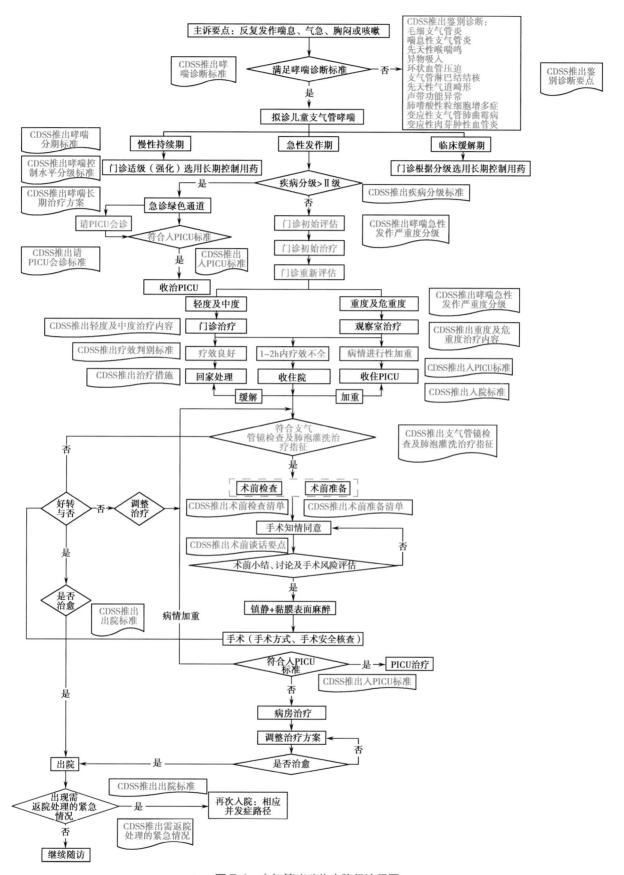

图 7-4　支气管哮喘临床路径流程图

CDSS. 临床决策支持系统；PICU. 儿童重症监护病房。

## 第五节 社区获得性肺炎临床路径

### 一、社区获得性肺炎临床路径标准流程

**（一）适用对象**

第一诊断为社区获得性肺炎（ICD-10：J15.902 社区获得性肺炎，非重症；J15.903 社区获得性肺炎，重症）。

**（二）诊断依据**

根据《诸福棠实用儿科学》（第 8 版）和《儿童社区获得性肺炎诊疗规范》（2019 年版）进行诊断。

1. **病史**　常见发热、咳嗽、喘息，病毒性肺炎常出现喘息。年长儿可有胸痛，咯血少见。小于 2 月龄的婴儿可无发热，表现为吐沫、屏气（呼吸暂停）或呛咳。

2. **体征**　呼吸增快和湿啰音提示肺炎，尤其是婴幼儿，肺炎支原体肺炎多无啰音。随着病情加重，出现呼吸浅快、胸壁吸气性凹陷、鼻扇、三凹征、呻吟和发绀，可有烦躁、萎靡、嗜睡、拒食等。

3. **辅助检查**　病毒感染时外周血白细胞总数多正常或降低，淋巴细胞百分比增高；细菌感染时外周血白细胞多升高，中性粒细胞百分比增加，严重感染者可出现杆状核细胞增高（核左移）。血培养、痰培养、咽拭子检测、血清学检查。病情较重的患儿血气分析可有呼吸性酸中毒，甚至发生Ⅰ型或Ⅱ型呼吸衰竭。胸部 X 线检查、胸部 CT、支气管镜检查具有重要的诊断及治疗意义。

**（三）进入临床路径标准**

1. 第一诊断必须符合社区获得性肺炎（ICD-10：J15.902 社区获得性肺炎，非重症；J15.903 社区获得性肺炎，重症）。

2. 当患儿同时具有其他疾病诊断，但在住院期间不需要特殊处理，也不影响第一诊断的临床路径流程实施时，可以进入路径。

**（四）门诊流程**

### 社区获得性肺炎临床路径表单（门诊）

患儿姓名：_____　性别：_____　年龄：_____　门诊号：_____

| 时间 | 初诊 | 复诊 |
|---|---|---|
| 医生<br>工作 | □ 主诊医生询问病史及体格检查<br>□ 完成初次评估，包括生理（营养、疼痛等）、心理、社会和经济因素<br>□ 完成门诊医嘱及病历书写<br>□ 向患儿监护人告知病情<br>**检查：**<br>□ 血常规、C 反应蛋白<br>□ 血气分析、电解质分析<br>□ 生化检查（可选）<br>□ 血和咽拭子呼吸道病原学<br>□ 胸部 X 线检查<br>□ 胸部 CT（可选）<br>**治疗：**<br>□ 退热药（可选）<br>□ 抗生素（可选）<br>□ 雾化吸入 | □ 1~2 周门诊随访，进行再次评估<br>□ 主诊医生根据检验结果及初诊病情制订诊疗计划<br>□ 完成病历书写<br>□ 向患儿监护人交代病情及其注意事项<br>**检查：**<br>□ 血常规、C 反应蛋白<br>□ 复查胸部 X 线检查或胸部 CT<br>**治疗：**<br>□ 同前 |
| 护士<br>工作 | □ 评估、安排就诊顺序<br>□ 对患儿监护人进行缴费、检查检验、取药、抽血、治疗等方面的指引 | □ 评估、安排就诊顺序<br>□ 对患儿监护人进行缴费、检查检验、取药、抽血、治疗等方面的指引 |

| 时间 | 初诊 | 复诊 |
|---|---|---|
| 患儿监护人工作 | □ 通过网络预约门诊,就诊前准备好相关病历资料<br>□ 接收指引单,根据指引完成就诊、检查 | □ 打印检查报告单<br>□ 参与诊疗决策<br>□ 反馈治疗效果 |
| 病情变异记录 | □ 无　□ 有,原因:<br>1.<br>2. | □ 无　□ 有,原因:<br>1.<br>2. |

(五) 住院流程

**1. 入院标准**

(1)呼吸空气条件下,动脉血氧饱和度($SaO_2$)≤92%(海平面)或≤90%(高原)或中心性发绀。呼吸 >70 次 /min(婴儿)或 >50 次 /min(年长儿),除外发热、哭吵等因素的影响。呼吸困难,胸壁吸气性凹陷、鼻翼扇动。间歇性呼吸暂停,呼吸呻吟。

(2)持续高热 3~5d 不退或有先天性心脏病、支气管肺发育不良、先天性气道畸形、重度贫血、重度营养不良等基础疾病者。

(3)合并肺脓肿、脓胸、脓气胸、败血症、急性呼吸衰竭等并发症需入院处理。

(4)胸部 X 线检查等影像学资料证实双侧或多肺叶受累,或肺叶实变并肺不张、胸腔积液,或短期内病变进展者。

(5)家庭不能提供恰当充分的观察和监护,或 2 月龄以下患儿。

(6)拒食或中重度脱水者。

(7)已明确诊断为社区获得性肺炎,门诊治疗效果不佳。

**2. 住院流程**

社区获得性肺炎临床路径表单(住院)

患儿姓名:_____ 性别:_____ 年龄:_____ 门诊号:_____ 住院号:_____

住院日期:　年　月　日　　出院日期:　年　月　日　　标准住院日:7~14d

| 时间 | 入院第 1d | 入院第 2~14d | 出院日 |
|---|---|---|---|
| 医生工作 | □ 主诊医生询问病史及体格检查<br>□ 完成初次评估,包括生理(营养、疼痛等)、心理、社会和经济因素<br>□ 24h 完成住院病历,8h 内完成首次病程记录<br>□ 向患儿监护人告知病情<br><br>**长期医嘱:**<br>□ 根据病情选择护理级别一级或二级护理<br>□ 根据病情、年龄选择禁食、普通饮食、鼻饲<br>□ 吸氧(可选)<br>□ 血氧饱和度监测(可选)<br>□ 吸痰<br>□ 雾化吸入(可选)<br>□ 肺部物理治疗:中频脉冲电治疗、机械辅助排痰<br>□ 白三烯受体拮抗剂(可选) | □ 上级医师入院 24h 内完成查房,明确诊断<br>□ 根据检验结果及初诊病情调整药物和治疗方案<br>□ 如果出现危急值,执行危急值报告制度(严重者出径)<br><br>**长期医嘱:**<br>□ 同前<br>**临时医嘱:**<br>□ 血常规、C 反应蛋白(可选)<br>□ 血气分析、电解质分析(可选)<br>□ 免疫功能(可选)<br>□ 淋巴细胞绝对计数(可选)<br>□ 真菌 D 葡聚糖(可选)<br>□ 血清过敏原检查(可选)<br>□ 胸部 X 线检查或胸部 CT<br>□ 心脏超声(可选)<br>□ 支气管镜检查(可选) | □ 上级医师查房,同意其出院<br>□ 完成出院小结<br>□ 出院宣教:向患儿监护人交代出院注意事项,如随访项目、间隔时间、观察项目等<br><br>**出院医嘱:**<br>□ 出院带药 |

| 时间 | 入院第 1d | 入院第 2~14d | 出院日 |
|---|---|---|---|
| 医生<br>工作 | □ 长效 β₂ 受体激动剂(可选)<br>□ 黏液溶解剂静脉注射或口服(可选)<br>□ H₁ 受体阻滞剂(可选)<br>□ 抗生素(可选)<br>**临时医嘱:**<br>□ 血常规、C 反应蛋白、血型全套<br>□ 尿常规、大便常规 + 潜血<br>□ 生化检查<br>□ 血气分析、电解质分析<br>□ 凝血功能<br>□ 感染性疾病筛查<br>□ 免疫功能<br>□ 血结核抗体测定、痰液结核分枝杆<br>　菌涂片、结核分枝杆菌 DNA<br>□ 血沉、降钙素原<br>□ 呼吸道病原检测<br>□ 血培养细菌、真菌<br>□ 痰液细菌培养及鉴定<br>□ 胸部 X 线检查<br>□ 心电图<br>□ 肺功能(可选)<br>□ 结核菌素试验<br>□ 全身糖皮质激素静脉注射或口服<br>　(可选)<br>□ 退热药(可选)<br>□ 茶碱类药物静脉注射或口服(可选)<br>□ 镇静止咳药物(可选) | □ 丙种球蛋白(可选)<br>□ 外科会诊(可选) | |
| 护士<br>工作 | □ 入院宣教评估(一般情况、营养、疼<br>　痛、压疮、跌倒风险评估)<br>□ 执行医嘱、预约检查、安排取血 | □ 饮食指导<br>□ 用药指导<br>□ 每日护理评估<br>□ 定时测量体温<br>□ 观察病情变化,反馈医生 | □ 出院宣教:复查时间、饮食指导、<br>　用药指导等<br>□ 协助患儿监护人办理出院手续 |
| 患儿<br>监护<br>人工<br>作 | □ 配合病史询问<br>□ 配合医院各项指引 | □ 配合完成各项检查<br>□ 观察病情变化,反馈医生 | □ 办理出院<br>□ 预约下次专科复诊 |
| 病情<br>变异<br>记录 | □ 无　□ 有,原因:<br>1.<br>2. | □ 无　□ 有,原因:<br>1.<br>2. | □ 无　□ 有,原因:<br>1.<br>2. |

## 3. 出院标准

(1)体温正常超过 72h。

(2)呼吸道症状减轻,肺部体征明显改善。

(3)没有需要住院治疗的合并症和 / 或并发症。

## (六) 变异及原因分析

1. 患儿入院时或入院后并发呼吸衰竭转 PICU 治疗,导致住院时间延长、增加住院费用。

2. 体温反复,炎症指标未控制,肺部影像学持续异常甚至加重,需要积极查找病因,并处理干预。

3. 患儿入院时有特殊病原感染、中毒症状明显、合并免疫功能缺陷或其他系统疾病,均可延长住院时间,增加住院费用。

## 二、临床路径流程图(图 7-5)

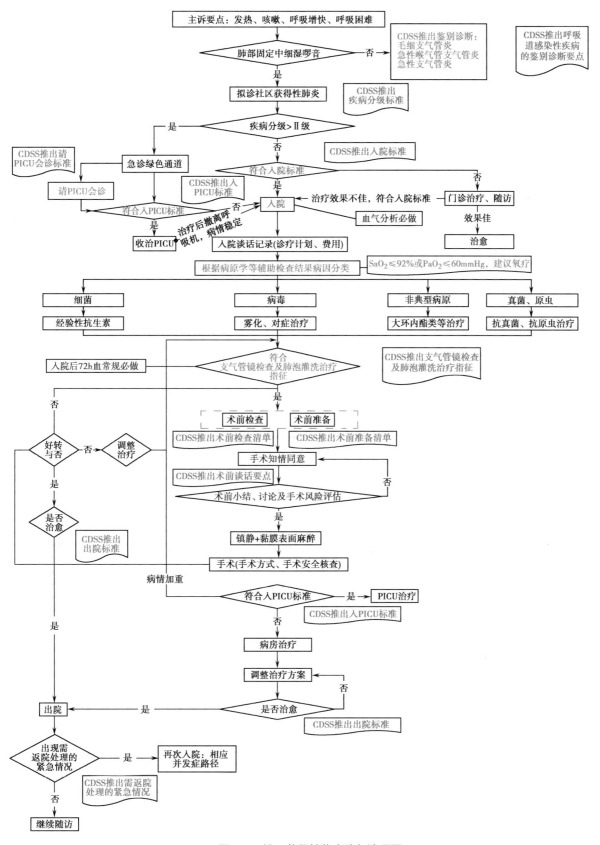

**图 7-5　社区获得性临床路径流程图**

CDSS. 临床决策支持系统;PICU. 儿童重症监护病房;SaO$_2$. 动脉血氧饱和度;PaO$_2$. 动脉血氧分压。

### 三、随访指导

随访系统定期发送随访问卷调查表,通常出院后 1~2 周定期呼吸专科门诊随访。随访内容包括有无咳嗽、咳痰等症状,复查胸部 X 线检查,有无出现闭塞性细支气管炎、支气管扩张等并发症。

### 四、宣教

宣教时间:出院当天。

宣教内容:

1. 广泛卫生宣教工作,使父母具有正确的育儿知识及各种常见呼吸道病原体感染的预防知识。加强小儿体格锻炼,随气候变化加减衣服,预防感冒。在流行性感冒及其他呼吸道感染流行时要少到公共场所。按计划免疫接种。

2. 如出现以下紧急情况需及时返院或到当地医院治疗　再次出现反复严重的咳喘、发热、精神萎靡、喷射性呕吐、抽搐、腹胀、气促、发绀、四肢湿冷等表现,皮肤黏膜瘀斑、脏器出血等表现,出现药物不良反应。

## 第六节　化脓性胸膜炎临床路径

### 一、化脓性胸膜炎临床路径标准流程

(一)适用对象

第一诊断为化脓性胸膜炎(ICD-10:J86.901)。

(二)诊断依据

根据《实用小儿呼吸病学》和《诸福棠实用儿科学》(第 8 版)进行诊断。

1. **病史**　婴幼儿多见,多继发于未经适当治疗的肺炎、败血症或其他邻近器官的炎症,其次是术后脓胸。如突然出现呼吸困难、烦躁、发绀,要考虑张力性气胸。

2. **体征**　有呼吸运动度降低,叩痛,听诊受累侧有摩擦音及呼吸音遥远。听诊呼吸音减低或完全消失,在肺与积液交界面附近可听到管状呼吸音,有肺炎者则同时有湿啰音。胸膜发生粘连时呈包裹性脓胸。

3. **辅助检查**　血常规白细胞计数明显增高,中性粒细胞增高,有核左移及中毒颗粒。C 反应蛋白、降钙素原和血沉可增高。痰培养或涂片可获病原菌。胸腔积液少时,立位胸部 X 线检查可见肋膈角消失或膈肌运动受限,胸腔下部积液处可见抛物线样弧形阴影,且随体位而改变。如因粘连而成包裹性脓胸,X 线可见梭形或卵圆形阴影,位置相对固定。必要时可行胸部 CT 检查。超声检查可确定积脓的部位、面积,用于胸腔穿刺定位及鉴别胸腔积液与胸膜增厚。

(三)进入临床路径标准

1. 第一诊断必须符合化脓性胸膜炎(ICD-10:J86.901)。

2. 当患儿同时具有其他疾病诊断,但在住院期间不需要特殊处理也不影响第一诊断的临床路径流程实施时,可以进入路径。

## （四）门诊流程

**化脓性胸膜炎临床路径表单（门诊）**

患儿姓名：_____ 性别：_____ 年龄：_____ 门诊号：_____

| 时间 | 初诊 | 复诊 |
|------|------|------|
| 医生工作 | □ 主诊医生询问病史及体格检查<br>□ 完成初次评估，包括生理（营养、疼痛等）、心理、社会和经济因素<br>□ 完成门诊医嘱及病历书写<br>□ 向患儿监护人告知病情<br>□ 血常规、C反应蛋白<br>□ 血气分析、电解质分析<br>□ 胸部X线检查或胸部CT<br>□ 退热药<br>□ 抗生素<br>□ 止咳、化痰药 | □ 1~2周门诊随访，进行再次评估。<br>□ 主诊医生根据检验结果及初诊病情制订诊疗计划<br>□ 完成病历书写<br>□ 向患儿监护人交代病情及其注意事项<br>□ 复查胸部X线或胸部CT |
| 护士工作 | □ 评估、安排就诊顺序<br>□ 对患儿监护人进行缴费、检查检验、取药、抽血、治疗等方面的指引 | □ 评估、安排就诊顺序<br>□ 对患儿监护人进行缴费、检查检验、取药、抽血、治疗等方面的指引 |
| 患儿监护人工作 | □ 通过网络预约门诊，就诊前准备好相关的既往病历资料<br>□ 接收指引单，根据指引完成就诊、检查 | □ 打印检查报告单<br>□ 参与诊疗决策<br>□ 反馈治疗效果 |
| 病情变异记录 | □ 无　□ 有，原因：<br>1.<br>2. | □ 无　□ 有，原因：<br>1.<br>2. |

## （五）住院流程

### 1. 入院标准

（1）一旦明确诊断为化脓性胸膜炎，出现以下病史特点需入院处理。

1）发热、咳嗽伴脓痰、胸痛、气促、呼吸困难。

2）体格检查时不能平卧，患侧胸部语颤减弱，叩诊呈浊音并有叩击痛，听诊呼吸音减弱或消失。

3）外周血提示白细胞计数、C反应蛋白等炎症指标明显增高。

4）胸部影像提示有胸腔积液。

（2）已明确诊断为化脓性胸膜炎，门诊治疗效果欠佳。

### 2. 临床路径表单

**化脓性胸膜炎临床路径表单（住院）**

患儿姓名：_____ 性别：_____ 年龄：_____ 门诊号：_____ 住院号：_____

住院日期：　　年　　月　　日　　出院日期：　　年　　月　　日　　标准住院日：14~21d

| 时间 | 入院第1d | 入院第2~21d | 出院日 |
|------|----------|-------------|--------|
| 医生工作 | □ 主诊医生询问病史及体格检查。<br>□ 完成初次评估，包括生理（营养、疼痛等）、心理、社会和经济因素<br>□ 24h完成住院病历，8h内完成首次病程记录<br>□ 向患儿监护人告知病情 | □ 上级医师入院24h内完成查房，明确诊断<br>□ 根据检验结果及初诊病情调整药物和治疗方案<br>□ 如果出现危急值，执行危急值报告制度（严重者出径） | □ 上级医师查房，同意其出院<br>□ 完成出院小结<br>□ 出院宣教：向患儿监护人交代出院注意事项，如随访项目、间隔时间、观察项目等 |

续表

| 时间 | 入院第 1d | 入院第 2~21d | 出院日 |
|---|---|---|---|
| 医生工作 | **长期医嘱:**<br>□ 根据病情选择护理级别一级或二级护理<br>□ 根据病情、年龄选择禁食、普通饮食、鼻饲<br>□ 吸氧(可选)<br>□ 血氧饱和度监测(可选)<br>□ 吸痰<br>□ 雾化吸入(可选)<br>□ 抗生素静脉注射<br>□ 肺部物理治疗:中频脉冲电治疗、机械辅助排痰<br>□ 白三烯受体拮抗剂(可选)<br>□ 长效 $\beta_2$ 受体激动剂口服或外用(可选)<br>□ 黏液溶解剂静脉注射或口服(可选)<br>□ $H_1$ 受体阻滞剂(可选)<br>**临时医嘱:**<br>□ 血常规、C 反应蛋白<br>□ 血型全套<br>□ 尿常规、大便常规 + 潜血<br>□ 生化检查<br>□ 血气分析、电解质分析<br>□ 凝血功能<br>□ 感染性疾病筛查<br>□ 免疫功能、淋巴细胞绝对计数<br>□ 血结核抗体测定、痰液结核分枝杆菌涂片、结核分枝杆菌 DNA<br>□ 血沉、降钙素原<br>□ 血培养细菌、真菌<br>□ 呼吸道病原检测<br>□ 感染性疾病筛查(可选)<br>□ 胸部 X 线检查<br>□ 胸部超声(可选)<br>□ 心电图<br>□ 肺功能(可选)<br>□ 结核菌素试验、T-SPOT<br>□ 退热药(可选)<br>□ 茶碱类药物静脉注射或口服(可选)<br>□ 镇静止咳药物(可选)<br>□ 全身糖皮质激素静脉注射或口服(可选) | **长期医嘱:**<br>□ 同前<br>**临时医嘱:**<br>□ 血常规、C 反应蛋白(可选)<br>□ 血气分析、电解质分析(可选)<br>□ 免疫功能(可选)<br>□ 淋巴细胞绝对计数(可选)<br>□ 真菌 D 葡聚糖(可选)<br>□ 血清过敏原检查(可选)<br>□ 心脏超声(可选)<br>□ 支气管镜检查(可选)<br>□ 丙种球蛋白(可选)<br>□ 外科会诊(可选) | **出院医嘱:**<br>□ 出院带药 |

| 时间 | 入院第 1d | 入院第 2~21d | 出院日 |
|---|---|---|---|
| 护士工作 | □ 入院宣教评估(一般情况、营养、疼痛、压疮、跌倒风险评估)<br>□ 执行医嘱、预约检查、安排取血 | □ 饮食指导<br>□ 用药指导<br>□ 每日护理评估<br>□ 定时测量体温<br>□ 观察病情变化,反馈医生 | □ 出院宣教:复查时间、饮食指导、用药指导等<br>□ 协助患儿监护人办理出院手续 |
| 患儿监护人工作 | □ 配合病史询问<br>□ 配合医院各项指引 | □ 配合完成各项检查<br>□ 观察病情变化,反馈医生 | □ 办理出院<br>□ 预约下次专科复诊 |
| 病情变异记录 | □ 无　□ 有,原因:<br>1.<br>2. | □ 无　□ 有,原因:<br>1.<br>2. | □ 无　□ 有,原因:<br>1.<br>2. |

**3. 出院标准**

(1)体温正常超过 72h,咳嗽明显减轻。

(2)外周血象、血沉、降钙素原、C 反应蛋白基本正常,肺部无阳性体征或明显改善。

(3)胸部影像学检查提示积液明显吸收,局部无脓液。

(六)变异及原因分析

1. 伴有影响本病治疗效果的合并症,需要进行相关诊断和治疗,导致住院时间延长,增加住院费用等,向监护人解释并告知病情。

2. 抗感染治疗后出现严重副作用导致住院时间延长、治疗无效或病情进展,需复查病原学检查并调整抗菌药物,导致住院时间延长,增加住院费用等,向监护人解释并告知病情。

## 二、临床路径流程图(图 7-6)

## 三、随访指导

出院后定期呼吸专科门诊随访。随访内容包括复查胸部 X 线检查 / 胸部 CT,注意有无胸膜腔粘连分隔或支气管胸膜瘘及胸膜增厚等可能,必要时胸外科就诊。

## 四、宣教

宣教时间:出院当天。

宣教内容:

1. 保证饮食均衡,进食易消化食物。保持居室通风良好,保证足够的休息,避免剧烈运动,注意饮食卫生,注意气候变化,防止受凉或过热。尽量避免去人多拥挤场所,要佩戴口罩。

2. 妥善保管药物,置于儿童不能触及的地方。按医嘱合理用药,不可停服或自行更改剂量。

3. 出现以下紧急情况需及时返院或到当地医院治疗:再次出现剧烈咳嗽、咳脓痰、胸痛、气促、呼吸困难、高热和药物不良反应等。

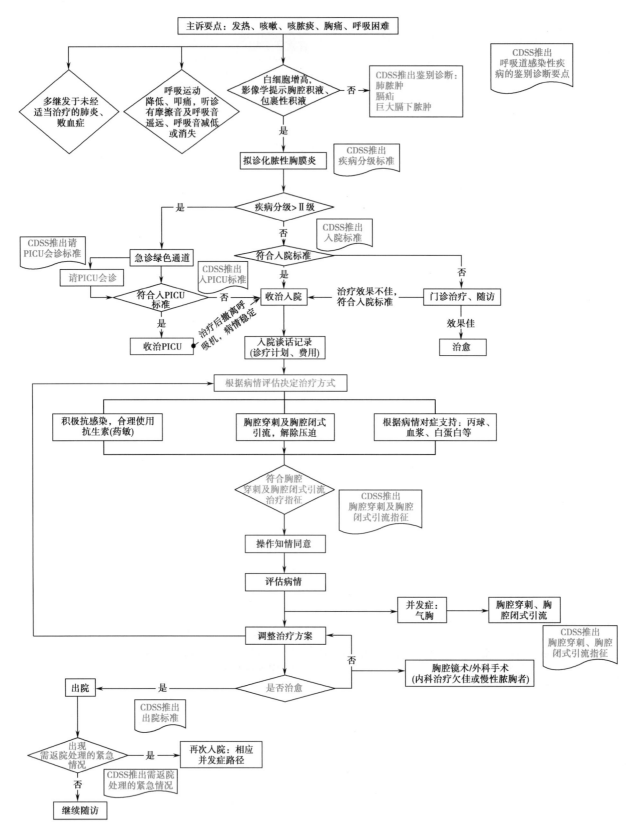

图 7-6 化脓性胸膜炎临床路径流程图

CDSS. 临床决策支持系统；PICU. 儿童重症监护病房。

## 第七节　支气管扩张症临床路径

### 一、支气管扩张症临床路径标准住院流程

（一）适用对象

第一诊断为支气管扩张症（ICD-10：J47.x00）。

（二）诊断依据

根据《实用小儿呼吸病学》和《诸福棠实用儿科学》（第 8 版）进行诊断。

1. **病史**　多数患儿有重症肺炎或细菌、病毒、支原体感染后支气管肺炎迁延不愈的病史，部分有麻疹、百日咳、结核病史。慢性咳嗽、咳大量脓痰（年幼儿不易咳出），清晨多，可有异味和恶臭，不同程度的咯血。呼吸道感染急性发作时，咳嗽、咳黄绿色脓痰明显增多，可有不同程度的发热，病情重可有胸痛、喘息、气促和咯血，甚至发绀、呼吸困难。

2. **体征**　反复感染病变部位可听到固定而持久的局限性湿啰音。病程长者可伴贫血、杵状指和营养不良。

3. **辅助检查**　血常规、病原学检测、结核菌素试验、痰涂片找抗酸杆菌、结核抗体等检查可用于鉴别结核性支气管扩张。汗液试验用于诊断肺囊性纤维化（CF），支气管黏膜活检用于原发性纤毛不动症（PCD）的诊断，食管 pH 检测用于诊断胃食管反流病，胸透检查发现异物吸入等。影像学检查是确诊的根据，胸部 X 线检查缺乏特征性改变，不能确定病变范围，胸部 CT 检查目前为诊断支气管扩张的主要检查方法。纤维（电子）支气管镜检查和肺功能是判断支气管扩张症患儿病情严重程度的重要方法。

（三）进入临床路径标准

1. 第一诊断必须符合支气管扩张症（ICD-10：J47.x00）。

2. 当患儿同时具有其他疾病诊断，但在住院期间不需要特殊处理也不影响第一诊断的临床路径流程实施时，可以进入路径。

（四）门诊流程

支气管扩张症临床路径表单（门诊）

患儿姓名：_____　性别：_____　年龄：_____　门诊号：_____

| 时间 | 初诊 | 复诊 |
|---|---|---|
| 医生工作 | □ 主诊医生询问病史及体格检查<br>□ 完成初次评估，包括生理（营养、疼痛等）、心理、社会和经济因素<br>□ 完成门诊医嘱及病历书写<br>□ 向患儿监护人告知病情<br>□ 血常规、C 反应蛋白<br>□ 血气分析、电解质分析<br>□ 血和咽拭子呼吸道病原学<br>□ 胸部 X 线检查或胸部 CT<br>□ 退热药（可选）<br>□ 止咳、平喘、化痰药物抗生素（可选）<br>□ 雾化吸入 | □ 1~2 周门诊随访，进行再次评估<br>□ 主诊医生根据检验结果及初诊病情制订诊疗计划<br>□ 完成病历书写<br>□ 向患儿监护人交代病情及其注意事项<br>□ 复查胸部 X 线检查或胸部 CT |
| 护士工作 | □ 评估、安排就诊顺序<br>□ 对患儿监护人进行缴费、检查检验、取药、抽血、治疗等方面的指引 | □ 评估、安排就诊顺序<br>□ 对患儿监护人进行缴费、检查检验、取药、抽血、治疗等方面的指引 |

续表

| 时间 | 初诊 | 复诊 |
|---|---|---|
| 患儿监护人工作 | □ 通过网络预约门诊,就诊前准备好相关病历资料<br>□ 接收指引单,根据指引完成就诊、检查 | □ 打印检查报告单<br>□ 参与诊疗决策<br>□ 反馈治疗效果 |
| 病情变异记录 | □ 无 □ 有,原因:<br>1.<br>2. | □ 无 □ 有,原因:<br>1.<br>2. |

### (五) 住院流程

#### 1. 入院标准

(1)已明确诊断为支气管扩张症,出现急性下呼吸道感染,门诊治疗效果欠佳。

(2)合并肺脓肿、咯血、败血症、急性呼吸衰竭等并发症需入院处理。

#### 2. 临床路径表单

支气管扩张症临床路径表单(住院)

患儿姓名:_____ 性别:_____ 年龄:_____ 门诊号:_____ 住院号:_____

住院日期: 年 月 日 出院日期: 年 月 日 标准住院日:7~14d

| 时间 | 入院第1d | 入院第2~14d | 出院日 |
|---|---|---|---|
| 医生工作 | □ 主诊医生询问病史及体格检查。<br>□ 完成初次评估,包括生理(营养、疼痛等)、心理、社会和经济因素<br>□ 24h完成住院病历,8h内完成首次病程记录<br>□ 向患儿监护人告知病情 | □ 上级医师入院24h内完成查房,明确诊断<br>□ 根据检验结果及初诊病情调整药物和治疗方案<br>□ 如果出现危急值,执行危急值报告制度(严重者出径) | □ 上级医师查房,同意其出院<br>□ 完成出院小结<br>□ 出院宣教:向患儿监护人交代出院注意事项,如随访项目、间隔时间、观察项目等 |
| | **长期医嘱:**<br>□ 根据病情选择护理级别一级或二级护理<br>□ 根据病情、年龄选择禁食、普食、自备饮食、鼻饲<br>□ 吸氧(可选)<br>□ 血氧饱和度监测(可选)<br>□ 吸痰护理<br>□ 雾化吸入(可选)<br>□ 肺部物理治疗:中频脉冲电治疗、机械辅助排痰<br>□ 白三烯受体拮抗剂口服(可选)<br>□ 长效β₂受体激动剂口服或外用(可选)<br>□ 黏液溶解剂静脉注射或口服(可选)<br>□ H₁受体阻滞剂口服(可选)<br>□ 抗生素(可选)<br>**临时医嘱:**<br>□ 血常规、C反应蛋白<br>□ 尿常规、大便常规+潜血<br>□ 生化检查<br>□ 血气分析、电解质分析<br>□ 凝血功能 | **长期医嘱:**<br>□ 同前<br>**临时医嘱:**<br>□ 血常规、C反应蛋白<br>□ 血气分析、电解质分析(可选)<br>□ 免疫功能(可选)<br>□ 淋巴细胞绝对计数(可选)<br>□ 真菌D葡聚糖(可选)<br>□ 血清过敏原检查(可选)<br>□ 胸部X线检查或胸部CT<br>□ 心脏超声(可选)<br>□ 支气管镜术(可选)<br>□ 丙种球蛋白(可选)<br>□ 外科会诊(可选) | **出院医嘱:**<br>□ 出院带药 |

| 时间 | 入院第 1d | 入院第 2~14d | 出院日 |
|---|---|---|---|
| 医生工作 | □ 感染性疾病筛查<br>□ 免疫功能<br>□ 血结核抗体测定、痰液结核分枝杆菌涂片、结核分枝杆菌 DNA<br>□ 血沉、降钙素原<br>□ 血培养细菌、真菌<br>□ 呼吸道病原检测<br>□ 痰液细菌培养及鉴定<br>□ 胸部 X 线检查<br>□ 胸部 CT、鼻窦 CT(可选)<br>□ 心电图<br>□ 肺功能(可选)<br>□ 结核菌素试验<br>□ 退热药(可选)<br>□ 茶碱类药物静脉注射或口服(可选)<br>□ 镇静止咳药物口服(可选)<br>□ 全身糖皮质激素静脉注射或口服(可选) | | |
| 护士工作 | □ 入院宣教评估(一般情况、营养、疼痛、压疮、跌倒风险评估)<br>□ 执行医嘱、预约检查、安排取血 | □ 饮食指导<br>□ 用药指导<br>□ 每日护理评估<br>□ 定时测量体温<br>□ 观察病情变化,反馈医生 | □ 出院宣教:复查时间、饮食指导、用药指导等<br>□ 协助患儿监护人办理出院手续 |
| 患儿监护人工作 | □ 配合病史询问<br>□ 配合医院各项指引 | □ 配合完成各项检查<br>□ 观察病情变化,反馈医生 | □ 办理出院<br>□ 预约下次专科复诊 |
| 病情变异记录 | □ 无　□ 有,原因:<br>1.<br>2. | □ 无　□ 有,原因:<br>1.<br>2. | □ 无　□ 有,原因:<br>1.<br>2. |

**3. 出院标准**

(1)体温正常超过 72h。

(2)呼吸道症状减轻,肺部体征明显改善。

(3)没有需要住院治疗的合并症和 / 或并发症。

(4)实验室炎症指标恢复正常,胸部影像学显示炎症吸收好转。

(六) 变异及原因分析

1. 体温反复,炎症指标未控制,肺部影像学持续异常甚至加重,需要积极查找病因,并及时干预。

2. 患儿入院时发生肺脓肿、咯血、败血症、急性呼吸衰竭等需进行积极对症处理,完善相关检查,向监护人解释并告知病情,导致住院时间延长,增加住院费用等。

## 二、临床路径流程图(图7-7)

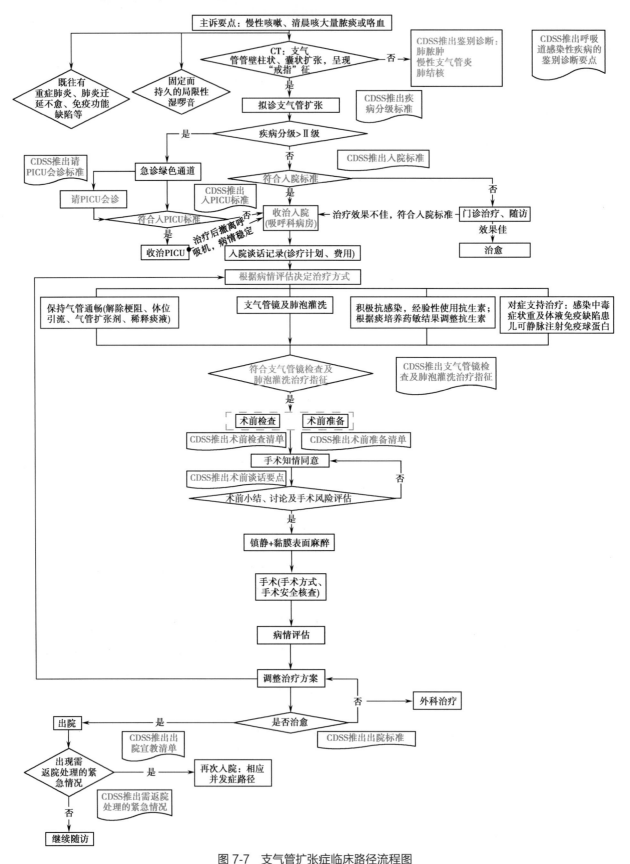

图 7-7　支气管扩张症临床路径流程图

CDSS. 临床决策支持系统；PICU. 儿童重症监护病房。

### 三、随访指导

出院后 1~2 周定期呼吸专科门诊随访,随访内容包括复查胸部 X 线或 CT,有无咳嗽、咳痰等症状,有无出现迁延性肺炎的可能等。

### 四、宣教

宣教时间:出院当天。

宣教内容:

1. 保证饮食均衡,进食易消化食物。保持居室通风良好,保证足够的休息,避免剧烈运动,注意饮食卫生,注意气候的变化,防止受凉或过热。尽量避免去人多拥挤的场所。必要时佩戴口罩。

2. 用药原则　妥善保管药物,置于小孩不能触及的地方。按医嘱合理用药,不可停服或改剂量。

3. 出现以下紧急情况需及时返院或到当地医院治疗　发热、咳脓痰增多、咯血、胸痛、喘息、气促、发绀、呼吸困难,以及出现药物不良反应。

## 第八节　急性支气管炎临床路径

### 一、急性支气管炎临床路径标准流程

(一)适用对象

第一诊断为急性支气管炎(ICD-10:J40.x00)。

(二)诊断依据

根据《实用小儿呼吸病学》和《诸福棠实用儿科学》(第 8 版)进行诊断。

1. **病史**　儿童常见呼吸道疾病,婴幼儿多见。大多数有接触呼吸道感染患儿的病史。

2. **症状**　低热、流涕、鼻塞、咳嗽,部分可有高热、精神不振、食欲减退。2~3d 出现下呼吸道症状,症状轻重不等,咳嗽明显加重,可有喘息发作,重者出现发作性喘憋及发绀。

3. **体征**　大多数患儿有发热,体温高低不一。严重者喘憋发作时呼吸加速、呻吟并伴呼气延长和呼气性喘憋。危重患儿可有明显呼吸困难,出现烦躁不安、鼻翼扇动、三凹征及口唇发绀。胸部检查可见双肺呼吸音粗,以不固定的中等湿啰音为主,有喘息患儿,听诊可闻及哮鸣音。

4. **辅助检查**　血常规合并细菌感染时白细胞多增高。胸部 X 线检查提示正常或双肺纹理增粗、增多。病情较重的患儿可有代谢性酸中毒,可发生 I 型或 II 型呼吸衰竭。

(三)进入临床路径标准

1. 第一诊断必须符合急性支气管炎(ICD-10:J40.x00)。

2. 当患儿同时具有其他疾病诊断,但在住院期间不需要特殊处理也不影响第一诊断的临床路径流程实施时,可以进入路径。

### (四)门诊流程

**急性支气管炎临床路径表单(门诊)**

患儿姓名:_____ 性别:_____ 年龄:_____ 门诊号:_____

| 时间 | 初诊 | 复诊 |
|---|---|---|
| 医生工作 | □ 主诊医生询问病史及体格检查<br>□ 完成初次评估,包括生理(营养、疼痛等)、心理、社会和经济因素<br>□ 完成门诊医嘱及病历书写<br>□ 向患儿监护人告知病情<br>**检查:**<br>□ 血常规、C 反应蛋白(可选)<br>□ 血气分析、电解质分析(可选)<br>□ 血和咽拭子呼吸道病原(可选)<br>□ 胸部 X 线检查(可选)<br>**治疗:**<br>□ 退热药(可选)<br>□ 止咳、平喘、化痰药口服<br>□ 抗生素(可选) | □ 1~2 周门诊随访,进行再次评估<br>□ 主诊医生根据检验结果及初诊病情制订诊疗计划<br>□ 完成病历书写<br>□ 向患儿监护人交代病情及其注意事项<br>**检查:**<br>□ 血常规、C 反应蛋白(可选)<br>□ 胸部 X 线检查(可选)<br>**治疗:**<br>□ 同前 |
| 护士工作 | □ 评估、安排就诊顺序<br>□ 对患儿监护人进行缴费、检查检验、取药、抽血、治疗等方面的指引 | □ 评估、安排就诊顺序<br>□ 对患儿监护人进行缴费、检查检验、取药、抽血、治疗等方面的指引 |
| 患儿监护人工作 | □ 通过网络预约门诊,就诊前准备好相关病历资料<br>□ 接收指引单,根据指引完成就诊、检查 | □ 打印检查报告单<br>□ 参与诊疗决策<br>□ 反馈治疗效果 |

### (五)住院流程

#### 1. 入院标准

(1)呼吸空气条件下,动脉血氧饱和度(SaO$_2$)≤ 92%(海平面)或 ≤ 90%(高原)或中心性发绀。呼吸 ≥ 70 次 /min(婴儿),≥ 50 次 /min(年长儿),除外发热、哭吵等因素的影响。出现中毒症状重,咳喘明显伴呼吸困难。间歇性呼吸暂停,呼吸呻吟。

(2)持续高热 3~5d 不退或有先天性心脏病、先天性支气管肺发育不良、严重贫血、重度营养不良等基础疾病者。

(3)已明确诊断为支气管炎,门诊治疗效果欠佳。

#### 2. 临床路径表单

**支气管炎临床路径表单(住院)**

患儿姓名:_____ 性别:_____ 年龄:_____ 门诊号:_____ 住院号:_____

住院日期:　年　月　日　　出院日期:　年　月　日　　标准住院日:7~10d

| 时间 | 入院第 1d | 入院第 2~10d | 出院日 |
|---|---|---|---|
| 医生工作 | □ 主诊医生询问病史及体格检查<br>□ 完成初次评估,包括生理(营养、疼痛等)、心理、社会和经济因素<br>□ 24h 完成住院病历,8h 内完成首次病程记录<br>□ 向患儿监护人告知病情 | □ 上级医师入院 24h 内完成查房,明确诊断<br>□ 根据检验结果及初诊病情调整药物和治疗方案<br>□ 如果出现危急值,执行危急值报告制度(严重者出径) | □ 上级医师查房,同意其出院<br>□ 完成出院小结<br>□ 出院宣教:向患儿监护人交代出院注意事项,如随访项目、间隔时间、观察项目等 |

| 时间 | 入院第1d | 入院第2~10d | 出院日 |
|---|---|---|---|
| 医生工作 | **长期医嘱：**<br>□ 根据病情选择护理级别一级或二级护理<br>□ 根据病情、年龄选择禁食、普食、自备饮食、鼻饲<br>□ 吸氧(可选)<br>□ 血氧饱和度监测(可选)<br>□ 大环内酯类抗生素(可选)<br>□ 吸痰护理(可选)<br>□ 雾化吸入治疗(可选)<br>□ 肺部物理治疗：中频脉冲电治疗、机械辅助排痰<br>□ 白三烯受体拮抗剂(可选)<br>□ 长效$\beta_2$受体激动剂口服或外用(可选)<br>□ 黏液溶解剂静脉注射或口服(可选)<br>□ $H_1$受体阻滞剂(可选)<br>**临时医嘱：**<br>□ 血常规、C反应蛋白、血型全套<br>□ 尿常规、大便常规+潜血<br>□ 生化检查<br>□ 血气分析、电解质分析<br>□ 凝血功能<br>□ 感染性疾病筛查(可选)<br>□ 免疫功能(可选)<br>□ 血结核抗体测定、痰液结核分枝杆菌涂片、结核分枝杆菌DNA(可选)<br>□ 血沉、降钙素原(可选)<br>□ 血培养细菌、真菌(可选)<br>□ 呼吸道病原检测(可选)<br>□ 一般细菌培养及鉴定(可选)<br>□ 胸部X线检查或胸部CT(可选)<br>□ 心电图(可选)<br>□ 肺功能(可选)<br>□ 结核菌素试验(可选)<br>□ 茶碱类药物静脉注射或口服(可选)<br>□ 镇静止咳药物口服(可选)<br>□ 全身糖皮质激素静脉注射或口服(可选) | **长期医嘱：**<br>□ 同前<br>**临时医嘱：**<br>□ 血常规、C反应蛋白(可选)<br>□ 血气分析、电解质分析(可选)<br>□ 免疫功能(可选)<br>□ 淋巴细胞绝对计数(可选)<br>□ 真菌D葡聚糖(可选)<br>□ 血清过敏原检查(可选)<br>□ 肺功能(可选)<br>□ 支气管镜检查(可选)<br>□ 丙种球蛋白(可选) | **出院医嘱：**<br>□ 出院带药 |
| 护士工作 | □ 入院宣教评估(一般情况、营养、疼痛、压疮、跌倒风险评估)<br>□ 执行医嘱、预约检查、安排取血 | □ 饮食指导<br>□ 用药指导<br>□ 每日护理评估<br>□ 定时测量体温<br>□ 观察病情变化，反馈医生 | □ 出院宣教：复查时间、饮食指导、用药指导等<br>□ 协助患儿监护人办理出院手续 |
| 患儿监护人工作 | □ 配合病史询问<br>□ 配合医院各项指引 | □ 配合完成各项检查<br>□ 观察病情变化，反馈医生 | □ 办理出院<br>□ 预约下次专科复诊 |

续表

| 时间 | 入院第 1d | 入院第 2~10d | 出院日 |
|---|---|---|---|
| 病情<br>变异<br>记录 | □ 无　□ 有,原因:<br>1.<br>2. | □ 无　□ 有,原因:<br>1.<br>2. | □ 无　□ 有,原因:<br>1.<br>2. |

**3. 出院标准**

(1)体温正常超过 72h。

(2)咳嗽、咳痰明显减轻、肺部体征改善。

(3)没有需要住院治疗的合并症和 / 或并发症。

(六) 变异及原因分析

1. 合并细菌感染,需要使用抗生素。

2. 病情进行性加重,出现肺外并发症,需要加用其他治疗方案。

3. 合并免疫功能缺陷、慢性心肺疾病、营养不良、皮 - 罗综合征、先天性喉喘鸣、吞咽功能障碍、神经肌肉系统疾病、血液系统疾病、内分泌系统疾病等,延长住院时间。

## 二、临床路径流程图(图 7-8)

## 三、随访指导

出院后 1 周定期呼吸专科门诊随访,随访内容包括复查有无咳嗽、喘息等症状,有无出现反复咳喘发作发生支气管哮喘的可能等。

## 四、宣教

宣教时间:出院当天。

宣教内容:

1. 保证饮食均衡,进食易消化食物。保持居室通风良好,保证足够的休息,避免剧烈运动,注意饮食卫生,注意气候的变化,防止受凉或过热。尽量避免去人多拥挤的场所。必要时佩戴口罩。

2. 用药指导　妥善保管药物,置于小孩不能触及的地方。按医嘱合理用药,不可停服或改剂量,监督患儿正确吸入药物。

3. 出现以下情况需及时返院或到当地医院治疗　再次发热、咳嗽加重、气促、呼吸困难、面色发绀,以及出现药物不良反应。

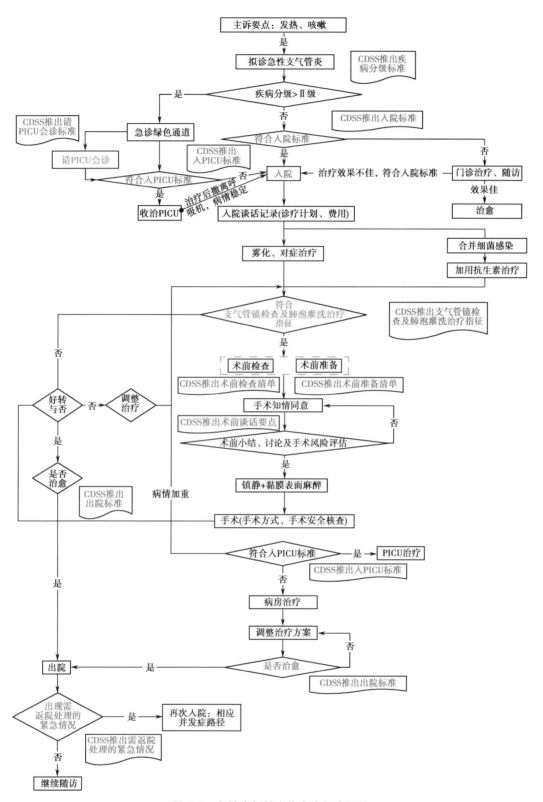

图 7-8　急性支气管炎临床路径流程图

CDSS. 临床决策支持系统；PICU. 儿童重症监护病房。

## 第九节 支气管镜检查临床路径

### 一、支气管镜检查临床路径标准流程

（一）适用对象

符合支气管镜检查适应证，无禁忌证。

（二）适应证及禁忌证

根据《中国儿科可弯曲支气管镜术指南》（2018年版）进行。

**1. 支气管镜检查适应证** ①喉鸣或局限性喘鸣；②反复或持续性喘息和呼吸道感染，肺部感染性疾病的病原学诊断及治疗；③胸部外伤、怀疑有气管支气管裂伤或断裂者；④不明原因的慢性咳嗽；⑤需经支气管镜行各种介入治疗者或心胸外科围手术期患儿的气道评估和管理；⑥可疑异物吸入；⑦咯血；⑧撤离呼吸机困难；⑨胸部影像学异常：气管、支气管肺发育不良和/或畸形，肺不张，肺气肿，肺部团块状病变，肺部弥漫性疾病，纵隔气肿，气道、纵隔占位，血管、淋巴管、食管发育异常，胸膜腔病变需鉴别诊断者；⑩引导气管插管、胃管置入。

**2. 支气管镜检查禁忌证** 儿科支气管镜术的禁忌证多取决于术者的技术水平和必要的设备条件。相对禁忌证：①严重心肺功能减退者；②严重心律紊乱，包括心房、心室颤动及扑动、三度房室传导阻滞者；③持续高热而又亟须行支气管镜术者，可将其体温降至38.5℃以下再行手术；④活动性大咯血、严重的出血性疾病、凝血功能障碍、严重的肺动脉高压及可能诱发大咯血者等；⑤严重营养不良、不能耐受手术者。

（三）进入临床路径标准

根据《中国儿科可弯曲支气管镜术指南》（2018年版）进行。

1. 有明确的支气管镜检查适应证。

2. 经评估，无支气管镜检查禁忌证。

3. 当患儿同时具有其他疾病诊断，但在住院期间不需要特殊处理，也不影响支气管镜检查临床路径流程实施时，可以进入路径。

（四）门诊流程

### 支气管镜检查临床路径表单（门诊）

患儿姓名：_____ 性别：_____ 年龄：_____ 门诊号：_____

| 时间 | 初诊 | 复诊 |
|---|---|---|
| 医生工作 | □ 主诊医生询问病史及体格检查<br>□ 完成初次评估，包括生理（营养、疼痛等）、心理、社会和经济因素<br>□ 完成门诊医嘱及病历书写<br>□ 向患儿监护人告知病情<br>**检查：**<br>□ 血常规、C 反应蛋白<br>□ 生化检查<br>□ HIV、梅毒<br>□ 胸部 X 线检查或胸部 CT<br>□ 胸部 CT 气道三维重建和/或 CTA（可选）<br>□ 心电图<br>**治疗：**<br>□ 退热药<br>□ 抗生素（可选）<br>□ 止咳、平喘、化痰药口服<br>□ 雾化吸入 | □ 1 周门诊随访，进行再次评估。<br>□ 主诊医生根据检验结果及初诊病情制订诊疗计划<br>□ 完成病历书写<br>□ 向患儿监护人交代病情及其注意事项<br>**检查：**<br>□ 复查胸部 X 线检查或胸部 CT<br>**治疗：**<br>□ 同前 |

| 时间 | 初诊 | 复诊 |
|---|---|---|
| 护士工作 | □ 评估、安排就诊顺序<br>□ 对患儿监护人进行缴费、检查检验、取药、抽血、治疗等方面的指引 | □ 评估、安排就诊顺序<br>□ 对患儿监护人进行缴费、检查检验、取药、抽血、治疗等方面的指引 |
| 患儿监护人工作 | □ 通过网络预约门诊,就诊前准备好相关病历资料<br>□ 接收指引单,根据指引完成就诊、检查 | □ 打印检查报告单<br>□ 参与诊疗决策<br>□ 反馈治疗效果 |
| 病情变异记录 | □ 无　□ 有,原因:<br>1.<br>2. | □ 无　□ 有,原因:<br>1.<br>2. |

（五）住院流程

**1. 临床路径表单**

气管镜检查临床路径表单(住院)

患儿姓名:_____ 性别:_____ 年龄:_____ 门诊号:_____ 住院号:_____

住院日期:　　年　　月　　日　　出院日期:　　年　　月　　日　　标准住院日:日间病房 1d,住院 7~14d

| 时间 | 入院第 1d | 入院第 2~14d | 出院日 |
|---|---|---|---|
| 医生工作 | □ 主诊医生询问病史及体格检查<br>□ 完成初次评估,包括生理(营养、疼痛等)、心理、社会和经济因素<br>□ 日间病历检查前完成 24h 出入院记录,住院病历 24h 完成住院病历,8h 内完成首次病程记录 | □ 上级医师入院 24h 内完成查房,明确诊断<br>□ 根据检验结果及初诊病情调整药物和治疗方案<br>□ 如果出现危急值,执行危急值报告制度(严重者出径) | □ 上级医师查房,同意其出院<br>□ 完成出院小结<br>□ 出院宣教:向患儿监护人交代出院注意事项,如随访项目、间隔时间、观察项目等 |
| 医生工作 | **长期医嘱**<br>□ 根据病情选择护理级别一级或二级护理<br>□ 根据病情、年龄选择禁食、普通饮食、鼻饲<br>□ 吸氧<br>□ 血氧饱和度监测<br>□ 吸痰护理<br>□ 雾化吸入(可选)<br>□ 肺部物理治疗:中频脉冲电治疗、机械辅助排痰<br>□ 白三烯受体拮抗剂口服(可选)<br>□ 长效 β₂ 受体激动剂口服或外用(可选)<br>□ 黏液溶解剂静脉注射或口服(可选)<br>□ 抗生素(可选)<br>**临时医嘱**<br>□ 血常规、C 反应蛋白、血型全套<br>□ 尿常规、大便常规 + 潜血<br>□ 生化检查<br>□ 血气分析、电解质分析<br>□ 凝血功能<br>□ 感染性疾病筛查 | **长期医嘱:**<br>□ 同前<br>**临时医嘱:**<br>□ 血常规、C 反应蛋白(可选)<br>□ 血气分析、电解质分析(可选)<br>□ 免疫功能(可选)<br>□ 淋巴细胞绝对计数(可选)<br>□ 真菌 D 葡聚糖(可选)<br>□ 血清过敏原检查(可选)<br>□ 胸部 X 线检查或胸部 CT<br>□ 心脏超声(可选)<br>□ 支气管镜术<br>□ 肺泡灌洗液病原学<br>□ 丙种球蛋白(可选)<br>□ 外科会诊(可选) | **出院医嘱:**<br>□ 出院带药 |

续表

| 时间 | 入院第 1d | 入院第 2~14d | 出院日 |
|---|---|---|---|
| 医生工作 | □ 免疫功能<br>□ 血结核抗体测定、痰液结核分枝杆菌涂片、结核分枝杆菌 DNA<br>□ 血沉、降钙素原<br>□ 呼吸道病原检测<br>□ 痰液细菌培养及鉴定<br>□ 胸部 X 线检查或胸部 CT<br>□ 胸部 CT 气道三维重建和 / 或 CTA（可选）<br>□ 心电图<br>□ 肺功能（可选）<br>□ 结核菌素试验<br>□ 退热药<br>□ 茶碱类药物静脉注射或口服（可选）<br>□ 镇静止咳药物（可选）<br>□ 全身糖皮质激素静脉注射或口服（可选）<br>□ H₁ 受体阻滞剂（可选）<br>□ 血制品：丙种球蛋白、血浆（可选） | | |
| 护士工作 | □ 入院宣教评估（一般情况、营养、疼痛、压疮、跌倒风险评估）<br>□ 执行医嘱、预约检查、安排取血 | □ 饮食指导<br>□ 用药指导<br>□ 每日护理评估<br>□ 定时测量体温<br>□ 观察病情变化，反馈医生 | □ 出院宣教：复查时间、饮食指导、用药指导等<br>□ 协助患儿监护人办理出院手续 |
| 患儿监护人工作 | □ 配合病史询问<br>□ 配合医院各项指引 | □ 配合完成各项检查<br>□ 观察病情变化，反馈医生 | □ 办理出院<br>□ 预约下次专科复诊 |
| 病情变异记录 | □ 无 □ 有，原因：<br>1.<br>2. | □ 无 □ 有，原因：<br>1.<br>2. | □ 无 □ 有，原因：<br>1.<br>2. |

2. **出院标准**

（1）完成支气管镜检查。

（2）镇静复苏后生命体征稳定，没有需要住院治疗的合并症和 / 或并发症。

（六）变异及原因分析

1. 检查期间及检查后出现并发症，需特殊诊断和治疗，导致住院时间延长，住院费用增加，治疗及检查项目增多。

2. 原发病需进一步住院治疗。

3. 合并免疫功能缺陷、慢性心肺疾病、营养不良、皮 - 罗综合征、先天性喉喘鸣、吞咽功能障碍、神经肌肉系统疾病、血液系统疾病、内分泌系统疾病等因素，均可增加并发症风险，延长住院时间，增加住院费用。

## 二、临床路径流程图(图 7-9)

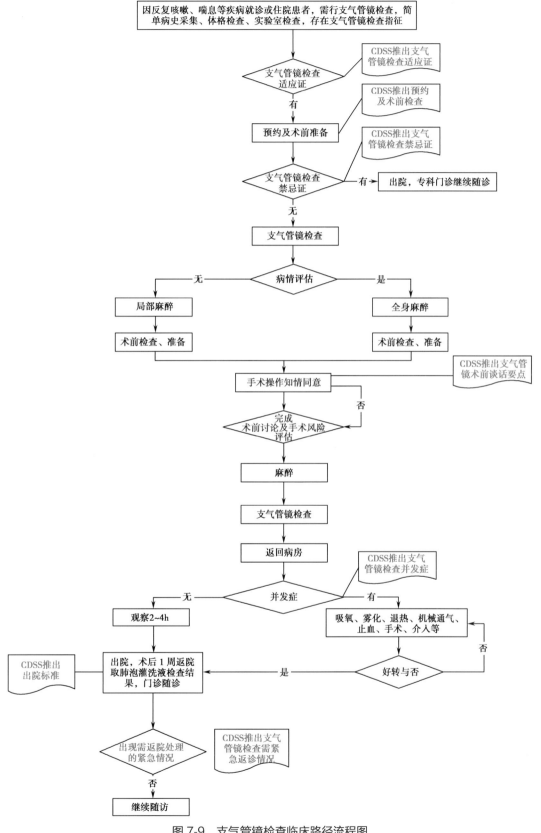

图 7-9　支气管镜检查临床路径流程图

CDSS. 临床决策支持系统。

## 三、随访指导

随访系统定期发送随访问卷调查表,通常出院后 1 周呼吸专科门诊随访。随访内容包括有无咳嗽、喘息、咳痰等症状,查看肺泡灌洗液检验结果,必要时调整治疗方案,复查胸部 X 线检查 / 胸部 CT 等。

## 四、宣教

宣教时间:出院当天。

宣教内容:

1. 支气管镜检查后患儿尽量少说话,多休息,监护人多空心掌拍背。检测体温,如出现呼吸困难、咯血或其他不适,请及时致电气管镜室、呼吸专科门诊或附近医院就诊。麻醉后注意防跌倒。

2. 气管镜检查后当天请勿进食骨头类、坚果类食物,防止呛咳误吸入气管。

3. 日间操作患儿 3 个工作日后到呼吸科打印所有检验报告单就诊。

4. 如出现以下紧急情况需及时返院或到当地医院治疗 反复严重的咳喘、高热、精神萎靡、气促、发绀、四肢湿冷、呼吸困难、胸痛,以及出现药物不良反应。

# 第八章

# 心血管系统疾病

第一节 **病毒性心肌炎临床路径**

一、病毒性心肌炎临床路径标准流程

（一）适用对象

第一诊断为病毒性心肌炎（ICD-10：I40.001）。

（二）诊断依据

根据《临床诊疗指南·小儿内科分册》《诸福棠实用儿科学》（第 8 版）进行诊断。

1. **病史** 发病同时或发病前 1~3 周有病毒感染的证据支持诊断的患儿,或患儿有心功能不全、心源性休克或心脑综合征的病史。

2. **体征** 查体发现患儿心脏扩大、心律失常（如窦房传导阻滞,房室传导阻滞,完全性右或左束支传导阻滞,成联律、多形、多源、成对或并行性期前收缩,非房室结及房室折返引起的异位性心动过速,低电压（新生儿除外）及异常 Q 波。

3. **辅助检查** 心电图改变、CK-MB 升高、心肌肌钙蛋白（cTnI 或 cTnT）阳性、组织或体液中病原学诊断发现病毒存在的证据。

（三）进入临床路径标准

1. 第一诊断必须符合病毒性心肌炎（ICD-10：I40.001）。

2. 当患儿同时具有其他疾病诊断,只要住院期间不需要特殊处理也不影响第一诊断的临床路径流程实施时,可以进入路径。

## (四)门诊流程

**病毒性心肌炎临床路径表单(门诊)**

患儿姓名:_____ 性别:_____ 年龄:_____ 门诊号:_____

| 时间 | 初诊 | 复诊 |
|------|------|------|
| 医生工作 | □ 主诊医生询问病史及体格检查<br>□ 完成初次评估,包括生理(营养、疼痛等)、心理、社会和经济因素<br>□ 完成门诊医嘱及病历书写<br>□ 向患儿监护人告知病情<br>**检查:**<br>□ 心肌酶、肌钙蛋白、肌红蛋白<br>□ NT-proBNP<br>□ 血气分析、电解质分析<br>□ 血常规、血型全套<br>□ 生化检查<br>□ 心电图<br>□ 超声心动图<br>□ 胸部 X 线检查 | □ 当天根据检查结果,进行再次评估<br>□ 主诊医生根据检验结果及初诊病情制订诊疗计划<br>□ 完成病历书写<br>□ 向患儿监护人交代病情及其注意事项<br>□ 复诊患儿,查看检查结果。危急值处理<br>**治疗:**<br>□ 已确诊的病毒性心肌炎的患儿,进入住院治疗路径 |
| 护士工作 | □ 评估、安排就诊顺序<br>□ 对患儿监护人进行缴费、检查检验、取药、抽血、治疗等方面的指引 | □ 对患儿监护人进行缴费、检查检验、取药、抽血、治疗等方面的指引 |
| 患儿监护人工作 | □ 通过网络预约门诊,就诊前准备好相关病历资料<br>□ 接收指引单,根据指引完成就诊、检查 | □ 打印检查报告单<br>□ 参与诊疗决策 |
| 病情变异记录 | □ 无　□ 有,原因:<br>1.<br>2. | □ 无　□ 有,原因:<br>1.<br>2. |

## (五)住院流程

### 1. 入院标准

(1)诊断明确。

(2)确诊病毒性心肌炎,出院后病情出现反复,门诊治疗效果欠佳。

(3)出现心脏增大、心肌酶增高、心电图异常等可疑病例。

### 2. 临床路径表单

**病毒性心肌炎临床路径表单(住院)**

患儿姓名:_____ 性别:_____ 年龄:_____ 门诊号:_____ 住院号:_____

住院日期:　　年　月　日　　出院日期:　　年　月　日　　标准住院日:7~14d

| 时间 | 入院第 1d | 入院第 2~7d | 出院日 |
|------|-----------|-------------|--------|
| 医生工作 | □ 询问病史及体格检查<br>□ 完成初次评估,包括生理(营养、疼痛等)、心理、社会和经济因素<br>□ 24h 完成住院病历,8h 内完成首次病程记录<br>□ 向患儿监护人告知病情 | □ 上级医师入院 24h 内完成查房,明确诊断<br>□ 根据检验结果和病情调整治疗方案<br>□ 如果出现危急值,执行危急值报告制度(严重者出径) | □ 上级医师查房,同意其出院<br>□ 完成出院小结、病案首页等<br>□ 出院宣教:向患儿监护人交代出院注意事项,如随访项目、居家观察、预约门诊时间等 |

| 时间 | 入院第 1d | 入院第 2~7d | 出院日 |
|---|---|---|---|
| 医生工作 | **长期医嘱:**<br>□ 小儿内科护理常规<br>□ 根据病情选择护理级别:一级、二级护理<br>□ 根据病情、年龄选择禁食、普通饮食、鼻饲<br>□ 低流量吸氧<br>□ 血氧饱和度监测<br>**临时医嘱:**<br>□ 血常规、血型全套、C 反应蛋白<br>□ 尿常规、大便常规＋潜血<br>□ 生化检查<br>□ 血气分析、电解质分析<br>□ 血沉<br>□ 凝血功能<br>□ 感染性疾病筛查<br>□ 心肌酶、肌钙蛋白<br>□ NT-proBNP<br>□ 呼吸道病原检测(可选)<br>□ 胸部 X 线检查<br>□ 心电图<br>□ 超声心动图<br>□ 心脏 CT/ 心脏 MRI<br>□ 丙种球蛋白<br>□ 静脉药物:甲泼尼龙、维生素 C、磷酸肌酸钠<br>□ 口服药物:地高辛(可选)、螺内酯(可选)、呋塞米(可选)<br>□ 抗生素(可选) | **长期医嘱:**<br>□ 同前<br>**临时医嘱:**<br>□ 对异常实验室检查的复查<br>□ 并发症的相关处理<br>□ 血常规、C 反应蛋白<br>□ 生化检查<br>□ 血气分析、电解质分析(可选)<br>□ 心肌酶(可选)<br>□ 心电图<br>□ 超声心动图<br>□ 口服药物:维生素 C、辅酶 Q、黄芪等<br>□ 抗生素(可选) | **出院医嘱:**<br>□ 出院带药 |
| 护士工作 | □ 入院宣教评估(一般情况、营养、疼痛、压疮、跌倒风险评估)<br>□ 执行医嘱、预约检查、安排取血 | □ 饮食指导<br>□ 用药指导<br>□ 每日护理评估<br>□ 定时测量体温、体重<br>□ 观察病情变化,反馈医生 | □ 出院宣教:复查时间、饮食指导、用药指导等<br>□ 协助患儿监护人办理出院手续<br>□ 完成出院小结及护理病历书写 |
| 患儿监护人工作 | □ 配合完成病史询问和体格检查<br>□ 学习健康宣教知识<br>□ 签署知情同意书 | □ 配合完成各项检查<br>□ 参与治疗方案<br>□ 观察患儿病情变化,必要时反馈医生 | □ 办理出院<br>□ 预约下次专科复诊 |
| 病情变异记录 | □ 无 □ 有,原因:<br>1.<br>2. | □ 无 □ 有,原因:<br>1.<br>2. | □ 无 □ 有,原因:<br>1.<br>2. |

**3. 出院标准**

(1)临床症状好转。

(2)心律失常控制。

(3)心功能Ⅰ~Ⅱ级(NYHA 心功能分级)。

(4)无须住院治疗的并发症和 / 或合并症。

**(六)变异及原因分析**

1. 存在使心肌炎进一步加重的其他疾病,需要处理干预。

2. 患儿入院时已发生心源性休克、严重心律失常者,需积极对症处理,完善相关检查,向监护人解释并告知病情、导致住院时间延长、增加住院费用的原因,必要时转入重症监护病房等。

## 二、临床路径流程图(图8-1)

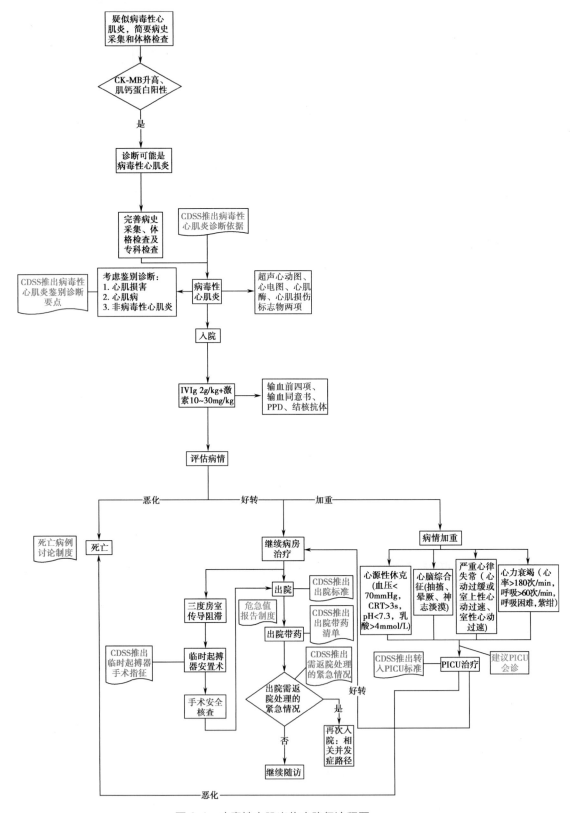

图8-1 病毒性心肌炎临床路径流程图

CDSS.临床决策支持系统;PICU.儿童重症监护病房;CK-MB.肌酸激酶同工酶;

PPD.结核菌素试验;CRT.毛细血管再充盈时间。

### 三、随访指导

出院后 1 周定期到心血管门诊复诊,按时服药。

### 四、宣教

宣教时间:出院当天。

宣教内容:

1. 保证足够的蛋白质、营养丰富、易于消化的饮食。

2. 急性期应卧床休息,减轻心脏负担,一般 3~4 周,心脏增大及并发心力衰竭者应延长卧床休息至少 3~6 个月,病情好转或心脏缩小后可逐渐开始活动。

3. 治疗有效时临床症状消失,心功能改善,血清心肌酶、肌钙蛋白正常,心电图及胸部 X 线检查检查正常。病情较轻病例经积极治疗多可渐愈;重症病例,尤其是急性期后心脏依然扩大、心功能下降者预后较差,常迁延数年,最后发展成心肌病。

4. 出现以下紧急情况需及时返院或到当地医院治疗　气促、呼吸困难、胸闷、胸痛,伴心悸,气短,水肿,心率过快、过慢或心律不齐,面色苍白,手足冰冷,出冷汗,精神倦、懒动,黑矇、晕厥。

## 第二节　川崎病临床路径

### 一、川崎病临床路径标准流程

(一)适用对象

第一诊断为川崎病(ICD-10:M30.300)。

(二)诊断依据

根据《临床诊疗指南:小儿内科分册》和《诸福棠实用儿科学》(第 8 版)进行诊断。

1. **病史**　至少持续发热 5d。

2. **体征**　以下主要临床表现至少满足 4 项。

(1)双侧球结膜充血,无渗出。

(2)口唇和口腔改变(口唇干燥皲裂、杨梅舌、口腔及咽部黏膜弥漫充血)。

(3)多形性皮疹(出疹主要在躯干部,斑丘疹,多形红斑样或猩红样)。

(4)四肢末端改变(急性期手足硬性水肿,掌跖及指/趾端红斑)。

(5)颈部淋巴结肿大(直径 >1.5cm),常为单侧。

且排除具有相似表现的其他疾病。

发热≥5d,上述主要临床表现至少存在 4 项即可诊断为川崎病。发热≥5d,主要临床表现不足 4 项,但是超声心动图或血管造影发现有冠状动脉异常者,可诊断为川崎病。若发热并有 4 项或 4 项以上主要临床指标,发病第 4d 即可诊断。

3. **辅助检查**　血沉增快、C 反应蛋白增高、白细胞计数升高、血小板计数升高、贫血、血清谷丙转氨酶轻到中度升高、白蛋白降低、无菌性脓尿等。

(三)进入临床路径标准

1. 第一诊断必须符合川崎病(ICD-10:M30.300)。

2. 当患儿同时具有其他疾病诊断,只要住院期间不需要特殊处理也不影响第一诊断的临床路径流程实施时,可以进入路径。

## （四）门诊流程

**川崎病临床路径表单（门诊）**

患儿姓名：_____ 性别：_____ 年龄：_____ 门诊号：_____

| 时间 | 初诊 | 复诊 |
|---|---|---|
| 医生工作 | □ 主诊医生询问病史及体格检查<br>□ 完成初次评估，包括生理（营养、疼痛等）、心理、社会和经济因素<br>□ 完成门诊医嘱及病历书写<br>□ 向患儿监护人告知病情<br>**检查：**<br>□ 血气分析、电解质分析<br>□ 血常规、C 反应蛋白<br>□ 生化检查<br>□ 感染性疾病筛查<br>□ 葡萄糖 -6- 磷酸脱氢酶活性<br>□ 心电图<br>□ 超声心动图<br>□ 淋巴结超声<br>□ 胸部 X 线检查 | □ 当日根据检查结果，进行再次评估<br>□ 主诊医生根据检验结果及初诊病情制订诊疗计划<br>□ 完成病历书写<br>□ 向患儿监护人交代病情及其注意事项<br>□ 复诊患儿，查看检查结果。危急值处理<br>**治疗：**<br>□ 已确诊的川崎病患儿，进入住院治疗路径 |
| 护士工作 | □ 评估、安排就诊顺序<br>□ 对患儿监护人进行缴费、检查检验、取药、抽血、治疗等方面的指引 | □ 评估、安排就诊顺序<br>□ 对患儿监护人进行缴费、检查检验、取药、抽血、治疗等方面的指引 |
| 患儿监护人工作 | □ 通过网络预约门诊，就诊前准备好相关病历资料<br>□ 接收指引单，根据指引完成就诊、检查 | □ 打印检查报告单<br>□ 参与诊疗决策 |
| 病情变异记录 | □ 无　□ 有，原因：<br>1.<br>2. | □ 无　□ 有，原因：<br>1.<br>2. |

## （五）住院流程

### 1. 入院标准

（1）反复发热不退需入院处理；或体温已稳定，但超声心动图提示新近出现冠状动脉瘤或合并冠状动脉血栓形成或合并严重并发症需入院处理。

（2）恢复期入院进行负荷超声心动图或冠状动脉造影者。

### 2. 临床路径表单

**川崎病临床路径表单（住院）**

患儿姓名：_____ 性别：_____ 年龄：_____ 门诊号：_____ 住院号：_____

住院日期：　　年　　月　　日　　出院日期：　　年　　月　　日　　标准住院日：3~7d

| 时间 | 入院第 1d | 入院第 2~7d | 出院日 |
|---|---|---|---|
| 医生工作 | □ 询问病史及体格检查<br>□ 完成初次评估，包括生理（营养、疼痛等）、心理、社会和经济因素<br>□ 24h 完成住院病历，8h 内完成首次病程记录<br>□ 向患儿监护人告知病情 | □ 上级医师入院 24h 内完成查房，明确诊断<br>□ 根据检验结果和病情调整治疗方案<br>□ 如果出现危急值，执行危急值报告制度（严重者出径） | □ 上级医师查房，同意其出院<br>□ 完成出院小结、病案首页等<br>□ 出院宣教：向患儿监护人交代出院注意事项，如随访项目、居家观察、预约门诊时间等 |

续表

| 时间 | 入院第 1d | 入院第 2~7d | 出院日 |
|---|---|---|---|
| 医生工作 | **长期医嘱：**<br>□ 小儿内科护理常规<br>□ 根据病情选择护理级别：一级、二级护理<br>□ 根据病情、年龄选择禁食、普通饮食、鼻饲<br>□ 低流量吸氧<br>□ 血氧饱和度监测<br>**临时医嘱：**<br>□ 血常规、血型全套、C 反应蛋白<br>□ 尿常规、大便常规 + 潜血<br>□ 生化检查<br>□ 血气分析、电解质分析<br>□ 血沉<br>□ 凝血功能<br>□ 感染性疾病筛查<br>□ 免疫功能<br>□ 风湿组<br>□ 葡萄糖 -6- 磷酸脱氢酶活性<br>□ 血培养细菌、真菌(3 次)<br>□ 呼吸道病原检测<br>□ 血小板聚集功能检测 3 项<br>□ 自身抗体 12 项<br>□ 血管炎 4 项<br>□ 结核菌素试验<br>□ 胸部 X 线检查<br>□ 心电图<br>□ 超声心动图<br>□ 腹部超声、颈部淋巴结超声<br>□ 腹部 CT(可选)<br>□ 丙种球蛋白<br>□ 抗生素(可选)<br>□ 护肝药物(可选) | **长期医嘱：**<br>□ 同前<br>**临时医嘱：**<br>□ 对异常实验室检查的复查<br>□ 血气分析、电解质分析(可选)<br>□ 超声心动图<br>□ 对症处理<br>□ 专科会诊<br>□ 丙种球蛋白<br>□ 口服药物：阿司匹林、氯吡格雷、华法林等<br>□ 抗生素使用(可选) | **出院医嘱：**<br>□ 出院带药 |
| 护士工作 | □ 入院宣教评估(一般情况、营养、疼痛、压疮、跌倒风险评估)<br>□ 执行医嘱、预约检查、安排取血 | □ 饮食指导<br>□ 用药指导<br>□ 每日护理评估<br>□ 定时测量体温、体重<br>□ 观察病情变化,反馈医生 | □ 出院宣教：复查时间、饮食指导、用药指导等<br>□ 协助患儿监护人办理出院手续<br>□ 完成出院小结及护理病历书写 |
| 患儿监护人工作 | □ 配合完成病史询问和体格检查<br>□ 学习健康宣教知识<br>□ 签署知情同意书 | □ 配合完成各项检查<br>□ 参与治疗方案<br>□ 观察患儿病情变化,必要时反馈医生 | □ 办理出院<br>□ 预约下次专科复诊 |
| 病情变异记录 | □ 无　□ 有,原因：<br>1.<br>2. | □ 无　□ 有,原因：<br>1.<br>2. | □ 无　□ 有,原因：<br>1.<br>2. |

**3. 出院标准**

(1)体温正常。

(2)血白细胞计数及 C 反应蛋白正常或接近正常。

(3)皮疹、手足肿胀等急性期症状基本消失。

(4)无须住院治疗的并发症。

(六)变异及原因分析

1. 大剂量丙种球蛋白治疗,重复使用后仍高热不退者。

2. 存在冠状动脉严重病变(瘤样扩张甚至血栓形成),需要进一步完善相关检查,对症处理,向监护人解释并告知病情,导致住院时间延长,增加住院费用等。

## 二、临床路径流程图(图 8-2)

## 三、随访指导

1. 无冠状动脉异常患儿或急性期冠状动脉有轻度扩张者临床随访 5 年,随访时间为病程 1 个月、2 个月、6 个月、1 年和 5 年。定期复查超声心动图、静息 12 导联心电图,必要时胸部 X 线检查,最后一次随访建议做运动心电图。急性期限制活动 6~8 周。

2. 冠状动脉单个小至中型冠状动脉瘤的患儿随访时间为病程 1 个月、2 个月、6 个月和 1 年,之后每年进行随访,并给予心血管风险评估和指导。>10 岁患儿每 2 年行负荷试验或心肌灌注显像,必要时胸部 X 线检查及多排螺旋 CT(MDCT)。如无创性检查提示心肌缺血,可行冠状动脉造影。<11 岁患儿急性期限制活动 6~8 周,2~20 岁患儿依据每 2 年的负荷试验或心肌灌注显像指导运动。

3. 巨大冠状动脉瘤患儿终生随访,随访时间为病程 1 个月、2 个月、6 个月、1 年,之后每 6 个月随访并给予心血管风险评估和指导,每年行负荷试验或心肌灌注显像检查。定期复查静息 12 导联心电图、超声心动图、动态心电图(Holter)、各种负荷试验、心肌灌注显像。可选择性进行正电子发射体层成像或 MRI 辅助判断心肌缺血和心功能情况。病程 6~12 个月或更早可进行初次冠状动脉造影,以后根据情况可选择 MDCT 和磁共振冠状动脉造影(MRCA)。如不典型心绞痛,不能做负荷试验等,可选择性重复冠状动脉造影。避免竞争性或冲撞性运动;依据每年的负荷试验或心肌灌注评估来推荐其体力活动。

## 四、宣教

宣教时间:出院当天。

宣教内容:

1. 保证足够的蛋白质,营养丰富、易于消化的食物。

2. 活动 中等大小冠状动脉瘤患儿禁止进行剧烈运动。巨大冠状动脉瘤患儿应限制活动,不参加体育运动。

3. 冠状动脉狭窄性病变及心肌缺血病变患儿治疗、随访可一直延伸至病情稳定以后。

4. 应用过丙种球蛋白的患儿 11 个月内不宜进行麻疹、风疹、腮腺炎等疫苗接种。

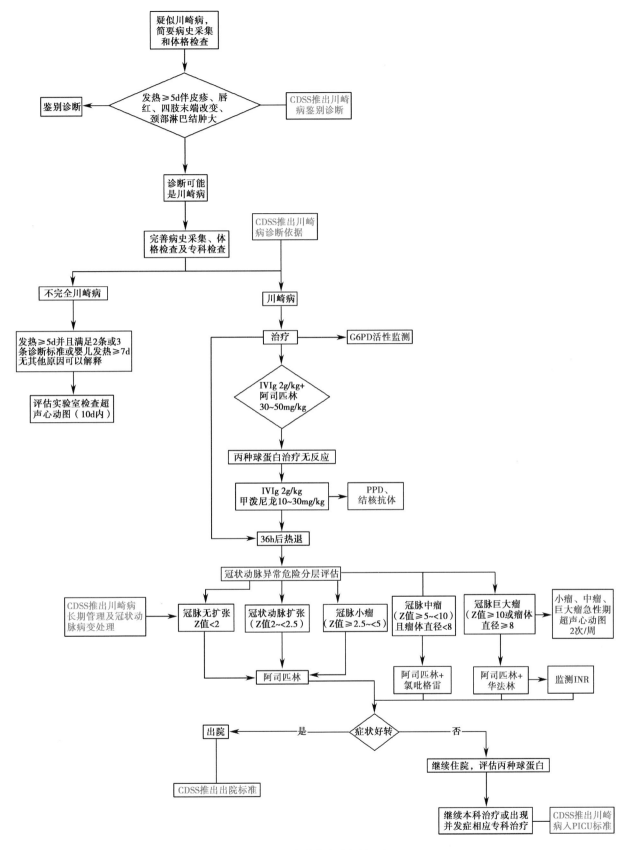

图 8-2 川崎病临床路径流程图

CDSS. 临床决策支持系统;PICU. 儿童重症监护病房;IVIg. 静脉注射免疫球蛋白;

PPD. 结核菌素试验;INR. 国际标准化比值。

## 第三节 阵发性室上性心动过速临床路径

一、阵发性室上性心动过速临床路径标准流程

（一）适用对象

第一诊断为阵发性室上性心动过速（ICD-10：I47.102）。

（二）诊断依据

根据《临床诊疗指南：小儿内科分册》和《诸福棠实用儿科学》（第 8 版）进行诊断。

1. **病史** 阵发性室上性心动过速常见于无器质性心脏病者（50% 以上为预激综合征患儿），也可见于心肌炎、心肌病及先天性心脏病（如 Ebstein 畸形）等。多数发作时有心悸、胸闷、气短、乏力等。小婴儿表现可不典型，无特殊症状或仅有食欲缺乏等。持续发作较久者可有休克、心力衰竭。

2. **体征** 突然发作与突然终止，心率常在 160~250 次 /min，心律绝对规则，刺激迷走神经的机械方法和药物可终止发作或使心率减慢。

3. **辅助检查** 快而规则的 QRS 波群。心律规则，频率在 160~250 次 /min。可见直立或倒置的异位 P 波，或难以辨认。部分病例 S-T 段下移，T 波低平或倒置。当伴有预激发生逆传型室上性心动过速、心室内差异传导或束支传导阻滞时，则 QRS 波宽大畸形。

（三）进入临床路径标准

1. 第一诊断必须符合阵发性室上性心动过速（ICD-10：I47.102）。

2. 除外缺血、电解质紊乱和药物中毒等造成的室上性心动过速。

3. 如同时患有其他疾病，但在住院期间无须特殊处理（检查和治疗），也不影响第一诊断时，可以进入路径。

（四）门诊流程

阵发性室上性心动过速临床路径表单（门诊）

患儿姓名：_____ 性别：_____ 年龄：_____ 门诊号：_____

| 时间 | 初诊 | 复诊 |
|---|---|---|
| 医生工作 | □ 主诊医生询问病史及体格检查<br>□ 完成初次评估，包括生理（营养、疼痛等）、心理、社会和经济因素<br>□ 完成门诊医嘱及病历书写<br>□ 向患儿监护人告知病情<br>检查：<br>□ 血气分析、电解质分析<br>□ 心肌酶、肌钙蛋白<br>□ NT-proBNP<br>□ 血常规、血型全套、C 反应蛋白<br>□ 生化检查<br>□ 感染性疾病筛查<br>□ 心电图<br>□ 超声心动图<br>□ 胸部 X 线检查 | □ 当日根据检查结果，进行再次评估<br>□ 主诊医生根据检验结果及初诊病情制订诊疗计划<br>□ 完成病历书写<br>□ 向患儿监护人交代病情及其注意事项<br>□ 复诊患儿，查看检查结果。危急值处理<br>治疗：<br>□ 已确诊阵发性室上性心动过速的患儿，进入住院治疗路径 |
| 护士工作 | □ 评估、安排就诊顺序<br>□ 对患儿监护人进行缴费、检查检验、取药、抽血、治疗等方面的指引 | □ 评估、安排就诊顺序<br>□ 对患儿监护人进行缴费、检查检验、取药、抽血、治疗等方面的指引 |

| 时间 | 初诊 | 复诊 |
|---|---|---|
| 患儿监护人工作 | □ 通过网络预约门诊,就诊前准备好相关病历资料<br>□ 接收指引单,根据指引完成就诊、检查 | □ 打印检查报告单<br>□ 参与诊疗决策 |
| 病情变异记录 | □ 无　□ 有,原因:<br>1.<br>2. | □ 无　□ 有,原因:<br>1.<br>2. |

（五）住院流程

**1. 入院标准**

（1）诊断明确者。

（2）阵发性室上性心动过速疑似者。

**2. 临床路径表单**

阵发性室上性心动过速临床路径表单(住院)

患儿姓名:_____ 性别:_____ 年龄:_____ 门诊号:_____ 住院号:_____

住院日期:_____年___月___日　出院日期:_____年___月___日　标准住院日:3~5d

| 时间 | 入院第 1d | 入院第 2~5d | 出院日 |
|---|---|---|---|
| 医生工作 | □ 询问病史及体格检查<br>□ 完成初次评估,包括生理(营养、疼痛等)、心理、社会和经济因素<br>□ 24h 完成住院病历,8h 内完成首次病程记录<br>□ 向患儿监护人告知病情 | □ 上级医师入院 24h 内完成查房,明确诊断<br>□ 根据检验结果和病情调整治疗方案<br>□ 如果出现危急值,执行危急值报告制度(严重者出径) | □ 上级医师查房,同意其出院<br>□ 完成出院小结、病案首页等<br>□ 出院宣教:向患儿监护人交代出院注意事项,如随访项目、居家观察、预约门诊时间等 |
| | **长期医嘱:**<br>□ 小儿内科护理常规<br>□ 根据病情选择护理级别:一级、二级护理<br>□ 根据病情、年龄选择饮食<br>□ 低流量吸氧<br>□ 心电、血氧饱和度监测<br>□ 口服药物:地高辛、胺碘酮、普罗帕酮、螺内酯、呋塞米(可选)<br>□ 抗生素(可选)<br>**临时医嘱:**<br>□ 血常规、血型全套、C 反应蛋白<br>□ 尿常规、大便常规 + 潜血<br>□ 生化检查<br>□ 血气分析、电解质分析<br>□ 血沉<br>□ 凝血功能<br>□ 感染性疾病筛查<br>□ 甲状腺功能<br>□ 心肌酶、肌钙蛋白<br>□ NT-proBNP<br>□ 呼吸道病原检测(可选) | **长期医嘱:**<br>□ 同前<br>**临时医嘱:**<br>□ 对异常实验室检查的复查<br>□ 血气分析、电解质分析(可选)<br>□ 超声心动图<br>□ 对症处理<br>□ 专科会诊 | **出院医嘱:**<br>□ 出院带药 |

续表

| 时间 | 入院第 1d | 入院第 2~5d | 出院日 |
|---|---|---|---|
| 医生工作 | □ 胸部 X 线检查<br>□ 24h 动态心电图<br>□ 超声心动图<br>□ 血流动力学不稳定,立即给予直流电复律<br>□ 血流动力学不稳定,但意识尚清楚者,给予静脉诱导麻醉后直流电复律<br>□ 血流动力学稳定者,先给予刺激迷走神经<br>□ 三磷酸腺苷(ATP)快速静脉注射(可选)<br>□ 胺碘酮泵入(可选)<br>□ 普罗帕酮泵入(可选) | | |
| 护士工作 | □ 入院宣教评估(一般情况、营养、疼痛、压疮、跌倒风险评估)<br>□ 执行医嘱、预约检查、安排取血 | □ 饮食指导<br>□ 用药指导<br>□ 每日护理评估<br>□ 定时测量体温、体重<br>□ 观察病情变化,反馈医生 | □ 出院宣教:复查时间、饮食指导、用药指导等<br>□ 协助患儿监护人办理出院手续<br>□ 完成出院小结及护理病历书写 |
| 患儿监护人工作 | □ 配合完成病史询问和体格检查<br>□ 学习健康宣教知识<br>□ 签署知情同意书 | □ 配合完成各项检查<br>□ 参与诊疗决策<br>□ 观察患儿病情变化,必要时反馈医生 | □ 办理出院<br>□ 预约下次专科复诊 |
| 病情变异记录 | □ 无　□ 有,原因:<br>1.<br>2. | □ 无　□ 有,原因:<br>1.<br>2. | □ 无　□ 有,原因:<br>1.<br>2. |

### 3. 出院标准

(1)生命体征平稳。

(2)心律转为窦性或 24h 心电图仅有短阵室上性心动过速发作,不影响血流动力学。

(3)不需住院治疗的原发病。

### (六)变异及原因分析

患儿入院时已发生严重心功能不全或者合并先天性心脏病、急性感染等,会导致住院时间延长,增加住院费用。

## 二、临床路径流程图(图 8-3)

## 三、随访指导

1. 按时服药,定期门诊复诊　发作终止(ATP 复律)后可口服地高辛维持 1 个月。对于频繁复发,原则上使用能够终止急性发作的药物预防复发,口服地高辛、普罗帕酮、胺碘酮等 6 个月 ~1 年。年龄 >4 岁且反复发作的阵发性室上性心动过速患儿或药物控制困难者可行导管射频消融手术。

2. 出现以下紧急情况需及时返院或到当地医院治疗　气促、面色苍白、口唇发绀、拒食、精神及反应差、大汗淋漓、手足冰冷、懒动;年长儿出现心前区疼痛、胸闷、心悸;口服抗心律失常药物期间出现心率过快、心率减慢或心律不齐。

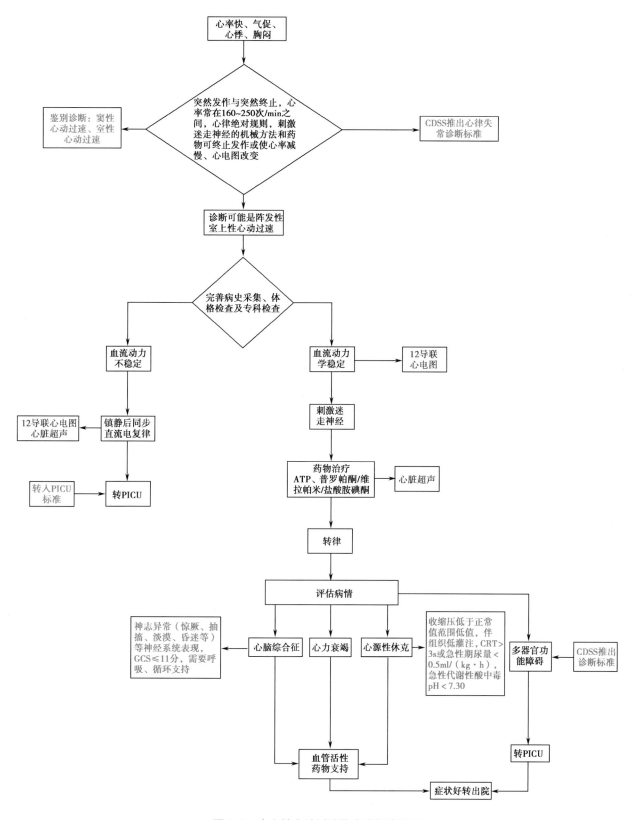

图 8-3　室上性心动过速临床路径流程图

CDSS. 临床决策支持系统；PICU. 儿童重症监护病房；ATP. 三磷酸腺苷；

GCS. 格拉斯哥昏迷量表；CRT. 毛细血管再充盈时间。

## 四、宣教

宣教时间：出院当天。

宣教内容：

1. 保证足够的蛋白质、营养丰富、易于消化的食物。

2. 不需特别限制活动。

3. 预防呼吸道感染。

4. 按时服药与定期随访。

## 第四节 动脉导管未闭介入治疗临床路径

### 一、动脉导管未闭介入治疗临床路径标准流程

（一）适用对象

第一诊断为动脉导管未闭（PDA）（ICD-10：Q25.000），行动脉导管未闭介入治疗的患儿。

（二）诊断依据

根据《临床诊疗指南：小儿内科分册》和《诸福棠实用儿科学》（第8版）进行诊断。

1. **病史**　动脉导管细小者可无症状，动脉导管粗大者可有咳嗽、气急、喂养困难及生长发育落后等。

2. **体征**　胸骨左缘上方有一连续性机械样杂音，粗糙、传导广、伴震颤。婴幼儿期、合并肺动脉高压或心力衰竭常仅有收缩期杂音。由于脉压增大，可出现水冲脉、毛细血管搏动征、股动脉枪击音等周围血管征阳性。

3. **辅助检查**　胸部X线检查、心电图、超声心动图、心导管检查。

（三）进入临床路径标准

1. 第一诊断必须符合动脉导管未闭（ICD-10：Q25.000）。

2. 当患儿同时具有其他疾病诊断，但治疗期间不影响该诊断的临床路径流程实施时，可进入路径。

（四）门诊流程

动脉导管未闭介入治疗临床路径表单（门诊）

患儿姓名：_____　性别：_____　年龄：_____　门诊号：_____

| 时间 | 初诊 | 复诊 |
|---|---|---|
| 医生工作 | □ 主诊医生询问病史及体格检查<br>□ 完成初次评估，包括生理（营养、疼痛等）、心理、社会和经济因素<br>□ 完成门诊医嘱及病历书写<br>□ 向患儿监护人告知病情<br>检查：<br>□ 血气分析、电解质分析<br>□ 血常规、血型全套、C反应蛋白<br>□ 尿常规、大便常规＋潜血<br>□ 生化检查<br>□ 感染性疾病筛查<br>□ 凝血功能<br>□ 免疫功能<br>□ 葡萄糖-6-磷酸脱氢酶<br>□ 心电图<br>□ 超声心动图<br>□ 胸部X线检查 | □ 当日根据检查结果，进行再次评估<br>□ 主诊医生根据检验结果及初诊病情制订诊疗计划<br>□ 完成病历书写<br>□ 向患儿监护人交代病情及其注意事项<br>□ 复诊患儿，查看检查结果。危急值处理<br>治疗：<br>□ 已确诊的PDA患儿，进入住院治疗路径 |

| 时间 | 初诊 | 复诊 |
|---|---|---|
| 护士工作 | □ 评估、安排就诊顺序<br>□ 推送信息给医生和患儿监护人 | □ 对患儿监护人进行缴费、检查检验、取药、抽血、治疗等方面的指引<br>□ 教导患儿监护人学会介入术前、术后护理 |
| 患儿监护人工作 | □ 通过网络预约门诊,就诊前准备好相关的既往病历资料<br>□ 接收指引单,根据指引完成就诊、检查 | □ 打印检查报告单<br>□ 参与诊疗决策 |
| 病情变异记录 | □ 无　□ 有,原因:<br>1.<br>2. | □ 无　□ 有,原因:<br>1.<br>2. |

（五）住院流程

**1. 入院标准**

符合动脉导管未闭诊断,同时具有其他疾病诊断,但在住院期间不需特殊处理也不影响第一诊断的临床路径流程实施时,可以进入路径。

**2. 临床路径表单**

PDA 介入治疗临床路径表单(住院)

患儿姓名:_____ 性别:_____ 年龄:_____ 门诊号:_____ 住院号:_____

住院日期:　　年　　月　　日　　出院日期:　　年　　月　　日　　标准住院日:3~5d

| 时间 | 入院第 1d | 入院第 2~5d | 出院日 |
|---|---|---|---|
| 医生工作 | □ 询问病史及体格检查<br>□ 完成初次评估,包括生理(营养、疼痛等)、心理、社会和经济因素<br>□ 24h 完成住院病历,8h 内完成首次病程记录<br>□ 向患儿监护人告知病情 | □ 上级医师入院 24h 内完成查房,明确诊断<br>□ 根据检验结果和病情调整治疗方案<br>□ 如果出现危急值,执行危急值报告制度(严重者出径) | □ 上级医师查房,同意其出院<br>□ 完成出院小结、病案首页等<br>□ 出院宣教:向患儿监护人交代出院注意事项,如随访项目、居家观察、预约门诊时间等 |
| | **长期医嘱:**<br>□ 按儿内科心血管常规护理<br>□ 二级护理<br>□ 自备饮食<br>**临时医嘱:**<br>□ 血常规、血型全套<br>□ 尿常规、大便常规<br>□ 生化检查<br>□ 凝血功能<br>□ 感染性疾病筛查<br>□ 心电图<br>□ 胸部 X 线检查<br>□ 超声心动图<br>□ 术前禁食、备皮 | **长期医嘱:**<br>□ 按儿内科心血管常规护理<br>□ 二级护理<br>□ 自备饮食<br>**临时医嘱:**<br>□ 禁食 4h、禁水 2h<br>□ 双下肢制动<br>□ 心电、血氧饱和度监测<br>□ 电解质液体(可选)<br>□ 伤口换药<br>□ 心电图<br>□ 超声心动图<br>□ 血常规 | **出院医嘱:**<br>□ 出院带药 |

| 时间 | 入院第 1d | 入院第 2~5d | 出院日 |
|------|-----------|-------------|--------|
| 护士工作 | □ 入院宣教院评估(一般情况、营养、疼痛、压疮、跌倒风险评估)<br>□ 执行医嘱、预约检查、安排取血 | □ 饮食指导<br>□ 用药指导<br>□ 每日护理评估<br>□ 定时测量体温、血压、呼吸、脉搏及体重<br>□ 观察病情变化,反馈医生 | □ 出院宣教:复查时间、饮食指导、用药指导等<br>□ 协助患儿监护人办理出院手续<br>□ 完成出院小结及护理病历书写 |
| 患儿监护人工作 | □ 配合完成病史询问和体格检查<br>□ 学习健康宣教知识<br>□ 签署知情同意书 | □ 配合完成各项检查<br>□ 参与诊疗决策<br>□ 观察患儿病情变化,必要时反馈医生 | □ 办理出院<br>□ 预约下次专科复诊 |
| 病情变异记录 | □ 无　□ 有,原因:<br>1.<br>2. | □ 无　□ 有,原因:<br>1.<br>2. | □ 无　□ 有,原因:<br>1.<br>2. |

**3. 出院标准**

(1) 无不适,生命体征平稳。

(2) 伤口愈合良好。

(3) 复查超声心动图、心电图未见异常。

(六) 变异及原因分析

1. 出现感染或术后感染,合并特异性病原感染,如真菌感染等。

2. 合并严重血栓栓塞,如脑栓塞或肺栓塞等。

3. 合并血管并发症。

4. 术后出现心律失常、溶血等并发症。

## 二、临床路径流程图(图 8-4)

## 三、随访指导

门诊治疗系统定期自动发送随访问卷调查表。通常为术后 1 周、1 个月、3 个月、6 个月、12 个月回院复诊 1 次,至少 3~4 次。定期观察患儿症状、体征情况,复查超声心动图及心电图。

## 四、宣教

宣教时间:出院当天。

宣教内容:

1. 手术后 3~6 个月内避免剧烈运动,1 年后可以正常运动,注意预防呼吸道感染。

2. 出现以下情况,需立即返院或就近治疗　反复呼吸道感染、水肿、尿少、心率过快或过慢及心律失常、气促、发绀、肝大等。植入封堵器的患儿,半年内禁止行磁共振检查。6 个月后,在如下条件下,接受磁共振检查:①静态磁场 ≤ 3T;②立体梯度磁场 ≤ 720G/cm;③以 3W/kg 的全身平均特殊吸收率(SAR)扫描 15min。

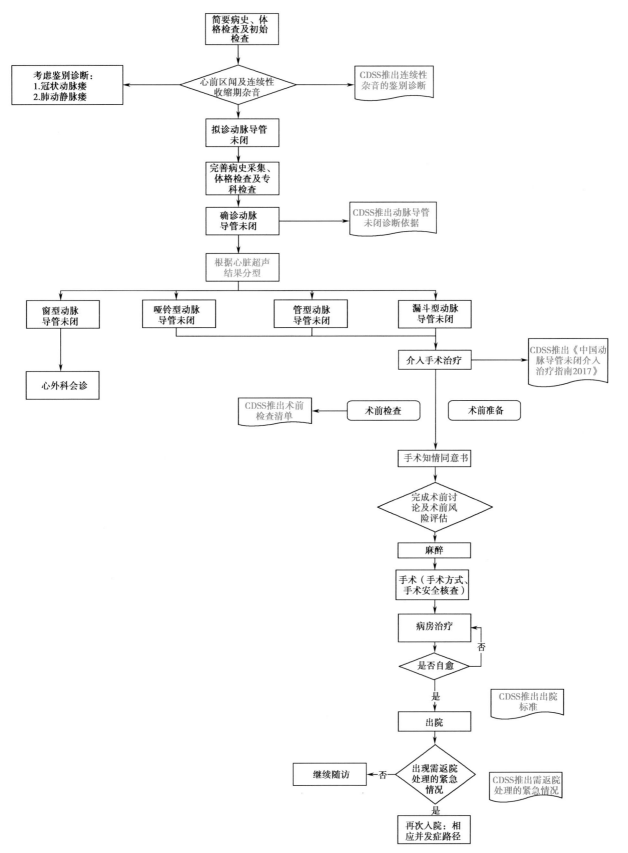

图 8-4　动脉导管未闭介入治疗临床路径流程图

CDSS. 临床决策支持系统。

## 第五节　房间隔缺损介入治疗临床路径

### 一、房间隔缺损介入治疗临床路径标准流程

（一）适用对象

第一诊断为房间隔缺损（ASD）（ICD-10：Q21.100-101、102、103、104、105），行房间隔缺损介入治疗。

（二）诊断依据

根据《临床诊疗指南：小儿内科分册》和《诸福棠实用儿科学》（第 8 版）进行诊断。

1. **病史**　症状多取决于房水平分流量的大小，轻者可无症状。心脏杂音常在体格检查时发现，缺损较大时分流量也大，导致肺充血、体循环血量不足，表现为体形瘦长、面色苍白、乏力、多汗、活动后气促和生长发育迟缓。

2. **体征**　胸骨左缘第 2~3 肋间可闻及 2~3/6 级喷射性收缩期杂音，多较柔和，一般无震颤。肺动脉第 2 音增强，固定分裂。分流量大时，胸骨左下缘可出现早中期舒张期杂音。

3. **辅助检查**　胸部 X 线检查、心电图、超声心动图、心导管检查。

（三）进入临床路径标准

1. 第一诊断为房间隔缺损（ICD-10：Q21.100-101、102、103、104、105）。

2. 当患儿同时具有其他疾病诊断，但治疗期间不影响该诊断的临床路径流程实施时，可进入路径。

（四）门诊流程

**房间隔缺损介入治疗临床路径表单（门诊）**

患儿姓名：_____　性别：_____　年龄：_____　门诊号：_____

| 时间 | 初诊 | 复诊 |
|---|---|---|
| 医生工作 | □ 主诊医生询问病史及体格检查<br>□ 完成初次评估，包括生理（营养、疼痛等）、心理、社会和经济因素<br>□ 完成门诊医嘱及病历书写<br>□ 向患儿监护人告知病情<br>**检查：**<br>□ 血气分析、电解质分析<br>□ 血常规、血型全套、C 反应蛋白<br>□ 尿常规、大便常规 + 潜血<br>□ 生化检查<br>□ 感染性疾病筛查<br>□ 凝血功能<br>□ 免疫功能<br>□ 葡萄糖 -6- 磷酸脱氢酶活性<br>□ 心电图<br>□ 超声心动图<br>□ 胸部 X 线检查 | □ 当日根据检查结果，进行再次评估<br>□ 主诊医生根据检验结果及初诊病情制订诊疗计划<br>□ 完成病历书写<br>□ 向患儿监护人交代病情及其注意事项<br>□ 复诊患儿，查看检查结果。危急值处理<br>**治疗：**<br>□ 开入院证 |
| 护士工作 | □ 评估、安排就诊顺序<br>□ 推送信息给医生和患儿监护人 | □ 对患儿监护人进行缴费、检查检验、取药、抽血、治疗等方面的指引<br>□ 教导患儿监护人学会介入术前、术后护理 |

| 时间 | 初诊 | 复诊 |
|---|---|---|
| 患儿监护人工作 | □ 通过网络预约门诊,就诊前准备好相关病历资料<br>□ 接收指引单,根据指引完成就诊、检查 | □ 打印检查报告单<br>□ 参与诊疗决策 |
| 病情变异记录 | □ 无　□ 有,原因:<br>1.<br>2. | □ 无　□ 有,原因:<br>1.<br>2. |

（五）住院流程

**1. 入院标准**

（1）第一诊断为房间隔缺损。

（2）患儿同时具有其他疾病诊断,但在住院期间不需特殊处理也不影响第一诊断的临床路径流程实施时,可以进入路径。

**2. 临床路径表单**

房间隔缺损介入治疗临床路径表单（住院）

患儿姓名:_____ 性别:_____ 年龄:_____ 门诊号:_____ 住院号:_____

住院日期:　年　月　日　出院日期:　年　月　日　标准住院日:3~5d

| 时间 | 入院第1d | 入院第2~5d | 出院日 |
|---|---|---|---|
| 医生工作 | □ 询问病史及体格检查<br>□ 完成初次评估,包括生理(营养、疼痛等)、心理、社会和经济因素<br>□ 24h完成住院病历,8h内完成首次病程记录<br>□ 向患儿监护人告知病情 | □ 上级医师入院24h内完成查房,明确诊断<br>□ 根据检验结果和病情调整治疗方案<br>□ 如果出现危急值,执行危急值报告制度(严重者出径) | □ 上级医师查房,同意其出院<br>□ 完成出院小结、病案首页等<br>□ 出院宣教:向患儿监护人交代出院注意事项,如随访项目、居家观察、预约门诊时间等 |
| | **长期医嘱:**<br>□ 按儿内科心血管常规护理<br>□ 二级护理<br>□ 自备饮食<br>**临时医嘱:**<br>□ 血常规、血型全套<br>□ 尿常规、大便常规<br>□ 生化检查<br>□ 凝血功能<br>□ 感染性疾病筛查<br>□ 心电图<br>□ 胸部X线检查<br>□ 超声心动图<br>□ 术前禁食、备皮 | **长期医嘱:**<br>□ 同前<br>**临时医嘱:**<br>□ 禁食4h、禁水2h<br>□ 双下肢制动<br>□ 心电、血氧饱和度监测<br>□ 低分子肝素钠腹壁皮下注射<br>□ 电解质液体(可选)<br>□ 伤口换药<br>□ 心电图<br>□ 超声心动图<br>□ 血常规<br>□ 氯吡格雷片<br>□ 阿司匹林片<br>□ 复方谷胱酰胺颗粒(阿司匹林前0.5h口服) | **出院医嘱:**<br>□ 出院带药 |

续表

| 时间 | 入院第 1d | 入院第 2~5d | 出院日 |
|---|---|---|---|
| 护士工作 | □ 入院宣教评估(一般情况、营养、疼痛、压疮、跌倒风险评估)<br>□ 执行医嘱、预约检查、安排取血 | □ 饮食指导<br>□ 用药指导<br>□ 每日护理评估<br>□ 定时测量体温、血压、呼吸、脉搏及体重<br>□ 观察病情变化,反馈医生 | □ 出院宣教:复查时间、饮食指导、用药指导等<br>□ 协助患儿监护人办理出院手续<br>□ 完成出院小结及护理病历书写 |
| 患儿监护人工作 | □ 配合完成病史询问和体格检查<br>□ 学习健康宣教知识<br>□ 签署知情同意书 | □ 配合完成各项检查<br>□ 参与诊疗决策<br>□ 观察患儿病情变化,必要时反馈医生 | □ 办理出院<br>□ 预约下次专科复诊 |

**3. 出院标准**

(1)无不适,生命体征平稳。

(2)伤口愈合良好。

(3)复查超声心动图、心电图未见异常。

(六)变异及原因分析

1. 出现感染或术后感染,合并特异性病原感染,如真菌感染等。

2. 合并严重血栓栓塞,如脑栓塞或肺栓塞等;合并血管并发症。

3. 术后出现心律失常、溶血等并发症。

## 二、临床路径流程图(图 8-5)

## 三、随访指导

门诊治疗系统定期自动发送随访问卷调查表。通常为术后 1 周、1 个月、3 个月、6 个月、12 个月回院复诊 1 次,至少 3~4 次,术后口服阿司匹林抗血小板治疗 6 个月。定期观察患儿症状、体征及复查心脏超声及心电图。

## 四、宣教

宣教时间:出院当天。

宣教内容:

1. 手术后 3~6 个月内避免剧烈运动,1 年后可以正常运动,注意预防呼吸道感染。

2. 出现以下情况,需立即返院或就近治疗 反复呼吸道感染、水肿、尿少、心率过快或过慢及心律失常、气促、发绀、肝大等。植入封堵器的患儿,半年内禁止行磁共振检查。6 个月后,在如下条件下,接受磁共振检查:①静态磁场 ≤ 3T;②立体梯度磁场 ≤ 7 200mT/m(720G/cm);③以 3W/kg 的全身平均特殊吸收率(SAR)扫描 15min。

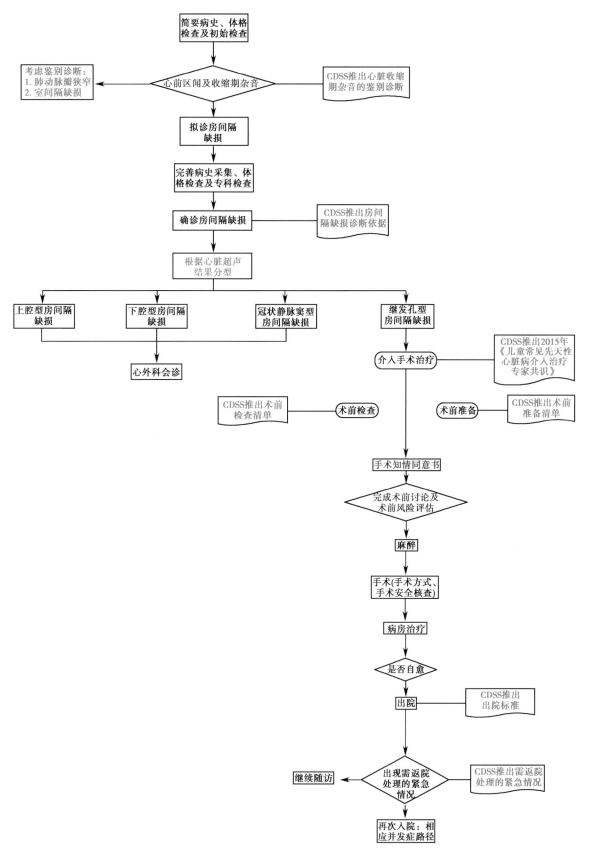

图 8-5　房间隔缺损介入治疗流程图

CDSS. 临床决策支持系统。

## 第六节 肺动脉瓣狭窄介入治疗临床路径

### 一、肺动脉瓣狭窄介入治疗临床路径标准流程

**（一）适用对象**

第一诊断为肺动脉瓣狭窄（ICD-10：I37.000），行肺动脉瓣狭窄介入治疗的患儿。

**（二）诊断依据**

根据《临床诊疗指南：小儿内科分册》和《诸福棠实用儿科学》（第 8 版）进行诊断。

1. **病史** 狭窄轻者可无症状，中度狭窄在 2~3 岁内无症状，年长后劳累时易疲劳及气促，严重狭窄中度体力劳动可出现呼吸困难和乏力。生长发育多正常，大多无青紫，严重者可有青紫。

2. **体征** 胸骨左缘 2、3 肋间可及（2~3）/6 级收缩期喷射性杂音，P2 减弱。

3. **辅助检查** 胸部 X 线检查、心电图、超声心动图示。

**（三）进入临床路径标准**

1. 第一诊断必须符合肺动脉瓣狭窄（ICD-10：I37.000）。

2. 未确诊病例，完善超声心动图检查。

3. 当患儿同时具有其他疾病诊断，但在住院期间不需特殊处理也不影响第一诊断的临床路径流程实施时，可以进入路径。

**（四）门诊流程**

肺动脉瓣狭窄介入治疗临床路径表单（门诊）

患儿姓名：＿＿＿＿＿ 性别：＿＿＿＿＿ 年龄：＿＿＿＿＿ 门诊号：＿＿＿＿＿

| 时间 | 初诊 | 复诊 |
|---|---|---|
| 医生工作 | □ 主诊医生询问病史及体格检查<br>□ 完成初次评估，包括生理（营养、疼痛等）、心理、社会和经济因素<br>□ 完成门诊医嘱及病历书写<br>□ 向患儿监护人告知病情<br>检查：<br>□ 血气分析、电解质分析<br>□ 血常规、血型全套<br>□ 生化检查<br>□ 感染性疾病筛查<br>□ 凝血功能<br>□ 心电图<br>□ 超声心动图<br>□ 胸部 X 线检查 | □ 当日根据检查结果，进行再次评估<br>□ 主诊医生根据检验结果及初诊病情制订诊疗计划<br>□ 完成病历书写<br>□ 向患儿监护人交代病情及其注意事项<br>□ 复诊患儿，查看检查结果。危急值处理<br>治疗：<br>□ 已确诊的肺动脉瓣狭窄患儿，进入住院治疗路径 |
| 护士工作 | □ 评估、安排就诊顺序<br>□ 推送信息给医生和患儿监护人 | □ 对患儿监护人进行缴费、检查检验、取药、抽血、治疗等方面的指引<br>□ 教导患儿监护人学会介入术前、术后护理 |
| 患儿监护人工作 | □ 通过网络预约门诊，就诊前准备好相关的既往病历资料<br>□ 接收指引单，根据指引完成就诊、检查 | □ 打印检查报告单<br>□ 参与治疗方案 |
| 病情变异记录 | □ 无 □ 有，原因：<br>1.<br>2. | □ 无 □ 有，原因：<br>1.<br>2. |

（五）住院流程

**1. 入院标准**

（1）诊断明确者。

（2）肺动脉瓣狭窄疑似者。

**2. 临床路径表单**

肺动脉瓣狭窄介入治疗临床路径表单（住院）

患儿姓名：_____性别：_____年龄：_____门诊号：_____住院号：_____

住院日期：　　年　月　　日　出院日期：　　年　月　　日　标准住院日：2~3d

| 时间 | 入院第 1d | 入院第 2~3d | 出院日 |
|---|---|---|---|
| 医生工作 | □ 询问病史及体格检查<br>□ 完成初次评估，包括生理（营养、疼痛等）、心理、社会和经济因素<br>□ 24h 完成住院病历，8h 内完成首次病程记录<br>□ 向患儿监护人告知病情 | □ 上级医师入院 24h 内完成查房，明确诊断<br>□ 根据检验结果和病情调整治疗方案<br>□ 如果出现危急值，执行危急值报告制度（严重者出径） | □ 上级医师查房，同意其出院<br>□ 完成出院小结、病案首页等<br>□ 出院宣教：向患儿监护人交代出院注意事项，如随访项目、居家观察、预约门诊时间等 |
| 医生工作 | **长期医嘱：**<br>□ 按儿内科心血管常规护理<br>□ 二级护理<br>□ 自备饮食<br>**临时医嘱：**<br>□ 血常规、血型全套<br>□ 尿常规、大便常规<br>□ 生化检查<br>□ 凝血功能<br>□ 感染性疾病筛查<br>□ 24h 动态心电图<br>□ 胸部 X 线检查<br>□ 超声心动图<br>□ 术前禁食、备皮 | **长期医嘱：**<br>□ 按儿科心血管常规护理<br>□ 二级护理<br>□ 自备饮食<br>**临时医嘱：**<br>□ 禁食 4h、禁水 2h<br>□ 双下肢制动<br>□ 心电、血氧饱和度监测<br>□ 特级护理<br>□ 低分子肝素钠 100IU/kg，1 次 /12h，腹壁皮下注射<br>□ 电解质液体（可选）<br>□ 伤口换药<br>□ 心电图<br>□ 超声心动图<br>□ 血常规 | **出院医嘱：**<br>□ 出院带药 |
| 护士工作 | □ 入院宣教评估（一般情况、营养、疼痛、压疮、跌倒风险评估）<br>□ 执行医嘱、预约检查、安排取血 | □ 饮食指导<br>□ 用药指导<br>□ 每日护理评估<br>□ 定时测量体温、血压、呼吸、脉搏及体重<br>□ 观察病情变化，反馈医生 | □ 出院宣教：复查时间、饮食指导、用药指导等<br>□ 协助患儿监护人办理出院手续<br>□ 完成出院小结及护理病历书写 |
| 患儿监护人工作 | □ 配合完成病史询问和体格检查<br>□ 学习健康宣教知识<br>□ 签署知情同意书 | □ 配合完成各项检查<br>□ 参与诊疗决策<br>□ 观察患儿病情变化，必要时反馈医生 | □ 办理出院<br>□ 预约下次专科复诊 |

**3. 出院标准**

（1）一般情况稳定，无不适，生命体征平稳。

（2）伤口愈合良好，复查超声心动图、心电图未见异常。

（六）变异及原因分析

1. 出现感染或术后感染，合并特异性病原感染，如真菌感染等。

2. 合并严重血栓栓塞，如脑栓塞或肺栓塞等；合并血管并发症。

3. 术后出现心律失常、溶血等并发症。

## 二、临床路径流程图（图8-6）

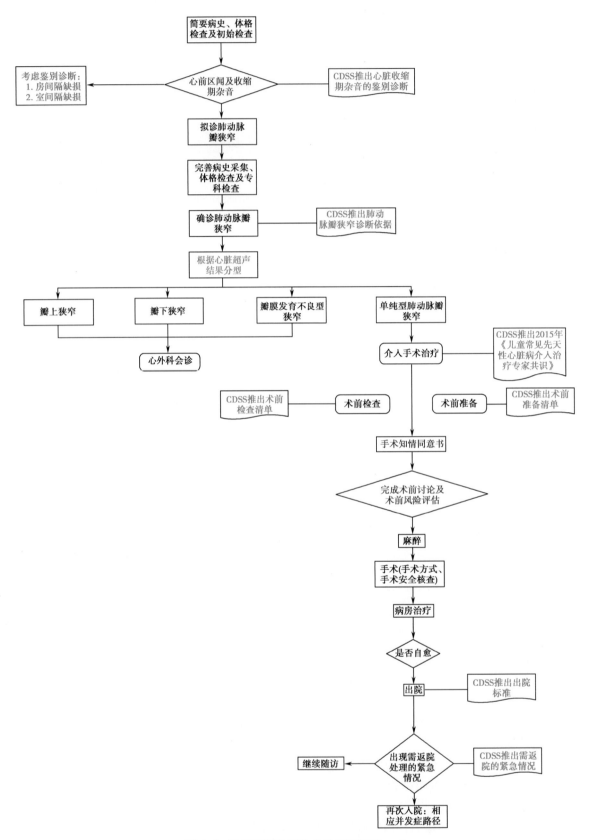

图 8-6　肺动脉瓣狭窄临床路径流程图

CDSS.临床决策支持系统。

### 三、随访指导

术后 1 个月、3 个月、6 个月、12 个月返院心血管专科门诊,复查心电图、超声心动图等。

### 四、宣教

宣教时间:出院当天。

宣教内容:

1. 手术后 3~6 个月内避免剧烈运动,1 年后可以正常运动,注意预防呼吸道感染。

2. 出现以下情况,需立即返院或就近治疗 反复呼吸道感染、水肿、尿少、心率过快或过慢及心律失常、气促、发绀、肝大等。

## 第七节 扩张型心肌病临床路径

### 一、扩张型心肌病临床路径标准流程

**(一)适用对象**

第一诊断为扩张型心肌病(ICD-10:I42.000)。

**(二)诊断依据**

根据《临床诊疗指南:小儿内科分册》和《诸福棠实用儿科学》(第 8 版)进行诊断。

1. **病史** 早期患儿心功能代偿尚好,无明显症状,仅在剧烈活动时出现心悸、气促,心脏可有轻度扩大。中期患儿有易疲劳、乏力、心悸、气促等心功能不全症状,心脏扩大。晚期患儿的心力衰竭症状明显,如端坐呼吸、肝大、水肿、胸腹水等,且易出现各种心律失常、血栓栓塞和猝死。

2. **体征** 心脏扩大最为多见,心尖部第一心音减弱,由于相对性二尖瓣关闭不全,心尖部常可闻及收缩期杂音。

3. **辅助检查** 胸部 X 线检查、心电图、超声心动图。

**(三)进入临床路径标准**

1. 第一诊断必须符合扩张型心肌病(ICD-10:I42.000)。

2. 当患儿同时具有其他疾病诊断,但治疗期间不影响该诊断的临床路径流程实施时,可进入路径。

**(四)门诊流程**

扩张型心肌病临床路径表单(门诊)

患儿姓名:_____ 性别:_____ 年龄:_____ 门诊号:_____

| 时间 | 初诊 | 复诊 |
|------|------|------|
| 医生工作 | □ 主诊医生询问病史及体格检查<br>□ 完成初次评估,包括生理(营养、疼痛等)、心理、社会和经济因素<br>□ 完成门诊医嘱及病历书写<br>□ 向患儿监护人告知病情<br>**检查:**<br>□ 血常规、血型全套<br>□ 尿常规、大便常规<br>□ 肌钙蛋白<br>□ NT-proBNP<br>□ 血气分析、电解质分析 | □ 当天根据检查结果,进行再次评估<br>□ 主诊医生根据检验结果及初诊病情制订诊疗计划<br>□ 完成病历书写<br>□ 向患儿监护人交代病情及其注意事项<br>□ 复诊患儿,查看检查结果。危急值处理<br>**治疗:**<br>□ 已确诊扩张型心肌病的患儿,进入住院治疗路径 |

| 时间 | | 初诊 | 复诊 |
|---|---|---|---|
| 医生<br>工作 | | □ 生化检查<br>□ 凝血功能<br>□ 感染性疾病筛查<br>□ 免疫功能<br>□ 葡萄糖 -6- 磷酸脱氢酶活性<br>□ 尿液气相色谱质谱分析（GCMS）<br>□ 血酰基肉碱<br>□ 血氨基酸分析<br>□ 糖苷酶活性测定<br>□ 血 / 尿黏多糖测定<br>□ 基因测定<br>□ 心脏 CT/ 心脏 MRI<br>□ 心电图<br>□ 超声心动图<br>□ 胸部 X 线检查 | |
| 护士<br>工作 | | □ 评估、安排就诊顺序<br>□ 对患儿监护人进行缴费、检查检验、取药、抽血、治疗<br>　等方面的指引 | □ 评估、安排就诊顺序<br>□ 对患儿监护人进行缴费、检查检验、取药、抽血、治疗<br>　等方面的指引 |
| 患儿<br>监护<br>人工<br>作 | | □ 通过网络预约门诊，就诊前准备好相关的既往病历<br>　资料<br>□ 接收指引单，根据指引完成就诊、检查 | □ 打印检查报告单<br>□ 参与治疗方案 |
| 病情<br>变异<br>记录 | | □ 无　□ 有，原因：<br>1.<br>2. | □ 无　□ 有，原因：<br>1.<br>2. |

（五）住院流程

**1. 入院标准**

（1）第一诊断为扩张型心肌病。

（2）患儿同时具有其他疾病诊断，但在住院期间不需特殊处理也不影响第一诊断的临床路径流程实施时，可以进入路径。

**2. 临床路径表单**

扩张型心肌病临床路径表单（住院）

患儿姓名：_____　性别：_____　年龄：_____　门诊号：_____　住院号：_____

住院日期：　　年　　月　　日　　出院日期：　　年　　月　　日　　标准住院日：2~7d

| 时间 | 入院第 1d | 入院第 2~7d | 出院日 |
|---|---|---|---|
| 医生<br>工作 | □ 询问病史及体格检查<br>□ 完成初次评估，包括生理（营养、<br>　疼痛等）、心理、社会和经济因素<br>□ 24h 完成住院病历，8h 内完成首<br>　次病程记录<br>□ 向患儿监护人告知病情 | □ 上级医师入院 24h 内完成查房，明<br>　确诊断<br>□ 根据检验结果和病情调整治疗方案<br>□ 如果出现危急值，执行危急值报告<br>　制度（严重者出径） | □ 上级医师查房，同意其出院<br>□ 完成出院小结、病案首页等<br>□ 出院宣教：向患儿监护人交代出<br>　院注意事项，如随访项目、居家观<br>　察、预约门诊时间等 |

续表

| 时间 | 入院第 1d | 入院第 2~7d | 出院日 |
|---|---|---|---|
| 医生工作 | **长期医嘱：**<br>□ 按儿科心血管常规护理<br>□ 二级护理<br>□ 自备饮食<br>**临时医嘱：**<br>□ 血常规、血型全套<br>□ 尿常规、大便常规 + 潜血<br>□ 生化检查<br>□ 血气分析、电解质分析<br>□ 心功能<br>□ NT-proBNP<br>□ 凝血功能<br>□ 感染性疾病筛查<br>□ 尿液气相色谱质谱分析（GCMS）<br>□ 血酰基肉碱<br>□ 血氨基酸分析<br>□ 糖苷酶活性测定<br>□ 血 / 尿黏多糖测定<br>□ 基因测定<br>□ 心脏 CT/ 心脏 MRI<br>□ 胸部 X 线检查<br>□ 心电图<br>□ 超声心动图<br>□ 自身抗体 12 项、TBNK 淋巴细胞绝对计数、血管炎 4 项、腹部超声、冠状动脉 CT（可选）<br>□ 地高辛<br>□ 呋塞米<br>□ 螺内酯 | **长期医嘱：**<br>□ 同前<br>**临时医嘱：**<br>□ 对异常实验室检查的复查<br>□ 心电、血氧饱和度监测<br>□ 一级护理<br>□ 电解质液体（可选）<br>□ 地高辛<br>□ 呋塞米<br>□ 螺内酯 | **出院医嘱：**<br>□ 出院带药 |
| 护士工作 | □ 入院宣教评估（一般情况、营养、疼痛、压疮、跌倒风险评估）<br>□ 执行医嘱、预约检查、安排取血 | □ 饮食指导<br>□ 用药指导<br>□ 每日护理评估<br>□ 定时测量体温、体重<br>□ 观察病情变化,反馈医生 | □ 出院宣教:复查时间、饮食指导、用药指导等<br>□ 协助患儿监护人办理出院手续<br>□ 完成出院小结及护理病历书写 |
| 患儿监护人工作 | □ 配合完成病史询问和体格检查<br>□ 学习健康宣教知识<br>□ 签署知情同意 | □ 配合完成各项检查<br>□ 参与诊疗决策<br>□ 观察患儿病情变化,必要时反馈医生 | □ 办理出院<br>□ 预约下次专科复诊 |
| 病情变异记录 | □ 无 □ 有,原因:<br>1.<br>2. | □ 无 □ 有,原因:<br>1.<br>2. | □ 无 □ 有,原因:<br>1.<br>2. |

### 3. 出院标准

(1)感染控制。

(2)临床症状减轻,心功能好转。

(3)各项检验、检查指标有所好转。

#### (六) 变异及原因分析

1. 出现重症感染或合并特异性病原感染,如真菌感染等。

2. 合并严重血栓栓塞,如脑栓塞或肺栓塞等。

3. 需进行积极处理,完善相关检查,向监护人解释并告知病情,导致治疗时间延长,增加治疗费用等。

4. 患儿诊治过程中生命体征不平稳,出现多脏器功能损害或衰竭,需要高级生命支持,出径转入PICU。

## 二、临床路径流程图(图 8-7)

## 三、随访指导

门诊治疗系统定期自动发送随访问卷调查表。出院后通常定期回院复诊 1 次,定期观察患儿症状、体征改善情况及继续治疗,定期复查超声心动图及心电图。

## 四、宣教

宣教时间:出院当天。

宣教内容:

1. 扩张型心肌病是一种病因未明的心肌病。发病与感染、遗传、酒精中毒、代谢异常、免疫异常、营养不良等多种因素均可能有关。

2. 扩张型心肌病特征为一侧或双侧心室扩大,伴心室收缩功能减退,可出现心力衰竭。以心脏扩大、心力衰竭、心律失常、栓塞为基本特征。病情呈进行性加重。预后不良的指征有心脏重度扩大,心胸比例 ≥ 0.65,射血分数 <0.20,发生栓塞现象及室性心律失常。

3. 若患儿心功能低下,入院后予静脉强心、利尿处理;若患儿水肿明显,予口服利尿处理。患儿合并心律失常,予抗心律失常治疗。若患儿合并感染,予适当抗生素抗感染治疗。

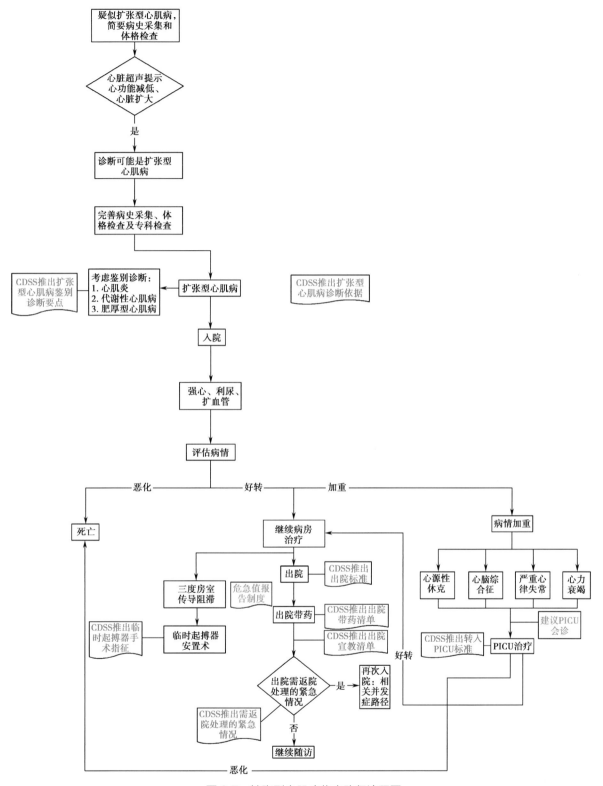

图 8-7　扩张型心肌病临床路径流程图

CDSS. 临床决策支持系统；PICU. 儿童重症监护病房。

## 第八节 室间隔缺损介入治疗临床路径

### 一、室间隔缺损介入治疗临床路径标准流程

**(一) 适用对象**

第一诊断为室间隔缺损(ICD-10：Q21.000)，行室间隔缺损介入治疗的患儿。

**(二) 诊断依据**

根据《临床诊疗指南：小儿内科分册》和《诸福棠实用儿科学》(第 8 版)进行诊断。

1. **病史** 轻者可无症状，室间隔缺损大且分流量多表现为肺循环充血：易感冒、反复肺部感染，心力衰竭；体循环缺血表现：消瘦、乏力、多汗、活动后气促。

2. **体征** 心界扩大，胸骨左缘 3、4 肋间可及(3~4)/6 级粗糙全收缩期杂音，可扪及收缩期震颤，P2 增强或亢进。

3. **辅助检查** 包括胸部 X 线检查、心电图、超声心动图。

**(三) 进入临床路径标准**

1. 第一诊断必须符合室间隔缺损(ICD-10：Q21.000)。

2. 当患儿同时具有其他疾病诊断，但在住院期间不需要特殊处理也不影响第一诊断的临床路径流程实施时，可以进入路径。

**(四) 门诊流程**

室间隔缺损介入治疗临床路径表单(门诊)

患儿姓名：_____ 性别：_____ 年龄：_____ 门诊号：_____

| 时间 | 初诊 | 复诊 |
|---|---|---|
| 医生工作 | □ 主诊医生询问病史及体格检查<br>□ 完成初次评估，包括生理(营养、疼痛等)、心理、社会和经济因素<br>□ 完成门诊医嘱及病历书写<br>□ 向患儿监护人告知病情<br>**检查：**<br>□ 血气分析、电解质分析<br>□ 血常规、血型全套<br>□ 生化检查<br>□ 感染性疾病筛查<br>□ 凝血功能<br>□ 葡萄糖 -6- 磷酸脱氢酶活性<br>□ 心电图<br>□ 超声心动图<br>□ 胸部 X 线检查 | □ 当日根据检查结果，进行再次评估<br>□ 主诊医生根据检验结果及初诊病情制订诊疗计划<br>□ 完成病历书写<br>□ 向患儿监护人交代病情及其注意事项<br>□ 复诊患儿，查看检查结果。危急值处理<br>**治疗：**<br>□ 已确诊的室间隔缺损患儿，进入住院治疗路径 |
| 护士工作 | □ 评估、安排就诊顺序<br>□ 推送信息给医生和患儿监护人 | □ 对患儿监护人进行缴费、检查检验、取药、抽血、治疗等方面的指引<br>□ 教导患儿监护人学会介入术前、术后护理 |
| 患儿监护人工作 | □ 通过网络预约门诊，就诊前准备好相关的既往病历资料<br>□ 接收指引单，根据指引完成就诊、检查 | □ 打印检查报告单<br>□ 参与治疗方案 |
| 病情变异记录 | □ 无 □ 有，原因：<br>1.<br>2. | □ 无 □ 有，原因：<br>1.<br>2. |

（五）住院流程

**1. 入院标准**

（1）诊断明确者。

（2）室间隔缺损疑似者。

**2. 临床路径表单**

室间隔缺损介入治疗临床路径表单（住院）

患儿姓名：_____　性别：_____　年龄：_____　门诊号：_____　住院号：_____

住院日期：_____年____月____日　　出院日期：_____年____月____日　　标准住院日：5~7d

| 时间 | 入院第 1d | 入院第 2~7d | 出院日 |
|---|---|---|---|
| 医生工作 | □ 询问病史及体格检查<br>□ 完成初次评估,包括生理(营养、疼痛等)、心理、社会和经济因素<br>□ 24h 完成住院病历,8h 内完成首次病程记录<br>□ 向患儿监护人告知病情 | □ 上级医师入院 24h 内完成查房,明确诊断<br>□ 根据检验结果和病情调整治疗方案<br>□ 如果出现危急值,执行危急值报告制度(严重者出径) | □ 上级医师查房,同意其出院<br>□ 完成出院小结、病案首页等<br>□ 出院宣教:向患儿监护人交代出院注意事项,如随访项目、居家观察、预约门诊时间等 |
| 医生工作 | **长期医嘱：**<br>□ 按儿内科心血管常规护理<br>□ 二级护理<br>□ 自备饮食<br>**临时医嘱：**<br>□ 血常规、血型全套<br>□ 尿液分析<br>□ 大便常规<br>□ 生化检查<br>□ 凝血功能<br>□ 感染性疾病筛查<br>□ 24h 动态心电图<br>□ 胸部 X 线检查<br>□ 超声心动图<br>□ 术前禁食、备皮 | **长期医嘱：**<br>□ 同前<br>**临时医嘱：**<br>□ 禁食 4h、禁水 2h<br>□ 双下肢制动<br>□ 心电、血氧饱和度监测<br>□ 特级护理<br>□ 低分子肝素钠腹壁皮下注射<br>□ 电解质液体(可选)<br>□ 伤口换药<br>□ 心电图<br>□ 超声心动图<br>□ 血常规<br>□ 氯吡格雷片<br>□ 阿司匹林片<br>□ 复方谷胱酰胺颗粒(阿司匹林前 0.5h 口服) | **出院医嘱：**<br>□ 出院带药 |
| 护士工作 | □ 入院宣教评估(一般情况、营养、疼痛、压疮、跌倒风险评估)<br>□ 执行医嘱、预约检查、安排取血 | □ 饮食指导<br>□ 用药指导<br>□ 每日护理评估<br>□ 定时测量体温、血压、呼吸、脉搏及体重<br>□ 观察病情变化,反馈医生 | □ 出院宣教:复查时间、饮食指导、用药指导等<br>□ 协助患儿监护人办理出院手续<br>□ 完成出院小结及护理病历书写 |
| 患儿监护人工作 | □ 配合完成病史询问和体格检查<br>□ 学习健康宣教知识<br>□ 签署知情同意书 | □ 配合完成各项检查<br>□ 参与治疗方案<br>□ 观察患儿病情变化,必要时反馈医生 | □ 办理出院<br>□ 预约下次专科复诊 |

**3. 出院标准**

（1）一般情况稳定,无不适,生命体征平稳。

（2）伤口愈合良好,复查超声心动图、心电图未见异常。

（六）变异及原因分析

1. 出现感染,或术后感染,或合并特异性病原感染,如真菌感染等。

2. 合并严重血栓栓塞，如脑栓塞或肺栓塞等；合并血管并发症。

3. 术后出现心律失常、溶血等并发症。

## 二、临床路径流程图（图 8-8）

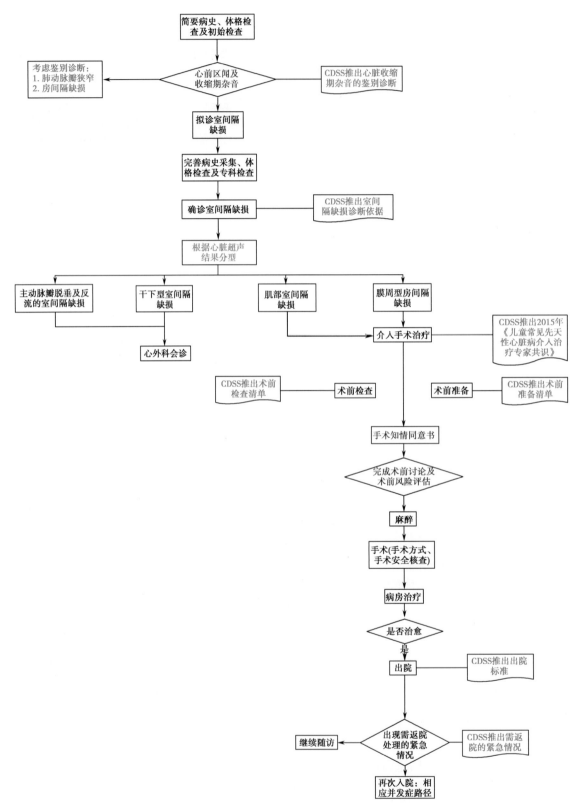

图 8-8 室间隔缺损临床路径流程图

CDSS. 临床决策支持系统；PICU. 儿童重症监护病房。

### 三、随访指导

术后 1 周至术后半年内每月回院复查,术后口服阿司匹林抗血小板治疗 6 个月。之后每半年至 1 年返院心血管专科门诊复查心电图、超声心动图等。

### 四、宣教

宣教时间:出院当天。

宣教内容:

1. 手术后 3~6 个月内避免剧烈运动,1 年后可以正常运动,注意预防呼吸道感染。

2. 出现以下情况,需立即返院或就近治疗　反复呼吸道感染、水肿、尿少、心率过快或过慢及心律失常、气促、发绀、肝大等。植入封堵器的患儿,半年内禁止行磁共振检查。6 个月后,在如下条件下,接受磁共振检查:①静态磁场 ≤ 3T;②立体梯度磁场 ≤ 720G/cm;③以 3W/kg 的全身平均特殊吸收率(SAR)扫描 15min。

# 第九章

# 泌尿系统疾病

## 第一节　急性肾小球肾炎临床路径

### 一、急性肾小球肾炎临床路径标准流程

（一）适用对象

第一诊断为急性肾小球肾炎（急性链球菌感染后肾小球肾炎）（ICD-10：N00.901 或 N00.902）。

（二）诊断依据

根据《诸福棠实用儿科学》（第 8 版）和《儿科学》（第 9 版）进行诊断。

1. **病史**　患儿近期有上呼吸道感染表现。

2. **体征**　出现眼睑水肿，伴有不同程度少尿（甚至无尿）、血尿、高血压。

3. **辅助检查**　2 周内血清补体 C3 下降，链球菌感染后肾小球肾炎，抗链球菌溶血素 O（ASO）明显升高。其他病原菌感染后，ASO 可正常范围。

（三）进入标准临床路径

1. 第一诊断必须符合急性肾小球肾炎（急性链球菌感染后肾小球肾炎）（ICD N00.901 或 N00.902）。

2. 当患儿同时具有其他疾病诊断，但在治疗期间不影响该诊断的临床路径流程实施时，可进入路径。

（四）门诊流程

急性肾小球肾炎临床路径表单（门诊）

患儿姓名：＿＿＿＿＿　性别：＿＿＿＿＿　年龄：＿＿＿＿＿　门诊号：＿＿＿＿＿

| 时间 | 初诊 | 复诊 |
| --- | --- | --- |
| 医生<br>工作 | □ 主诊医生询问病史及体格检查<br>□ 完成初次评估，包括生理（营养、疼痛等）、心理、社会和经济因素<br>□ 完成门诊医嘱及病历书写<br>□ 向患儿监护人告知病情<br>**检查：**<br>□ 血常规<br>□ 尿常规<br>□ 凝血功能<br>□ 免疫功能 | □ 1~5 个工作日后随访，进行再次评估。<br>□ 主诊医生根据检验结果及初诊病情制订诊疗计划<br>□ 完成病历书写<br>□ 向患儿监护人交代病情及其注意事项<br>□ 每周随访 1 次，连续 3~5 次<br>□ 病情稳定后，每月随访 1 次，连续 3~5 次，随访至少半年以上<br>**治疗：**<br>□ 抗感染<br>□ 护肾治疗<br>□ 饮食注意 |

| 时间 | 初诊 | 复诊 |
|---|---|---|
| 医生工作 | □ 抗链球菌溶血素 O（ASO）<br>□ 生化检查<br>□ 泌尿系统及左肾静脉超声（可选）<br>□ 血气分析、电解质分析（可选）<br>□ 24h 尿蛋白定量（可选）<br>□ 开住院证（可选） | |
| 护士工作 | □ 评估、安排就诊顺序<br>□ 对患儿监护人进行缴费、检查检验、取药、抽血、治疗等方面的指引 | □ 评估、安排就诊顺序<br>□ 对患儿监护人进行缴费、检查检验、取药、抽血、治疗等方面的指引 |
| 患儿监护人工作 | □ 通过网络预约门诊，就诊前准备好相关病历资料<br>□ 接收指引单，根据指引完成就诊、检查<br>□ 参与诊疗方案决策<br>□ 接受健康教育 | □ 打印检查报告单<br>□ 参与诊疗决策<br>□ 反馈治疗效果 |
| 病情变异记录 | □ 无　□ 有，原因：<br>1.<br>2. | □ 无　□ 有，原因：<br>1.<br>2. |

### （五）住院流程

**1. 入院标准**

（1）急性肾小球肾炎伴有明显水肿、少尿。

（2）急性肾小球肾炎出现高血压脑病、急性循环充血、急性肾衰竭等严重并发症。

**2. 临床路径表单**

急性肾小球肾炎临床路径表单（住院）

患儿姓名：_____ 性别：_____ 年龄：_____ 门诊号：_____ 住院号：_____

住院日期：　　年　　月　　日　　出院日期：　　年　　月　　日　　标准住院日：7~12d

| 时间 | 入院第 1d | 入院第 2~12d | 出院日 |
|---|---|---|---|
| 医生工作 | □ 主诊医生询问病史及体格检查<br>□ 完成初次评估，包括生理（营养、疼痛等）、心理、社会和经济因素<br>□ 24h 完成住院病历，8h 内完成首次病程记录<br>□ 向患儿监护人告知病情、治疗决策并获取知情同意<br><br>**长期医嘱：**<br>□ 按儿内肾脏科护理常规<br>□ 二级护理（可选）<br>□ 一级护理（可选）<br>□ 肾病饮食（可选）<br>□ 半流质饮食（可选）<br>□ 流质饮食（可选）<br>□ 抗感染治疗<br>**临时医嘱：**<br>□ 血常规、尿常规、大便常规<br>□ 生化检查 | □ 上级医师入院 24h 内完成查房，明确诊断<br>□ 根据检验结果及初诊病情调整药物和治疗方案<br>□ 如果出现危急值，执行危急值报告制度（严重者出径）<br><br>**长期医嘱：**<br>□ 同前<br>□ 并发症的相关处理<br>**临时医嘱：**<br>□ 24h 尿蛋白定量<br>□ 24h 尿肌酐<br>□ 24h 尿蛋白电泳<br>□ 胸部 X 线检查<br>□ 心电图<br>□ 泌尿系统及左肾静脉超声<br>□ 腹部超声 | □ 上级医师查房，同意其出院<br>□ 完成出院小结及诊断证明<br>□ 出院宣教：向患儿监护人交代出院注意事项，如随访项目、间隔时间、观察项目等<br><br>**出院医嘱：**<br>□ 出院带药 |

续表

| 时间 | 入院第1d | 入院第2~12d | 出院日 |
|---|---|---|---|
| 医生<br>工作 | □ 凝血功能<br>□ 血气分析、电解质分析<br>□ 免疫功能<br>□ 自身抗体<br>□ 抗肾小球基底膜抗体<br>□ 感染性疾病筛查<br>□ 血管炎四项<br>□ 淋巴细胞绝对计数<br>□ 铜蓝蛋白<br>□ 抗链球菌溶血素 O(ASO)<br>□ 病原学(可选)<br>□ 尿液红细胞形态检查 | □ 超声心动图(可选)<br>□ 肾活检肾组织病理检查(可选)<br>□ 抗感染治疗<br>□ 利尿消肿<br>□ 丙种球蛋白(可选)<br>□ 并发症的相关处理<br>□ 对异常实验室检查的复查 | |
| 护士<br>工作 | □ 入院宣教评估(一般情况、营养、疼痛、压疮、跌倒风险评估)<br>□ 执行医嘱、预约检查、安排取血 | □ 饮食指导<br>□ 用药指导<br>□ 每日护理评估<br>□ 定时测量体温<br>□ 观察病情变化,反馈医生 | □ 出院宣教:复查时间、饮食指导、用药指导等<br>□ 协助患儿监护人办理出院手续 |
| 患儿<br>监护<br>人工<br>作 | □ 配合完成病史询问和体格检查<br>□ 学习健康宣教知识<br>□ 配合医院各项指引<br>□ 参与诊疗方案决策 | □ 配合完成各项检查<br>□ 参与诊疗方案<br>□ 观察病情变化,反馈医生 | □ 认真学习出院宣教内容<br>□ 办理出院<br>□ 预约下次专科复诊 |
| 病情<br>变异<br>记录 | □ 无　□ 有,原因:<br>1.<br>2. | □ 无　□ 有,原因:<br>1.<br>2. | □ 无　□ 有,原因:<br>1.<br>2. |

**3. 出院标准**

(1)生命体征平稳,血压正常。

(2)水肿、肉眼血尿消失。

(3)肾功能基本正常。

(4)临床症状及重症并发症消失,无须住院处理的并发症,可以转到肾专科门诊继续治疗随访者。

(六) 变异及原因分析

1. 有严重肾外合并症或严重急性肾小球并发症,需要在住院期间处理。

2. 新出现其他系统合并症,需要住院治疗。

3. 患儿能逐渐恢复,但出现治疗相关的并发症,需要住院期间处理。

## 二、临床路径流程图(图 9-1)

## 三、随访指导

门诊治疗系统定期自动发送随访问卷调查表。通常为每月回院复诊 1 次,至少 3 次,定期观察患儿症状、体征缓解情况及继续治疗。

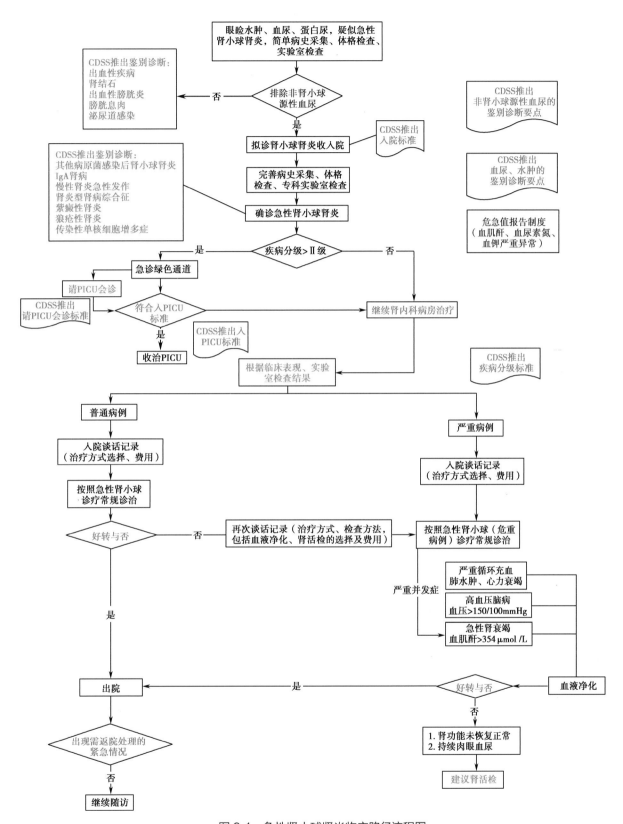

图 9-1　急性肾小球肾炎临床路径流程图

CDSS.临床决策支持系统;PICU.儿童重症监护病房。

### 四、宣教

宣教时间：门诊就诊、入院及出院当天。

宣教内容：

急性肾小球肾炎是自限性疾病。急性期需低盐饮食。在肉眼血尿消失之前一定要卧床休息。尿沉渣 Addis 计数红细胞恢复正常后方可进行正常的体育锻炼。监护人要学会观察尿色、尿量变化，建议出院后仍定期测量血压。

# 第二节 原发性肾病综合征临床路径

## 一、原发性肾病综合征临床路径标准流程

### （一）适用对象

第一诊断为原发性肾病综合征（ICD-10：N04）。

### （二）诊断依据

根据《儿科学》（第 9 版）和《原发性肾病综合征诊治循证指南》（2016 年）进行诊断。

1. **病史** 水肿起病或尿检发现蛋白尿。

2. **体征** 全身不同程度的水肿。

3. **辅助检查** 大量蛋白尿：①1 周内 3 次尿蛋白定性（+++）~（++++），或随机或晨尿尿蛋白 / 肌酐（mg/mg）≥ 2.0，或 24h 尿蛋白定量 ≥ 50mg/kg；②低蛋白血症，血浆白蛋白低于 25g/L；③高脂血症，血浆胆固醇高于 5.7mmol/L。以上①和②为诊断的必要条件。

### （三）进入临床路径标准

1. 第一诊断必须符合原发性肾病综合征（ICD-10：N04）。

2. 当患儿同时具有其他疾病诊断，但在住院期间不需要特殊处理也不影响第一诊断的临床路径流程实施时，可以进入路径。

### （四）门诊流程

**原发性肾病综合征临床路径表单（门诊）**

患儿姓名：_____ 性别：_____ 年龄：_____ 门诊号：_____

| 时间 | 初诊 | 复诊 |
|---|---|---|
| 医生工作 | □ 主诊医生询问病史及体格检查<br>□ 完成初次评估，包括生理（营养、疼痛等）、心理、社会和经济因素<br>□ 完成门诊医嘱及病历书写<br>□ 向患儿监护人告知病情<br>检查：<br>□ 血常规<br>□ 尿常规<br>□ 凝血功能<br>□ 免疫功能<br>□ 抗链球菌溶血素 O（ASO）<br>□ 生化检查<br>□ 泌尿系统及左肾静脉超声（可选）<br>□ 血气分析、电解质分析（可选）<br>□ 24h 尿蛋白定量（可选）<br>□ 开住院证（可选） | □ 1~5 个工作日后随访，进行再次评估。<br>□ 主诊医生根据检验结果及初诊病情制订诊疗计划<br>□ 完成病历书写<br>□ 向患儿监护人交代病情及其注意事项<br>□ 每周随访 1 次，连续 3~5 次<br>□ 病情稳定后，每月随访 1 次，连续 3~5 次，随访至少半年以上<br>治疗：<br>□ 抗感染<br>□ 抗凝治疗<br>□ 肾上腺糖皮质激素<br>□ 免疫抑制剂<br>□ 护肾治疗<br>□ 肾病饮食 |

续表

| 时间 | 初诊 | 复诊 |
|---|---|---|
| 护士工作 | □ 评估、安排就诊顺序<br>□ 对患儿监护人进行缴费、检查检验、取药、抽血、治疗等方面的指引 | □ 评估、安排就诊顺序<br>□ 对患儿监护人进行缴费、检查检验、取药、抽血、治疗等方面的指引 |
| 患儿监护人工作 | □ 通过网络预约门诊,就诊前准备好相关的既往病历资料<br>□ 接收指引单,根据指引完成就诊、检查<br>□ 参与诊疗方案决策 | □ 打印检查报告单<br>□ 参与诊疗决策<br>□ 反馈治疗效果 |
| 病情变异记录 | □ 无　□ 有,原因:<br>1.<br>2. | □ 无　□ 有,原因:<br>1.<br>2. |

### (五)住院流程

#### 1. 入院标准

(1)尿蛋白 >(+++),有中度以上水肿、少尿、高血压及肾功能异常。

(2)有精神症状或神经系统症状。

(3)合并感染、严重水电解质平衡紊乱或高凝状态、血栓形成等。

(4)需要血液净化治疗或肾活检。

(5)需要甲泼尼龙和/或环磷酰胺冲击治疗。

#### 2. 临床路径表单

原发性肾病综合征临床路径表单(住院)

患儿姓名:_____ 性别:_____ 年龄:_____ 门诊号:_____ 住院号:_____

住院日期:　　年　　月　　日　出院日期:　　年　　月　　日　标准住院日:15~20d

| 时间 | 入院第 1d | 入院第 2~20d | 出院日 |
|---|---|---|---|
| 医生工作 | □ 主诊医生询问病史及体格检查<br>□ 完成初次评估,包括生理(营养、疼痛等)、心理、社会和经济因素<br>□ 24h 完成住院病历,8h 内完成首次病程记录<br>□ 向患儿监护人告知病情、治疗决策并获取知情同意 | □ 上级医师入院 24h 内完成查房,明确诊断<br>□ 根据检验结果及初诊病情调整药物和治疗方案<br>□ 如果出现危急值,执行危急值报告制度(严重者出径) | □ 上级医师查房,同意其出院<br>□ 完成出院小结及诊断证明<br>□ 出院宣教:向患儿监护人交代出院注意事项,如随访项目、间隔时间、观察项目等 |
|  | **□ 长期医嘱:**<br>□ 按儿内肾脏科护理常规<br>□ 二级护理(可选)<br>□ 一级护理(可选)<br>□ 肾病饮食(可选)<br>□ 半流质饮食(可选)<br>□ 流质饮食(可选)<br>□ 抗感染治疗<br>**临时医嘱:**<br>□ 血常规、C 反应蛋白<br>□ 尿常规、大便常规<br>□ 生化检查<br>□ 血沉 | **长期医嘱:**<br>□ 同前<br>**临时医嘱:**<br>□ 24h 尿蛋白定量<br>□ 24h 尿肌酐<br>□ 24h 尿蛋白电泳<br>□ 胸部 X 线检查<br>□ 心电图<br>□ 泌尿系统及左肾静脉超声<br>□ 腹部超声<br>□ 超声心动图(可选)<br>□ 抗感染治疗<br>□ 利尿消肿 | **出院医嘱:**<br>□ 出院带药<br>□ 门诊随诊 |

| 时间 | 入院第 1d | 入院第 2~20d | 出院日 |
|---|---|---|---|
| 医生工作 | □ 凝血功能<br>□ 血气分析、电解质分析<br>□ 免疫功能<br>□ 自身抗体<br>□ 抗肾小球基底膜抗体<br>□ 感染性疾病筛查<br>□ 血管炎四项<br>□ 淋巴细胞绝对计数<br>□ 铜蓝蛋白<br>□ 抗链球菌溶血素 O（ASO）<br>□ 病原学（可选）<br>□ 尿液红细胞形态检查 | □ 肾上腺糖皮质激素<br>□ 维生素 D 及钙剂（可选）<br>□ 免疫抑制剂（可选）<br>□ 抗凝治疗（可选）<br>□ 丙种球蛋白（可选）<br>□ 血液净化（可选）<br>□ 并发症的相关处理<br>□ 对异常实验室检查的复查 | |
| 护士工作 | □ 入院宣教评估（一般情况、营养、疼痛、压疮、跌倒风险评估）<br>□ 执行医嘱、预约检查、安排取血 | □ 饮食指导<br>□ 用药指导<br>□ 每日护理评估<br>□ 定时测量体温<br>□ 观察病情变化，反馈医生 | □ 出院宣教：复查时间、饮食指导、用药指导等<br>□ 协助患儿监护人办理出院手续 |
| 患儿监护人工作 | □ 配合完成病史询问和体格检查<br>□ 学习健康宣教知识<br>□ 配合医院各项指引<br>□ 参与诊疗方案决策 | □ 配合完成各项检查<br>□ 参与诊疗方案<br>□ 观察病情变化，反馈医生<br>□ 认真学习出院流程及相关注意事项 | □ 认真学习出院宣教内容<br>□ 办理出院<br>□ 预约下次专科复诊 |
| 病情变异记录 | □ 无　□ 有，原因：<br>1.<br>2. | □ 无　□ 有，原因：<br>1.<br>2. | □ 无　□ 有，原因：<br>1.<br>2. |

### 3. 出院标准

（1）感染控制、水肿消退、停利尿剂后水肿无反复、尿蛋白有所下降，下降幅度达 50%、各项检验、检查指标有所好转。

（2）一般情况稳定，各项生命体征稳定，无感染表现。

### （六）变异及原因分析

1. 出现重症感染。

2. 合并特异性病原感染，如真菌感染、CMV、EB 病毒感染及结核感染。

3. 合并严重血栓栓塞，如脑栓塞或肺栓塞等。

4. 全身重度水肿和 / 或并发肾功能不全，需肾替代治疗者。

5. 激素耐药者，激素治疗效果欠佳，水肿进行性加重，需肾替代治疗。

## 二、临床路径流程图（图 9-2）

## 三、随访指导

门诊治疗系统定期自动发送随访问卷调查表。肾病专科长期随诊。初次复诊在出院后 1 周，以后 2~4 周复诊 1 次。

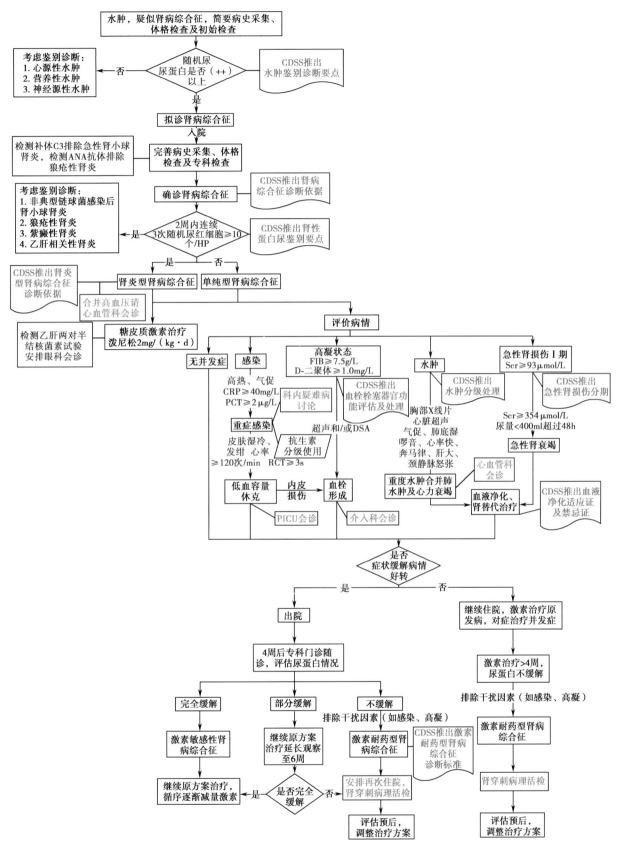

图 9-2　肾病综合征临床路径流程图

CDSS. 临床决策支持系统；PCT. 降钙素原；PICU. 儿童重症监护病房；CRP. C 反应蛋白；
Scr. 血肌酐；RCT. 毛细血管充盈时间；FIB. 纤维蛋白原；DSA. 数字减影血管造影。

### 四、宣教

宣教时间:门诊就诊、入院及出院当天。

宣教内容:

1. 肾病专科长期随诊,一般需要 8 个月 ~1 年,经常复发会延长治疗时间。初次复诊在出院后 1 周,以后 2~4 周复诊 1 次。

2. 在大量使用激素和免疫抑制剂时避免预防接种,应在停药半年后进行,避免使用灭活疫苗预防接种。

3. 如出现以下情况需及时返院或到当地医院诊疗   发热、咳嗽、腹泻等不适持续 2~3d 以上;复发水肿、少尿、蛋白尿,持续 5d 以上不消退;抽搐、精神倦怠、喷射性呕吐等;皮肤黏膜瘀斑;服药后出现皮疹、呼吸困难、头痛、剧烈呕吐等。

4. 激素虽然副作用较多,但仍是目前治疗本病首选药物,请勿擅自减量或停服激素,长期服用糖皮质激素患儿定期眼科检查。

## 第三节  泌尿道感染临床路径

### 一、泌尿道感染临床路径标准流程

**(一) 适用对象**

第一诊断为泌尿道感染(ICD-10:N39.000)。

**(二) 诊断依据**

根据《诸福棠实用儿科学》(第 8 版)和《儿科学》(第 9 版)进行诊断。

1. **病史**   婴幼儿临床症状缺乏特异性,以全身症状为主。儿童期多表现为发热,伴尿频、尿急、尿痛等尿路刺激症状,可出现血尿、脓血尿、尿液混浊等。

2. **体征**   可有尿道口潮红、肾区叩击痛等。

3. **辅助检查**   尿常规、尿培养、血常规、感染指标。

**(三) 进入标准临床路径**

1. 第一诊断必须符合泌尿道感染(ICD-10:N39.000)。

2. 当患儿同时具有其他疾病诊断,但在治疗期间不影响该诊断的临床路径流程实施时,可进入路径。

**(四) 门诊流程**

泌尿道感染临床路径表单(门诊)

患儿姓名:_____ 性别:_____ 年龄:_____ 门诊号:_____

| 时间 | 初诊 | 复诊 |
|---|---|---|
| 医生<br>工作 | ☐ 主诊医生询问病史及体格检查<br>☐ 完成初次评估,包括生理(营养、疼痛等)、心理、社会和经济因素<br>☐ 完成门诊医嘱及病历书写<br>☐ 向患儿监护人告知病情<br>**检查:**<br>☐ 血常规<br>☐ 尿常规<br>☐ 中段尿培养<br>☐ 泌尿系统及左肾静脉超声(可选)<br>☐ 开住院证(可选)<br>**治疗:**<br>☐ 抗感染 | ☐ 3~5 个工作日后随访,进行再次评估<br>☐ 主诊医生根据检验结果及初诊病情制订诊疗计划<br>☐ 完成病历书写<br>☐ 向患儿监护人交代病情及其注意事项<br>☐ 每周随访 1 次,连续 2~4 次<br>**治疗:**<br>☐ 抗感染 |

| 时间 | 初诊 | 复诊 |
|---|---|---|
| 护士工作 | □ 评估、安排就诊顺序<br>□ 对患儿监护人进行缴费、检查检验、取药、抽血、治疗等方面的指引 | □ 评估、安排就诊顺序<br>□ 对患儿监护人进行缴费、检查检验、取药、抽血、治疗等方面的指引 |
| 患儿监护人工作 | □ 通过网络预约门诊,就诊前准备好相关病历资料<br>□ 接收指引单,根据指引完成就诊、检查<br>□ 参与诊疗方案决策 | □ 打印检查报告单<br>□ 参与诊疗决策<br>□ 反馈治疗效果 |
| 病情变异记录 | □ 无　□ 有,原因:<br>1.<br>2. | □ 无　□ 有,原因:<br>1.<br>2. |

（五）住院流程

**1. 入院标准**

(1) 婴幼儿泌尿道感染或全身中毒症状明显。

(2) 泌尿道感染合并有其他系统并发症。

(3) 合并有泌尿系统先天畸形等复杂性尿路感染。

(4) 肾功能异常。

(5) 需入院做进一步检查(如膀胱输尿管造影)及治疗。

**2. 临床路径表单**

泌尿道感染临床路径表单(住院)

患儿姓名:＿＿＿＿＿＿＿　性别:＿＿＿＿　年龄:＿＿＿＿　门诊号:＿＿＿＿＿＿　住院号:＿＿＿＿＿＿

住院日期:　　年　　月　　日　　出院日期:　　年　　月　　日　　标准住院日:3~14d

| 时间 | 入院第 1d | 入院第 2~14d | 出院日 |
|---|---|---|---|
| 医生工作 | □ 主诊医生询问病史及体格检查<br>□ 完成初次评估,包括生理(营养、疼痛等)、心理、社会和经济因素<br>□ 24h 完成住院病历,8h 内完成首次病程记录<br>□ 向患儿监护人告知病情、治疗决策并获取知情同意<br><br>**长期医嘱:**<br>□ 按儿内肾脏科护理常规<br>□ 二级护理(可选)<br>□ 一级护理(可选)<br>□ 普通饮食(可选)<br>□ 半流质饮食(可选)<br>□ 流质饮食(可选)<br>**临时医嘱:**<br>□ 血常规、C 反应蛋白<br>□ 尿常规、大便常规<br>□ 生化检查<br>□ 血沉<br>□ 凝血功能<br>□ 血气分析、电解质分析 | □ 上级医师入院 24h 内完成查房,明确诊断<br>□ 根据检验结果及初诊病情调整药物和治疗方案<br>□ 如果出现危急值,执行危急值报告制度(严重者出径)<br><br>**长期医嘱:**<br>□ 同前<br>**临时医嘱:**<br>□ 胸部 X 线检查<br>□ 心电图<br>□ 泌尿系统超声<br>□ 腹部超声<br>□ 超声心动图(可选)<br>□ 膀胱造影(可选)<br>□ 磁共振尿路成像(可选)<br>□ 抗生素抗感染<br>□ 丙种球蛋白(可选)<br>□ 并发症的相关处理<br>□ 对异常实验室检查的复查 | □ 上级医师查房,同意其出院<br>□ 完成出院小结及诊断证明<br>□ 出院宣教:向患儿监护人交代出院注意事项,如随访项目、间隔时间、观察项目等<br><br>**出院医嘱:**<br>□ 出院带药 |

| 时间 | 入院第 1d | 入院第 2~14d | 出院日 |
|---|---|---|---|
| 医生工作 | □ 免疫功能<br>□ 淋巴细胞计数<br>□ 中段尿培养<br>□ 血培养<br>□ 病原学检查(可选)<br>□ 尿液红细胞形态检查<br>□ 抗生素(可选) | | |
| 护士工作 | □ 入院宣教评估(一般情况、营养、<br>   疼痛、压疮、跌倒风险评估)<br>□ 执行医嘱、预约检查、安排取血 | □ 饮食指导<br>□ 用药指导<br>□ 每日护理评估<br>□ 定时测量体温<br>□ 观察病情变化,反馈医生 | □ 出院宣教:复查时间、饮食指导、<br>   用药指导等<br>□ 协助患儿监护人办理出院手续 |
| 患儿监护人工作 | □ 配合完成病史询问和体格检查<br>□ 学习健康宣教知识<br>□ 配合医院各项指引<br>□ 参与诊疗方案决策 | □ 配合完成各项检查<br>□ 参与诊疗方案<br>□ 观察病情变化,反馈医生 | □ 认真学习出院宣教内容<br>□ 办理出院<br>□ 预约下次专科复诊 |
| 病情变异记录 | □ 无   □ 有,原因:<br>1.<br>2. | □ 无   □ 有,原因:<br>1.<br>2. | □ 无   □ 有,原因:<br>1.<br>2. |

**3. 出院标准**

(1) 体温平稳正常超过 72h,尿频、尿急、尿痛等表现明显减轻。

(2) 外周血象、血沉、降钙素原、C 反应蛋白基本正常。

(3) 胸部影像学检查提示胸液明显吸收,局部无脓液。

(六) 变异及原因分析

1. 伴有多重耐药菌感染或者存在先天畸形等原因会导致住院时间延长、医疗费用增加。

2. 有严重肾外并发症,需要在住院期间处理。

3. 新出现其他系统并发症,需要住院治疗。

4. 患儿能逐渐恢复,但出现治疗相关的并发症,需要住院期间处理。

## 二、临床路径流程图(图 9-3)

## 三、随访指导

门诊治疗系统定期自动发送随访问卷调查表。通常为每周回院复诊 1 次,定期观察患儿症状、检验报告及继续治疗。

## 四、宣教

宣教时间:门诊就诊、入院及出院当天。

宣教内容:

1. **饮食指导**　保证饮食均衡、正确按时添加辅食,进食易消化食物,合理营养,避免刺激性饮食。生活起居:保持居室通风良好,空气新鲜,在天气晴朗时,到室外呼吸新鲜空气,晒太阳。保证足够的休息,避免剧烈运动,注意饮食卫生,注意气候的变化,防止受凉或过热。注意保暖,适当添加衣服。避免儿童接触有呼吸道感染的人,少去公共场所。在感冒流行季节,应尽量避免去人多拥挤的场所,必要时佩戴口罩。

2. **用药指导**　妥善保管药物,置于儿童不能触及的地方。按医嘱合理用药,不可停服或改剂量,监督患儿正确吸入药物,完成疗程。忌滥用抗生素,避免引起不良反应。在咳嗽及发热时避免接种各种疫苗。

3. 出院后定期专科门诊随访,注意监测每日体温和呼吸次数。

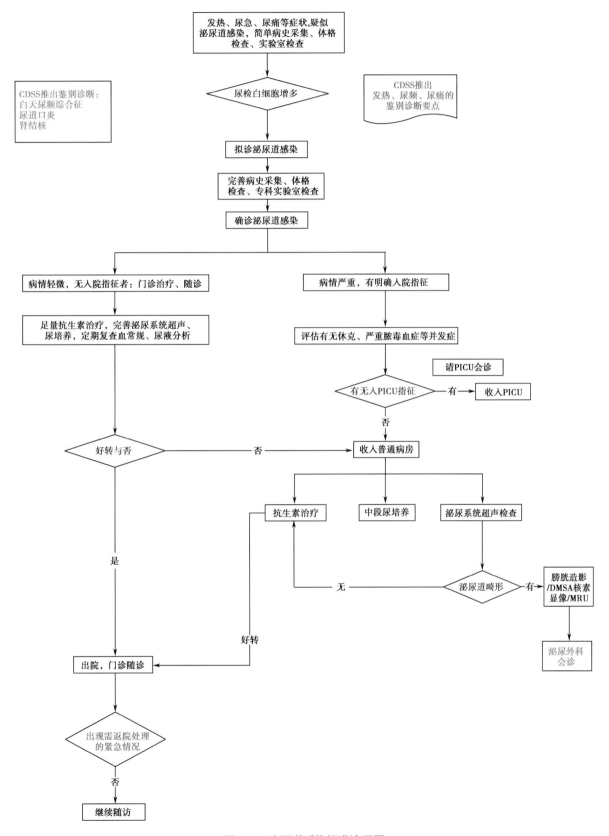

图 9-3　泌尿道感染标准流程图

CDSS. 临床决策支持系统;DMSA. 二巯基丁二酸;PICU. 儿童重症监护病房;MRU. 磁共振尿路成像。

301

# 第四节 IgA 肾病临床路径

## 一、IgA 肾病临床路径标准流程

### (一) 适用对象

第一诊断为 IgA 肾病(ICD-10:N02.801)。

### (二) 诊断依据

**1. 病史** 因"发作性肉眼血尿、水肿"等原因,已进行肾活检,病理诊断确诊为 IgA 肾病。

**2. 体征** 持续性肉眼血尿。

**3. 辅助检查** 免疫荧光检查、肾活检。

### (三) 进入临床路径标准

1. 第一诊断必须符合 IgA 肾病(ICD-10:N02.801)。

2. 当患儿同时具有其他疾病诊断,但在住院期间不需特殊处理也不影响第一诊断的临床路径流程实施时,可以进入路径。

### (四) 门诊流程

IgA 肾病临床路径表单(门诊)

患儿姓名:_____ 性别:_____ 年龄:_____ 门诊号:_____

| 时间 | 初诊 | 复诊 |
|---|---|---|
| 医生<br>工作 | □ 主诊医生询问病史及体格检查<br>□ 完成初次评估,包括生理(营养、疼痛等)、心理、社会<br>　和经济因素<br>□ 完成门诊医嘱及病历书写<br>□ 向患儿监护人告知病情<br>检查:<br>□ 血常规<br>□ 尿常规<br>□ 凝血功能<br>□ 免疫功能<br>□ 生化检查<br>□ 泌尿系统及左肾静脉超声<br>□ 血气分析、电解质分析(可选)<br>□ 开住院证(可选) | □ 3~7 个工作日后随访,进行再次评估<br>□ 主诊医生根据检验结果及初诊病情制订诊疗计划<br>□ 完成病历书写<br>□ 向患儿监护人交代病情及其注意事项<br>□ 每月随访 1 次,长期随访<br>治疗:<br>□ 血管紧张素转换酶抑制剂(可选)<br>□ 血管紧张素受体拮抗剂(可选)<br>□ 肾上腺糖皮质激素(醋酸泼尼松片、甲泼尼龙片等)<br>　(可选) |
| 护士<br>工作 | □ 评估、安排就诊顺序<br>□ 对患儿监护人进行缴费、检查检验、取药、抽血、治疗<br>　等方面的指引 | □ 评估、安排就诊顺序<br>□ 对患儿监护人进行缴费、检查检验、取药、抽血、治疗<br>　等方面的指引 |
| 患儿<br>监护<br>人工<br>作 | □ 通过网络预约门诊,就诊前准备好相关病历资料<br>□ 接收指引单,根据指引完成就诊、检查<br>□ 参与诊疗方案决策<br>□ 接受健康教育 | □ 打印检查报告单<br>□ 参与诊疗决策<br>□ 反馈治疗效果 |
| 病情<br>变异<br>记录 | □ 无　□ 有,原因:<br>1.<br>2. | □ 无　□ 有,原因:<br>1.<br>2. |

（五）住院流程

**1. 入院标准**

（1）第一诊断为 IgA 肾病。

（2）持续性肉眼血尿（>2~4 周），或肾病水肿、蛋白尿，或肾脏病理显示中度以上系膜增生或伴有新月体形成的 IgA 肾病患儿。

（3）当患儿同时具有其他疾病诊断，但在住院期间不需特殊处理也不影响第一诊断的临床路径流程实施时，可以进入路径。

**2. 临床路径表单**

IgA 肾病临床路径表单（住院）

患儿姓名：_____ 性别：_____ 年龄：_____ 门诊号：_____ 住院号：_____

住院日期： 年 月 日 出院日期： 年 月 日 标准住院日：5~7d

| 时间 | 入院第 1d | 入院第 2~7d | 出院日 |
|---|---|---|---|
| 医生工作 | □ 主诊医生询问病史及体格检查<br>□ 完成初次评估，包括生理（营养、疼痛等）、心理、社会和经济因素<br>□ 24h 完成住院病历，8h 内完成首次病程记录<br>□ 向患儿监护人告知病情、治疗决策并获取知情同意 | □ 上级医师入院 24h 内完成查房，明确诊断<br>□ 根据检验结果及初诊病情调整药物和治疗方案<br>□ 如果出现危急值，执行危急值报告制度（严重者出径） | □ 上级医师查房，同意其出院<br>□ 完成出院小结及诊断证明<br>□ 出院宣教：向患儿监护人交代出院注意事项，如随访项目、间隔时间、观察项目等 |
| | **长期医嘱：**<br>□ 按儿内肾脏科护理常规<br>□ 二级护理（可选）<br>□ 一级护理（可选）<br>□ 普通饮食（可选）<br>□ 肾上腺糖皮质激素（可选）<br>□ 血管紧张素转换酶抑制剂（可选）<br>□ 血管紧张素受体拮抗剂（可选）<br>**临时医嘱：**<br>□ 血常规、尿常规、大便常规<br>□ 生化检查<br>□ 凝血功能<br>□ 血气分析、电解质分析<br>□ 免疫功能<br>□ 感染性疾病筛查<br>□ 血管炎四项<br>□ 抗链球菌溶血素 O（ASO）<br>□ 病原学检查（可选）<br>□ 尿液红细胞形态检查 | **长期医嘱：**<br>□ 同前<br>**临时医嘱：**<br>□ 24h 尿蛋白定量（可选）<br>□ 胸部 X 线检查<br>□ 心电图<br>□ 泌尿系统及左肾静脉超声<br>□ 超声心动图（可选）<br>□ 肾上腺糖皮质激素（可选）<br>□ 免疫抑制剂（可选）<br>□ 护肾治疗（可选）<br>□ 白蛋白（可选）<br>□ 并发症的相关处理<br>□ 对异常实验室检查的复查 | **出院医嘱：**<br>□ 出院带药 |
| 护士工作 | □ 入院宣教评估（一般情况、营养、疼痛、压疮、跌倒风险评估）<br>□ 执行医嘱、预约检查、安排取血 | □ 饮食指导<br>□ 用药指导<br>□ 每日护理评估<br>□ 定时测量体温<br>□ 观察病情变化，反馈医生 | □ 出院宣教：复查时间、饮食指导、用药指导等<br>□ 协助患儿监护人办理出院手续 |

续表

| 时间 | 入院第1d | 入院第2~7d | 出院日 |
|---|---|---|---|
| 患儿监护人工作 | □ 配合完成病史询问和体格检查<br>□ 配合医院各项指引<br>□ 参与诊疗方案决策 | □ 配合完成各项检查<br>□ 参与诊疗方案<br>□ 观察病情变化,反馈医生 | □ 认真学习出院宣教内容<br>□ 办理出院<br>□ 预约下次专科复诊 |
| 病情变异记录 | □ 无 □ 有,原因:<br>1.<br>2. | □ 无 □ 有,原因:<br>1.<br>2. | □ 无 □ 有,原因:<br>1.<br>2. |

**3. 出院标准**

(1)完成此次治疗方案,生命体征平稳,血压正常。

(2)水肿、肉眼血尿消失,尿蛋白减少,肾功能基本正常。

(3)临床症状及重症并发症消失,无须住院处理的并发症,可以转到肾专科门诊。

(六)变异及原因分析

1. 出现严重感染者(支气管肺炎、细菌性腹膜炎、脓毒血症、腹泻、皮肤脓疱疮等)。

2. 合并特异性病原感染,如疱疹病毒、真菌、CMV、EB病毒及结核感染者。

3. 水肿严重,如严重腹水、阴囊、阴茎水肿,需要血液透析治疗者。

4. 合并严重高凝状态,甚至血栓栓塞,如下肢静脉血栓、脑栓塞或肺栓塞等,合并肾功能不全,需肾替代治疗者。

5. 激素耐药者、激素治疗效果欠佳、水肿进行性加重,需肾替代治疗。

## 二、临床路径流程图(图9-4)

## 三、随访指导

门诊治疗系统定期自动发送随访问卷调查表。通常为每月回院复诊1次,定期观察患儿临床表现及实验室指标,以及继续治疗。

## 四、宣教

宣教时间:门诊就诊、住院全程及随访。

宣教内容:

1. 预防感染 感染不仅是肾病最常见的病因,还是其病情加重、疾病反复、复发的首要因素。肾病患儿由于长期用免疫抑制剂、饮食吸收差、大量蛋白从尿中丢失等因素导致免疫力极低,易发生感冒等呼吸道感染。

2. 避免受伤 皮肤伤口是致病菌最好的入侵途径,儿童活泼好动,皮肤擦伤时有发生,对于正常儿童可能影响不大,但对肾病患儿,可能导致疾病复发。

3. 预防过敏 各种过敏都能造成体内免疫机制的紊乱,产生异常的免疫复合物、抗体、细胞因子,它们可通过多种途径最终造成肾脏受累。

4. 避免剧烈运动 剧烈运动时,肾脏血流量明显增加,尿蛋白排出随之增加,加重肾损害。

5. 饮食均衡,不要摄入过油、过甜、过咸、高蛋白食品。肾病儿童不宜补,许多监护人认为小便丢失大量蛋白,进食高蛋白食物将有益于患儿恢复健康,但这一举措会带来适得其反的后果,加速疾病进展。

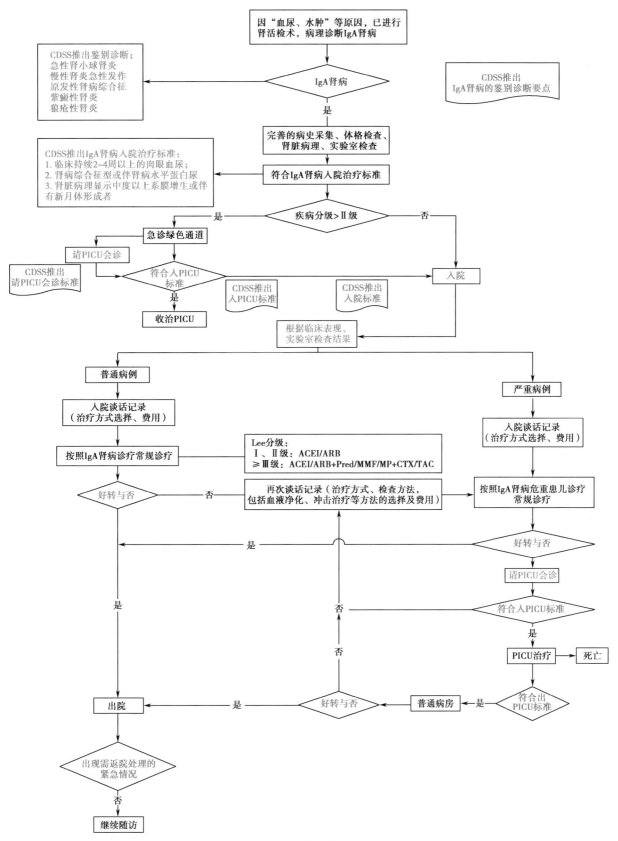

图 9-4　IgA 肾病临床路径流程图

CDSS. 临床决策支持系统；ACEI. 血管紧张素转换酶抑制剂；ARB. 血管紧张素受体拮抗剂；Pred. 强的松；
MMF. 吗替麦考酚酯；MP. 甲泼尼龙；CTX. 环磷酰胺；TAC. 他克莫司；PICU. 儿童重症监护病房。

# 第五节　肾活检临床路径

## 一、肾活检临床路径标准流程

### (一) 适用对象

1. 急性肾炎综合征治疗 2~3 个月无好转,肾功能下降。

2. 难治性肾病综合征、肾炎型肾病综合征。

3. 无症状蛋白尿、无症状血尿或血尿伴蛋白尿,临床诊断不明。

4. 继发性或遗传性肾病。

5. 移植肾病变。

6. 不明原因急、慢性肾衰竭。

### (二) 禁忌证

**1. 绝对禁忌证**　明显出血倾向、孤立肾、肾发育不良、肾内肿瘤、肾动脉瘤。

**2. 相对禁忌证**　肾盂积水、肾周围脓肿、多囊肾或肾脏囊性病变、游走肾、严重高血压、肾钙化、全身性感染疾病。

### (三) 进入标准临床路径

1. 有明确肾活检适应证。

2. 初评估,无肾活检禁忌证。

3. 当患儿同时具有其他疾病诊断,但在住院期间不需特殊处理也不影响第一诊断的临床路径流程实施时,可以进入路径。

### (四) 门诊流程

肾活检临床路径表单(门诊)

患儿姓名:＿＿＿＿＿　性别:＿＿＿＿＿　年龄:＿＿＿＿＿　门诊号:＿＿＿＿＿

| 时间 | 初诊 | 复诊 |
|---|---|---|
| 医生工作 | □ 主诊医生询问病史及体格检查<br>□ 完成初次评估,包括生理(营养、疼痛等)、心理、社会和经济因素<br>□ 完成门诊医嘱及病历书写<br>□ 向患儿监护人告知病情<br>检查:<br>□ 血常规、尿常规<br>□ 凝血功能<br>□ 免疫功能<br>□ 自身抗体<br>□ 生化检查<br>□ 泌尿系统超声<br>□ 血气分析、电解质分析(可选)<br>□ 胸部 X 线检查(可选)<br>□ 开住院证(可选) | □ 1~5 个工作日后随访,进行再次评估<br>□ 主诊医生根据检验结果及初诊病情制订诊疗计划<br>□ 完成病历书写<br>□ 向患儿监护人交代病情及其注意事项<br>□ 每周随访 1 次<br>治疗:<br>□ 饮食注意<br>□ 专科治疗 |
| 护士工作 | □ 评估、安排就诊顺序<br>□ 对患儿监护人进行缴费、检查检验、取药、抽血、治疗等方面的指引 | □ 评估、安排就诊顺序<br>□ 对患儿监护人进行缴费、检查检验、取药、抽血、治疗等方面的指引 |

续表

| 时间 | 初诊 | 复诊 |
|---|---|---|
| 患儿监护人工作 | □ 通过网络预约门诊,就诊前准备好相关的既往病历资料<br>□ 接收指引单,根据指引完成就诊、检查参与诊疗方案决策 | □ 打印检查报告单<br>□ 参与诊疗决策<br>□ 反馈治疗效果 |
| 病情变异记录 | □ 无　□ 有,原因:<br>1.<br>2. | □ 无　□ 有,原因:<br>1.<br>2. |

（五）住院流程

**1. 入院标准**

（1）有明确肾活检适应证。

（2）初评估,无肾活检禁忌证。

**2. 临床路径表单**

肾活检临床路径表单（住院）

患儿姓名:＿＿＿＿＿＿＿　性别:＿＿＿＿＿＿　年龄:＿＿＿＿＿＿　门诊号:＿＿＿＿＿＿　住院号:＿＿＿＿＿＿

住院日期:　　年　　月　　日　　出院日期:　　年　　月　　日　　标准住院日:5~7d

| 时间 | 入院第1d | 入院第2~7d | 出院日 |
|---|---|---|---|
| 医生工作 | □ 主诊医生询问病史及体格检查<br>□ 完成初次评估,包括生理(营养、疼痛等)、心理、社会和经济因素<br>□ 24h完成住院病历,8h内完成首次病程记录<br>□ 向患儿监护人告知病情、治疗决策并获取知情同意 | □ 上级医师入院24h内完成查房,明确诊断<br>□ 根据检验结果及初诊病情调整药物和诊疗决策<br>□ 如果出现危急值,执行危急值报告制度(严重者出径) | □ 上级医师查房,同意其出院<br>□ 完成出院小结及诊断证明<br>□ 出院宣教:向患儿监护人交代出院注意事项,如随访项目、间隔时间、观察项目等 |
| | **长期医嘱:**<br>□ 按儿内肾脏科护理常规<br>□ 二级护理(可选)<br>□ 一级护理(可选)<br>□ 肾病饮食(可选)<br>**临时医嘱:**<br>□ 血常规、尿常规、大便常规<br>□ 生化检查<br>□ 凝血功能<br>□ 血气分析、电解质分析<br>□ 免疫功能<br>□ 自身抗体<br>□ 抗肾小球基底膜抗体<br>□ 感染性疾病筛查<br>□ 血管炎四项<br>□ 淋巴细胞绝对计数<br>□ 铜蓝蛋白<br>□ 抗链球菌溶血素O(ASO)<br>□ 病原学(可选) | **长期医嘱:**<br>□ 同前<br>**临时医嘱:**<br>□ 24h尿蛋白定量<br>□ 24h尿肌酐<br>□ 24h尿蛋白电泳<br>□ 胸部X线检查<br>□ 心电图<br>□ 泌尿系统及左肾静脉超声<br>□ 腹部超声<br>□ 超声心动图(可选)<br>□ 血管超声(可选)<br>□ 丙种球蛋白(可选)<br>□ 白蛋白/血浆/凝血因子(可选)<br>□ 消肿利尿(可选)<br>□ 止血治疗<br>□ 抗感染(可选)<br>□ 并发症的相关处理<br>□ 对异常实验室检查的复查 | **出院医嘱:**<br>□ 出院带药 |

| 时间 | 入院第 1d | 入院第 2~7d | 出院日 |
|---|---|---|---|
| 医生<br>工作 | □ 尿液红细胞形态检查<br>□ 消肿利尿(可选)<br>□ 抗感染(可选)<br>□ 白蛋白/血浆/凝血因子(可选) | | |
| 护士<br>工作 | □ 入院宣教评估(一般情况、营养、疼痛、压疮、跌倒风险评估)<br>□ 执行医嘱、预约检查、安排取血 | □ 饮食指导<br>□ 用药指导<br>□ 每日护理评估<br>□ 定时测量体温<br>□ 观察病情变化,反馈医生 | □ 出院宣教:复查时间、饮食指导、用药指导等<br>□ 协助患儿监护人办理出院手续 |
| 患儿监护人工作 | □ 配合完成病史询问和体格检查<br>□ 学习健康宣教知识<br>□ 参与诊疗方案决策 | □ 配合完成各项检查<br>□ 参与诊疗方案<br>□ 观察病情变化,反馈医生<br>□ 认真学习出院流程及相关注意事项 | □ 认真学习出院宣教内容<br>□ 办理出院<br>□ 预约下次专科复诊 |
| 病情变异记录 | □ 无　□ 有,原因:<br>1.<br>2. | □ 无　□ 有,原因:<br>1.<br>2. | □ 无　□ 有,原因:<br>1.<br>2. |

**3. 出院标准**

(1)各项生命体征平稳,无明显不适。

(2)伤口愈合良好,无明显活动性出血,凝血功能正常。

(六) 变异及原因分析

出现重症感染,出现严重的出血,如肾周血肿、肾动静脉瘘、尿潴留等,出现严重的腰痛、腹痛等情况。

## 二、临床路径流程图(图 9-5)

## 三、随访指导

系统定期自动发送随访问卷调查表。通常 1 周后返院取病理结果,门诊复诊。

## 四、宣教

宣教时间:出院当天。

宣教内容:避免剧烈运动,定期返院复诊。出现腰痛、腹痛、血尿等情况应返院就诊。

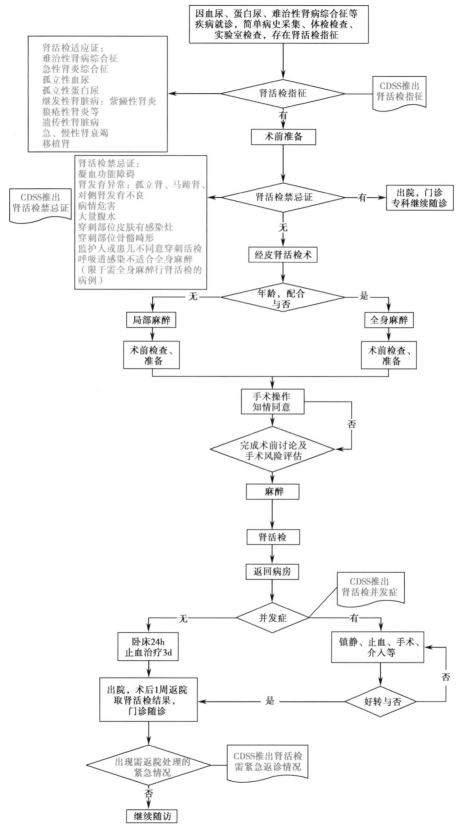

图 9-5 肾活检临床路径流程图

CDSS. 临床决策支持系统。

## 第六节　日间病房血液透析临床路径

### 一、日间病房血液透析临床路径标准流程

#### (一) 适用对象

第一诊断为血液透析状态(ICD-10:Z99.201)。

具体包括急诊透析以及慢性肾脏病 5 期维持性透析的患儿,其中以慢性肾脏病维持性透析患儿为主,具体如下:

**1. 急诊透析**

(1) 少尿或无尿 2d 以上。

(2) 出现尿毒症症状,尤其是神经精神症状。

(3) 严重水钠潴留或有充血性心力衰竭、肺水肿和脑水肿。

(4) 血 BUN>35.7mmol/L 或 BUN 增加速度每日 >9mmol/L,血 Scr>620μmol/L。

(5) 难以纠正的酸中毒。

(6) 高钾血症:血钾 >6.5mmol/L。

(7) 急性中毒。

(8) 代谢紊乱:高钙血症、高尿酸血症、代谢性碱中毒、乳酸性酸中毒、高渗性昏迷等。

**2. 维持性透析**

(1) 肌酐清除率小于 $15ml/(min \cdot 1.73m^2)$。

(2) 肌酐清除率未降至 $15ml/(min \cdot 1.73m^2)$,但出现以下并发症:顽固的细胞外液超负荷;高钾血症;代谢性酸中毒;高磷血症;高钙或低钙血症;贫血;神经系统异常(如神经病、脑病);不能解释的日常生活障碍或生活质量下降;胸膜炎或心包炎;消化系统症状(恶心、呕吐、腹泻、胃十二指肠炎);体重下降或营养不良;高血压。

#### (二) 诊断依据

根据《临床诊疗指南:小儿内科分册》和《诸福棠实用儿科学》(第 8 版)进行诊断。

**1. 急性肾衰竭**

(1) 症状和体征

小儿急性肾衰竭的临床表现可有 3 种类型:①少尿型急性肾衰竭;②非少尿型急性肾衰竭;③高分解代谢型急性肾衰竭。

(2) 辅助检查:尿液检查、血生化检查、肾影像学检查、肾活检。对原因不明的急性肾衰竭,肾活检是可靠的诊断手段,可帮助诊断和评估预后。

**2. 慢性肾衰竭**

(1) 症状和体征

由于肾代偿能力较强,慢性肾衰竭早期症状不明显,且多为非特异性。可以累及消化系统、血液系统、心血管系统、皮肤系统、神经肌肉系统、呼吸系统、内分泌系统等,且容易并发感染。

(2) 辅助检查:血生化检查、肾影像学检查、肾活检。

(3) 诊断标准:肾功能不全一般做如下分级。

1) 代偿期:肾单位受损未超过 50%。肾小球滤过率(GFR)50~80ml/min,血肌酐(Scr)133~177μmol/L,无临床症状。

2) 失代偿期:GFR 50~20ml/min,Scr 186~442μmol/L,临床上有乏力、轻度贫血、食欲减退等全身症状。

3) 肾衰竭期:GFR l0~20ml/min,Scr 451~707μmol/L,患儿出现严重贫血、代谢性酸中毒、水电解质代谢紊乱。

4) 尿毒症期:GFR<10ml/min,Scr>707μmol/L,临床上代谢酸中毒加重,全身各系统症状突出。

（三）进入临床路径标准

1. 初评估,第一诊断必须符合血液透析状态(ICD-10：Z99.201),具有明确血液透析治疗适应证,无血液透析禁忌证。

2. 当患儿同时具有其他疾病诊断,但在治疗期间不影响该诊断的临床路径流程实施时,可进入路径。

（四）门诊流程

## 血液透析临床路径表单(门诊)

患儿姓名：_____　性别：_____　年龄：_____　门诊号：_____

| 时间 | 初诊 | 复诊 |
|---|---|---|
| 医生工作 | □ 主诊医生询问病史及体格检查<br>□ 完成初次评估,包括生理(营养、疼痛等)、心理、社会和经济因素<br>□ 完成门诊医嘱及病历书写<br>□ 向患儿监护人告知病情<br>检查：<br>□ 血常规、尿常规<br>□ 凝血功能<br>□ 免疫功能<br>□ 抗链球菌溶血素 O(ASO)<br>□ 生化检查 +HBV、HCV、HIV、TPPA<br>□ 泌尿系统超声<br>□ 血气分析、电解质分析<br>□ 甲状腺功能<br>□ 甲状旁腺激素<br>□ 开具住院证(可选) | □ 1~3 个工作日后随访,进行再次评估。<br>□ 主诊医生根据检验结果及初诊病情制订诊疗计划<br>□ 完成病历书写<br>□ 向患儿监护人交代病情及其注意事项<br>□ 每周随访 1 次<br>治疗：<br>□ 肾病饮食 |
| 护士工作 | □ 评估、安排就诊顺序<br>□ 推送信息给医生和患儿监护人<br>□ 对患儿监护人进行缴费、检查检验、取药、抽血、治疗等方面的指引 | □ 评估、安排就诊顺序<br>□ 对患儿监护人进行缴费、检查检验、取药、抽血、治疗等方面的指引 |
| 患儿监护人工作 | □ 通过网络预约门诊,就诊前准备好相关的既往病历资料<br>□ 接收指引单,根据指引完成就诊、检查<br>□ 参与诊疗方案决策 | □ 打印检查报告单<br>□ 参与诊疗决策<br>□ 反馈治疗效果 |
| 病情变异记录 | □ 无　□ 有,原因：<br>1.<br>2. | □ 无　□ 有,原因：<br>1.<br>2. |

（五）住院流程

1. **入院标准**　需要血液透析者。

## 2. 临床路径表单

血液透析临床路径表单(住院)

患儿姓名:_____ 性别:_____ 年龄:_____ 门诊号:_____ 住院号:_____

住院日期: 年 月 日 出院日期: 年 月 日 标准住院日:1d

| 时间 | | 入院第1d | | 出院日 |
|---|---|---|---|---|
| 医生工作 | □ 主诊医生询问病史及体格检查<br>□ 完成初次评估,包括生理(营养、疼痛等)、心理、社会和经济因素<br>□ 24h 完成住院病历<br>□ 向患儿监护人告知病情、治疗决策并获取知情同意 | □ 上级医师入院后治疗前完成查房,明确诊断<br>□ 根据检验结果及初诊病情调整药物和治疗方案<br>□ 如果出现危急值,执行危急值报告制度(严重者出径) | | □ 上级医师查房,同意其出院<br>□ 完成出院小结及诊断证明<br>□ 出院宣教:向患儿监护人交代出院注意事项,如随访项目、间隔时间、观察项目等 |
| | **长期医嘱:**<br>□ 按儿内肾脏科护理常规<br>□ 一级护理或二级护理<br>□ 肾病饮食 | **临时医嘱:**<br>□ 血常规、血型全套<br>□ 生化检查<br>□ 凝血功能<br>□ 血气分析、电解质分析<br>□ 甲状腺功能 + 甲状旁腺素<br>□ 感染性疾病筛查<br>□ B 型利钠肽<br>□ 胸部 X 线检查(可选)<br>□ 空心纤维血液透析器(可选)<br>□ 一次性使用血液净化装置的体外循环管路(必选)<br>□ 血液透析监测(必选)<br>□ 三通管(必选)<br>□ 特殊静脉通道维护(必选)<br>□ 中性静脉测压(必选)<br>□ 心电监测(必选)<br>□ 中心静脉导管(CVC)换药套餐<br>□ 低分子肝素钠静脉注射(必选,通管、封管时使用)<br>□ 低分子肝素钠静脉滴注(必选,血液净化时使用)<br>□ 促红细胞生成素皮下注射(可选,血液透析后使用)<br>□ 并发症的相关处理<br>□ 对异常实验室检查复查 | | **出院医嘱:**<br>□ 出院带药 |
| 护士工作 | □ 入院宣教评估(一般情况、营养、疼痛、压疮、跌倒风险评估)<br>□ 执行医嘱、预约检查、安排透析 | □ 饮食指导<br>□ 用药指导<br>□ 每日护理评估<br>□ 定时测量体温<br>□ 观察病情变化,反馈医生 | | □ 出院宣教:复查时间、饮食指导、用药指导等<br>□ 协助患儿监护人办理出院手续 |
| 患儿监护人工作 | □ 配合完成病史询问和体格检查<br>□ 学习健康宣教知识<br>□ 配合医院各项指引<br>□ 参与诊疗方案决策 | □ 配合完成各项检查<br>□ 参与诊疗方案<br>□ 观察病情变化,反馈医生<br>□ 认真学习出院流程及相关注意事项 | | □ 认真学习出院宣教内容<br>□ 办理出院<br>□ 预约下次专科复诊 |

| 时间 | 入院第 1d | | 出院日 |
|---|---|---|---|
| 病情<br>变异<br>记录 | □无　□有,原因:<br>1.<br>2. | □无　□有,原因:<br>1.<br>2. | □无　□有,原因:<br>1.<br>2. |

### 3. 出院标准

(1)完成此次治疗,观察 1h 以上,无全身各处活动性出血,无明显渗液、渗血。

(2)监测各项生命体征平稳,一般情况好,呼吸、循环稳定,无明显不适表现。

（六）变异及原因分析

1. 症状性低血压。

2. 失衡综合征。

3. 出血。

4. 体外循环凝血。

5. 空气栓塞。

6. 过敏反应。

7. 透析器首次使用综合征。

## 二、临床路径流程图(图 9-6)

## 三、随访指导

门诊治疗系统定期自动发送随访问卷调查表。通常为固定周期返院进行透析治疗,注意观察患儿症状、体征缓解情况,继续治疗。

## 四、宣教

宣教时间:门诊就诊、出院当天。

宣教内容:

血液透析是慢性肾脏病 5 期患儿维持生命的重要治疗手段,透析后维持透析管对于透析治疗意义重大。

1. 每 1~2d 伤口换药,并维持伤口清洁干燥。

2. 每天观察伤口有无分泌物、红、肿、热、痛等感染征象。

3. 每次透析结束,护理人员会将导管以生理食盐水推注,并以肝素留置以防导管阻塞,下次透析前再将肝素抽出。

4. 保持导管顺畅,避免造成导管折叠或拉扯。

5. 请随时注意导管夹子是否夹紧。

6. 若发现伤口出血先局部加压,若仍无法止血请尽快就医。

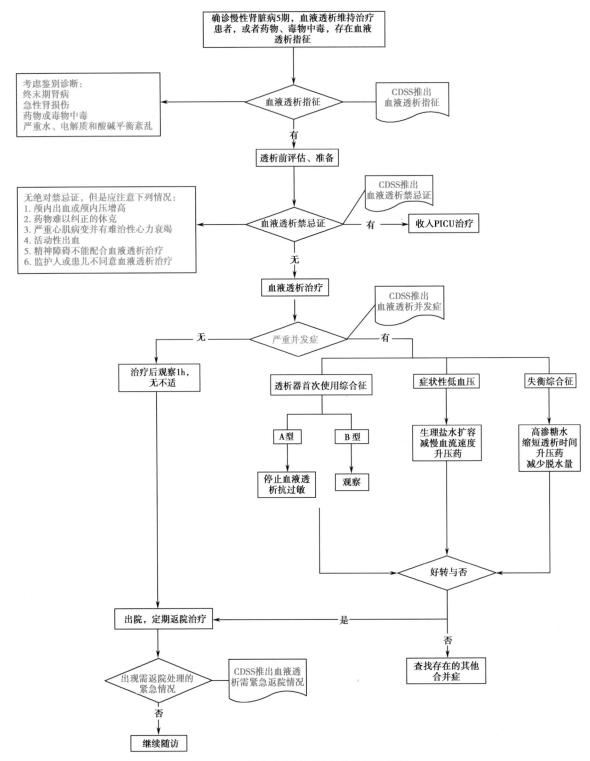

图 9-6　日间病房血液透析临床路径流程图

CDSS. 临床决策支持系统；PICU. 儿童重症监护病房。

# 第十章

## 造血和血液系统疾病

---

一、免疫性血小板减少性紫癜临床路径标准流程

（一）适用对象

第一诊断为免疫性血小板减少性紫癜（ICD-10：D69.303）。

（二）诊断依据

根据《临床诊疗指南：小儿内科分册》和《诸福棠实用儿科学》（第 8 版）进行诊断。

1. **病史**　皮肤、黏膜自发性出血，常伴有鼻出血或牙龈出血。

2. **体征**　皮肤可见针尖大小的皮内或皮下出血点或瘀斑瘀点，分布不均、易于碰撞的部位更多见，一般无肝脾及淋巴结肿大。

3. **辅助检查**　血常规、凝血功能、外周血涂片、病原学、骨髓细胞形态学等检查。

（三）进入临床路径标准

1. 第一诊断必须符合免疫性血小板减少性紫癜（ICD-10：D69.303）。

2. 当患儿同时具有其他疾病诊断，但在治疗期间不影响该诊断的临床路径流程实施时，可进入路径。

（四）门诊流程

免疫性血小板减少性紫癜临床路径表单（门诊）

患儿姓名：＿＿＿＿＿＿　性别：＿＿＿＿＿＿　年龄：＿＿＿＿＿＿　门诊号：＿＿＿＿＿＿

| 时间 | 初诊 | 复诊 |
|---|---|---|
| 医生工作 | □ 主诊医生询问病史及体格检查<br>□ 完成初次评估，包括生理（营养、疼痛等）、心理、社会和经济因素<br>□ 完成门诊医嘱及病历书写<br>□ 向患儿监护人告知病情<br>□ 处理门诊危急值<br>**检查：**<br>□ 血常规、网织红细胞<br>□ 血型（可选） | □ 2~3 个工作日后随访，进行再次评估。<br>□ 主诊医生根据检验结果及初诊病情制订诊疗计划<br>□ 完成病历书写<br>□ 向患儿监护人交代病情及其注意事项<br>□ 若需入院，预约床位入院，无须住院患儿，门诊药物治疗<br>□ 每隔 2 周门诊复诊，预约下次复诊号<br>**治疗：**<br>□ 对于血小板计数 $<20\times10^9/L$ 或伴有活动性出血患儿急诊留观治疗 |

续表

| 时间 | 初诊 | 复诊 |
|------|------|------|
| 医生工作 | □ 外周血涂片<br>□ 凝血功能<br>□ 生化检查<br>□ 血小板抗体<br>□ 免疫功能<br>□ 自身抗体 12 项(可选)<br>□ 自身免疫 3 项(可选)<br>□ 血管炎 4 项(可选)<br>□ EB 病毒(抗体 +DNA)(可选)<br>□ 幽门螺杆菌检测(可选)<br>□ TORCH(可选)<br>□ 血气分析、电解质分析(可选)<br>□ 骨髓细胞形态学(可选)<br>□ 骨组织活检(可选)<br>**治疗:**<br>□ 对于血小板计数 $<20\times10^9/L$ 或伴有活动性出血患儿收入急诊留观治疗 | □ 每周复查血常规 1~2 次<br>□ 加强营养,避免感染 |
| 护士工作 | □ 评估、安排就诊顺序<br>□ 推送信息给医生和患儿监护人 | □ 对患儿监护人进行缴费、检查检验、取药、抽血、治疗等方面的指引 |
| 患儿监护人工作 | □ 通过网络预约门诊,就诊前准备好相关的既往病历资料<br>□ 接收指引单,根据指引完成就诊、检查 | □ 打印检查报告单<br>□ 参与诊疗决策<br>□ 反馈治疗效果 |
| 病情变异记录 | □ 无　□ 有,原因:<br>1.<br>2. | □ 无　□ 有,原因:<br>1.<br>2. |

## (五)住院流程

### 1. 入院标准

(1)第一诊断必须符合免疫性血小板减少性紫癜。

(2)血液检查指标符合需要住院指征:血小板计数 $<20\times10^9/L$,或伴有出血表现或出血危险(如高血压、消化性溃疡等)。

### 2. 临床路径表单

免疫性血小板减少性紫癜临床路径表单(住院)

患儿姓名:_____ 性别:_____ 年龄:_____ 门诊号:_____ 住院号:_____

住院日期:_____年___月___日　　出院日期:_____年___月___日　　标准住院日:7~14d

| 时间 | 入院第 1d | 入院第 2~14d | 出院日 |
|------|-----------|--------------|--------|
| 医生工作 | □ 主诊医生询问病史及体格检查<br>□ 完成初次评估,包括生理(营养、疼痛等)、心理、社会和经济因素<br>□ 24h 完成住院病历,8h 内完成首次病程记录<br>□ 向患儿监护人告知病情及诊疗计划 | □ 上级医师入院 24h 内完成查房,继续完善相关检查,明确诊断<br>□ 根据检查结果及初诊病情调整药物和治疗方案<br>□ 如果出现危急值,执行危急值报告制度(严重者出径) | □ 上级医师查房,同意其出院<br>□ 完成出院小结<br>□ 出院宣教:向患儿监护人交代出院注意事项,如随访项目、间隔时间、观察项目、下次返院复诊时间等 |

| 时间 | | 入院第 1d | 入院第 2~14d | 出院日 |
|---|---|---|---|---|
| 医生<br>工作 | | **长期医嘱:**<br>□ 按血液肿瘤科常规护理<br>□ 根据病情选择护理级别(一级、二级护理)<br>□ 记 24h 出入量(可选)<br>□ 测血压(可选)<br>□ 抗生素(可选)<br>**临时医嘱:**<br>□ 血常规、网织红细胞、血型<br>□ 尿常规、大便常规<br>□ 生化检查<br>□ 血气分析、电解质分析<br>□ 凝血功能<br>□ 感染性疾病筛查<br>□ TBNK 淋巴细胞绝对计数<br>□ 贫血组合<br>□ 血清铁蛋白<br>□ 结核抗体<br>□ TORCH<br>□ EB 病毒(抗体及 DNA)<br>□ 巨细胞病毒定量<br>□ 微小病毒 IgM<br>□ 免疫功能<br>□ 自身免疫 3 项<br>□ 自身抗体 12 项<br>□ 血管炎 4 项<br>□ 甲状腺功能三项<br>□ 骨髓细胞形态学<br>□ 骨组织活检<br>□ 染色体核型分析(可选)<br>□ 骨髓流式免疫分型(可选)<br>□ 血小板相关基因检测(可选)<br>□ 病原微生物培养(可选)<br>□ 降钙素原(可选)<br>□ 真菌葡聚糖(可选)<br>□ 结核菌素试验<br>□ 胸部 X 线检查<br>□ 超声心动图<br>□ 心电图<br>□ 肝胆脾胰、泌尿系统超声<br>□ 头颅 CT(可选)<br>□ 成分输血(可选) | **长期医嘱:**<br>□ 按血液肿瘤科常规护理(必选)<br>□ 根据病情选择护理级别(一级、二级护理)<br>□ 记 24h 出入量(可选)<br>□ 糖皮质激素(可选)<br>□ 护胃药(可选)<br>□ 抗生素使用(可选)<br>**临时医嘱**<br>□ 血常规<br>□ 血气分析、电解质分析<br>□ 凝血功能<br>□ 生化检查<br>□ 血培养(可选)<br>□ 降钙素原(可选)<br>□ 真菌葡聚糖(可选)<br>□ 肾上腺糖皮质激素(泼尼松、地塞米松)(可选)<br>□ 丙种球蛋白(可选)<br>□ 免疫抑制剂(环孢素 A、硫唑嘌呤等)(可选)<br>□ 利妥昔单抗(可选)<br>□ 重组人血小板生成素(可选)<br>□ 抗生素使用(可选)<br>□ 成分输血(可选)<br>□ 专科会诊(可选) | **出院医嘱:**<br>□ 出院带药<br>□ 今日出院 |

续表

| 时间 | 入院第1d | 入院第2~14d | 出院日 |
|---|---|---|---|
| 护士工作 | □ 入院宣教评估(一般情况、营养、疼痛、压疮、跌倒风险评估)<br>□ 执行医嘱、预约检查、安排取血 | □ 饮食指导<br>□ 用药指导<br>□ 每日护理评估<br>□ 定时测量体温<br>□ 观察病情变化,反馈医生 | □ 出院宣教:复查时间、饮食指导、用药指导等<br>□ 协助患儿监护人办理出院手续 |
| 患儿监护人工作 | □ 配合病史询问<br>□ 配合医院各项指引 | □ 配合完成各项检查<br>□ 观察病情变化,反馈医生 | □ 办理出院<br>□ 预约下次专科复诊及入院时间 |
| 病情变异记录 | □ 无　□ 有,原因:<br>1.<br>2. | □ 无　□ 有,原因:<br>1.<br>2. | □ 无　□ 有,原因:<br>1.<br>2. |

### 3. 出院标准

(1)不输血小板情况下,血小板计数 >$20 \times 10^9$/L 并且持续 3d 以上,无活动性出血。各项检验、检查指标无明显异常。

(2)一般情况稳定,各项生命体征平稳,感染控制。使用相关药物治疗无明显不良反应。

(六) 变异及原因分析

1. 经治疗后连续检测血常规两次,血小板持续低于 $10 \times 10^9$/L 并大于 1 周。

2. 出现重症细菌感染或特异性病原感染,如真菌、巨细胞病毒、EB 病毒及结核感染。

3. 合并严重出血,如脑出血、内脏出血等。

## 二、临床路径流程图(图 10-1)

## 三、随访指导

门诊治疗系统定期自动发送随访问卷调查表,通常为每半月回院复诊 1 次,至少 3 次,以能在早期发现新的或潜在的问题,来对治疗计划进行修改。

## 四、宣教

宣教时间:出院当天。

宣教内容:

1. 养成安静生活习惯,以减少和避免外伤出血。明显出血时应卧床休息,积极地预防和控制感染,避免使用影响血小板功能药物。

2. 注意长期应用糖皮质激素治疗的部分患儿可出现骨质疏松、股骨头坏死,应及时进行检查并给予补钙等预防治疗。长期应用糖皮质激素还可出现高血压、糖尿病、急性胃黏膜病变等不良反应,也应及时检查处理。

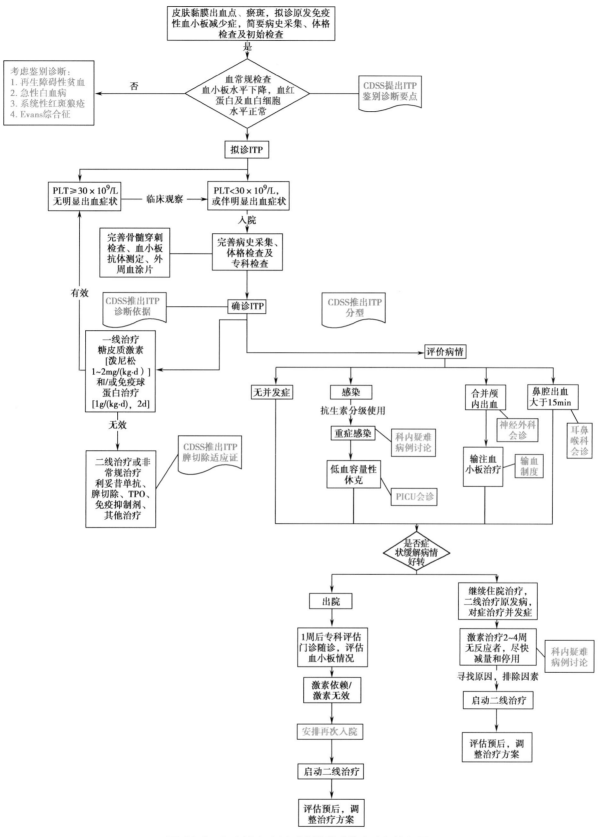

图 10-1 免疫性血小板减少性紫癜临床路径流程图

CT. 计算机体层成像；CDSS. 临床决策支持系统；PICU. 儿童重症监护病房；
ITP. 免疫性血小板减少性紫癜；PLT. 血小板计数；TPO. 血小板生成素。

## 第二节　急性淋巴细胞白血病临床路径

### 一、急性淋巴细胞白血病临床路径标准流程

#### (一) 适用对象

第一诊断为急性淋巴细胞白血病(ICD-10：C91.000)；急性淋巴细胞性白血病,L1 型(ICD-10：C91.001)；急性淋巴细胞性白血病,L2 型(ICD-10：C91.002)；急性淋巴细胞性白血病,L3 型(ICD-10：C91.003)；急性淋巴细胞白血病,完全缓解(ICD-10：C91.006)患儿。

#### (二) 诊断依据

根据《临床诊疗指南：小儿内科分册》《儿科学》(第 9 版)和《诸福棠实用儿科学》(第 8 版)进行诊断。

1. **病史**　出现发热、贫血、出血、骨关节疼痛及肝、脾、淋巴结肿大等表现。

2. **体征**　面色苍白、皮肤黏膜出血点、瘀斑,胸骨压痛,浅表淋巴结肿大,大部分有明显肝脾增大,中枢神经系统受累时会有嗜睡、面瘫,男性患儿可有睾丸无痛性肿大。

3. **辅助检查**　主要以血常规、骨髓细胞形态学为主。结合组织化学染色、免疫学分型、细胞遗传学、分子遗传学、生化检查、脑脊液、胸部 X 线检查、超声、头颅 MRI 等,综合评估,进一步查明白血病细胞浸润部位,协助疾病处理及危险度分级。

#### (三) 进入临床路径标准

1. 第一诊断必须符合急性淋巴细胞白血病(ICD-10：C91.000)；急性淋巴细胞性白血病,L1 型(ICD-10：C91.001)；急性淋巴细胞性白血病,L2 型(ICD-10：C91.002)；急性淋巴细胞性白血病,L3 型(ICD-10：C91.003)；急性淋巴细胞白血病,完全缓解(ICD-10：C91.006)患儿。

2. 当患儿同时具有其他疾病诊断,但在治疗期间不影响该诊断临床路径流程实施时,可进入路径。

3. 按照化疗方案按期返院化疗,不同治疗阶段均有相对应的路径流程。在入院时需根据此次入院目的选择正确的路径流程。

#### (四) 门诊流程

**急性淋巴细胞白血病临床路径表单(门诊)**

患儿姓名：_____　性别：_____　年龄：_____　门诊号：_____

| 时间 | 初诊 | 复诊 |
|---|---|---|
| 医生工作 | □ 主诊医生询问病史及体格检查<br>□ 完成初次评估,包括生理(营养、疼痛等)、心理、社会和经济因素<br>□ 完成门诊医嘱及病历书写<br>□ 向患儿监护人告知病情<br>□ 处理门诊危急值<br>**检查：**<br>□ 血常规、网织红细胞、血型<br>□ 凝血功能<br>□ 生化检查<br>□ 感染性疾病筛查(可选)<br>□ 血气分析、电解质分析(可选)<br>□ 骨髓细胞形态学<br>□ 骨组织活检(可选)<br>**治疗：**<br>□ 对于感染患儿,根据病情评估可门诊或急诊留观予抗感染治疗<br>□ 对于贫血、出血患儿,急诊留观予输注血制品支持治疗 | □ 2~3 个工作日后随访,进行再次评估。<br>□ 主诊医生根据检验结果及初诊病情制订诊疗计划<br>□ 完成病历书写<br>□ 向患儿监护人交代病情及其注意事项<br>□ 预约床位入院,必要时门诊予药物治疗<br>□ 每隔 1~2d 复查血常规<br>**治疗：**<br>□ 对于感染患儿,根据病情评估可门诊或急诊留观予抗感染治疗<br>□ 对于贫血、出血患儿,急诊留观予输注血制品支持治疗<br>□ 加强营养,避免感染 |

| 时间 | 初诊 | 复诊 |
|---|---|---|
| 护士工作 | □ 评估、安排就诊顺序<br>□ 对患儿监护人进行缴费、检查检验、取药、抽血、治疗等方面的指引 | □ 评估、安排就诊顺序<br>□ 对患儿监护人进行缴费、检查检验、取药、抽血、治疗等方面的指引 |
| 患儿监护人工作 | □ 通过网络预约门诊,就诊前准备好相关的既往病历资料<br>□ 接收指引单,根据指引完成就诊、检查。 | □ 打印检查报告单<br>□ 参与诊疗决策<br>□ 反馈治疗效果 |
| 病情变异记录 | □ 无 □ 有,原因:<br>1.<br>2. | □ 无 □ 有,原因:<br>1.<br>2. |

(五)住院流程

**1. 入院标准**

(1)急性淋巴细胞白血病入院行化疗。

(2)急性淋巴细胞白血病化疗后出现骨髓抑制并感染,如发热,气促、呼吸困难,腹痛、血便等并发症需入院处理。

**2. 临床路径表单**

急性淋巴细胞白血病临床路径表单(住院)

患儿姓名:_____ 性别:_____ 年龄:_____ 门诊号:_____ 住院号:_____

住院日期: 年 月 日 出院日期: 年 月 日 标准住院日:30~35d

| 时间 | 入院第 1~2d | 入院第 3~35d | 出院日 |
|---|---|---|---|
| 医生工作 | □ 主诊医生询问病史及体格检查<br>□ 完成初次评估,包括生理(营养、疼痛等)、心理、社会和经济因素<br>□ 24h 完成住院病历,8h 内完成首次病程记录<br>□ 向患儿监护人告知病情 | □ 上级医师入院 24h 内完成查房,继续完善相关检查,明确诊断<br>□ 根据检验结果及初诊病情调整药物和治疗方案<br>□ 如果出现危急值,执行危急值报告制度(严重者出径) | □ 上级医师查房,同意其出院<br>□ 完成出院小结<br>□ 出院宣教:向患儿监护人交代出院注意事项,如随访项目、间隔时间、观察项目、下次返院治疗时间等 |
| | **长期医嘱:**<br>□ 按血液肿瘤科常规护理<br>□ 根据病情选择护理级别(一级、二级护理)<br>□ 记 24h 出入量(可选)<br>□ 测血压(可选)<br>□ 病情告知<br>□ 水化碱化(可选)<br>□ 羟基脲(可选)<br>□ 别嘌醇(可选)<br>□ 抗生素(可选)<br>**临时医嘱:**<br>□ 血常规、网织红细胞、尿常规、大便常规<br>□ 血型(可选)<br>□ 生化检查<br>□ 血气分析、电解质分析 | **长期医嘱:**<br>□ 按血液肿瘤科常规护理<br>□ 根据病情选择护理级别(一级、二级护理)<br>□ 记 24h 出入量(可选)<br>□ 测血压(可选)<br>□ 羟基脲(可选)<br>□ 别嘌醇(可选)<br>□ 地塞米松(可选)<br>□ 泼尼松(可选)<br>□ 长春新碱(可选)<br>□ 柔红霉素(可选)<br>□ 环磷酰胺(可选)<br>□ 阿糖胞苷(可选)<br>□ 甲氨蝶呤(可选)<br>□ 培门冬酶(可选)<br>□ 止吐药(可选) | **出院医嘱:**<br>□ 出院带药 |

续表

| 时间 | 入院第1~2d | 入院第3~35d | 出院日 |
|---|---|---|---|
| 医生工作 | □ 免疫功能(可选)<br>□ 凝血功能<br>□ 感染性疾病筛查<br>□ 免疫功能<br>□ TBNK 淋巴细胞绝对计数(可选)<br>□ 葡萄糖-6-磷酸脱氢酶活性(可选)<br>□ 血红蛋白电泳分析(可选)<br>□ 血清铁蛋白(可选)<br>□ 结核抗体(可选)<br>□ TORCH(可选)<br>□ EB 病毒(抗体+DNA)(可选)<br>□ 巨细胞病毒定量(可选)<br>□ 微小病毒 IgM(可选)<br>□ 病原微生物培养(可选)<br>□ 降钙素原(可选)<br>□ 真菌葡聚糖(可选)<br>□ 骨髓穿刺术(可选)<br>□ 骨髓活检术(可选)<br>□ 骨髓细胞形态学(可选)<br>□ 骨髓病理学(可选)<br>□ 骨髓遗传学及相关预后基因检测(可选)<br>□ 骨髓免疫分型(可选)<br>□ 染色体核型分析(可选)<br>□ 结核菌素试验(可选)<br>□ 白血病常规片(可选)<br>□ 超声心动图<br>□ 心电图<br>□ 肝胆脾胰、泌尿系统、睾丸或子宫超声(可选)<br>□ 头颅 MRI(可选)<br>□ 成分输血(可选)<br>□ 拉布立海(可选) | □ 水化碱化(可选)<br>□ 胃肠黏膜保护剂(可选)<br>□ 磺胺甲噁唑(周一至周三)(可选)<br>□ 抗生素(可选)<br>**临时医嘱**<br>□ 血常规分类<br>□ 血气分析、电解质分析<br>□ 凝血功能<br>□ 生化检查<br>□ 血甲氨蝶呤浓度(可选)<br>□ 病原微生物培养(可选)<br>□ 降钙素原(可选)<br>□ 真菌葡聚糖(可选)<br>□ 脑脊液常规(可选)<br>□ 脑脊液生化(可选)<br>□ 脑脊液找幼稚细胞(可选)<br>□ 骨髓细胞形态学(可选)<br>□ 骨髓微小残留检测(可选)<br>□ 成分输血(可选)<br>□ 中心静脉置管术(可选)<br>□ 鞘内注射药物(地塞米松+甲氨蝶呤+阿糖胞苷)<br>□ 拉布立海(可选) | |
| 护士工作 | □ 入院宣教评估(一般情况、营养、疼痛、压疮、跌倒风险评估)<br>□ 执行医嘱、预约检查、安排取血 | □ 饮食指导<br>□ 用药指导<br>□ 每日护理评估<br>□ 定时测量体温<br>□ 观察病情变化,反馈医生 | □ 出院宣教:复查时间、饮食指导、用药指导等<br>□ 协助患儿监护人办理出院手续 |
| 患儿监护人工作 | □ 配合病史询问<br>□ 配合医院各项指引 | □ 配合完成各项检查<br>□ 观察病情变化,反馈医生 | □ 办理出院<br>□ 预约下次专科复诊及入院时间 |

| 时间 | 入院第 1~2d | 入院第 3~35d | 出院日 |
|---|---|---|---|
| 病情<br>变异<br>记录 | □ 无　□ 有,原因:<br>1.<br>2. | □ 无　□ 有,原因:<br>1.<br>2. | □ 无　□ 有,原因:<br>1.<br>2. |

**3. 出院标准**

(1)完成本阶段化疗疗程。

(2)无感染、出血、重要器官功能受累等并发症。

(3)血常规:中性粒细胞计数 >$0.5 \times 10^9$/L,血红蛋白 >70g/L,血小板计数 >$50 \times 10^9$/L。

(六)变异及原因分析

1. 治疗前、中、后有感染、贫血、出血及其他合并症者,需进行相关的诊断和治疗,可能延长住院时间并致住院费用增加。

2. 治疗中严重感染或出血需要转出到 PICU 治疗者。

3. 治疗中并发传染病需隔离治疗、停止化疗者退出路径。

4. 治疗中出现骨髓或髓外(中枢神经系统、睾丸)复发者退出路径。

5. 诱导缓解治疗未达完全缓解者退出路径。

6. 监护人因自身家庭原因终止治疗要求出院。

## 二、临床路径流程图(图 10-2)

## 三、随访指导

门诊治疗系统定期自动发送随访问卷调查表。通常为每月回院复诊 1 次,每周监测血常规至少 1 次,定期观察患儿症状、体征缓解情况,继续治疗。

## 四、宣教

宣教时间:出院当天。

宣教内容:

1. 按期返院化疗,定期门诊复诊至结束化疗后 5 年。居住环境清洁通风,预防感染。生活要规律,保证足够的休息与睡眠。饮食要富有营养、多样化,做好手卫生,保持大便通畅。

2. 若患儿出现发热、反复呕吐、腹泻、剧烈腹痛、气促、意识障碍、精神反应差、血红蛋白 <60g/L、血小板计数 <$20 \times 10^9$/L 或有鼻出血、牙龈出血等活动性出血,立即至医院急诊就诊(2h 内必须赶到医院)。若距离较远,一定要先了解当地医院是否有条件接收和诊治患儿。

3. 定期返院护理外周中心静脉导管(PICC)/ 输液港 / 手臂港,置管肢体避免长时间压迫,避免剧烈运动。若出现破裂、漏水、拔出或置管部位肿胀疼痛等,立即返院就诊。注意观察患儿情绪变化,及时进行开导,必要时予心理辅导。

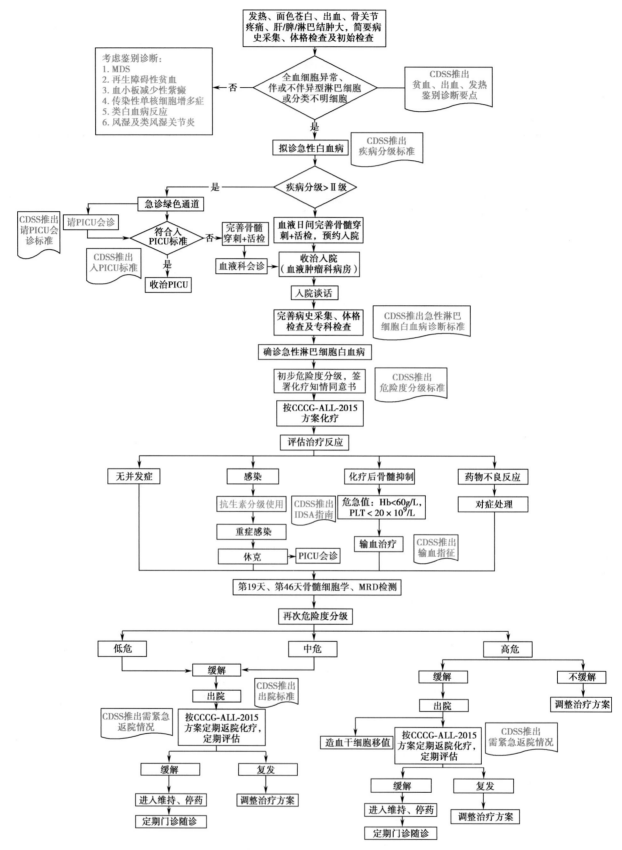

图 10-2　急性淋巴细胞白血病临床路径流程图

MRI. 磁共振成像；CDSS. 临床决策支持系统；PICU. 儿童重症监护病房；MDS. 骨髓增生异常综合征；
Hb. 血红蛋白；PLT. 血小板计数；IDSA. 美国感染病学会；MRD. 微小残留病灶。

# 第三节　急性早幼粒细胞白血病临床路径

## 一、急性早幼粒细胞白血病临床路径标准流程

（一）适用对象

第一诊断为急性早幼粒细胞白血病（ICD-10：C92.400），急性早幼粒细胞白血病，完全缓解（ICD-10：C92.401）。

（二）诊断依据

根据《临床诊疗指南：小儿内科分册》《儿科学》（第9版）和《诸福棠实用儿科学》（第8版）进行诊断。

1. **病史**　严重出血倾向（如皮肤黏膜出血、牙龈出血、鼻出血，泌尿系统、眼底、颅内出血），发热、贫血，少见肝、脾、淋巴结肿大等浸润灶表现。

2. **体征**　面色苍白，皮肤黏膜出血点、瘀斑，浅表淋巴结、肝脾增大，中枢神经系统受累时会有嗜睡、面瘫，男性患儿可有睾丸无痛性肿大。

3. **辅助检查**　血常规、骨髓细胞形态学、组织化学染色、免疫学分型、细胞遗传学、分子遗传学、凝血功能、D-二聚体、生化检查、脑脊液、胸部X线检查、超声、头颅MRI或CT等，评估凝血功能情况，进一步查明白血病细胞浸润部位，协助疾病处理及危险度分级。

（三）进入临床路径标准

1. 第一诊断必须符合急性早幼粒细胞白血病（ICD-10：C92.400），急性早幼粒细胞白血病，完全缓解（ICD-10：C92.401）。

2. 当患儿同时具有其他疾病诊断，但在治疗期间不影响该诊断临床路径流程实施时，可进入路径。

（四）门诊流程

### 急性早幼粒细胞白血病临床路径表单（门诊）

患儿姓名：_____　性别：_____　年龄：_____　门诊号：_____

| 时间 | 初诊 | 复诊 |
|---|---|---|
| 医生工作 | □ 主诊医生询问病史及体格检查<br>□ 完成初次评估，包括生理（营养、疼痛等）、心理、社会和经济因素<br>□ 完成门诊医嘱及病历书写<br>□ 向患儿监护人告知病情<br>□ 处理门诊危急值<br>检查：<br>□ 血常规（网织红细胞）、血型<br>□ 凝血功能<br>□ 生化检查<br>□ 感染性疾病筛查（可选）<br>□ 血气分析、电解质分析（可选）<br>□ 尿常规、大便常规（可选）<br>□ 骨髓细胞形态学<br>□ 骨组织活检（可选）<br>□ 头颅CT（可选）<br>治疗：<br>□ 对于感染患儿，根据病情评估可门诊或急诊留观予抗感染治疗<br>□ 对于贫血、出血患儿，急诊留观予输注血制品支持治疗 | □ 2~3个工作日后随访，进行再次评估。<br>□ 主诊医生根据检验结果及初诊病情制订诊疗计划<br>□ 完成病历书写<br>□ 向患儿监护人交代病情及其注意事项<br>□ 预约床位入院，必要时门诊药物治疗<br>□ 注意有无出血，密切监测血常规、凝血功能<br>检查：<br>□ 血常规<br>□ 凝血功能、D-二聚体<br>□ 尿常规、大便常规（可选）<br>□ 头颅CT（可选）<br>治疗：<br>□ 对于感染患儿，根据病情评估可门诊或急诊留观予抗感染治疗<br>□ 对于贫血、出血患儿，急诊留观予输注血制品支持治疗<br>□ 营养 |

续表

| 时间 | 初诊 | 复诊 |
|---|---|---|
| 护士工作 | □ 评估、安排就诊顺序<br>□ 对患儿监护人进行缴费、检查检验、取药、抽血、治疗等方面的指引 | □ 评估、安排就诊顺序<br>□ 对患儿监护人进行缴费、检查检验、取药、抽血、治疗等方面的指引 |
| 患儿监护人工作 | □ 通过网络预约门诊,就诊前准备好相关病历资料<br>□ 接收指引单,根据指引完成就诊、检查 | □ 打印检查报告单<br>□ 参与诊疗决策<br>□ 反馈治疗效果 |
| 病情变异记录 | □ 无　□ 有,原因:<br>1.<br>2. | □ 无　□ 有,原因:<br>1.<br>2. |

### (五) 住院流程

#### 1. 入院标准

(1) 急性早幼粒细胞白血病入院行化疗。

(2) 急性早幼粒细胞白血病化疗后出现骨髓抑制并感染,如发热、气促、呼吸困难、腹痛、血便等并发症需入院处理。

#### 2. 临床路径表单

急性早幼粒细胞白血病临床路径表单(住院)

患儿姓名:_____ 性别:_____ 年龄:_____ 门诊号:_____ 住院号:_____

住院日期:　　年　　月　　日　　出院日期:　　年　　月　　日　　标准住院日:7~45d

| 时间 | 入院第 1~2d | 入院第 3~45d | 出院日 |
|---|---|---|---|
| 医生工作 | □ 主诊医生询问病史及体格检查。<br>□ 完成初次评估,包括生理(营养、疼痛等)、心理、社会和经济因素<br>□ 24h 完成住院病历,8h 内完成首次病程记录<br>□ 向患儿监护人告知病情<br><br>**长期医嘱:**<br>□ 按血液肿瘤科常规护理<br>□ 根据病情选择护理级别(一级、二级护理)<br>□ 记 24h 出入量(可选)<br>□ 测血压(可选)<br>□ 水化碱化(可选)<br>□ 羟基脲(可选)<br>□ 维 A 酸片(可选)<br>□ 三氧化二砷(可选)<br>□ 复方黄黛片(可选)<br>□ 止吐药(可选)<br>□ 抗生素(可选) | □ 上级医师入院 24h 内完成查房,继续完善相关检查,明确诊断<br>□ 根据检验结果及初诊病情调整药物和治疗方案<br>□ 如果出现危急值,执行危急值报告制度(严重者出径)<br><br>**长期医嘱:**<br>□ 按血液肿瘤科常规护理<br>□ 根据病情选择护理级别(一级、二级护理)<br>□ 记 24h 出入量(可选)<br>□ 测血压(可选)<br>□ 羟基脲(可选)<br>□ 维 A 酸片(可选)<br>□ 盐酸伊达比星(可选)<br>□ 三氧化二砷(可选)<br>□ 复方黄黛片(可选)<br>□ 止吐药(可选)<br>□ 地塞米松(可选) | □ 上级医师查房,同意其出院<br>□ 完成出院小结<br>□ 出院宣教:向患儿监护人交代出院注意事项,如随访项目、间隔时间、观察项目、下次返院治疗时间等<br><br>**出院医嘱:**<br>□ 出院带药 |

续表

| 时间 | | 入院第 1~2d | 入院第 3~45d | 出院日 |
|---|---|---|---|---|
| 医生工作 | | **临时医嘱：**<br>□ 血常规、网织红细胞、<br>□ 尿常规、大便常规<br>□ 血型(可选)<br>□ 生化检查<br>□ 血气分析、电解质分析<br>□ 免疫功能(可选)<br>□ 凝血功能<br>□ 感染性疾病筛查<br>□ TBNK 淋巴细胞绝对计数(可选)<br>□ 葡萄糖 -6- 磷酸脱氢酶活性(可选)<br>□ 血红蛋白分析(可选)<br>□ 血清铁蛋白(可选)<br>□ 结核抗体(可选)<br>□ TORCH(可选)<br>□ EB 病毒(抗体 +DNA)(可选)<br>□ 巨细胞病毒定量(可选)<br>□ 微小病毒 IgM(可选)<br>□ 病原微生物培养(可选)<br>□ 降钙素原(可选)<br>□ 真菌葡聚糖(可选)<br>□ 骨髓穿刺术(可选)<br>□ 骨髓活检术(可选)<br>□ 骨髓形态学(可选)<br>□ 骨髓病理学(可选)<br>□ 骨髓遗传学及相关预后基因检测(可选)<br>□ 骨髓免疫分型(可选)<br>□ 染色体核型分析(可选)<br>□ 结核菌素试验(可选)<br>□ 白血病常规片(可选)<br>□ 超声心动图(可选)<br>□ 心电图(可选)<br>□ 肝胆脾胰、泌尿系统、睾丸或子宫超声(可选)<br>□ 头颅 MRI(可选)<br>□ 成分输血(可选) | □ 阿糖胞苷(可选)<br>□ 甲氨蝶呤(可选)<br>□ 巯嘌呤(可选)<br>□ 水化碱化(可选)<br>□ 护胃药(可选)<br>□ 磺胺甲噁唑(周一至周三)(可选)<br>□ 病情告知<br>**临时医嘱**<br>□ 血常规、网织红细胞<br>□ 尿常规、大便常规<br>□ 血气分析、电解质分析<br>□ 凝血功能、D- 二聚体<br>□ 生化检查<br>□ 病原微生物培养(可选)<br>□ 降钙素原(可选)<br>□ 真菌葡聚糖(可选)<br>□ 脑脊液常规(可选)<br>□ 脑脊液生化(可选)<br>□ 脑脊液找幼稚细胞(可选)<br>□ 骨髓细胞形态学(可选)<br>□ 骨髓微小残留检测(可选)<br>□ *PML-RaRa* 融合基因(可选)<br>□ 染色体核型分析(可选)<br>□ 成分输血(可选)<br>□ 中心静脉置管术(可选)<br>□ 鞘内注射药物(地塞米松 + 甲氨蝶呤 + 阿糖胞苷)<br>□ 心电图(可选)<br>□ 超声心动图(可选) | |
| 护士工作 | | □ 入院宣教评估(一般情况、营养、疼痛、压疮、跌倒风险评估)<br>□ 执行医嘱、预约检查、安排取血 | □ 饮食指导<br>□ 用药指导<br>□ 每日护理评估<br>□ 定时测量体温<br>□ 观察病情变化, 反馈医生 | □ 出院宣教: 复查时间、饮食指导、用药指导等<br>□ 协助患儿监护人办理出院手续 |

续表

| 时间 | 入院第1~2d | 入院第3~45d | 出院日 |
| --- | --- | --- | --- |
| 患儿监护人工作 | □ 配合病史询问<br>□ 配合医院各项指引 | □ 配合完成各项检查<br>□ 观察病情变化,反馈医生 | □ 办理出院<br>□ 预约下次专科复诊及入院时间 |
| 病情变异记录 | □ 无　□ 有,原因:<br>1.<br>2. | □ 无　□ 有,原因:<br>1.<br>2. | □ 无　□ 有,原因:<br>1.<br>2. |

**3. 出院标准**

(1)完成本阶段化疗疗程。

(2)无感染、出血、重要器官功能受累等并发症。

(3)血常规:中性粒细胞计数 $>0.5 \times 10^9$/L,血红蛋白 $>70$g/L,血小板计数 $>50 \times 10^9$/L。

(六) 变异及原因分析

1. 治疗前、中、后有感染、贫血、出血及其他合并症者,需进行相关的诊断和治疗,可能延长住院时间并致住院费用增加,或需隔离治疗、停止化疗者,退出路径。

2. 治疗中严重感染或出血需要转出到 PICU 治疗者。

3. 治疗中出现骨髓或髓外(中枢神经系统、睾丸)复发者退出路径。

4. 诱导缓解治疗未达完全缓解者退出路径。

5. 监护人因自身家庭原因终止治疗要求出院。

## 二、临床路径流程图(图 10-3)

## 三、随访指导

门诊治疗系统定期自动发送随访问卷调查表。通常为每月回院复诊 1 次,每周监测血常规至少 1 次,每月复查心电图至少 1 次,定期观察患儿症状、体征缓解情况,继续治疗。

## 四、宣教

宣教时间:出院当天。

宣教内容:

1. 按期返院化疗,定期门诊复诊至结束化疗后 5 年。居住环境清洁通风,预防感染。生活要规律,饮食要富有营养、多样化,做好手卫生,保持大便通畅。

2. 若患儿出现发热,反复呕吐、腹泻,剧烈腹痛,气促,意识障碍,精神反应差,血红蛋白 $<60$g/L,血小板计数 $<20 \times 10^9$/L,或有鼻出血、牙龈出血等活动性出血,立即至医院急诊就诊(2h 内必须赶到医院)。若距离较远,一定要先了解当地医院是否有条件接收和诊治患儿。

3. 定期返院护理 PICC/ 输液港 / 手臂港,置管肢体避免长时间压迫及剧烈运动。若置入管道出现破裂,漏水,拔出或置管部位肿胀疼痛等立即返院就诊。注意观察患儿情绪变化,及时进行开导,必要时予心理辅导。

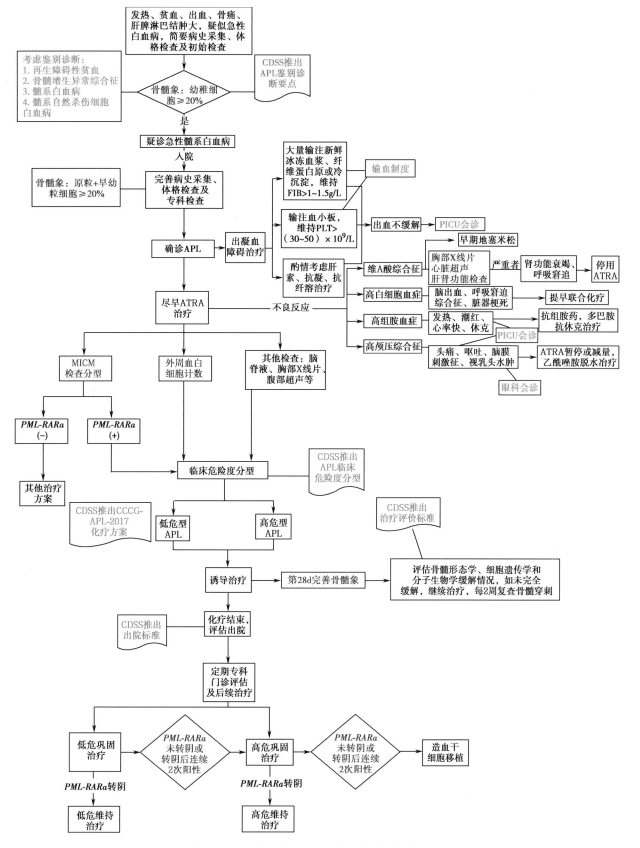

图 10-3 急性早幼粒细胞白血病临床路径流程图

MRI. 磁共振成像；CT. 计算机体层成像；

CDSS. 临床决策支持系统；PICU. 儿童重症监护病房；FIB. 纤维蛋白原；

PLT. 血小板计数；ATRA. 全反式维甲酸；APL. 急性早幼粒细胞白血病。

## 第四节 地中海贫血临床路径

### 一、地中海贫血临床路径标准流程

（一）适用对象

第一诊断为地中海贫血（ICD-10：D56.900）。

（二）诊断依据

根据《临床诊疗指南·小儿内科分册》和《诸福棠实用儿科学》（第 8 版）进行诊断。

1. **病史** 皮肤及黏膜苍白、肝脾大、发育不良、轻度黄疸、血常规显示小细胞低色素性贫血。

2. **体征** 重型地中海贫血可出现特殊面容（头大、额部突起、两颧略高、鼻梁低陷、眼距增宽、眼睑水肿、皮肤斑状色素沉着），肝脾大，以脾大明显。慢性溶血性黄疸型表现为持续性轻至中度黄疸，轻度肝脾大。轻型表现为轻度或无面色苍白，轻度或无肝脾大。

3. **辅助检查** α 地中海贫血：血常规、外周血涂片、血红蛋白 H（HbH）包涵体和 Heinz 小体生成试验（均阳性）、含 HbH 包涵体红细胞（阳性率 3%~100%）、异丙醇试验（强阳性）、骨髓象、血红蛋白电泳、基因诊断。β 地中海贫血：血常规、外周血涂片、红细胞盐水渗透试验、骨髓细胞形态学、骨骼 X 线检查、基因诊断。

（三）进入临床路径标准

1. 第一诊断必须符合地中海贫血（ICD-10：D56.900）。

2. 当患儿同时具有其他疾病诊断，但在治疗期间不影响该诊断的临床路径流程实施时，可进入路径。

（四）门诊流程

**地中海贫血临床路径表单（门诊）**

患儿姓名：_____ 性别：_____ 年龄：_____ 门诊号：_____

| 时间 | 初诊 | 复诊 |
|---|---|---|
| 医生工作 | □ 主诊医生询问病史及体格检查<br>□ 完成初次评估，包括生理（营养、疼痛等）、心理、社会和经济因素<br>□ 完成门诊医嘱及病历书写<br>□ 向患儿监护人告知病情<br>□ 处理门诊危急值<br>**检查：**<br>□ 血常规、网织红细胞、血型<br>□ 血红蛋白电泳分析<br>□ 贫血组合<br>□ 血清铁蛋白<br>□ 地中海贫血基因检测<br>□ 生化检查<br>□ 凝血功能（可选）<br>□ 感染性疾病筛查（可选）<br>□ 血气分析、电解质分析（可选）<br>**治疗：**<br>□ 评估患儿病情，必要时急诊留观治疗 | □ 2~3 个工作日后随访，进行再次评估。<br>□ 主诊医生根据检验结果及初诊病情制订诊疗计划<br>□ 完成病历书写<br>□ 向患儿监护人交代病情及其注意事项<br>□ 若需住院，预约床位入院，其他可门诊药物治疗<br>□ 每隔 1~2 周复查血常规<br>**治疗：**<br>□ 若贫血严重，血液日间病房或急诊留观输注血制品支持治疗<br>□ 加强营养，避免感染，依赖输血地中海贫血需定期返院输血，规范去铁治疗<br>□ 依赖输血地中海贫血行移植前准备 |
| 护士工作 | □ 评估、安排就诊顺序<br>□ 对患儿监护人进行缴费、检查检验、取药、抽血、治疗等方面的指引 | □ 评估、安排就诊顺序<br>□ 对患儿监护人进行缴费、检查检验、取药、抽血、治疗等方面的指引 |

| 时间 | 初诊 | 复诊 |
|---|---|---|
| 患儿监护人工作 | □ 通过网络预约门诊,就诊前准备好相关的既往病历资料<br>□ 接收指引单,根据指引完成就诊、检查 | □ 打印检查报告单<br>□ 参与诊疗决策<br>□ 反馈治疗效果 |
| 病情变异记录 | □ 无 □ 有,原因:<br>1.<br>2. | □ 无 □ 有,原因:<br>1.<br>2. |

(五) 住院流程

1. **入院标准** 输血依赖型地中海贫血符合移植条件返院行干细胞移植。

2. **临床路径表单**

地中海贫血临床路径表单(住院)

患儿姓名:_____ 性别:_____ 年龄:_____ 门诊号:_____ 住院号:_____
住院日期:_____年___月___日 出院日期:_____年___月___日 标准住院日:28~35d

| 时间 | 入院第1~2d | 入院第3~35d | 出院日 |
|---|---|---|---|
| 医生工作 | □ 主诊医生询问病史及体格检查<br>□ 完成初次评估,包括生理(营养、疼痛等)、心理、社会和经济因素<br>□ 24h完成住院病历,8h内完成首次病程记录<br>□ 向患儿监护人告知病情 | □ 上级医师入院24h内完成查房,继续完善相关检查,明确诊断<br>□ 根据检验结果及初诊病情调整药物和治疗方案<br>□ 如果出现危急值,执行危急值报告制度(严重者出径) | □ 上级医师查房,同意其出院<br>□ 完成出院小结<br>□ 出院宣教:向患儿监护人交代出院注意事项,如随访项目、间隔时间、观察项目、下次返院治疗时间等 |
| | **长期医嘱:**<br>□ 按血液肿瘤科常规护理<br>□ 根据病情选择护理级别(一级、二级护理)<br>□ 记24h出入量(可选)<br>□ 测血压(可选)<br>□ 水化碱化(可选)<br>□ 抗生素(可选)<br>**临时医嘱:**<br>□ 血常规、网织红细胞、血型<br>□ 尿常规、大便常规<br>□ 生化检查<br>□ 血气分析、电解质分析<br>□ 免疫功能<br>□ 凝血功能<br>□ 感染性疾病筛查<br>□ TBNK淋巴细胞绝对计数<br>□ 葡萄糖-6-磷酸脱氢酶活性<br>□ 血红蛋白电泳分析<br>□ 血清铁蛋白<br>□ 结核抗体 | **长期医嘱:**<br>□ 按血液肿瘤科常规护理<br>□ 根据病情选择护理级别(一级、二级护理)<br>□ 记24h出入量<br>□ 测血压<br>□ 移植前预处理(可选)<br>□ 止吐药(可选)<br>□ 水化碱化(可选)<br>□ 护胃药(可选)<br>□ 磺胺甲噁唑(周一至周三)(可选)<br>□ 抗生素(可选)<br>**临时医嘱**<br>□ 血常规、网织红细胞<br>□ 血气分析、电解质分析<br>□ 凝血功能<br>□ 生化检查<br>□ EB病毒(抗体+DNA)<br>□ 巨细胞病毒定量<br>□ 病原微生物培养(可选)<br>□ 降钙素原(可选) | **出院医嘱:**<br>□ 出院带药 |

续表

| 时间 | 入院第 1~2d | 入院第 3~35d | 出院日 |
|---|---|---|---|
| 医生工作 | □ TORCH<br>□ EB 病毒(抗体 + DNA)<br>□ 巨细胞病毒定量<br>□ 微小病毒 IgM<br>□ 病原微生物培养(可选)<br>□ 降钙素原(可选)<br>□ 真菌葡聚糖(可选)<br>□ 骨髓穿刺术(可选)<br>□ 骨髓细胞形态学<br>□ 骨髓免疫分型<br>□ 染色体核型分析<br>□ 结核菌素试验<br>□ 全身骨骼 X 线检查<br>□ 超声心动图<br>□ 心电图<br>□ 肝胆脾胰、泌尿系统、睾丸或子宫超声(可选)<br>□ 头颅 MRI(可选)<br>□ 成分输血(可选) | □ 真菌葡聚糖(可选)<br>□ 脑脊液常规(可选)<br>□ 脑脊液生化(可选)<br>□ 脑脊液找幼稚细胞(可选)<br>□ 移植后嵌合检测<br>□ 干细胞回输<br>□ 成分输血(可选)<br>□ 中心静脉置管术<br>□ 外周干细胞采集术<br>□ 专科会诊(可选) | |
| 护士工作 | □ 入院宣教评估(一般情况、营养、疼痛、压疮、跌倒风险评估)<br>□ 执行医嘱、预约检查、安排取血 | □ 饮食指导<br>□ 用药指导<br>□ 每日护理评估<br>□ 定时测量体温<br>□ 观察病情变化,反馈医生 | □ 出院宣教:复查时间、饮食指导、用药指导等<br>□ 协助患儿监护人办理出院手续 |
| 患儿监护人工作 | □ 配合病史询问<br>□ 配合医院各项指引 | □ 配合完成各项检查<br>□ 观察病情变化,反馈医生 | □ 办理出院<br>□ 预约下次专科复诊及入院时间 |
| 病情变异记录 | □ 无 □ 有,原因:<br>1.<br>2. | □ 无 □ 有,原因:<br>1.<br>2. | □ 无 □ 有,原因:<br>1.<br>2. |

**3. 出院标准**

(1)成功植入,血象恢复,不依赖输血及血小板。

(2)无活动性感染、无严重排异反应。

(3)一般情况稳定,各项生命体征稳定,无明显不适。

**(六) 变异及原因分析**

(1)治疗前、中、后有感染、出血及其他合并症者,需进行相关的诊断和治疗,可能延长住院时间并致住院费用增加。

(2)治疗中严重感染或出血需要转出到 PICU 治疗者,退出路径。

(3)治疗中并发传染病(水痘、麻疹等)需隔离治疗退出路径。

(4)植入失败者退出路径。

## 二、临床路径流程图(图 10-4)

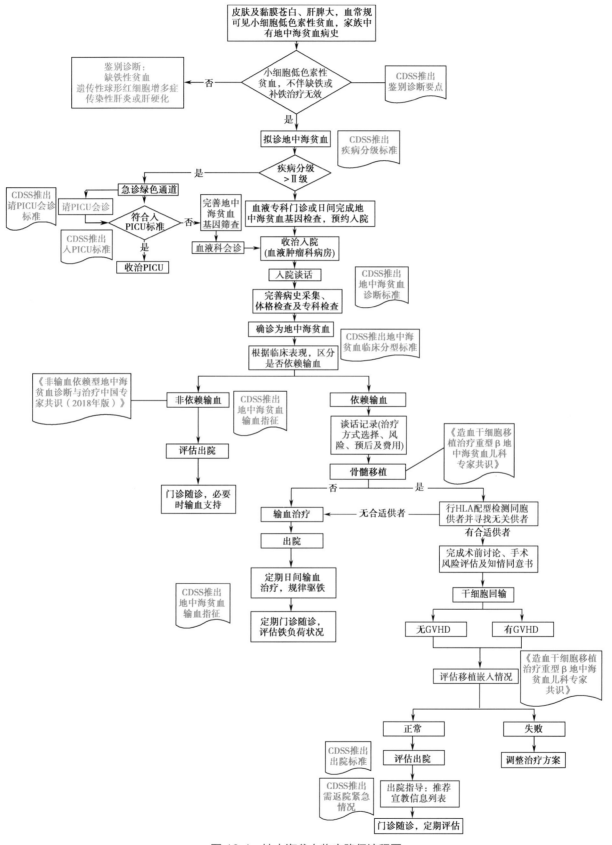

图 10-4　地中海贫血临床路径流程图

MRI. 磁共振成像;CDSS. 临床决策支持系统;PICU. 儿童重症监护病房;GVHD. 移植物抗宿主病。

### 三、随访指导

通常为每周回院复诊 1 次,定期观察患儿症状、体征情况,如有明显不适及时返院治疗。

### 四、宣教

宣教时间:出院当天。

宣教内容

1. 居住环境清洁通风,预防感染。生活要规律,保证足够的休息与睡眠。饮食要富有营养、多样化,做好手卫生,保持大便通畅。

2. **若患儿出现以下情况**　发热、反复呕吐、腹泻、剧烈腹痛、气促、意识障碍、精神反应差、血红蛋白 $<60g/L$、血小板计数 $<20 \times 10^9/L$,或有鼻出血、牙龈出血等活动性出血,立即至医院急诊就诊(2h 内必须赶到医院)。若距离较远,一定要先了解当地医院是否有条件接收和诊治患儿。

3. 注意观察患儿情绪变化,帮助患儿认识和接受移植后引起的多毛、肤色改变、身体不适等不良反应,注意观察患儿情绪变化,及时进行开导,必要时予心理辅导。

## 第五节　非霍奇金淋巴瘤临床路径

### 一、非霍奇金淋巴瘤临床路径标准流程

(一) 适用对象

第一诊断为非霍奇金淋巴瘤(ICD-10：C85.900)。

(二) 诊断依据

根据《临床诊疗指南：小儿内科分册》《儿科学》(第 9 版)和《诸福棠实用儿科学》(第 8 版)进行诊断。

1. **病史**　浅表淋巴结无痛性、进行性肿大,发热、盗汗、体重下降、面色苍白、肝脾大。

2. **体征**　浅表淋巴结无痛性肿大、面色苍白、皮肤黏膜出血点、瘀斑、肝脾增大。

3. **辅助检查**　血常规、生化检查、全身 CT 或全身氟脱氧葡萄糖正电子发射断层扫描(PDG-PET)、组织病理形态学分型及免疫组化、细胞遗传学和分子生物学等检查综合评估,协助疾病处理及危险度分级。

(三) 进入临床路径标准

1. 第一诊断必须符合非霍奇金淋巴瘤(ICD-10：C85.900)。

2. 当患儿同时具有其他疾病诊断,但在治疗期间不影响该诊断临床路径流程实施时,可进入路径。

3. 按照化疗方案按期返院化疗,不同治疗阶段均有相对应的路径流程。在入院时需根据此次入院目的选择正确的路径流程。

(四) 门诊流程

**非霍奇金淋巴瘤临床路径表单(门诊)**

患儿姓名:＿＿＿＿＿　性别:＿＿＿＿＿　年龄:＿＿＿＿＿　门诊号:＿＿＿＿＿

| 时间 | 初诊 | 复诊 |
|---|---|---|
| 医生工作 | □ 主诊医生询问病史及体格检查<br>□ 完成初次评估,包括生理(营养、疼痛等)、心理、社会和经济因素<br>□ 完成门诊医嘱及病历书写<br>□ 向患儿监护人告知病情<br>□ 处理门诊危急值 | □ 2~3 个工作日后随访,进行再次评估。<br>□ 主诊医生根据相关检查结果及初诊病情制订诊疗计划<br>□ 完成病历书写<br>□ 向患儿监护人交代病情及其注意事项<br>□ 预约床位入院<br>□ 若血常规异常,每隔 1~2 天复查血常规 |

| 时间 | 初诊 | 复诊 |
|---|---|---|
| 医生工作 | **检查：**<br>□ 血常规、网织红细胞、血型<br>□ 凝血功能<br>□ 生化检查<br>□ 感染性疾病筛查(可选)<br>□ 血气分析、电解质分析(可选)<br>□ 骨髓细胞形态学<br>□ 骨组织活检<br>**治疗：**<br>□ 外科局部肿物活检<br>□ 评估患儿病情,必要时急诊留观 | **治疗：**<br>□ 评估患儿病情,必要时急诊留观<br>□ 加强营养,避免感染 |
| 护士工作 | □ 评估、安排就诊顺序<br>□ 对患儿监护人进行缴费、检查检验、取药、抽血、治疗等方面的指引 | □ 评估、安排就诊顺序<br>□ 对患儿监护人进行缴费、检查检验、取药、抽血、治疗等方面的指引 |
| 患儿监护人工作 | □ 通过网络预约门诊,就诊前准备好相关的既往病历资料<br>□ 接收指引单,根据指引完成就诊、检查。 | □ 打印检查报告单<br>□ 参与诊疗决策<br>□ 反馈治疗效果 |
| 病情变异记录 | □ 无　□ 有,原因：<br>1.<br>2. | □ 无　□ 有,原因：<br>1.<br>2. |

**(五) 住院流程**

**1. 入院标准**

(1)非霍奇金淋巴瘤入院行化疗。

(2)非霍奇金淋巴瘤化疗后出现骨髓抑制并感染,如发热,气促、呼吸困难,腹痛、血便等并发症需入院处理。

**2. 临床路径表单**

非霍奇金淋巴瘤临床路径表单(住院)

患儿姓名：＿＿＿＿＿＿　性别：＿＿＿＿＿　年龄：＿＿＿＿＿　门诊号：＿＿＿＿＿＿　住院号：＿＿＿＿＿＿

住院日期：＿＿＿年＿＿＿月＿＿＿日　出院日期：＿＿＿＿年＿＿＿月＿＿＿日　标准住院日：7~25d

| 时间 | 入院第 1~2d | 入院第 3~25d | 出院日 |
|---|---|---|---|
| 医生工作 | □ 主诊医生询问病史及体格检查<br>□ 完成初次评估,包括生理(营养、疼痛等)、心理、社会和经济因素<br>□ 24h 完成住院病历,8h 内完成首次病程记录<br>□ 向患儿监护人告知病情 | □ 上级医师入院 24h 内完成查房,继续完善相关检查,明确诊断<br>□ 根据检验结果及初诊病情调整药物和治疗方案<br>□ 如果出现危急值,执行危急值报告制度(严重者出径) | □ 上级医师查房,同意其出院<br>□ 完成出院小结<br>□ 出院宣教:向患儿监护人交代出院注意事项,如随访项目、间隔时间、观察项目、下次返院治疗时间等 |

续表

| 时间 | 入院第 1~2d | 入院第 3~25d | 出院日 |
|---|---|---|---|
| 医生工作 | **长期医嘱：**<br>□ 按血液肿瘤科常规护理<br>□ 根据病情选择护理级别(一级、二级护理)<br>□ 记 24h 出入量(可选)<br>□ 测血压(可选)<br>□ 水化碱化(可选)<br>□ 羟基脲(可选)<br>□ 别嘌醇(可选)<br>□ 抗生素(可选)<br>**临时医嘱：**<br>□ 血常规、网织红细胞<br>□ 尿常规、大便常规<br>□ 血型(可选)<br>□ 生化检查<br>□ 血气分析、电解质分析<br>□ 免疫功能(可选)<br>□ 凝血功能<br>□ 感染性疾病筛查<br>□ TBNK 淋巴细胞绝对计数(可选)<br>□ 葡萄糖 -6- 磷酸脱氢酶活性(可选)<br>□ 血红蛋白电泳分析(可选)<br>□ 血清铁蛋白(可选)<br>□ 血 $\beta_2$ 微球蛋白(可选)<br>□ 结核抗体(可选)<br>□ TORCH(可选)<br>□ EB 病毒(抗体＋DNA)(可选)<br>□ 巨细胞病毒定量(可选)<br>□ 微小病毒 IgM(可选)<br>□ 病原微生物培养(可选)<br>□ 降钙素原(可选)<br>□ 真菌葡聚糖(可选)<br>□ 骨髓穿刺术(可选)<br>□ 骨髓活检术(可选)<br>□ 骨髓细胞形态学(可选)<br>□ 骨髓病理学(可选)<br>□ 骨髓遗传学及相关预后基因检测(可选)<br>□ 骨髓免疫分型(可选)<br>□ 染色体核型分析(可选)<br>□ 结核菌素试验(可选)<br>□ 全身骨骼 X 线检查(可选)<br>□ 超声心动图<br>□ 心电图<br>□ PDG-PET 或全身 CT 平扫＋增强(可选)<br>□ 头颅 MRI(可选)<br>□ 成分输血(可选)<br>□ 拉布立海(可选)<br>□ 外科会诊(可选) | **长期医嘱：**<br>□ 按血液肿瘤科常规护理<br>□ 根据病情选择护理级别(一级、二级护理)<br>□ 记 24h 出入量(可选)<br>□ 测血压(可选)<br>□ 羟基脲(可选)<br>□ 别嘌醇(可选)<br>□ 地塞米松(可选)<br>□ 泼尼松(可选)<br>□ 长春新碱(可选)<br>□ 异环磷酰胺(可选)<br>□ 环磷酰胺(可选)<br>□ 阿糖胞苷(可选)<br>□ 甲氨蝶呤(可选)<br>□ 长春地辛(可选)<br>□ 依托泊苷(可选)<br>□ 止吐药(可选)<br>□ 水化碱化(可选)<br>□ 护胃药(可选)<br>□ 磺胺甲噁唑(周一至周三)(可选)<br>□ 抗生素(可选)<br>**临时医嘱**<br>□ 血常规<br>□ 血气分析、电解质分析<br>□ 凝血功能<br>□ 生化检查<br>□ 血甲氨蝶呤浓度(可选)<br>□ 病原微生物培养(可选)<br>□ 降钙素原(可选)<br>□ 真菌葡聚糖(可选)<br>□ 脑脊液常规(可选)<br>□ 脑脊液生化(可选)<br>□ 脑脊液找幼稚细胞(可选)<br>□ 骨髓细胞形态学(可选)<br>□ 骨髓微小残留检测(可选)<br>□ 局部肿物活检病理及免疫组化(可选)<br>□ PDG-PET 或全身 CT 平扫＋增强(可选)<br>□ 成分输血(可选)<br>□ 中心静脉置管术(可选)<br>□ 专科会诊(可选)<br>□ 拉布立海(可选) | **出院医嘱：**<br>□ 出院带药 |

续表

| 时间 | 入院第 1~2d | 入院第 3~25d | 出院日 |
|---|---|---|---|
| 护士工作 | □ 入院宣教评估(一般情况、营养、疼痛、压疮、跌倒风险评估)<br>□ 执行医嘱、预约检查、安排取血 | □ 饮食指导<br>□ 用药指导<br>□ 每日护理评估<br>□ 定时测量体温<br>□ 观察病情变化,反馈医生 | □ 出院宣教:复查时间、饮食指导、用药指导等<br>□ 协助患儿监护人办理出院手续 |
| 患儿监护人工作 | □ 配合病史询问<br>□ 配合医院各项指引 | □ 配合完成各项检查<br>□ 观察病情变化,反馈医生 | □ 办理出院<br>□ 预约下次专科复诊及入院时间 |
| 病情变异记录 | □ 无 □ 有,原因:<br>1.<br>2. | □ 无 □ 有,原因:<br>1.<br>2. | □ 无 □ 有,原因:<br>1.<br>2. |

**3. 出院标准**

(1)完成本阶段化疗疗程。

(2)无感染、出血、重要器官功能受累等并发症。

(3)血常规:中性粒细胞计数 $>0.5 \times 10^9$/L,血红蛋白 $>70$g/L,血小板计数 $>50 \times 10^9$/L。

(六) 变异及原因分析

1. 治疗前、中、后有感染、贫血、出血及其他合并症者,需进行相关的诊断和治疗,可能延长住院时间并致住院费用增加。

2. 治疗中严重感染或出血需要转出到 PICU 治疗者,退出路径。

3. 治疗中并发传染病(水痘、麻疹等)需隔离治疗、停止化疗的退出路径。

4. 治疗未达完全缓解者退出路径。

5. 监护人因自身家庭原因终止治疗要求出院。

## 二、临床路径流程图(图 10-5)

## 三、随访指导

门诊治疗系统定期自动发送随访问卷调查表。通常为每月回院复诊 1 次,每周监测血常规至少 1 次,定期观察患儿症状、体征缓解情况及继续治疗。

## 四、宣教

宣教时间:出院当天。

宣教内容

1. 居住环境清洁通风,注意保暖,预防感染,避免接触传染源。生活要规律,保证足够的休息与睡眠。饮食要富有营养、多样化,蔬菜水果必须洗干净,忌食生冷硬的食品,做好手卫生,保持大便通畅。

2. 若患儿出现以下情况:发热、反复呕吐、腹泻、剧烈腹痛、气促、意识障碍、精神反应差、血红蛋白 $<60$g/L、血小板计数 $<20 \times 10^9$/L,或有鼻出血、牙龈出血等活动性出血,立即至医院急诊就诊(2h 内必须赶到医院)。若距离较远,一定要先了解当地医院是否有条件接收和诊治患儿。

3. 定期返院护理 PICC 管 / 输液港 / 手臂港,睡眠时避免长时间压迫置管部位,置管肢体避免剧烈运动。若置入管道出现破裂、漏水、拔出或置管部位肿胀疼痛等立即返院就诊。

4. 注意观察患儿情绪变化,帮助患儿接受化疗后引起的脱发、身体不适等不良反应,及时进行开导,必要时予心理辅导。

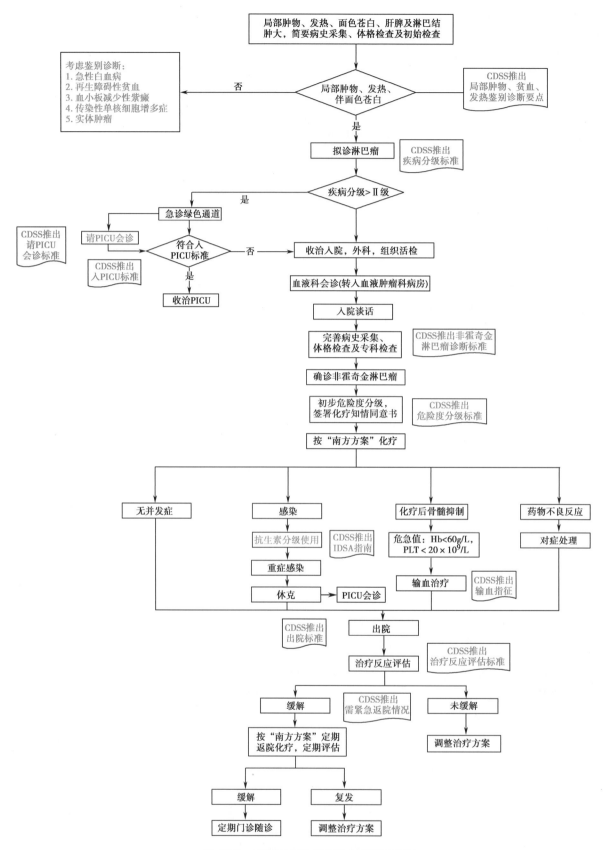

图 10-5　非霍奇金淋巴瘤临床路径流程图

南方方案指中国南方儿童非霍奇金淋巴瘤治疗协作组 2017 方案；PDG-PET. 全身氟脱氧葡萄糖正电子发射断层扫描；
MRI. 磁共振成像；CT. 计算机体层成像；CDSS. 临床决策支持系统；PICU. 儿童重症监护病房；Hb. 血红蛋白；PLT. 血小板计数。

## 第六节　急性髓系白血病临床路径

### 一、急性髓系白血病临床路径标准流程

（一）适用对象

第一诊断为急性髓系白血病（ICD-10：C92.000）；急性髓系白血病，完全缓解（ICD-10：C92.005）。

（二）诊断依据

根据《临床诊疗指南·小儿内科分册》《儿科学》（第9版）和《诸福棠实用儿科学》（第8版）进行诊断。

1. **病史**　发热、贫血、出血、皮下结节、牙龈增生多见，肝、脾、淋巴结肿大、骨关节疼痛等浸润灶表现。

2. **体征**　面色苍白，皮肤黏膜出血点、瘀斑，浅表淋巴结、肝脾增大，中枢神经系统受累时会有嗜睡、面瘫，男性患儿可有睾丸无痛性肿大。

3. **辅助检查**　血常规、骨髓细胞形态学、组织化学染色、免疫学分型、细胞遗传学、分子遗传学、生化检查、脑脊液、胸部X线检查、超声、头颅MRI等，评估肿瘤溶解综合征风险，进一步查明白血病细胞浸润部位，协助疾病处理及危险度分级。

（三）进入临床路径标准

1. 第一诊断必须符合急性髓系白血病（ICD-10：C92.000）；急性髓系白血病，完全缓解（ICD-10：C92.005）。

2. 当患儿同时具有其他疾病诊断，但在治疗期间不影响该诊断临床路径流程实施时，可进入路径。

（四）门诊流程

**急性髓系白血病临床路径表单（门诊）**

患儿姓名：_____　性别：_____　年龄：_____　门诊号：_____

| 时间 | 初诊 | 复诊 |
|---|---|---|
| 医生工作 | □ 主诊医生询问病史及体格检查<br>□ 完成初次评估，包括生理（营养、疼痛等）、心理、社会和经济因素<br>□ 完成门诊医嘱及病历书写<br>□ 向患儿监护人告知病情<br>□ 处理门诊危急值<br>**检查：**<br>□ 血常规、网织红细胞、血型<br>□ 凝血功能<br>□ 生化检查<br>□ 感染性疾病筛查（可选）<br>□ 血气分析、电解质分析（可选）<br>□ 骨髓细胞形态学<br>□ 骨组织活检（可选）<br>**治疗：**<br>□ 对于感染患儿，根据病情评估可门诊或急诊留观予抗感染治疗<br>□ 对于贫血、出血患儿，急诊留观予输注血制品支持治疗 | □ 2~3个工作日后随访，进行再次评估。<br>□ 主诊医生根据检验结果及初诊病情制订诊疗计划<br>□ 完成病历书写<br>□ 向患儿监护人交代病情及其注意事项<br>□ 预约床位入院，必要时门诊药物治疗<br>□ 每隔1~2d复查血常规<br>**治疗：**<br>□ 对于感染患儿，根据病情评估可门诊或急诊留观予抗感染治疗<br>□ 对于贫血、出血患儿，急诊留观予输注血制品支持治疗<br>□ 加强营养，避免感染 |

续表

| 时间 | 初诊 | 复诊 |
|---|---|---|
| 护士工作 | □ 评估、安排就诊顺序<br>□ 对患儿监护人进行缴费、检查检验、取药、抽血、治疗等方面的指引 | □ 评估、安排就诊顺序<br>□ 对患儿监护人进行缴费、检查检验、取药、抽血、治疗等方面的指引 |
| 患儿监护人工作 | □ 通过网络预约门诊,就诊前准备好相关的既往病历资料<br>□ 接收指引单,根据指引完成就诊、检查 | □ 打印检查报告单<br>□ 参与诊疗决策<br>□ 反馈治疗效果 |
| 病情变异记录 | □ 无　□ 有,原因:<br>1.<br>2. | □ 无　□ 有,原因:<br>1.<br>2. |

### (五) 住院流程

#### 1. 入院标准

(1)急性髓系白血病入院行化疗。

(2)急性髓系白血病化疗后出现骨髓抑制并感染,如发热、气促、呼吸困难,腹痛、血便等并发症需入院处理。

#### 2. 临床路径表单

急性髓系白血病临床路径表单(住院)

患儿姓名:_____ 性别:_____ 年龄:_____ 门诊号:_____ 住院号:_____

住院日期:_____年___月___日　出院日期:_____年___月___日　标准住院日:7~30d

| 时间 | 入院第 1~2d | 入院第 7~30d | 出院日 |
|---|---|---|---|
| 医生工作 | □ 主诊医生询问病史及体格检查。<br>□ 完成初次评估,包括生理(营养、疼痛等)、心理、社会和经济因素<br>□ 24h 完成住院病历,8h 内完成首次病程记录<br>□ 向患儿监护人告知病情<br><br>**长期医嘱:**<br>□ 按血液肿瘤科常规护理<br>□ 根据病情选择护理级别(一级、二级护理)<br>□ 记 24h 出入量(可选)<br>□ 测血压(可选)<br>□ 水化碱化(可选)<br>□ 羟基脲(可选)<br>□ 别嘌醇(可选)<br>□ 拉布立海(可选)<br>□ 抗生素(可选)<br>**临时医嘱:**<br>□ 血常规、网织红细胞<br>□ 尿常规、大便常规<br>□ 血型(可选) | □ 上级医师入院 24h 内完成查房,继续完善相关检查,明确诊断<br>□ 根据检验结果及初诊病情调整药物和治疗方案<br>□ 如果出现危急值,执行危急值报告制度(严重者出径)<br><br>**长期医嘱:**<br>□ 按血液肿瘤科常规护理<br>□ 根据病情选择护理级别(一级、二级护理)<br>□ 记 24h 出入量(可选)<br>□ 测血压(可选)<br>□ 羟基脲(可选)<br>□ 别嘌醇(可选)<br>□ 盐酸伊达比星(可选)<br>□ 阿糖胞苷(可选)<br>□ 依托泊苷(可选)<br>□ 柔红霉素(可选)<br>□ 粒细胞刺激因子(可选)<br>□ 高三尖杉酯碱(可选)<br>□ 左旋门冬酰胺酶(可选) | □ 上级医师查房,同意其出院<br>□ 完成出院小结<br>□ 出院宣教:向患儿监护人交代出院注意事项,如随访项目、间隔时间、观察项目、下次返院治疗时间等<br><br>**出院医嘱:**<br>□ 出院带药 |

| 时间 | 入院第 1~2d | 入院第 7~30d | 出院日 |
|---|---|---|---|
| 医生工作 | □ 生化检查<br>□ 血气分析、电解质分析<br>□ 免疫功能(可选)<br>□ 凝血功能<br>□ 感染性疾病筛查<br>□ TBNK 淋巴细胞绝对计数(可选)<br>□ 葡萄糖 -6- 磷酸脱氢酶活性(可选)<br>□ 血红蛋白电泳分析(可选)<br>□ 血清铁蛋白(可选)<br>□ 结核抗体(可选)<br>□ TORCH(可选)<br>□ EB 病毒(抗体 + DNA)(可选)<br>□ 巨细胞病毒定量(可选)<br>□ 微小病毒 IgM(可选)<br>□ 病原微生物培养(可选)<br>□ 降钙素原(可选)<br>□ 真菌葡聚糖(可选)<br>□ 骨髓穿刺术(可选)<br>□ 骨髓活检术(可选)<br>□ 骨髓细胞形态学(可选)<br>□ 骨髓病理学(可选)<br>□ 骨髓遗传学及相关预后基因检测(可选)<br>□ 骨髓免疫分型(可选)<br>□ 染色体分析(可选)<br>□ 结核菌素试验(可选)<br>□ 全身骨骼 X 线检查(可选)<br>□ 超声心动图(可选)<br>□ 心电图(可选)<br>□ 肝胆脾胰、泌尿系统、睾丸或子宫超声(可选)<br>□ 头颅 MRI 或 CT(可选)<br>□ 成分输血(可选)<br>□ 拉布立海(可选) | □ 氟达拉滨(可选)<br>□ 止吐药(可选)<br>□ 水化碱化(可选)<br>□ 护胃药(可选)<br>□ 磺胺甲噁唑(周一至周三)(可选)<br>□ 抗生素(可选)<br>**临时医嘱**<br>□ 血常规<br>□ 血气分析、电解质分析<br>□ 凝血功能<br>□ 生化检查<br>□ 病原微生物培养(可选)<br>□ 降钙素原(可选)<br>□ 真菌葡聚糖(可选)<br>□ 脑脊液常规(可选)<br>□ 脑脊液生化(可选)<br>□ 脑脊液找幼稚细胞(可选)<br>□ 骨髓细胞形态学(可选)<br>□ 骨髓微小残留检测(可选)<br>□ 成分输血(可选)<br>□ 中心静脉置管术(可选)<br>□ 鞘内注射药物(地塞米松 + 甲氨蝶呤 + 阿糖胞苷)<br>□ 拉布立海(可选) | |
| 护士工作 | □ 入院宣教评估(一般情况、营养、疼痛、压疮、跌倒风险评估)<br>□ 执行医嘱、预约检查、安排取血 | □ 饮食指导<br>□ 用药指导<br>□ 每日护理评估<br>□ 定时测量体温<br>□ 观察病情变化,反馈医生 | □ 出院宣教:复查时间、饮食指导、用药指导等<br>□ 协助患儿监护人办理出院手续 |
| 患儿监护人工作 | □ 配合病史询问<br>□ 配合医院各项指引 | □ 配合完成各项检查<br>□ 观察病情变化,反馈医生 | □ 办理出院<br>□ 预约下次专科复诊及入院时间 |

| 时间 | 入院第 1~2d | 入院第 7~30d | 出院日 |
|---|---|---|---|
| 病情<br>变异<br>记录 | □无　□有,原因:<br>1.<br>2. | □无　□有,原因:<br>1.<br>2. | □无　□有,原因:<br>1.<br>2. |

### 3. 出院标准

(1)完成本阶段化疗疗程。

(2)无感染、出血、重要器官功能受累等并发症。

(3)骨髓抑制逐渐恢复,血常规:中性粒细胞计数 $>0.5 \times 10^9/L$,血红蛋白 $>70g/L$,血小板计数 $>50 \times 10^9/L$。

### (六)变异及原因分析

1. 治疗前、中、后有感染、贫血、出血及其他合并症者,需进行相关的诊断和治疗,可能延长住院时间并致住院费用增加。

2. 治疗中严重感染或出血需要转出到 PICU 治疗者。

3. 治疗中并发传染病(水痘、麻疹等)需隔离治疗、停止化疗的退出路径。

4. 治疗中出现骨髓或髓外(中枢神经系统、睾丸)复发者退出路径。

5. 诱导缓解治疗未达完全缓解者退出路径。

6. 监护人因自身家庭原因终止治疗要求出院。

## 二、临床路径流程图(图 10-6)

## 三、随访指导

门诊治疗系统定期自动发送随访问卷调查表。化疗治疗过程中通常为每周回院复诊 1 次,每周监测血常规至少 1 次,结束化疗后 1~3 个月回院复诊,定期观察患儿症状、体征缓解情况及继续治疗。

## 四、宣教

宣教时间:出院当天。

宣教内容:

1. 按期返院化疗,定期门诊复诊至结束化疗后 5 年。居住环境清洁通风,预防感染。生活要规律,饮食要富有营养、多样化,做好手卫生,保持大便通畅。

2. 若患儿出现发热,反复呕吐、腹泻,剧烈腹痛,气促,意识障碍,精神反应差,血红蛋白 $<60g/L$,血小板计数 $<20 \times 10^9/L$,或有鼻出血、牙龈出血等活动性出血,立即至医院急诊就诊(2h 内必须赶到医院)。若距离较远,一定要先了解当地医院是否有条件接收和诊治患儿。

3. 定期返院护理 PICC 管 / 输液港 / 手臂港,置管肢体避免长时间压迫及剧烈运动。若置入管道出现破裂、漏水、拔出或置管部位肿胀疼痛等,立即返院就诊。注意观察患儿情绪变化,及时进行开导,必要时予心理辅导。

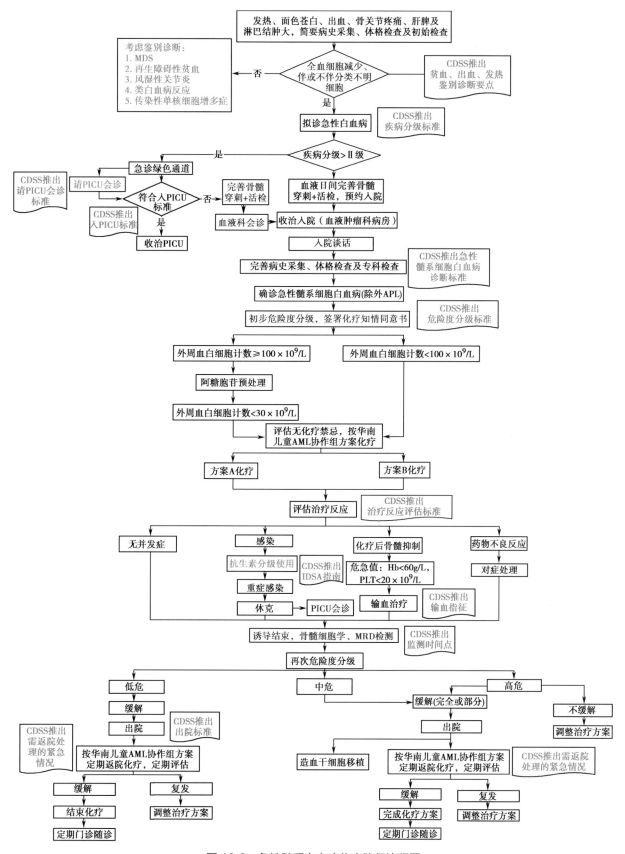

图 10-6　急性髓系白血病临床路径流程图

MRI. 磁共振成像;CT. 计算机体层成像;CDSS. 临床决策支持系统;PICU. 儿童重症监护病房;APL. 急性早幼粒细胞白血病;
IDSA. 美国感染病学会;AML. 急性髓细胞性白血病;MRD. 微小残留病灶;Hb. 血红蛋白;PLT. 血小板计数。

## 第七节 朗格汉斯细胞组织细胞增生症临床路径

### 一、朗格汉斯细胞组织细胞增生症临床路径标准流程

**（一）适用对象**

第一诊断为朗格汉斯细胞组织细胞增生症患儿（ICD-10：D76.001）。

**（二）诊断依据**

根据《儿科学》《诸福棠实用儿科学》（第 8 版）、日本的 JLSG96 方案进行诊断。

**1. 病史** 反复皮肤皮疹、局部皮肤肿物、骨骼疼痛伴活动受限、反复肺部感染症状、腹泻、黄疸、多尿、外耳道溢脓、贫血等。

**2. 体征** 营养不良，被动体位，皮肤多发皮疹、颜面躯干常见，肝脾及淋巴结肿大，肌力肌张力异常，生长发育落后。

**3. 辅助检查** 血常规、生化检查、骨髓细胞形态学、超声、胸部 X 线检查、胸腹 CT 平扫 + 增强、组织活检病理及免疫组化等。

**（三）进入临床路径标准**

1. 第一诊断必须符合朗格汉斯细胞组织细胞增生症（ICD-10：D76.001）。

2. 当患儿同时具有其他疾病诊断，但在住院期间不需特殊处理也不影响第一诊断的临床路径流程实施时，可以进入路径。

**（四）门诊流程**

朗格汉斯细胞组织细胞增生症临床路径表单（门诊）

患儿姓名：_____ 性别：_____ 年龄：_____ 门诊号：_____

| 时间 | 初诊 | 复诊 |
|---|---|---|
| 医生工作 | □ 主诊医生询问病史及体格检查<br>□ 完成初次评估，包括生理（营养、疼痛等）、心理、社会和经济因素<br>□ 完成门诊医嘱及病历书写<br>□ 处理门诊危急值<br>**检查：**<br>□ 血常规分类、网织红细胞、血型<br>□ 凝血功能<br>□ 生化检查<br>□ 感染性疾病筛查（可选）<br>□ 血气分析、电解质分析（可选）<br>□ 骨骼 X 线检查<br>□ 胸腹 CT 平扫 + 增强（可选）<br>□ 骨髓细胞形态学<br>□ 骨组织活检<br>**治疗：**<br>□ 评估患儿病情，必要时急诊留观<br>□ 外科或皮肤科病变组织活检 | □ 2~3 个工作日后随访，进行再次评估。<br>□ 主诊医生根据检验结果及初诊病情制订诊疗计划<br>□ 完成病历书写<br>□ 若需住院预约床位入院<br>□ 若血常规异常，每隔 1~2d 复查血常规<br>**治疗：**<br>□ 评估患儿病情，必要时急诊留观<br>□ 加强营养，避免感染 |
| 护士工作 | □ 评估、安排就诊顺序<br>□ 推送信息给医生和患儿监护人 | □ 对患儿监护人进行缴费、检查检验、取药、抽血、治疗等方面的指引 |

续表

| 时间 | 初诊 | 复诊 |
|---|---|---|
| 患儿监护人工作 | □ 通过网络预约门诊,就诊前准备好相关的既往病历资料<br>□ 接收指引单,根据指引完成就诊、检查 | □ 打印检查报告单<br>□ 参与诊疗决策<br>□ 反馈治疗效果 |
| 病情变异记录 | □ 无　□ 有,原因:<br>1.<br>2. | □ 无　□ 有,原因:<br>1.<br>2. |

(五)住院流程

**1. 入院标准**

(1)诊断朗格汉斯细胞组织细胞增生症患儿入院行化疗。

(2)朗格汉斯细胞组织细胞增生症患儿化疗后出现骨髓抑制并感染,如发热、气促、呼吸困难、腹痛、血便等并发症需入院处理。

**2. 临床路径表单**

朗格汉斯细胞组织细胞增生症临床路径表单(住院)

患儿姓名:_____ 性别:_____ 年龄:_____ 门诊号:_____ 住院号:_____

住院日期:_____年___月___日 出院日期:_____年___月___日 标准住院日:14~35d

| 时间 | 入院第1~2d | 入院第3~35d | 出院日 |
|---|---|---|---|
| 医生工作 | □ 主诊医生询问病史及体格检查<br>□ 完成初次评估,包括生理(营养、疼痛等)、心理、社会和经济因素<br>□ 24h 完成住院病历,8h 内完成首次病程记录<br>□ 向患儿监护人告知病情<br><br>**长期医嘱:**<br>□ 按血液肿瘤科常规护理<br>□ 根据病情选择护理级别(一级、二级护理)<br>□ 记 24h 出入量(可选)<br>□ 测血压(可选)<br>□ 抗生素(可选)<br>**临时医嘱:**<br>□ 血常规、网织红细胞、尿常规、大便常规<br>□ 血型(可选)<br>□ 生化检查<br>□ 血气分析、电解质分析<br>□ 免疫功能(可选)<br>□ 凝血功能<br>□ 感染性疾病筛查<br>□ TBNK 淋巴细胞绝对计数(可选)<br>□ 葡萄糖 -6- 磷酸脱氢酶活性(可选)<br>□ 血红蛋白电泳分析(可选)<br>□ 血清铁蛋白(可选)<br>□ 结核抗体(可选)<br>□ TORCH(可选) | □ 上级医师入院 24h 内完成查房,继续完善相关检查,明确诊断<br>□ 根据检验结果及初诊病情调整药物和治疗方案<br>□ 如果出现危急值,执行危急值报告制度(严重者出径)<br><br>**长期医嘱:**<br>□ 按血液肿瘤科常规护理<br>□ 根据病情选择护理级别(一级、二级护理)<br>□ 记 24h 出入量(可选)<br>□ 测血压(可选)<br>□ 泼尼松(可选)<br>□ 长春地辛(可选)<br>□ 环磷酰胺(可选)<br>□ 阿糖胞苷(可选)<br>□ 吡柔比星(可选)<br>□ 巯嘌呤(可选)<br>□ 止吐药(可选)<br>□ 水化碱化(可选)<br>□ 护胃药(可选)<br>□ 磺胺甲噁唑(周一至周三)(可选)<br>□ 抗生素(可选)<br>**临时医嘱**<br>□ 血常规<br>□ 血气分析、电解质分析 | □ 上级医师查房,同意其出院<br>□ 完成出院小结<br>□ 出院宣教:向患儿监护人交代出院注意事项,如随访项目、间隔时间、观察项目、下次返院治疗时间等<br><br>**出院医嘱:**<br>□ 出院带药 |

续表

| 时间 | 入院第 1~2d | 入院第 3~35d | 出院日 |
|---|---|---|---|
| 医生工作 | □ EB 病毒(抗体 + DNA)(可选)<br>□ 巨细胞病毒定量(可选)<br>□ 微小病毒 IgM(可选)<br>□ 病原微生物培养(可选)<br>□ 降钙素原(可选)<br>□ 真菌葡聚糖(可选)<br>□ 骨髓穿刺术(可选)<br>□ 骨髓活检术(可选)<br>□ 骨髓细胞形态学(可选)<br>□ 骨髓病理学(可选)<br>□ 骨髓免疫分型(可选)<br>□ 结核菌素试验(可选)<br>□ 全身骨骼 X 线检查(可选)<br>□ 超声心动图<br>□ 心电图<br>□ 肝胆脾胰、泌尿系统、睾丸或子宫超声(可选)<br>□ 全身 CT 平扫 + 增强(可选)<br>□ 头颅 MRI(可选)<br>□ 成分输血(可选) | □ 凝血功能<br>□ 生化检查<br>□ 病原微生物培养(可选)<br>□ 降钙素原(可选)<br>□ 真菌葡聚糖(可选)<br>□ 脑脊液常规(可选)<br>□ 脑脊液生化(可选)<br>□ 脑脊液找幼稚细胞(可选)<br>□ 骨髓细胞形态学(可选)<br>□ 骨髓微小残留检测(可选)<br>□ 成分输血(可选)<br>□ 中心静脉置管术(可选)<br>□ 专科会诊(可选)<br>□ 鞘内注射药物(地塞米松 + 甲氨蝶呤 + 阿糖胞苷)<br>□ 病变组织活检病理(可选)<br>□ 纤维支气管镜(可选)<br>□ 电子结肠镜检查(可选) | |
| 护士工作 | □ 入院宣教评估(一般情况、营养、疼痛、压疮、跌倒风险评估)<br>□ 执行医嘱、预约检查、安排取血 | □ 饮食指导<br>□ 用药指导<br>□ 每日护理评估<br>□ 定时测量体温<br>□ 观察病情变化,反馈医生 | □ 出院宣教:复查时间、饮食指导、用药指导等<br>□ 协助患儿监护人办理出院手续 |
| 患儿监护人工作 | □ 配合病史询问<br>□ 配合医院各项指引 | □ 配合完成各项检查<br>□ 观察病情变化,反馈医生 | □ 办理出院<br>□ 预约下次专科复诊及入院时间 |
| 病情变异记录 | □ 无　□ 有,原因:<br>1.<br>2. | □ 无　□ 有,原因:<br>1.<br>2. | □ 无　□ 有,原因:<br>1.<br>2. |

**3. 出院标准**

(1)完成本阶段化疗疗程,一般情况稳定,无须输注血制品。

(2)无感染、出血、重要器官功能受累等并发症。

(3)血常规:中性粒细胞计数 >0.5 × 10$^9$/L,血红蛋白 >70g/L,血小板计数 >50 × 10$^9$/L。

(六) 变异及原因分析

1. 治疗前、中、后有感染、贫血、出血及其他合并症者,需进行相关的诊断和治疗,可能延长住院时间并致住院费用增加。

2. 治疗中严重感染或出血需要转出到 PICU 治疗者。

3. 治疗中并发传染病需隔离治疗、停止化疗的退出路径。

4. 化疗后复查骨髓未能缓解或缓解后再次复发,需行干细胞移植。

## 二、临床路径流程图(图 10-7)

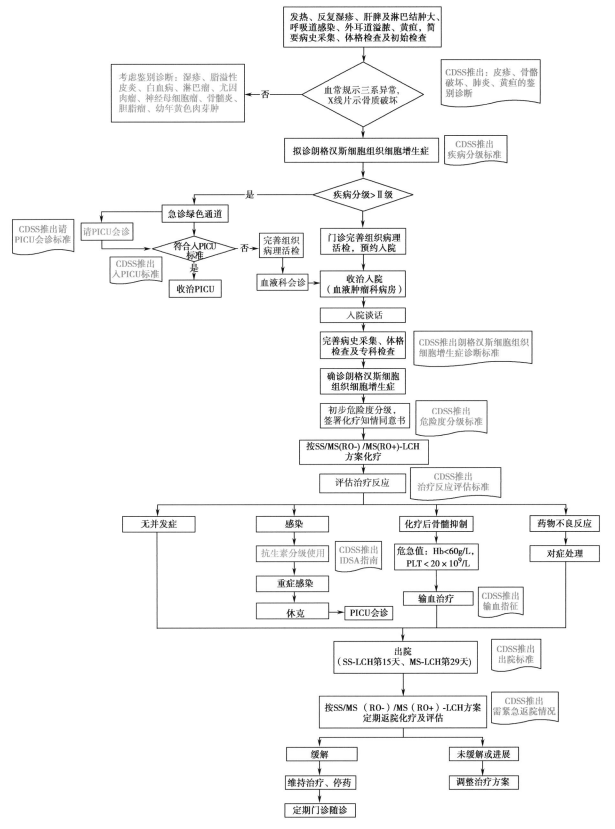

图 10-7　朗格汉斯细胞组织细胞增生症临床路径流程图

MRI. 磁共振成像；CT. 计算机体层成像；CDSS. 临床决策支持系统；PICU. 儿童重症监护病房；
IDSA. 美国感染病学会；Hb. 血红蛋白；PLT. 血小板计数。

### 三、随访指导

每半月至 1 个月回院复诊 1 次,包括体征(皮疹、淋巴结、肝、脾等)及检验指标(血常规、肝肾功能、凝血功能等),由专科医生进行疾病活动度评估,并调整治疗方案。

### 四、宣教

宣教时间:出院当天。

宣教内容:

1. 饮食指导,进食营养丰富、易于消化的食物。

2. 注意保护性隔离,加强口腔黏膜、皮肤、肛周的护理。若患儿出现以下情况:发热、反复呕吐、腹泻、剧烈腹痛、气促、意识障碍、精神反应差、血红蛋白 <60g/L、血小板计数 $<20 \times 10^9$/L,或有鼻出血、牙龈出血等活动性出血,立即至医院急诊就诊。

3. PICC 置管的护理及注意事项。

4. 治疗期间避免进行减毒活疫苗的预防接种。

## 第八节  血友病(日间)临床路径

### 一、血友病临床路径及标准流程

(一)适用对象

第一诊断为血友病(ICD-10:D66.x02)。

(二)诊断依据

根据《临床诊疗指南:小儿内科分册》和《诸福棠实用儿科学》(第 8 版)进行诊断。

1. **病史**  婴幼儿期容易出现瘀伤、自发性出血(无明显或已知原因的出血),特别是关节、肌肉和软组织出血,外伤或手术后过量出血,约有三分之二的患儿家族出血史。

2. **体征**  皮肤可见瘀斑、瘀点,部分患儿有关节和 / 或肌肉肿胀。

3. **辅助检查**  血小板计数、凝血功能、凝血因子全套、血管性假血友病因子(vWF)、基因诊断,如检测到相应 F Ⅷ 基因(血友病 A)或 F Ⅸ 基因(血友病 B)突变是确诊血友病的直接依据,同时也有助于进行致病基因携带者的诊断。

(三)进入临床路径标准

1. 第一诊断必须符合血友病(ICD-10:D66.x02)。

2. 当患儿同时具有其他疾病诊断,但在治疗期间不影响该诊断的临床路径流程实施时,可进入路径。

(四)门诊流程

血友病临床路径表单(门诊)

患儿姓名:_____  性别:_____  年龄:_____  门诊号:_____

| 时间 | 初诊 | 复诊 |
|---|---|---|
| 医生工作 | □ 主诊医生询问病史及体格检查<br>□ 完成初次评估,包括生理(营养、疼痛等)、心理、社会和经济因素<br>□ 完成门诊医嘱及病历书写<br>□ 向患儿监护人告知病情<br>□ 处理门诊危急值 | □ 2~3 个工作日后随访,进行再次评估。<br>□ 主诊医生根据检验结果及初诊病情制订诊疗计划<br>□ 完成病历书写<br>□ 向患儿监护人交代病情、注意事项及局部出血的紧急处理<br>□ 若需住院预约床位入院<br>□ 每隔 1~2 周复查凝血功能 |

| 时间 | 初诊 | 复诊 |
|---|---|---|
| 医生工作 | **检查：**<br>□ 血常规、网织红细胞、血型<br>□ 凝血功能<br>□ 生化检查<br>□ 凝血因子全套<br>□ 感染性疾病筛查(可选)<br>□ 血气分析、电解质分析(可选)<br>□ 关节 X 线片检查(可选)<br>□ 关节超声(可选)<br>□ 头颅 CT(可选)<br>**治疗：**<br>□ 凝血功能异常或出血急诊留观治疗 | **治疗：**<br>□ 血常规分类<br>□ 凝血四项<br>□ 血友病基因检测<br>□ 关节 X 线片检查(可选)<br>□ 关节超声(可选)<br>□ 凝血功能异常或出血急诊留观治疗<br>□ 加强营养,避免剧烈运动,定期预防输注凝血因子 |
| 护士工作 | □ 评估、安排就诊顺序<br>□ 对患儿监护人进行缴费、检查检验、取药、抽血、治疗等方面的指引 | □ 评估、安排就诊顺序<br>□ 对患儿监护人进行缴费、检查检验、取药、抽血、治疗等方面的指引 |
| 患儿监护人工作 | □ 通过网络预约门诊,就诊前准备好相关的既往病历资料<br>□ 接收指引单,根据指引完成就诊、检查 | □ 打印检查报告单<br>□ 参与诊疗决策<br>□ 反馈治疗效果 |
| 病情变异记录 | □ 无　□ 有,原因:<br>1.<br>2. | □ 无　□ 有,原因:<br>1.<br>2. |

## (五) 住院流程

### 1. 入院标准

(1)血友病替代治疗。

(2)血友病预防治疗。

### 2. 临床路径表单

血友病临床路径表单(日间住院)

患儿姓名:＿＿＿＿＿＿＿＿性别:＿＿＿＿年龄:＿＿＿＿＿门诊号:＿＿＿＿＿＿＿住院号:＿＿＿＿＿＿＿

住院日期:　　年　　月　　日　　出院日期:　　　年　　月　　日　　标准住院日:1d

| 时间 | 入院24h |
|---|---|
| 医生工作 | □ 主诊医生询问病史及体格检查<br>□ 完成初次评估,包括生理(营养、疼痛等)、心理、社会和经济因素<br>□ 8h 内完成 24h 出入院记录<br>□ 根据检验结果及初诊病情调整药物和治疗方案<br>□ 如果出现危急值,执行危急值报告制度(严重者出径)<br>□ 向患儿监护人告知病情<br>□ 上级医师查房,评估可出院予办理出院<br>□ 出院宣教 |

| 时间 | 入院24h | | |
|---|---|---|---|
| 医生工作 | **长期医嘱：**<br>□ 按血液肿瘤科常规护理<br>□ 根据病情选择护理级别（一级、二级护理）<br>**临时医嘱：**<br>□ 血常规、网织红细胞<br>□ 血型（可选）<br>□ 生化检查（可选）<br>□ 血气分析、电解质分析<br>□ 凝血功能<br>□ 感染性疾病筛查<br>□ 凝血因子水平<br>□ 关节X线片检查<br>□ 关节超声（可选）<br>□ 凝血因子输注<br>□ 成分输血（可选）<br>□ 镇痛药（可选）<br>□ 止血药（可选）<br>□ 关节功能评估（可选）<br>**出院医嘱：**<br>□ 出院带药 | | |
| 护士工作 | □ 入院宣教评估（一般情况、营养、疼痛、压疮、跌倒风险评估）<br>□ 执行医嘱、预约检查、安排抽血<br>□ 出院宣教：复查时间、饮食指导、用药指导等<br>□ 协助患儿监护人办理出院手续 | | |
| 患儿监护人工作 | □ 配合病史询问<br>□ 配合医院各项指引<br>□ 配合完成各项检查<br>□ 观察病情变化，反馈医生<br>□ 办理出院<br>□ 预约下次专科复诊及入院时间 | | |
| 病情变异记录 | □ 无　□ 有，原因：<br>1.<br>2. | | |

### 3. 出院标准

（1）无活动性出血、关节肿胀无加重，精神反应好。

（2）相关药物治疗无明显不良反应。

### （六）变异及原因分析

1. 症状未见缓解，合并颅内、消化道等深部内脏出血等情况。

2. 合并严重的关节畸形需要进行手术干预。

3. 需进行积极处理，完善相关检查，向监护人解释并告知病情，导致治疗时间延长，增加治疗费用等。

## 二、临床路径流程图（图 10-8）

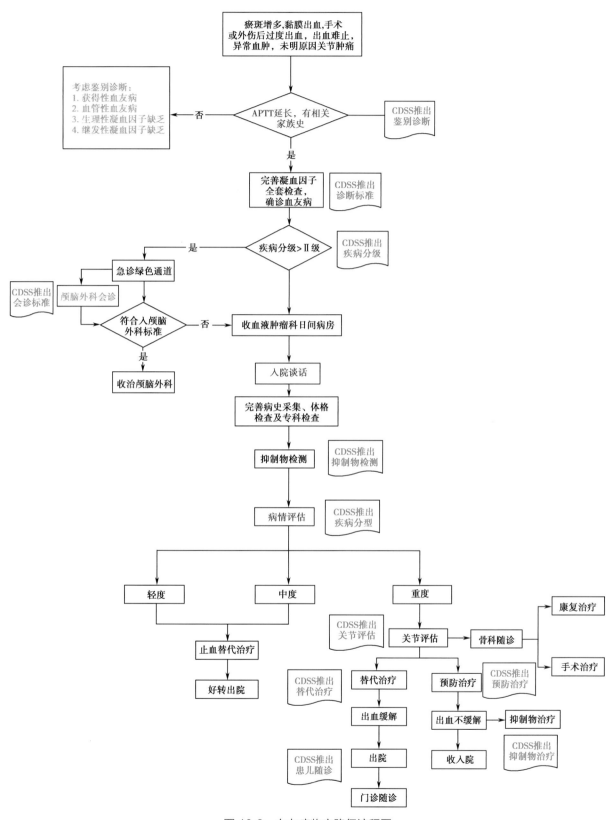

图 10-8 血友病临床路径流程图

CT. 计算机体层成像；CDSS. 临床决策支持系统；PICU. 儿童重症监护病房；APTT. 活化部分凝血活酶时间。

### 三、随访指导

门诊治疗系统定期自动发送随访问卷调查表。通常为每月回院复诊 1 次,至少 3 次,至少每 6 个月进行 1 次定期标准化评价,对患儿纵向评估,以能在早期发现新的或潜在的问题,来对治疗计划进行修改。

### 四、宣教

宣教时间:出院当天。

宣教内容:

1. 自幼养成安静的生活习惯,以减少和避免外伤出血;尽可能避免肌内注射;如因患外科疾病需作手术治疗,应注意在术前、术中和术后补充所缺乏的凝血因子。急性出血时,及时制动,使用夹板、模具、拐杖或轮椅可使出血的肌肉和关节处于休息体位,使用冰块或冷物湿敷可有效减少炎性反应。建议冰敷每 4~6h 使用 1 次,每次 20min 左右,直至肿胀和疼痛减轻。

2. 血友病关节病变是血友病患儿常见和严重的并发症,关节受损和残疾发生时间取决于关节出血的严重程度和治疗方式。为保护关节和避免致残,需要立即开始有效的三级预防治疗和多学科治疗:患儿应当在保证一定凝血因子血药浓度峰值的前提下,进行正规的物理治疗和康复训练,治疗同时至少半年进行 1 次关节结构和功能评估。

## 第九节　再生障碍性贫血临床路径

### 一、再生障碍性贫血临床路径标准流程

(一) 适用对象

第一诊断为再生障碍性贫血(ICD-10 : D61.900)。

(二) 诊断依据

根据《临床诊疗指南:小儿内科分册》和《诸福棠实用儿科学》(第 8 版)进行诊断。

1. **病史**　患儿出现面色苍白、皮肤黏膜出血、感染等血细胞减少表现,血常规检查提示三系下降。

2. **体征**　无特异性体征,可表现为面色苍白、皮肤可见出血点、一般无肝脾、淋巴结肿大。

3. **辅助检查**　血常规、凝血功能、骨髓细胞形态学、骨组织活检、超声等检查,除外可致全血细胞减少的其他疾病。

(三) 进入临床路径标准

1. 第一诊断必须符合再生障碍性贫血(ICD-10 : D61.900)。

2. 当患儿同时具有其他疾病诊断,但在治疗期间不影响该诊断的临床路径流程实施时,可进入路径。

(四) 门诊流程

**再生障碍性贫血临床路径表单(门诊)**

患儿姓名:＿＿＿＿＿　性别:＿＿＿＿＿　年龄:＿＿＿＿＿　门诊号:＿＿＿＿＿

| 时间 | 初诊 | 复诊 |
|---|---|---|
| 医生工作 | □ 主诊医生询问病史及体格检查<br>□ 完成初次评估,包括生理(营养、疼痛等)、心理、社会和经济因素<br>□ 完成门诊医嘱及病历书写<br>□ 向患儿监护人告知病情<br>□ 处理门诊危急值 | □ 2~3 个工作日后随访,进行再次评估。<br>□ 主诊医生根据检验结果及初诊病情制订诊疗计划<br>□ 完成病历书写<br>□ 向患儿监护人交代病情及其注意事项<br>□ 若需入院,预约床位入院,无须住院患儿,门诊药物治疗<br>□ 每隔 2 周门诊复诊 |

| 时间 | 初诊 | 复诊 |
|---|---|---|
| 医生工作 | 检查：<br>□ 血常规、网织红细胞、血型<br>□ 凝血功能<br>□ 生化检查<br>□ 感染性疾病筛查(可选)<br>□ 血气分析、电解质分析(可选)<br>□ 骨髓细胞形态学<br>□ 骨组织活检 | 治疗：<br>□ 对于感染患儿,根据病情评估可门诊或急诊留观予抗感染治疗<br>□ 对于贫血、出血患儿,可血液日间病房或急诊留观予输注血制品支持治疗<br>□ 每周复查血常规1~2次,每隔2周复查药物浓度<br>□ 加强营养,避免感染 |
| 护士工作 | □ 评估、安排就诊顺序<br>□ 对患儿监护人进行缴费、检查检验、取药、抽血、治疗等方面的指引 | □ 评估、安排就诊顺序<br>□ 对患儿监护人进行缴费、检查检验、取药、抽血、治疗等方面的指引 |
| 患儿监护人工作 | □ 通过网络预约门诊,就诊前准备好相关的既往病历资料<br>□ 接收指引单,根据指引完成就诊、检查 | □ 打印检查报告单<br>□ 参与诊疗决策<br>□ 反馈治疗效果 |
| 病情变异记录 | □ 无 □ 有,原因：<br>1.<br>2. | □ 无 □ 有,原因：<br>1.<br>2. |

(五)住院流程

**1. 入院标准**

(1)再生障碍性贫血骨髓象伴感染或活动性出血。

(2)再生障碍性贫血需强烈免疫抑制治疗。

**2. 临床路径表单**

再生障碍性贫血临床路径表单(住院)

患儿姓名：_____ 性别：_____ 年龄：_____ 门诊号：_____ 住院号：_____

住院日期： 年 月 日 出院日期： 年 月 日 标准住院日：7~15d

| 时间 | 入院第1d | 入院第2~15d | 出院日 |
|---|---|---|---|
| 医生工作 | □ 主诊医生询问病史及体格检查。<br>□ 完成初次评估,包括生理(营养、疼痛等)、心理、社会和经济因素<br>□ 24h完成住院病历,8h内完成首次病程记录<br>□ 向患儿监护人告知病情<br><br>**长期医嘱:**<br>□ 按血液肿瘤科常规护理<br>□ 根据病情选择护理级别(一级、二级护理)<br>□ 记24h出入量(可选)<br>□ 测血压(可选)<br>**临时医嘱:**<br>□ 血常规、网织红细胞、血型 | □ 上级医师入院24h内完成查房,继续完善相关检查,明确诊断<br>□ 根据检验结果及初诊病情调整药物和治疗方案<br>□ 如果出现危急值,执行危急值报告制度(严重者出径)<br><br>**长期医嘱:**<br>□ 同前<br>**临时医嘱**<br>□ 血常规<br>□ 血气分析、电解质分析<br>□ 凝血功能<br>□ 生化检查<br>□ 移植前配型检测(可选) | □ 上级医师查房,同意其出院<br>□ 完成出院小结<br>□ 出院宣教:向患儿监护人交代出院注意事项,如随访项目、间隔时间、观察项目、下次返院治疗时间等<br><br>**出院医嘱:**<br>□ 出院带药 |

续表

| 时间 | 入院第 1d | 入院第 2~15d | 出院日 |
|---|---|---|---|
| 医生工作 | □ 尿常规、大便常规<br>□ 生化检查<br>□ 血气分析、电解质分析<br>□ 免疫功能<br>□ 凝血功能<br>□ 感染性疾病筛查<br>□ TBNK 淋巴细胞绝对计数<br>□ 贫血组合<br>□ 血红蛋白电泳分析(可选)<br>□ 血清铁蛋白<br>□ 结核抗体<br>□ TORCH<br>□ EB 病毒(抗体 + 定量)<br>□ 巨细胞病毒定量<br>□ 自身免疫功能<br>□ 自身抗体<br>□ 甲状腺功能<br>□ CD55、CD59<br>□ B 细胞亚群检测<br>□ 红细胞直接抗人球蛋白试验<br>□ 骨髓细胞形态学<br>□ 骨组织活检<br>□ 遗传性骨髓衰竭相关基因检测<br>□ 染色体核型分析<br>□ 酸化血清溶血试验(HAMS)(可选)<br>□ 尿含铁血黄素试验(ROUS)(可选)<br>□ 血培养(可选)<br>□ 降钙素原(可选)<br>□ 真菌葡聚糖(可选)<br>□ 胸部 X 线检查<br>□ 结核菌素试验<br>□ 超声心动图<br>□ 心电图<br>□ 肝胆脾胰、泌尿系统超声<br>□ 头颅 MRI(可选)<br>□ 成分输血(可选)<br>□ 抗生素(可选) | □ 血培养(可选)<br>□ 降钙素原(可选)<br>□ 真菌葡聚糖(可选)<br>□ 抗生素(可选)<br>□ 成分输血(可选)<br>□ 中心静脉置管术(可选)<br>□ 专科会诊(可选)<br>□ 环孢素(可选)<br>□ 抗胸腺细胞球蛋白(ATG)(可选)<br>□ 地塞米松(可选)<br>□ 甲泼尼龙(可选)<br>□ 美司钠解救(可选)<br>□ 止吐药(可选)<br>□ 水化碱化(可选)<br>□ 磺胺甲噁唑(周一至周三)(可选) | |
| 护士工作 | □ 入院宣教评估(一般情况、营养、疼痛、压疮、跌倒风险评估)<br>□ 执行医嘱、预约检查、安排取血 | □ 饮食指导<br>□ 用药指导<br>□ 每日护理评估<br>□ 定时测量体温<br>□ 观察病情变化,反馈医生 | □ 出院宣教:复查时间、饮食指导、用药指导等<br>□ 协助患儿监护人办理出院手续 |

| 时间 | 入院第1d | 入院第2~15d | 出院日 |
|------|----------|-------------|--------|
| 患儿监护人工作 | □ 配合病史询问<br>□ 配合医院各项指引 | □ 配合完成各项检查<br>□ 观察病情变化,反馈医生 | □ 办理出院<br>□ 预约下次专科复诊及入院时间 |
| 病情变异记录 | □ 无 □ 有,原因:<br>1.<br>2. | □ 无 □ 有,原因:<br>1.<br>2. | □ 无 □ 有,原因:<br>1.<br>2. |

3. **出院标准**

(1)感染控制。

(2)血红蛋白、血小板计数可维持在安全范围,无活动性出血感染控制。

(3)相关药物治疗无明显不良反应。

(六) 变异及原因分析

1. 出现重症感染。

2. 合并特异性病原感染:如真菌感染、巨细胞病毒、EB病毒感染及结核感染。

3. 合并严重出血,如脑出血、内脏出血等。

4. 免疫抑制剂治疗无效,依赖输血治疗,需行干细胞移植。

二、临床路径流程图(图10-9)

三、随访指导

门诊治疗系统定期自动发送随访问卷调查表。再障患儿治疗过程中需要定期返院复查,一般定于开始治疗的第2、3、6、9、12、15、18、24、30、36个月进行复查,以评判疗效及调整治疗方案及药物剂量。

四、宣教

宣教时间:出院当天。

宣教内容:

1. 每3~5d复查血常规。如出现以下情况,需返院紧急情况处理:外周血中性粒细胞绝对值 $<0.5 \times 10^9$/L伴发热;外周血血红蛋白 $<60$g/L或血小板计数 $<10 \times 10^9$/L伴活动性出血;活动性出血、气促、呼吸困难、反复呕吐、腹痛、抽搐等。

2. 暂停预防接种、避免外伤、按时服药,注意长期应用糖皮质激素治疗的部分患儿可出现骨质疏松、股骨头坏死,应及时进行检查并给予补钙等预防治疗。长期应用糖皮质激素还可出现高血压、糖尿病、急性胃黏膜病变等不良反应,也应及时检查处理。

3. 每2周复查环孢素药物浓度,建议全血药浓度峰值维持100~200μg/L,服药期间定期检测肝肾功能、血压、血常规,血液肿瘤专科门诊随诊。

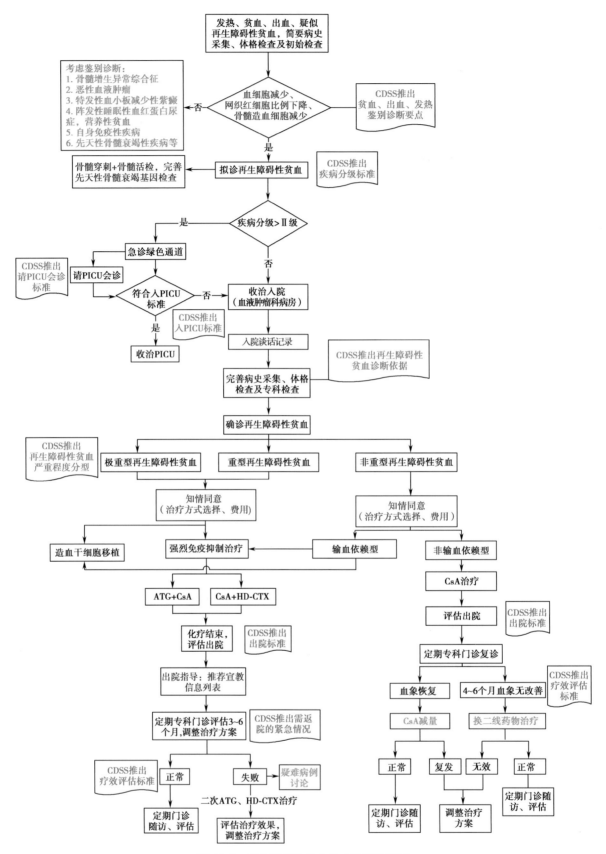

图 10-9　再生障碍性贫血临床路径流程图

MRI. 磁共振成像；CDSS. 临床决策支持系统；ATG. 抗胸腺细胞球蛋白；
CsA. 环孢素；HD-CTX. 大剂量环磷酰胺；PICU. 儿童重症监护病房。

## 第十节 淋巴母细胞淋巴瘤临床路径

### 一、淋巴母细胞淋巴瘤临床路径标准流程

（一）适用对象

第一诊断为前体 T 细胞淋巴母细胞性淋巴瘤（ICD-10：C85.712）或前体 B 细胞淋巴母细胞性淋巴瘤（ICD-10：C85.714）。

（二）诊断依据

根据《诸福棠实用儿科学》（第 8 版）进行诊断。

1. **病史** 发热、乏力、贫血、出血、骨关节疼痛及肝、脾、淋巴结肿大等。

2. **体征** 可有颈部、锁骨上等浅表淋巴结肿大、呼吸困难、皮肤软组织结节、发热、皮肤黏膜苍白、皮肤出血点及瘀斑、肝脾大等。

3. **辅助检查** 血常规、生化检查、骨髓细胞形态学、免疫分型、骨组织活检及肿块活检病理及免疫组化、分子生物学检查、胸、腹、盆腔影像学检查（以增强 CT 检查为主）、头颅 MRI 或 CT、脑脊液检查、全身骨扫描、眼底检查。

（三）进入临床路径标准

1. 第一诊断必须符合为前体 T 细胞淋巴母细胞性淋巴瘤（ICD-10：C85.712）或前体 B 细胞淋巴母细胞性淋巴瘤（ICD-10：C85.714）。

2. 当患儿同时具有其他疾病诊断，但在治疗期间不影响该诊断的临床路径流程实施时，可进入路径。

（四）门诊流程

**淋巴母细胞淋巴瘤临床路径表单（门诊）**

患儿姓名：_____ 性别：_____ 年龄：_____ 门诊号：_____

| 时间 | 初诊 | 复诊 |
|------|------|------|
| 医生工作 | □ 主诊医生询问病史及体格检查<br>□ 完成初次评估，包括生理（营养、疼痛等）、心理、社会和经济因素<br>□ 完成门诊医嘱及病历书写<br>□ 向患儿监护人告知病情<br>□ 处理门诊危急值<br>检查：<br>□ 血常规、网织红细胞、血型<br>□ 凝血功能<br>□ 生化检查<br>□ 感染性疾病筛查（可选）<br>□ 血气分析、电解质分析（可选）<br>□ 胸腹 CT 平扫＋增强<br>□ 骨髓细胞形态学<br>□ 骨组织活检<br>治疗：<br>□ 外科局部肿物活检<br>□ 评估患儿病情，必要时急诊留观 | □ 2~3 个工作日后随访，进行再次评估。<br>□ 主诊医生根据相关检查结果及初诊病情制订诊疗计划<br>□ 完成病历书写<br>□ 向患儿监护人交代病情及其注意事项<br>□ 预约床位入院<br>□ 若血常规异常，每隔 1~2d 复查血常规<br>治疗：<br>□ 评估患儿病情，必要时急诊留观，候床入院<br>□ 加强营养，避免感染 |

| 时间 | 初诊 | 复诊 |
|---|---|---|
| 护士工作 | □ 评估、安排就诊顺序<br>□ 对患儿监护人进行缴费、检查检验、取药、抽血、治疗等方面的指引 | □ 评估、安排就诊顺序<br>□ 对患儿监护人进行缴费、检查检验、取药、抽血、治疗等方面的指引 |
| 患儿监护人工作 | □ 通过网络预约门诊,就诊前准备好相关的既往病历资料<br>□ 接收指引单,根据指引完成就诊、检查 | □ 打印检查报告单<br>□ 参与诊疗决策<br>□ 反馈治疗效果 |
| 病情变异记录 | □ 无 □ 有,原因:<br>1.<br>2. | □ 无 □ 有,原因:<br>1.<br>2. |

## (五) 住院流程

### 1. 入院标准

(1)第一诊断必须符合淋巴母细胞淋巴瘤,入院行化疗。

(2)淋巴母细胞淋巴瘤化疗后出现骨髓抑制并感染,如发热、气促、呼吸困难、腹痛、血便等并发症需入院处理。

### 2. 临床路径表单

淋巴母细胞淋巴瘤临床路径表单(住院)

患儿姓名:_____ 性别:_____ 年龄:_____ 门诊号:_____ 住院号:_____

住院日期: 年 月 日 出院日期: 年 月 日 标准住院日:30~35d

| 时间 | 入院第 1~2d | 入院第 3~35d | 出院日 |
|---|---|---|---|
| 医生工作 | □ 主诊医生询问病史及体格检查<br>□ 完成初次评估,包括生理(营养、疼痛等)、心理、社会和经济因素<br>□ 24h 完成住院病历,8h 内完成首次病程记录<br>□ 向患儿监护人告知病情 | □ 上级医师入院 24h 内完成查房,继续完善相关检查,明确诊断<br>□ 根据检验结果及初诊病情调整药物和治疗方案<br>□ 如果出现危急值,执行危急值报告制度(严重者出径) | □ 上级医师查房,同意其出院<br>□ 完成出院小结<br>□ 出院宣教:向患儿监护人交代出院注意事项,如随访项目、间隔时间、观察项目、下次返院治疗时间等 |
| | **长期医嘱:**<br>□ 按血液肿瘤科常规护理<br>□ 根据病情选择护理级别(一级、二级护理)<br>□ 记 24h 出入量(可选)<br>□ 测血压(可选)<br>**临时医嘱:**<br>□ 血常规、网织红细胞、尿常规、大便常规<br>□ 血型(可选)<br>□ 生化检查<br>□ 血气分析、电解质分析<br>□ 免疫功能(可选) | **长期医嘱:**<br>□ 同前<br>**临时医嘱:**<br>□ 血常规<br>□ 血气分析、电解质分析<br>□ 凝血功能<br>□ 生化检查<br>□ 血甲氨蝶呤浓度(可选)<br>□ 病原微生物培养(可选)<br>□ 降钙素原(可选)<br>□ 真菌葡聚糖(可选)<br>□ 脑脊液常规(可选)<br>□ 脑脊液生化(可选) | **出院医嘱:**<br>□ 出院带药 |

| 时间 | 入院第 1~2d | 入院第 3~35d | 出院日 |
|---|---|---|---|
| 医生<br>工作 | □ 凝血功能<br>□ 感染性疾病筛查<br>□ TBNK 淋巴细胞绝对计数(可选)<br>□ 葡萄糖 -6- 磷酸脱氢酶活性(可选)<br>□ 血红蛋白电泳分析(可选)<br>□ 血清铁蛋白(可选)<br>□ 结核抗体(可选)<br>□ TORCH(可选)<br>□ EB 病毒(抗体 + DNA)(可选)<br>□ 巨细胞病毒定量(可选)<br>□ 微小病毒 IgM(可选)<br>□ 病原微生物培养(可选)<br>□ 降钙素原(可选)<br>□ 真菌葡聚糖(可选)<br>□ 骨髓穿刺术(可选)<br>□ 骨髓活检术(可选)<br>□ 骨髓细胞形态学(可选)<br>□ 骨髓病理学(可选)<br>□ 骨髓遗传学及相关预后基因检测<br> (可选)<br>□ 骨髓免疫分型(可选)<br>□ 染色体核型分析(可选)<br>□ 结核菌素试验(可选)<br>□ 全身骨骼 X 线检查(可选)<br>□ 超声心动图<br>□ 心电图<br>□ 肝胆脾胰、泌尿系统、睾丸或子宫<br> 超声(可选)<br>□ 头颅 MRI(可选)<br>□ 成分输血(可选)<br>□ 拉布立海(可选)<br>□ 水化碱化(可选)<br>□ 羟基脲(可选)<br>□ 别嘌醇(可选)<br>□ 抗生素(可选) | □ 脑脊液找幼稚细胞(可选)<br>□ 骨髓细胞形态学(可选)<br>□ 骨髓微小残留检测(可选)<br>□ 局部肿物活检病理及免疫组化<br> (可选)<br>□ PET/CT 或全身 CT 平扫 + 增强<br> (可选)<br>□ 成分输血(可选)<br>□ 中心静脉置管术(可选)<br>□ 鞘内注射药物(地塞米松 + 甲氨<br> 蝶呤 + 阿糖胞苷)<br>□ 拉布立海(可选)<br>□ 粒细胞集落刺激因子(可选)<br>□ 放射治疗(可选)<br>□ 羟基脲(可选)<br>□ 别嘌醇(可选)<br>□ 地塞米松(可选)<br>□ 泼尼松(可选)<br>□ 长春新碱(可选)<br>□ 柔红霉素(可选)<br>□ 阿霉素(可选)<br>□ 环磷酰胺(可选)<br>□ 美司钠(可选)<br>□ 阿糖胞苷(可选)<br>□ 甲氨蝶呤(可选)<br>□ 培门冬酶(可选)<br>□ 止吐药(可选)<br>□ 水化碱化(可选)<br>□ 护胃药(可选)<br>□ 磺胺甲噁唑(周一至周三)(可选)<br>□ 抗生素(可选) | |
| 护士<br>工作 | □ 入院宣教评估(一般情况、营养、<br> 疼痛、压疮、跌倒风险评估)<br>□ 执行医嘱、预约检查、安排取血 | □ 饮食指导<br>□ 用药指导<br>□ 每日护理评估<br>□ 定时测量体温<br>□ 观察病情变化,反馈医生 | □ 出院宣教:复查时间、饮食指导、用<br> 药指导等<br>□ 协助患儿监护人办理出院手续 |
| 患儿<br>监护<br>人工<br>作 | □ 配合病史询问<br>□ 配合医院各项指引 | □ 配合完成各项检查<br>□ 观察病情变化,反馈医生 | □ 办理出院<br>□ 预约下次专科复诊及入院时间 |

续表

| 时间 | 入院第 1~2d | 入院第 3~35d | 出院日 |
|---|---|---|---|
| 病情<br>变异<br>记录 | □ 无　□ 有,原因:<br>1.<br>2. | □ 无　□ 有,原因:<br>1.<br>2. | □ 无　□ 有,原因:<br>1.<br>2. |

### 3. 出院标准

(1)完成本阶段化疗,相关药物治疗无明显不良反应。

(2)血红蛋白、血小板计数可维持在安全范围,无活动性出血及感染。

（六）变异及原因分析

1. 治疗前、中、后有感染、贫血、出血及其他合并症者,需进行相关的诊断和治疗,可能延长住院时间,严重时甚至停止化疗退出路径。

2. 诱导缓解治疗未达完全缓解者退出路径。

3. 治疗中出现骨髓或髓外(中枢神经系统、睾丸)复发者退出路径。

4. 监护人因自身家庭原因终止治疗要求出院。

## 二、临床路径流程图(图 10-10)

## 三、随访指导

门诊治疗系统定期自动发送随访问卷调查表。治疗过程中患儿需要定期返院复查血常规及脏器功能。治疗结束时进行全面评估,以后第一年每月随访 1 次,第 2~3 年每 3 个月随访 1 次,第 4~5 年每 6 个月随访 1 次。随访时进行常规体格检查、血常规及相关影像学检查。

## 四、宣教

宣教时间:出院当天。

宣教内容:

1. 每 3~5d 复查血常规,出现以下情况,需返院紧急情况处理:外周血中性粒细胞绝对值 $<0.5 \times 10^9/L$,伴发热;外周血血红蛋白 $<60g/L$ 或血小板计数 $<10 \times 10^9/L$ 伴活动性出血;活动性出血;气促、呼吸困难,反复呕吐、腹痛,抽搐等。

2. 学会保护性隔离、肛周及口腔护理、避免碰撞。暂停预防接种、避免外伤、按时服药。

3. 定期返院护理 PICC 管 / 输液港 / 手臂港,置管肢体避免长时间压迫及避免剧烈运动。若出现破裂、漏水、拔出或置管部位肿胀疼痛等,立即返院就诊。

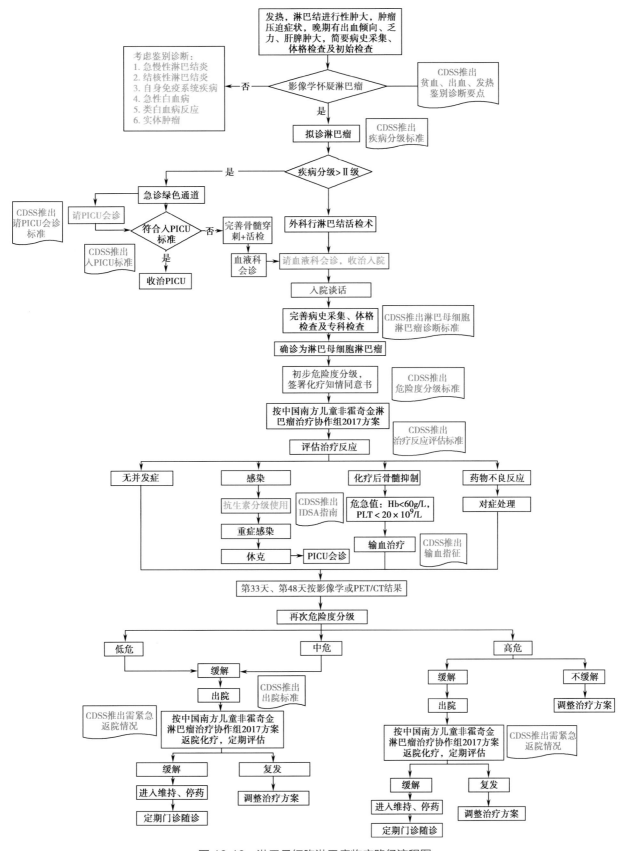

图 10-10　淋巴母细胞淋巴瘤临床路径流程图

MRI. 磁共振成像；CT. 计算机体层成像；CDSS. 临床决策支持系统；PICU. 儿童重症监护病房；
IDSA. 美国感染病学会；PET/CT. 正电子发射计算机体层显像。

## 第十一节　霍奇金淋巴瘤临床路径

### 一、霍奇金淋巴瘤临床路径标准流程

（一）适用对象

第一诊断为霍奇金淋巴瘤（ICD-10：C81.903）。

（二）诊断依据

根据《临床诊疗指南：小儿内科分册》（2008 版）、《儿科学》（第 9 版）和《诸福棠实用儿科学》（第 8 版）进行诊断。

**1. 病史**　无痛性进行性淋巴结肿大，常见于颈部、腋下和纵隔区域。皮肤瘙痒相对常见，可有发热、盗汗、消瘦等伴随症状，淋巴结外病变少见。

**2. 体征**　浅表淋巴结无痛性肿大、质硬有橡皮感，颈部和锁骨上较多见，部分有肝脾增大。

**3. 辅助检查**　血常规、生化检查、血乳酸脱氢酶、全身 CT 或全身氟脱氧葡萄糖正电子发射断层扫描（PDG-PET）、组织病理形态学分型及免疫组化、细胞遗传学和分子生物学等检查。

（三）进入临床路径标准

1. 第一诊断必须符合霍奇金淋巴瘤（ICD-10：C81.903）。

2. 当患儿同时具有其他疾病诊断，但在治疗期间不影响该诊断临床路径流程实施时，可进入路径。

3. 按照化疗方案按期返院化疗，不同治疗阶段均有相对应的路径流程。在入院时需根据此次入院目的选择正确的路径流程。

（四）门诊流程

**霍奇金淋巴瘤临床路径表单（门诊）**

患儿姓名：＿＿＿＿＿　性别：＿＿＿＿＿　年龄：＿＿＿＿＿　门诊号：＿＿＿＿＿

| 时间 | 初诊 | 复诊 |
|---|---|---|
| 医生工作 | □ 主诊医生询问病史及体格检查<br>□ 完成初次评估，包括生理（营养、疼痛等）、心理、社会和经济因素<br>□ 完成门诊医嘱及病历书写<br>□ 向患儿监护人告知病情<br>□ 处理门诊危急值<br>检查：<br>□ 血常规、网织红细胞、血型<br>□ 凝血功能<br>□ 生化检查<br>□ 血清铁蛋白<br>□ 肿瘤五项<br>□ 感染性疾病筛查（可选）<br>□ 血气分析、电解质分析（可选）<br>□ 胸腹 CT 平扫＋增强<br>□ 骨髓细胞形态学<br>□ 骨组织活检<br>治疗：<br>□ 外科局部肿物活检<br>□ 评估患儿病情，必要时急诊留观 | □ 2~3 个工作日后随访，进行再次评估。<br>□ 主诊医生根据相关检查结果及初诊病情制订诊疗计划<br>□ 完成病历书写<br>□ 向患儿监护人交代病情及其注意事项<br>□ 预约床位入院<br>□ 若血常规异常，每隔 1~2d 复查血常规<br>治疗：<br>□ 评估患儿病情，必要时急诊留观<br>□ 加强营养，避免感染 |

续表

| 时间 | 初诊 | 复诊 |
|---|---|---|
| 护士工作 | ☐ 评估、安排就诊顺序<br>☐ 对患儿监护人进行缴费、检查检验、取药、抽血、治疗等方面的指引 | ☐ 评估、安排就诊顺序<br>☐ 对患儿监护人进行缴费、检查检验、取药、抽血、治疗等方面的指引 |
| 患儿监护人工作 | ☐ 通过网络预约门诊,就诊前准备好相关病历资料<br>☐ 接收指引单,根据指引完成就诊、检查。 | ☐ 打印检查报告单<br>☐ 参与诊疗决策<br>☐ 反馈治疗效果 |
| 病情变异记录 | ☐ 无　☐ 有,原因:<br>1.<br>2. | ☐ 无　☐ 有,原因:<br>1.<br>2. |

（五）住院流程

### 1. 入院标准

（1）霍奇金淋巴瘤入院行化疗。

（2）霍奇金淋巴瘤化疗后出现骨髓抑制并感染,如发热,气促、呼吸困难,腹痛、血便等并发症需入院处理。

### 2. 临床路径表单

**霍奇金淋巴瘤临床路径表单（住院）**

患儿姓名:_____　性别:_____　年龄:_____　门诊号:_____　住院号:_____

住院日期:　　年　月　日　　出院日期:　　年　月　日　　标准住院日:10~15d

| 时间 | 入院第 1~2d | 入院第 3~15d | 出院日 |
|---|---|---|---|
| 医生工作 | ☐ 主诊医生询问病史及体格检查<br>☐ 完成初次评估,包括生理(营养、疼痛等)、心理、社会和经济因素<br>☐ 24h 完成住院病历,8h 内完成首次病程记录<br>☐ 向患儿监护人告知病情 | ☐ 上级医师入院 24h 内完成查房,继续完善相关检查,明确诊断<br>☐ 根据检验结果及初诊病情调整药物和治疗方案<br>☐ 如果出现危急值,执行危急值报告制度(严重者出径) | ☐ 上级医师查房,同意其出院<br>☐ 完成出院小结<br>☐ 出院宣教:向患儿监护人交代出院注意事项,如随访项目、间隔时间、观察项目、下次返院治疗时间等 |
| | **长期医嘱:**<br>☐ 按血液肿瘤科常规护理<br>☐ 根据病情选择护理级别(一级、二级护理)<br>☐ 记 24h 出入量(可选)<br>☐ 测血压(可选)<br>**临时医嘱:**<br>☐ 血常规、网织红细胞、尿常规、大便常规<br>☐ 血型(可选)<br>☐ 生化检查<br>☐ 血气分析、电解质分析<br>☐ 免疫功能(可选)<br>☐ 凝血功能 | **长期医嘱:**<br>☐ 同前<br>**临时医嘱**<br>☐ 血常规<br>☐ 血气分析、电解质分析<br>☐ 凝血功能<br>☐ 生化检查<br>☐ 血甲氨蝶呤浓度(可选)<br>☐ 病原微生物培养(可选)<br>☐ 降钙素原(可选)<br>☐ 真菌葡聚糖(可选)<br>☐ 脑脊液常规(可选)<br>☐ 脑脊液生化(可选)<br>☐ 脑脊液找幼稚细胞(可选) | **出院医嘱:**<br>☐ 出院带药 |

| 时间 | 入院第 1~2d | 入院第 3~15d | 出院日 |
|---|---|---|---|
| 医生工作 | □ 感染性疾病筛查<br>□ TBNK 淋巴细胞绝对计数(可选)<br>□ 葡萄糖 -6- 磷酸脱氢酶活性(可选)<br>□ 血红蛋白电泳分析(可选)<br>□ 血清铁蛋白(可选)<br>□ 血 $\beta_2$ 微球蛋白(可选)<br>□ 结核抗体(可选)<br>□ TORCH(可选)<br>□ EB 病毒(抗体 +DNA)(可选)<br>□ 巨细胞病毒定量(可选)<br>□ 微小病毒 IgM(可选)<br>□ 病原微生物培养(可选)<br>□ 降钙素原(可选)<br>□ 真菌葡聚糖(可选)<br>□ 骨髓穿刺术(可选)<br>□ 骨髓活检术(可选)<br>□ 骨髓细胞形态学(可选)<br>□ 骨髓病理学(可选)<br>□ 骨髓遗传学及相关预后基因检测(可选)<br>□ 骨髓免疫分型(可选)<br>□ 染色体核型分析(可选)<br>□ 结核菌素试验(可选)<br>□ 全身骨骼 X 线检查(可选)<br>□ 超声心动图<br>□ 心电图<br>□ PDG-PET 或全身 CT 平扫 + 增强(可选)<br>□ 头颅 MRI(可选)<br>□ 成分输血(可选)<br>□ 拉布立海(可选)<br>□ 外科会诊(可选)<br>□ 水化碱化(可选)<br>□ 羟基脲(可选)<br>□ 别嘌醇(可选)<br>□ 抗生素(可选) | □ 骨髓细胞形态学(可选)<br>□ 骨髓微小残留检测(可选)<br>□ 局部肿物活检病理及免疫组化(可选)<br>□ PDG-PET 或全身 CT 平扫 + 增强(可选)<br>□ 成分输血(可选)<br>□ 放射治疗(可选)<br>□ 中心静脉置管术(可选)<br>□ 专科会诊(可选)<br>□ 羟基脲(可选)<br>□ 别嘌醇(可选)<br>□ 泼尼松(可选)<br>□ 长春新碱(可选)<br>□ 异环磷酰胺(可选)<br>□ 环磷酰胺(可选)<br>□ 阿霉素(可选)<br>□ 博来霉素(可选)<br>□ 甲氨蝶呤(可选)<br>□ 长春地辛(可选)<br>□ 止吐药(可选)<br>□ 水化碱化(可选)<br>□ 胃肠黏膜保护剂(可选)<br>□ 磺胺甲噁唑(周一至周三)(可选)<br>□ 抗生素(可选) | |
| 护士工作 | □ 入院宣教评估(一般情况、营养、疼痛、压疮、跌倒风险评估)<br>□ 执行医嘱、预约检查、安排取血 | □ 饮食指导<br>□ 用药指导<br>□ 每日护理评估<br>□ 定时测量体温<br>□ 观察病情变化,反馈医生 | □ 出院宣教:复查时间、饮食指导、用药指导等<br>□ 协助患儿监护人办理出院手续 |

| 时间 | 入院第 1~2d | 入院第 3~15d | 出院日 |
|---|---|---|---|
| 患儿监护人工作 | □ 配合病史询问<br>□ 配合医院各项指引 | □ 配合完成各项检查<br>□ 观察病情变化,反馈医生 | □ 办理出院<br>□ 预约下次专科复诊及入院时间 |
| 病情变异记录 | □ 无　□ 有,原因:<br>1.<br>2. | □ 无　□ 有,原因:<br>1.<br>2. | □ 无　□ 有,原因:<br>1.<br>2. |

### 3. 出院标准

(1)完成本阶段化疗疗程。

(2)无感染、出血、重要器官功能受累等并发症。

(3)血常规:中性粒细胞计数 $>0.5 \times 10^9$/L,血红蛋白 $>70$g/L,血小板计数 $>50 \times 10^9$/L。

### (六) 变异及原因分析

1. 治疗前、中、后有感染、贫血、出血及其他合并症者,需进行相关的诊断和治疗,可能延长住院时间并致住院费用增加甚至停止化疗退出路径。

2. 治疗中严重感染或出血需要转出到 PICU 治疗者退出路径。

3. 治疗中出现疾病进展或复发者退出路径。

4. 监护人因自身家庭原因终止治疗要求出院。

## 二、临床路径流程图(图 10-11)

## 三、随访指导

门诊治疗系统定期自动发送随访问卷调查表。通常为每月回院复诊 1 次,每周监测血常规至少 1 次,全部治疗结束第 1~2 年,每 3 个月 1 次;第 3~5 年,每 6 个月 1 次;5 年以后每年 1 次。随访根据患儿个体情况选择必要评估手段。主要随访生长发育、心脏功能、肺功能、内分泌功能及好发二次肿瘤。

## 四、宣教

宣教时间:出院当天。

宣教内容:

1. 按期返院化疗,定期门诊复诊至结束化疗后 5 年。居住环境清洁通风,预防感染。生活要规律,饮食要富有营养、多样化,做好手卫生,保持大便通畅。

2. 若患儿出现发热,反复呕吐、腹泻,剧烈腹痛,气促,意识障碍,精神反应差,血红蛋白 $<60$g/L,血小板计数 $<20 \times 10^9$/L 或有鼻出血、牙龈出血等活动性出血立即至医院急诊就诊(2h 内必须赶到医院)。若距离较远,一定要先了解当地医院是否有条件接收和诊治患儿。

3. 定期返院护理 PICC 管 / 输液港 / 手臂港,置管肢体避免长时间压迫及剧烈运动。若置入管道出现破裂,漏水,拔出或置管部位肿胀疼痛等立即返院就诊。注意观察患儿情绪变化,及时进行开导,必要时予心理辅导。

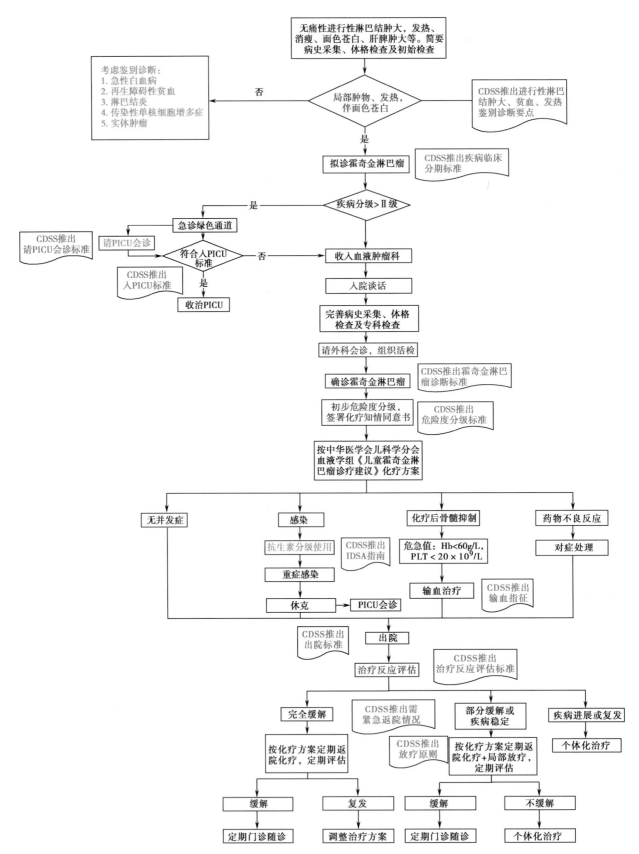

图 10-11　霍奇金淋巴瘤临床路径流程图

PDG-PET. 全身氟脱氧葡萄糖正电子发射断层扫描；MRI. 磁共振成像；CT. 计算机体层成像；
CDSS. 临床决策支持系统；PICU. 儿童重症监护病房；IDSA. 美国感染病学会。

# 第十二节 间变大细胞淋巴瘤临床路径

## 一、间变大细胞淋巴瘤临床路径标准流程

（一）适用对象

第一诊断为间变大细胞淋巴瘤（ICD-10：C85.709）。

（二）诊断依据

根据《诸福棠实用儿科学》（第8版）进行诊断。

1. **病史** 患儿常伴有高热和体重下降。

2. **体征** 易侵犯淋巴结及结外组织包括皮肤、软组织、肺和骨，较少侵犯中枢神经系统和骨髓，出现相关体征表现。

3. **辅助检查** 血常规、生化检查、全身CT、全身氟脱氧葡萄糖正电子发射断层扫描（PDG-PET）、组织病理形态学分型、细胞遗传学和分子生物学等检查。

（三）进入临床路径标准

1. 第一诊断必须符合间变大细胞淋巴瘤（ICD-10：C85.709）。

2. 当患儿同时具有其他疾病诊断，但在治疗期间不影响该诊断的临床路径流程实施时，可进入路径。

（四）门诊流程

间变大细胞淋巴瘤临床路径表单（门诊）

患儿姓名：_____ 性别：_____ 年龄：_____ 门诊号：_____

| 时间 | 初诊 | 复诊 |
|---|---|---|
| 医生工作 | □ 主诊医生询问病史及体格检查<br>□ 完成初次评估，包括生理（营养、疼痛等）、心理、社会和经济因素<br>□ 完成门诊医嘱及病历书写<br>□ 向患儿监护人告知病情<br>□ 处理门诊危急值<br>检查：<br>□ 血常规、网织红细胞、血型<br>□ 凝血功能<br>□ 生化检查<br>□ 血 $\beta_2$ 微球蛋白（可选）<br>□ 肿瘤五项（可选）<br>□ 感染性疾病筛查（可选）<br>□ 血气分析、电解质分析（可选）<br>□ 骨髓细胞形态学<br>□ 骨组织活检<br>治疗：<br>□ 建议外科行局部肿物活检<br>□ 评估患儿病情，必要时急诊留观 | □ 2~3 个工作日后随访，进行再次评估<br>□ 主诊医生根据相关检查结果及初诊病情制订诊疗计划<br>□ 完成病历书写<br>□ 向患儿监护人交代病情及其注意事项<br>□ 预约床位入院<br>□ 若血常规异常，每隔 1~2d 复查血常规<br>治疗：<br>□ 评估患儿病情，必要时急诊留观<br>□ 加强营养，避免感染 |

续表

| 时间 | 初诊 | 复诊 |
|---|---|---|
| 护士工作 | □ 评估、安排就诊顺序<br>□ 对患儿监护人进行缴费、检查检验、取药、抽血、治疗等方面的指引 | □ 评估、安排就诊顺序<br>□ 对患儿监护人进行缴费、检查检验、取药、抽血、治疗等方面的指引 |
| 患儿监护人工作 | □ 通过网络预约门诊,就诊前准备好相关病历资料<br>□ 接收指引单,根据指引完成就诊、检查。 | □ 打印检查报告单<br>□ 参与诊疗决策<br>□ 反馈治疗效果 |
| 病情变异记录 | □ 无　□ 有,原因:<br>1.<br>2. | □ 无　□ 有,原因:<br>1.<br>2. |

(五) 住院流程

1. **入院标准**

(1)间变大细胞淋巴瘤入院行化疗。

(2)间变大细胞淋巴瘤化疗后出现骨髓抑制并感染,如发热,气促、呼吸困难,腹痛、血便等并发症需入院处理。

2. **临床路径表单**

间变大细胞淋巴瘤临床路径表单(住院)

患儿姓名:＿＿＿＿＿＿　性别:＿＿＿＿年龄:＿＿＿＿＿门诊号:＿＿＿＿＿＿＿住院号:＿＿＿＿＿＿

住院日期:　　年　　月　　日　出院日期:　　　　年　　月　　日　标准住院:7~25d

| 时间 | 入院第1~2d | 入院第3~25d | 出院日 |
|---|---|---|---|
| 医生工作 | □ 主诊医生询问病史及体格检查<br>□ 完成初次评估,包括生理(营养、疼痛等)、心理、社会和经济因素<br>□ 24h完成住院病历,8h内完成首次病程记录<br>□ 向患儿监护人告知病情 | □ 上级医师入院24h内完成查房,继续完善相关检查,明确诊断<br>□ 根据检验结果及初诊病情调整药物和治疗方案<br>□ 如果出现危急值,执行危急值报告制度(严重者出径) | □ 上级医师查房,同意其出院<br>□ 完成出院小结<br>□ 出院宣教:向患儿监护人交代出院注意事项,如随访项目、间隔时间、观察项目、下次返院治疗时间等 |
| | **长期医嘱:**<br>□ 按血液肿瘤科常规护理<br>□ 根据病情选择护理级别(一级、二级护理)<br>□ 记24h出入量(可选)<br>□ 测血压(可选)<br>**临时医嘱:**<br>□ 血常规、网织红细胞<br>□ 尿常规、大便常规<br>□ 血型(可选)<br>□ 生化检查<br>□ 血气分析、电解质分析<br>□ 免疫功能(可选)<br>□ 凝血功能 | **长期医嘱:**<br>□ 同前<br>**临时医嘱**<br>□ 血常规<br>□ 血气分析、电解质分析<br>□ 凝血功能<br>□ 生化检查<br>□ 血甲氨蝶呤浓度(可选)<br>□ 病原微生物培养(可选)<br>□ 降钙素原(可选)<br>□ 真菌葡聚糖(可选)<br>□ 脑脊液常规(可选)<br>□ 脑脊液生化(可选)<br>□ 脑脊液找幼稚细胞(可选) | **出院医嘱:**<br>□ 出院带药 |

| 时间 | 入院第 1~2d | 入院第 3~25d | 出院日 |
|---|---|---|---|
| 医生工作 | □ 感染性疾病筛查<br>□ TBNK 淋巴细胞绝对计数（可选）<br>□ 葡萄糖 -6- 磷酸脱氢酶活性（可选）<br>□ 血红蛋白电泳分析（可选）<br>□ 血清铁蛋白（可选）<br>□ 血 $\beta_2$ 微球蛋白（可选）<br>□ 结核抗体（可选）<br>□ TORCH（可选）<br>□ EB 病毒（抗体 +DNA）（可选）<br>□ 巨细胞病毒定量（可选）<br>□ 微小病毒 IgM（可选）<br>□ 病原微生物培养（可选）<br>□ 降钙素原（可选）<br>□ 真菌葡聚糖（可选）<br>□ 骨髓穿刺术（可选）<br>□ 骨髓活检术（可选）<br>□ 骨髓细胞形态学（可选）<br>□ 骨髓病理学（可选）<br>□ 骨髓遗传学及相关预后基因检测（可选）<br>□ 骨髓免疫分型（可选）<br>□ 染色体核型分析（可选）<br>□ 结核菌素试验（可选）<br>□ 全身骨骼 X 线检查（可选）<br>□ 超声心动图<br>□ 心电图<br>□ PDG-PET 或全身 CT 平扫＋增强（可选）<br>□ 头颅 MRI（可选）<br>□ 成分输血（可选）<br>□ 拉布立海（可选）<br>□ 外科会诊（可选）<br>□ 水化碱化（可选）<br>□ 羟基脲（可选）<br>□ 别嘌醇（可选）<br>□ 抗生素（可选） | □ 骨髓细胞形态学（可选）<br>□ 骨髓微小残留检测（可选）<br>□ 局部肿物活检病理及免疫组化（可选）<br>□ PDG-PET 或全身 CT 平扫＋增强（可选）<br>□ 亚叶酸钙（可选）<br>□ 粒细胞集落刺激因子（可选）<br>□ 成分输血（可选）<br>□ 中心静脉置管术（可选）<br>□ 专科会诊（可选）<br>□ 拉布立海（可选）<br>□ 羟基脲（可选）<br>□ 别嘌醇（可选）<br>□ 地塞米松（可选）<br>□ 异环磷酰胺（可选）<br>□ 环磷酰胺（可选）<br>□ 阿糖胞苷（可选）<br>□ 甲氨蝶呤（可选）<br>□ 长春地辛（可选）<br>□ 依托泊苷（可选）<br>□ 美司钠（可选）<br>□ 靶向药物（可选）<br>□ 止吐药（可选）<br>□ 水化碱化（可选）<br>□ 胃肠黏膜保护剂（可选）<br>□ 磺胺甲噁唑（周一至周三）（可选）<br>□ 抗生素（可选） | |
| 护士工作 | □ 入院宣教评估（一般情况、营养、疼痛、压疮、跌倒风险评估）<br>□ 执行医嘱、预约检查、安排取血 | □ 饮食指导<br>□ 用药指导<br>□ 每日护理评估<br>□ 定时测量体温<br>□ 观察病情变化,反馈医生 | □ 出院宣教:复查时间、饮食指导、用药指导等<br>□ 协助患儿监护人办理出院手续 |
| 患儿监护人工作 | □ 配合病史询问<br>□ 配合医院各项指引 | □ 配合完成各项检查<br>□ 观察病情变化,反馈医生 | □ 办理出院<br>□ 预约下次专科复诊及入院时间 |

续表

| 时间 | 入院第 1~2d | 入院第 3~25d | 出院日 |
|---|---|---|---|
| 病情<br>变异<br>记录 | □无　□有,原因:<br>1.<br>2. | □无　□有,原因:<br>1.<br>2. | □无　□有,原因:<br>1.<br>2. |

### 3. 出院标准

(1)完成本阶段化疗。

(2)血红蛋白、血小板计数可维持在安全范围,无活动性出血,感染控制。

(3)相关药物治疗无明显不良反应。

### (六) 变异及原因分析

1. 治疗前、中、后有感染、贫血、出血及其他合并症者,需进行相关的诊断和治疗,可能延长住院时间并致费用增加。

2. 治疗中严重感染或出血需要转出到 PICU 治疗者,退出路径。

3. 诱导缓解治疗未达完全缓解者退出路径。

4. 监护人因自身家庭原因终止治疗要求出院。

## 二、临床路径流程图(图 10-12)

## 三、随访指导

门诊治疗系统定期自动发送随访问卷调查表。治疗过程中患儿需要定期返院复查血常规及脏器功能。治疗结束时进行全面评估,以后第 1 年每月随访 1 次,第 2~3 年每 3 个月随访 1 次,第 4~5 年每 6 个月随访 1 次。随访时进行常规体格检查、血常规及相关影像学检查。

## 四、宣教

宣教时间:出院当天。

宣教内容:

1. 每 3~5d 复查血常规,如出现以下情况,需返院紧急情况处理:外周血中性粒细胞绝对值 $<0.5 \times 10^9/L$,伴发热;外周血血红蛋白 $<60g/L$ 或血小板计数 $<10 \times 10^9/L$ 伴活动性出血;活动性出血;气促、呼吸困难,反复呕吐、腹痛,抽搐等。

2. 学会保护性隔离、肛周及口腔护理、避免碰撞。暂停预防接种、避免外伤、按时服药。

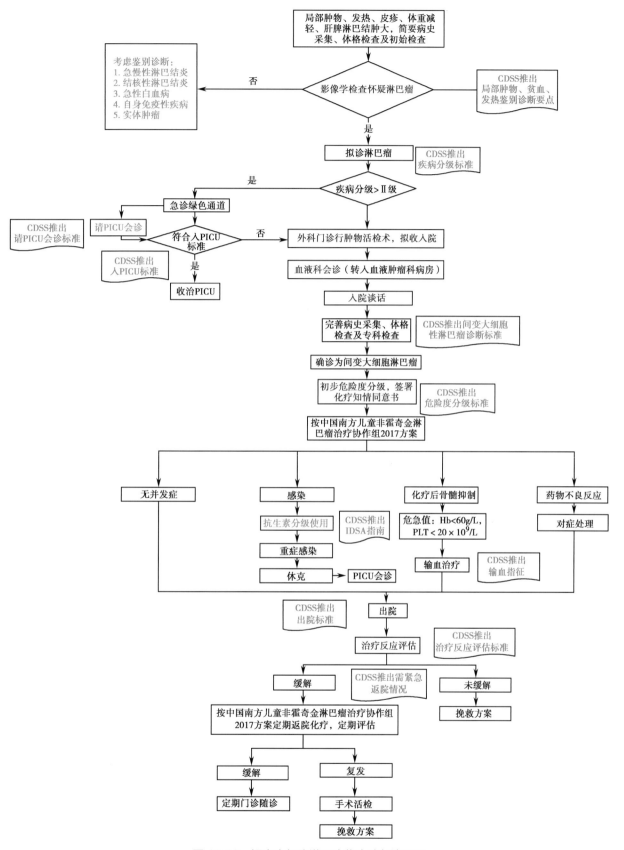

图 10-12　间变大细胞淋巴瘤临床路径流程图

PDG-PET. 全身氟脱氧葡萄糖正电子发射断层扫描；MRI. 磁共振成像；CT. 计算机体层成像；
CDSS. 临床决策支持系统；IDSA. 美国感染病学会；PICU. 儿童重症监护病房。

# 第十一章

# 神经肌肉系统疾病

## 第一节 化脓性脑膜炎临床路径

### 一、化脓性脑膜炎临床路径标准流程

**（一）适用对象**

第一诊断为化脓性脑膜炎（ICD-10 ：G00.901）。

**（二）诊断依据**

根据《临床诊疗指南：小儿内科分册》和《诸福棠实用儿科学》（第 8 版）进行诊断。

1. **病史** 急性起病，多有发热，伴反复惊厥、意识障碍、颅内压增高等表现。肺炎链球菌冬春季多见，脑膜炎球菌和流感杆菌分别以春、秋季发病多。部分患儿病前有数日上呼吸道或胃肠道感染史。出现感染中毒及急性脑功能障碍症状。

2. **体征** 颅内压增高表现，脑膜刺激征阳性（小婴儿脑膜刺激征可能不明显）。

3. **辅助检查** 脑脊液检查是确诊本病的重要依据。外观浑浊似米汤样，压力增高，白细胞总数显著增多（≥ 1 000/mm³），分类计数以中性粒细胞为主，蛋白质显著增高，糖含量明显降低。涂片革兰氏染色检查阳性，培养有时有细菌发现。外周血象白细胞总数大多明显增高，中性粒细胞为主；在感染严重或经不规则治疗者，可能出现外周血象白细胞总数不高。

**（三）进入临床路径标准**

1. 第一诊断必须符合化脓性脑膜炎（ICD-10 ：G00.901）。

2. 当患儿同时具有其他疾病诊断，但在治疗期间不影响该诊断的临床路径流程实施时，可进入路径。

**（四）门诊流程**

化脓性脑膜炎临床路径表单

患儿姓名：＿＿＿＿ 性别：＿＿＿＿ 年龄：＿＿＿＿ 门诊号：＿＿＿＿

| 时间 | 初诊 | 复诊 |
|---|---|---|
| 医生工作 | □ 主诊医生询问病史及体格检查<br>□ 完成初次评估，包括生理（营养、疼痛等）、心理、社会和经济因素<br>□ 完成病历书写<br>□ 向患儿监护人告知病情 | □ 出院 1~2 周日间病房复查脑脊液，门诊医生开具入院证 |

续表

| 时间 | 初诊 | 复诊 |
|---|---|---|
| 医生工作 | **检查：**<br>□ 血常规、C 反应蛋白<br>□ 血气分析、电解质分析<br>□ 呼吸道病原<br>□ 血培养<br>□ 头颅 MRI/CT（平扫＋增强）或超声<br>□ 开入院证 | |
| 护士工作 | □ 评估、安排就诊顺序<br>□ 对患儿监护人进行缴费、检查检验、取药、抽血、治疗等方面的指引 | □ 评估、安排就诊顺序<br>□ 对患儿监护人进行缴费、检查检验、取药、抽血、治疗等方面的指引 |
| 患儿监护人工作 | □ 通过网络预约门诊，就诊前准备好相关的既往病历资料<br>□ 接收指引单，根据指引完成就诊、检查 | □ 打印检查报告单<br>□ 参与诊疗决策<br>□ 反馈治疗效果 |
| 病情变异记录 | □ 无　□ 有，原因：<br>1.<br>2. | □ 无　□ 有，原因：<br>1.<br>2. |

（五）住院流程

**1. 入院标准**

（1）急性起病，出现发热、呕吐、头痛、惊厥、肢体活动障碍、性格改变、易激惹等症状；存在前囟隆起、脑膜刺激征、格拉斯哥昏迷评分提示意识水平下降、脑实质受损的神经系统定位体征；辅助检查提示化脓性脑膜炎的患儿。

（2）已经在外院诊断为化脓性脑膜炎，仍处于急性期，病情仍有可能进一步加重者。

**2. 临床路径表单（住院）**

化脓性脑膜炎临床路径表单

患儿姓名：_____　性别：_____　年龄：_____　门诊号：_____　住院号：_____

住院日期：　　年　　月　　日　　出院日期：　　年　　月　　日　　标准住院日：14~60d

| 时间 | 入院第 1d | 入院第 2~60d | 出院日 |
|---|---|---|---|
| 医生工作 | □ 医生询问病史及体格检查。<br>□ 完成初次评估，包括生理（营养、疼痛等）、心理、社会和经济因素<br>□ 24h 完成住院病历，8h 内完成首次病程记录<br>□ 向患儿监护人告知病情<br><br>**长期医嘱：**<br>□ 按化脓性脑膜炎常规护理<br>□ 根据病情选择一级护理或二级护理<br>□ 根据病情选择禁食、普通饮食、鼻饲<br>□ 心电、血氧饱和度监测<br>□ 吸氧（可选） | □ 上级医师入院 24h 内完成查房，明确诊断<br>□ 根据检验结果及初诊病情调整药物和治疗方案<br>□ 如果出现危急值，执行危急值报告制度（严重者出径）<br><br>**长期医嘱：**<br>□ 同前<br>**临时医嘱：**<br>每 7~14d 复查项目：<br>□ 血常规<br>□ 血气分析、电解质分析<br>□ 生化检查<br>□ 脑脊液常规、生化及培养 | □ 上级医师查房，同意其出院<br>□ 完成出院小结<br>□ 出院宣教：向患儿监护人交代出院注意事项，如随访项目、间隔时间、观察项目等<br><br>**出院医嘱：**<br>□ 出院带药 |

| 时间 | 入院第 1d | 入院第 2~60d | 出院日 |
|---|---|---|---|
| 医生工作 | □ 记 24h 尿量(可选)<br>□ 测血压(可选)<br>□ 测瞳孔(可选)<br>□ 抗生素静脉注射或口服<br>**临时医嘱:**<br>□ 血常规、血型全套<br>□ 尿常规、大便常规<br>□ 生化检查<br>□ 血气分析、电解质分析、血氨<br>□ 免疫功能、淋巴细胞绝对计数、中性粒细胞吞噬功能<br>□ 凝血功能<br>□ 感染性疾病筛查<br>□ 血培养<br>□ T-SPOT(可选)、结核菌素试验、结核抗体<br>□ 脑脊液常规、生化、涂片、培养<br>□ 脑脊液病原学二代测序(可选)<br>□ 胸部 X 线检查、心电图<br>□ 脑电图<br>□ 头颅 MRI(平扫 + 增强)<br>□ 有脑水肿和颅内高压者予甘露醇或 3% 氯化钠静脉注射<br>□ 惊厥发作频繁予镇静治疗 | □ 大便菌谱分析、大便真菌涂片、培养<br>□ 糖皮质激素静脉注射或口服(可选)<br>□ 神经外科会诊(可选) | |
| 护士工作 | □ 入院宣教评估(一般情况、营养、疼痛、压疮、跌倒风险评估)<br>□ 执行医嘱、预约检查、安排取血 | □ 饮食指导<br>□ 用药指导<br>□ 每日护理评估<br>□ 定时测量体温<br>□ 观察病情变化,反馈医生 | □ 出院宣教:复查时间、饮食指导、用药指导等<br>□ 协助患儿监护人办理出院手续 |
| 患儿监护人工作 | □ 配合病史询问<br>□ 配合医院各项指引 | □ 配合完成各项检查<br>□ 观察病情变化,反馈医生 | □ 办理出院<br>□ 预约下次日间病房复查脑脊液时间 |
| 病情变异记录 | □ 无 □ 有,原因:<br>1.<br>2. | □ 无 □ 有,原因:<br>1.<br>2. | □ 无 □ 有,原因:<br>1.<br>2. |

### 3. 出院标准

(1)杀菌治疗疗程已足(≥ 3 周)。

(2)惊厥基本得到控制。

(3)疾病处于恢复期,病情稳定,生命体征平稳。

(4)脑脊液指标:白细胞计数 $<15 \times 10^6/L$,糖和蛋白基本正常。

### (六) 变异及原因分析

1. 存在使化脓性脑膜炎进一步加重的其他疾病,需要处理干预。

2. 患儿入院时病情危重,发生严重意识障碍、颅内压增高及水、电解质紊乱,需转 PICU 或进行积极对症处理,完善相关检查,向监护人解释并告知病情,导致住院时间延长、增加住院费用等。

3. 合并其他系统感染,需要治疗,延长住院治疗时间。

二、化脓性脑膜炎临床路径流程图(图 11-1)

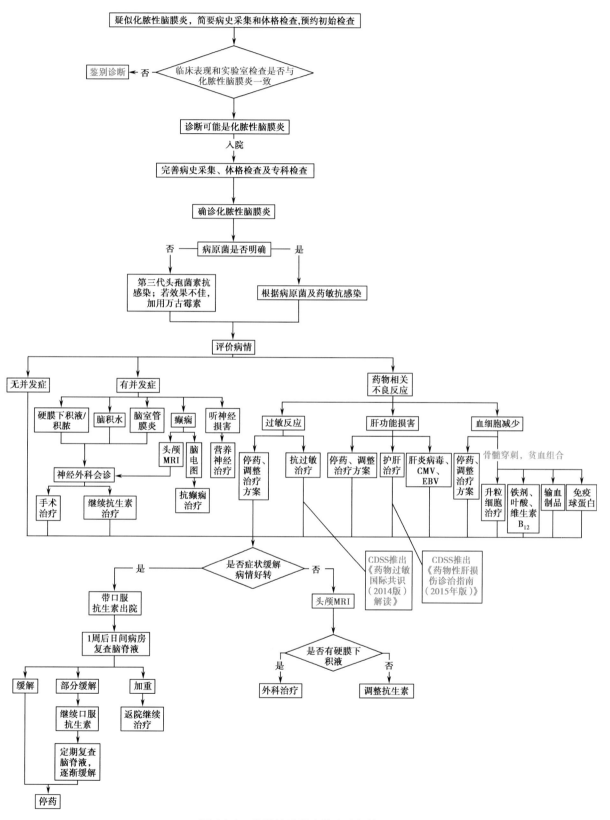

图 11-1 化脓性脑膜炎临床路径流程图

CDSS.临床决策支持系统;PICU.儿童重症监护病房;CMV.巨细胞病毒;EBV.EB 病毒。

### 三、随访指导

门诊治疗系统定期自动发送随访问卷调查表。通常为每 1~2 周回院复查脑脊液 1 次,根据脑脊液恢复情况决定是否继续口服抗生素和下次复查时间。定期观察患儿症状、体征缓解情况。

### 四、宣教

宣教时间:出院当天。

宣教内容:

1. 按时服药,不可自行停药。妥善保存药物,避免受潮。按预约时间定期返院复查腰椎穿刺。规律作息,避免过度兴奋、疲倦。若再次出现高热、抽搐、精神反应差,随时返院就诊。

2. 尽量不带儿童到人员集中的场所,尤其是传染病流行季节。家中有人感冒时要注意隔离。患感染性疾病时及时到医院就诊。

## 第二节 病毒性脑炎临床路径

### 一、病毒性脑炎临床路径标准流程

(一)适用对象

第一诊断为病毒性脑炎(ICD-10:A86)。

(二)诊断依据

根据《临床诊疗指南:小儿内科分册》和《诸福棠实用儿科学》(第 8 版)进行诊断。

1. **病史** 前驱期 4~5d,有发热、咽痛、头痛等上呼吸道感染症状,也有无前驱症状者。大多数患儿在弥漫性大脑病变基础上主要表现为发热、反复惊厥发作、不同程度意识障碍和颅内压增高症状。排除颅内其他非病毒性感染、瑞氏综合征(Reye 综合征)等常见急性脑部疾病。

2. **体征** 当病变累及锥体束时出现阳性病理征。

3. **辅助检查** 腰椎穿刺、脑脊液检查、病毒学检查、脑电图和头颅 MRI 等。

(三)进入临床路径标准

1. 第一诊断必须符合病毒性脑炎(ICD-10:A86)。

2. 当患儿同时具有其他疾病诊断,只要住院期间不需要特殊处理,也不影响第一诊断的临床路径流程实施时,可以进入路径。

(四)门诊流程

病毒性脑炎临床路径表单

患儿姓名:_____ 性别:_____ 年龄:_____ 门诊号:_____

| 时间 | 初诊 | 复诊 |
|---|---|---|
| 医生工作 | □ 医生询问病史及体格检查<br>□ 完成初次评估,包括生理(营养、疼痛等)、心理、社会和经济因素<br>□ 完成门诊医嘱及病历书写<br>□ 向患儿监护人告知病情<br>检查:<br>□ 血常规<br>□ 血气分析、电解质分析<br>□ 病毒抗体测定<br>□ 脑电图<br>□ 头颅 MRI 或 CT(平扫+增强)<br>□ 开入院证 | □ 出院 2~4 周随访,进行再次评估。<br>□ 主诊医生根据检验结果及初诊病情制订诊疗计划<br>□ 完成病历书写<br>□ 向患儿监护人交代病情及其注意事项<br>□ 复查脑电图<br>治疗:<br>□ 口服糖皮质激素,按计划减量或减停,护胃、补钙治疗<br>□ 营养神经治疗<br>□ 抗癫痫治疗(可选)<br>□ 抗病毒治疗(可选)<br>□ 预防感染、避免到人多的公共场合 |

| 时间 | 初诊 | 复诊 |
|---|---|---|
| 护士工作 | □ 评估、安排就诊顺序<br>□ 对患儿监护人进行缴费、检查检验、取药、抽血、治疗等方面的指引 | □ 评估、安排就诊顺序<br>□ 对患儿监护人进行缴费、检查检验、取药、抽血、治疗等方面的指引 |
| 患儿监护人工作 | □ 通过网络预约门诊,就诊前准备好相关病历资料<br>□ 接收指引单,根据指引完成就诊、检查 | □ 打印检查报告单<br>□ 参与诊疗决策<br>□ 反馈治疗效果 |
| 病情变异记录 | □ 无　□ 有,原因:<br>1.<br>2. | □ 无　□ 有,原因:<br>1.<br>2. |

（五）住院流程

**1. 入院标准**

(1)急性起病,出现发热、呕吐、头痛、惊厥、肢体活动障碍、性格改变等症状;存在前囟张力增加或隆起、格拉斯哥昏迷评分提示意识水平下降、脑实质受损的神经系统定位体征;辅助检查资料尤其影像学检查提示脑炎改变的患儿。

(2)已经在外院诊断为病毒性脑炎,仍未度过急性期,病情仍有可能进一步加重者。

**2. 临床路径表单（住院）**

病毒性脑炎临床路径表单

患儿姓名:_____ 性别:_____ 年龄:_____ 门诊号:_____ 住院号:_____
住院日期:　年　月　日　出院日期:　年　月　日　标准住院日:14~30d

| 时间 | 入院第 1d | 入院第 2~30d | 出院日 |
|---|---|---|---|
| 医生工作 | □ 医生询问病史及体格检查。<br>□ 完成初次评估,包括生理(营养、疼痛等)、心理、社会和经济因素<br>□ 24h 完成住院病历,8h 内完成首次病程记录<br>□ 向患儿监护人告知病情<br><br>长期医嘱:<br>□ 按小儿神经内科常规护理<br>□ 根据病情选择一级护理或二级护理<br>□ 根据病情选择禁食、普通饮食、鼻饲<br>□ 心电、血氧饱和度监测(可选)<br>□ 吸氧(可选)<br>□ 记 24h 尿量(可选)<br>□ 测血压(可选)<br>□ 测瞳孔(可选)<br>临时医嘱:<br>□ 血常规、血型全套<br>□ 尿常规、大便常规<br>□ 生化检查<br>□ 血气分析、电解质分析、血氨 | □ 上级医师入院 24h 内完成查房,明确诊断<br>□ 根据检验结果及初诊病情调整药物和治疗方案<br>□ 如果出现危急值,执行危急值报告制度(严重者出径)<br><br>长期医嘱:<br>□ 同前<br>□ 营养神经治疗<br>临时医嘱:<br>□ 血常规<br>□ 血气分析、电解质分析<br>□ 生化检查<br>□ 血清病毒抗体测定(可选)<br>□ 脑脊液常规、生化、病原检查;脑脊液自身免疫性脑炎抗体检查<br>□ 脑电图<br>□ 头颅 MRI<br>□ 丙种球蛋白 | □ 上级医师查房,同意其出院<br>□ 完成出院小结<br>□ 出院宣教:向患儿监护人交代出院注意事项,如随访项目、间隔时间、观察项目等<br><br>出院医嘱:<br>□ 出院带药 |

| 时间 | 入院第1d | 入院第2~30d | 出院日 |
|---|---|---|---|
| 医生工作 | □ 免疫功能、淋巴细胞绝对计数<br>□ 凝血功能<br>□ 感染性疾病筛查<br>□ 氨基酸分析、酰基肉碱分析、尿液气相色谱质谱分析(GCMS)<br>□ 血清病毒抗体测定,如单纯疱疹病毒、流感病毒、乙脑病毒等<br>□ 结核感染T细胞斑点试验(T-SPOT)(可选)、结核菌素试验、结核抗体<br>□ 脑脊液常规、生化,病原学检测,如单纯疱疹病毒、流感病毒、EB病毒、乙脑病毒等<br>□ 血沉<br>□ 胸部X线检查、心电图<br>□ 脑电图<br>□ 头颅MRI(平扫+增强)<br>□ 视觉诱发电位、听觉诱发电位<br>□ 抗病毒治疗<br>□ 糖皮质激素<br>□ 丙种球蛋白<br>□ 抑酸、护胃及补钙治疗<br>□ 抗癫痫治疗(可选)<br>□ 有脑水肿和颅内高压者予脱水治疗<br>□ 止惊治疗 | | |
| 护士工作 | □ 入院宣教评估(一般情况、营养、疼痛、压疮、跌倒风险评估)<br>□ 执行医嘱、预约检查、安排取血 | □ 饮食指导<br>□ 用药指导<br>□ 每日护理评估<br>□ 定时测量体温<br>□ 观察病情变化,反馈医生 | □ 出院宣教:复查时间、饮食指导、用药指导等<br>□ 协助患儿监护人办理出院手续 |
| 患儿监护人工作 | □ 配合病史询问<br>□ 配合医院各项指引 | □ 配合完成各项检查<br>□ 观察病情变化,反馈医生 | □ 办理出院<br>□ 预约下次专科复诊 |
| 病情变异记录 | □ 无　□ 有,原因:<br>1.<br>2. | □ 无　□ 有,原因:<br>1.<br>2. | □ 无　□ 有,原因:<br>1.<br>2. |

### 3. 出院标准

(1)抗病毒治疗疗程已足,临床症状好转,已控制脑水肿和颅内高压,一般状况良好。

(2)惊厥基本得到控制。

(3)疾病处于恢复期,病情稳定,生命体征平稳。

(六)变异及原因分析

1. 存在使病毒性脑炎进一步加重的其他疾病,需要处理干预。

2. 患儿入院时病情危重,发生严重意识障碍、颅内高压及水、电解质紊乱,需转PICU或进行积极对症处理。

3. 合并其他系统感染,需要治疗,延长住院治疗时间。

## 二、临床路径流程图（图 11-2）

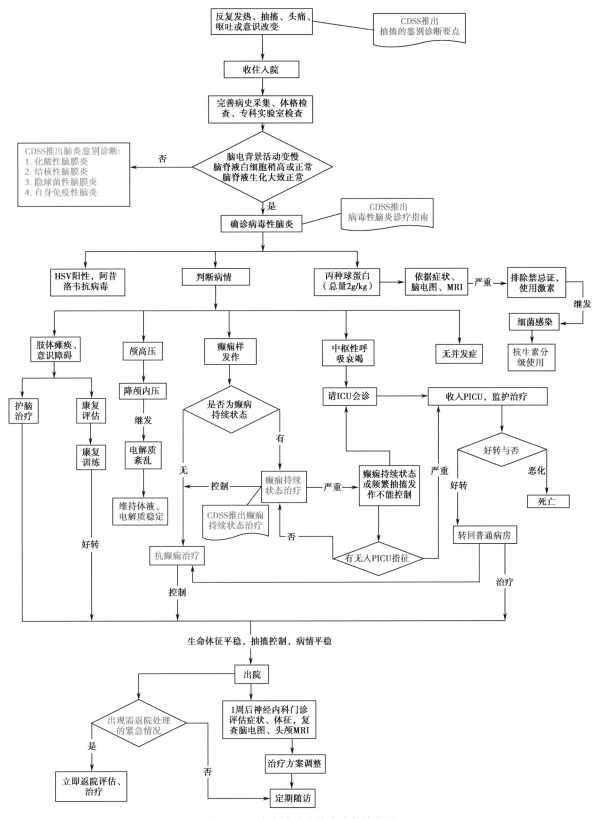

图 11-2　病毒性脑炎临床路径流程图

CDSS. 临床决策支持系统；PICU. 儿童重症监护病房；CT. 计算机体层成像；HSV. 单纯疱疹病毒；
MRI. 磁共振成像；PPD. 结核菌素试验；T-SPOT. 结核感染 T 细胞斑点试验。

### 三、随访指导

门诊治疗系统定期自动发送随访问卷调查表。出院1~2周后回院复诊1次,定期观察患儿症状、体征缓解情况及继续治疗,必要时复查脑电图、头颅MRI检查。

### 四、宣教

宣教时间:出院当天。

宣教内容:

1. 按时服药,不可自行停药,妥善保存药物,避免受潮。出院后2~4周神经内科门诊复诊。

2. 对于惊厥发作的患儿,监护人将患儿扶至床上,来不及就顺势使其躺倒,背部垫上靠垫,防止意识突然丧失而跌伤,迅速移开周围硬物、锐器,减少发作时对身体的伤害;使患儿平卧,松开衣领,头转向一侧,以利于呼吸道分泌物及呕吐物排出,防止流入气管引起呛咳及窒息。对于存在肢体瘫痪的患儿,监护人对患儿实施个体化的家庭康复训练,防止关节挛缩、深静脉血栓形成、骨质疏松等。对于存在认知功能损害的患儿,监护人对患儿实施个体化的认知训练。

3. 提供给患儿营养价值高、容易消化吸收的食物,保证能量供给。

4. 出现以下紧急情况需及时返院或到当地医院治疗 烦躁不安、呕吐、精神差、健侧肢体出现急性瘫痪或原已瘫痪的肢体瘫痪程度加重。急性期惊厥症状已经控制,恢复期再次出现频繁抽搐或惊厥持续状态,出现药物不良反应。

## 第三节 脑性瘫痪临床路径

### 一、脑性瘫痪临床路径标准流程

(一)适用对象。

第一诊断为脑性瘫痪(ICD-10:G80.900)。

(二)诊断依据

根据《临床诊疗指南:小儿内科分册》《诸福棠实用儿科学》(第8版)和《儿科学》(第9版)进行诊断。

1. **病史** 在出生前至出生后1个月内有致病损伤的高危因素存在。在婴儿期出现脑损伤的早期症状。中枢性运动障碍及姿势、反射异常、智力低下、言语障碍、惊厥、感知觉障碍等;进行性疾病所致的中枢性瘫痪及正常儿的一过性运动发育滞后需除外。

2. **体征** 肌张力异常,姿势异常,可见反射异常如原始反射延迟消失、保护性反射延缓出现,痉挛型脑性瘫痪腱反射亢进,可引出踝阵挛和病理反射阳性。

3. **辅助检查** 头颅CT、头颅MRI、脑电图、遗传代谢病筛查、基因分析、染色体检查。

4. **临床分类**

(1)痉挛型:占全部脑性瘫痪的60%~70%。病变波及锥体系,肌张力升高肢体活动受限。

(2)手足徐动型:主要改变在锥体外系。在进行有意识运动时,不自主运动、不协调运动及无效运动增多,紧张时增多,安静时减少,入睡后消失。

(3)共济失调型:表现为小脑症状,步态不稳、摇晃、走路时双足间距增宽,四肢运动不协调,上肢有意向性震颤,肌张力低下,腱反射不亢进。

(4)强直型:此型少见,表现全身性肌张力显著增高,身体异常僵硬,活动减少。

(5)震颤型:表现为四肢静止性震颤。

(6)肌张力低下型:表现为肌张力低下,自主运动很少,关节范围增大。类似肌肉疾病所致肌弛缓,但可以引出腱反射。

(7)混合型:以上某几种类型同时存在一个患儿身上。

（三）进入临床路径标准

1. 第一诊断必须符合脑性瘫痪（ICD-10：G80.900）。

2. 当患儿同时具有其他疾病诊断，治疗期间不需要特殊处理，也不影响第一诊断的临床路径流程实施时，可以进入路径。

（四）门诊流程

脑性瘫痪临床路径表单（门诊）

患儿姓名：＿＿＿＿＿＿　性别：＿＿＿＿＿＿　年龄：＿＿＿＿＿＿　门诊号：＿＿＿＿＿

| 时间 | 初诊 | 复诊 |
|---|---|---|
| 医生工作 | □ 主诊医生询问病史及体格检查<br>□ 完成初次评估，包括生理（营养、疼痛等）、心理、社会和经济因素<br>□ 完成门诊医嘱及病历书写<br>□ 向患儿监护人告知病情<br>检查：<br>□ 血气分析、电解质分析<br>□ 血氨基酸分析、血酰基肉碱分析、尿液气相色谱质谱分析（GCMS）<br>□ 基因分析、染色体检查（可选）<br>□ 脑电图<br>□ 头颅 MRI<br>□ 生长发育评估、康复评定 | □ 每 2~4 周随访，进行再次评估<br>□ 主诊医生根据检验结果及初诊病情制订诊疗计划<br>□ 完成病历书写<br>□ 向患儿监护人交代病情及其注意事项<br>治疗：<br>□ 营养神经<br>□ 药物治疗（可选）<br>□ 抗癫痫治疗（可选）<br>□ 功能训练<br>□ 物理治疗<br>□ 传统医学治疗 |
| 护士工作 | □ 评估、安排就诊顺序<br>□ 对患儿监护人进行缴费、检查检验、取药、抽血、治疗等方面的指引 | □ 评估、安排就诊顺序<br>□ 对患儿监护人进行缴费、检查检验、取药、抽血、治疗等方面的指引 |
| 患儿监护人工作 | □ 通过网络预约门诊，就诊前准备好相关的既往病历资料<br>□ 接收指引单，根据指引完成就诊、检查 | □ 打印检查报告单<br>□ 参与诊疗决策<br>□ 反馈治疗效果 |
| 病情变异记录 | □ 无　□ 有，原因：<br>1.<br>2. | □ 无　□ 有，原因：<br>1.<br>2. |

（五）住院流程

1. **入院标准**　符合脑性瘫痪诊断标准，并经专科医师判断需要住院康复治疗者。

2. **临床路径表单**

脑性瘫痪临床路径表单（住院）

患儿姓名：＿＿＿＿＿　性别：＿＿＿＿＿　年龄：＿＿＿＿＿　门诊号：＿＿＿＿＿　住院号：＿＿＿＿＿

住院日期：　　年　　月　　日　　出院日期：　　年　　月　　日　　标准住院日：10d

| 时间 | 入院第 1d | 入院第 2~10d | 出院日 |
|---|---|---|---|
| 医生工作 | □ 医生询问病史及体格检查。<br>□ 完成初次评估，包括生理（营养、疼痛等）、心理、社会和经济因素<br>□ 24h 完成住院病历，8h 内完成首次病程记录<br>□ 向患儿监护人告知病情 | □ 上级医师入院 24h 内完成查房，明确诊断<br>□ 根据检验结果及初诊病情调整药物和治疗方案<br>□ 如果出现危急值，执行危急值报告制度（严重者出径） | □ 上级医师查房，同意其出院<br>□ 完成出院小结<br>□ 出院宣教：向患儿监护人交代出院注意事项，如随访项目、间隔时间、观察项目等 |

续表

| 时间 | 入院第1d | 入院第2~10d | 出院日 |
|---|---|---|---|
| 医生工作 | **长期医嘱:**<br>□ 按脑性瘫痪常规护理<br>□ 二级护理<br>□ 根据病情选择禁食、普通饮食、鼻饲<br>□ 营养神经<br>□ 抗癫痫治疗(可选)<br>**临时医嘱:**<br>□ 血常规、尿常规、大便常规<br>□ 血型全套<br>□ 生化检查<br>□ 血气分析、电解质分析、血氨<br>□ 免疫功能<br>□ 凝血功能<br>□ 感染性疾病筛查(可选)<br>□ 氨基酸分析、酰基肉碱分析、尿液气相色谱质谱分析(GCMS)<br>□ 胸部X线检查、心电图<br>□ 脑电图<br>□ 头颅MRI(平扫+增强)<br>□ 基因分析(可选)<br>□ 染色体检查(可选)<br>□ 生长发育评估<br>□ 康复评定<br>□ 功能训练<br>□ 物理治疗<br>□ 传统医学治疗 | **长期医嘱:**<br>□ 同前<br>**临时医嘱**<br>□ 药物治疗<br>□ 功能训练<br>□ 物理治疗<br>□ 传统医学治疗 | **出院医嘱:**<br>□ 出院带药 |
| 护士工作 | □ 入院宣教评估(一般情况、营养、疼痛、压疮、跌倒风险评估)<br>□ 执行医嘱、预约检查、安排取血 | □ 饮食指导<br>□ 用药指导<br>□ 每日护理评估<br>□ 定时测量体温<br>□ 观察病情变化,反馈医生 | □ 出院宣教:复查时间、饮食指导、用药指导等<br>□ 协助患儿监护人办理出院手续 |
| 患儿监护人工作 | □ 配合病史询问<br>□ 配合医院各项指引 | □ 配合完成各项检查<br>□ 观察病情变化,反馈医生 | □ 办理出院<br>□ 预约下次专科复诊 |
| 病情变异记录 | □ 无　□ 有,原因:<br>1.<br>2. | □ 无　□ 有,原因:<br>1.<br>2. | □ 无　□ 有,原因:<br>1.<br>2. |

**3. 出院标准**

(1)患儿病情平稳,检查或治疗疗程结束。

(2)肉毒毒素注射治疗结束,无不良反应,已制订出院后康复治疗方案。

(六)变异及原因分析

1. 存在影响康复治疗的合并症,需要干预处理。

2. 对于严重的痉挛型脑性瘫痪患儿,向监护人解释病情,并告知可能反复多次住院、治疗时间延长、住院费用增加等。

## 二、临床路径流程图(图 11-3)

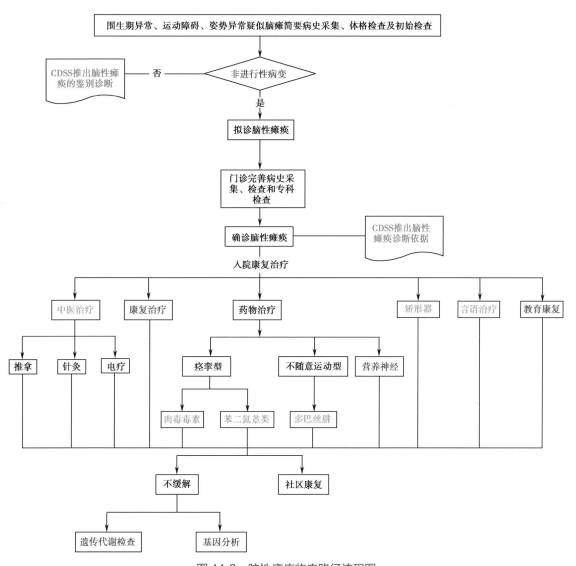

图 11-3  脑性瘫痪临床路径流程图

CDSS. 临床决策支持系统;MRI. 磁共振成像。

## 三、随访指导

门诊治疗系统定期自动发送随访问卷调查表。通常 2~4 周回院复诊 1 次,定期观察患儿症状、体征缓解情况及继续治疗。

## 四、宣教

宣教时间:出院当天。

宣教内容:

1. 按时服药,不可自行停药,妥善保存药物,避免受潮。出院后 2~4 周神经内科门诊复诊。

2. 提供给患儿营养价值高、容易消化吸收的食物,保证能量供给。同时谨慎喂养,避免误吸。

3. 嘱监护人对患儿实施个体化的家庭康复训练,防止关节挛缩、深静脉血栓形成等。

4. 出现以下紧急情况需及时返院或到当地医院治疗 运动障碍加重、抽搐频繁、精神萎靡、气促、发绀等。

# 第四节 癫痫临床路径

## 一、癫痫临床路径标准流程

### (一) 适用对象

第一诊断为癫痫(ICD-10 : G40.900)。

### (二) 诊断依据

根据《临床诊疗指南:小儿内科分册》和《儿科学》(第 9 版)进行诊断。

**1. 病史** 反复刻板的惊厥或非惊厥发作,发作前可有先兆,有或无意识障碍,部分患儿有癫痫家族史。

**2. 体征** 有或无神经系统阳性体征,可伴有皮肤改变,头围、面容异常等。

**3. 辅助检查** 脑电图检查、影像学检查,如头颅 CT 和 MRI,单光子发射计算机体层摄影(SPECT)或正电子发射计算机体层成像(PET/CT),遗传代谢病筛查、基因分析、染色体检查。

### (三) 进入临床路径标准

1. 第一诊断必须符合癫痫(ICD-10 : G40.900)。

2. 当患儿同时具有其他疾病诊断,但在治疗期间不影响该诊断的临床路径流程实施时,可进入路径。

### (四) 门诊流程

癫痫临床路径表单(门诊)

患儿姓名:_____ 性别:_____ 年龄:_____ 门诊号:_____

| 时间 | 初诊 | 复诊 |
|------|------|------|
| 医生工作 | □ 主诊医生询问病史及体格检查<br>□ 完成初次评估,包括生理(营养、疼痛等)、心理、社会和经济因素<br>□ 完成门诊医嘱及病历书写<br>□ 向患儿监护人告知病情<br>**检查:**<br>□ 血常规<br>□ 血气分析、电解质分析<br>□ 代谢生化<br>□ 血氨基酸分析、血酰基肉碱分析、尿液气相色谱质谱分析(GCMS)<br>□ 脑电图<br>□ 头颅 MRI 或 CT<br>□ 基因分析、染色体检查(可选)<br>□ 镇静治疗(可选) | □ 每 2~4 周随访,进行再次评估。<br>□ 主诊医生根据检验结果及初诊病情制订诊疗计划<br>□ 完成病历书写<br>□ 向患儿监护人交代病情及其注意事项<br>**治疗:**<br>□ 口服抗癫痫药物治疗<br>□ 定期复查血常规、生化检查、药物浓度、脑电图等<br>□ 若出现惊厥持续状态,随时就诊 |
| 护士工作 | □ 评估、安排就诊顺序<br>□ 推送信息给医生和患儿监护人。 | □ 对患儿监护人进行缴费、检查检验、取药、抽血、治疗等方面的指引。 |

| 时间 | 初诊 | 复诊 |
|---|---|---|
| 患儿监护人工作 | □ 通过网络预约门诊,就诊前准备好相关的既往病历资料<br>□ 接收指引单,根据指引完成就诊、检查 | □ 打印检查报告单<br>□ 参与诊疗决策<br>□ 反馈治疗效果 |
| 病情变异记录 | □ 无　□ 有,原因:<br>1.<br>2. | □ 无　□ 有,原因:<br>1.<br>2. |

（五）住院流程

### 1. 入院标准

(1)患儿出现反复惊厥发作。

(2)已经在外院诊断为癫痫未行抗癫痫治疗,或已予抗癫痫药物治疗但癫痫控制不佳。

### 2. 临床路径表单

癫痫临床路径表单(住院)

患儿姓名:＿＿＿＿＿　性别:＿＿＿＿＿　年龄:＿＿＿＿＿　门诊号:＿＿＿＿＿　住院号:＿＿＿＿＿

住院日期:　　年　　月　　日　　出院日期:　　年　　月　　日　　标准住院日:7~14d

| 时间 | 入院第 1d | 入院第 2~14d | 出院日 |
|---|---|---|---|
| 医生工作 | □ 主诊医生询问病史及体格检查。<br>□ 完成初次评估,包括生理(营养、疼痛等)、心理、社会和经济因素<br>□ 24h 完成住院病历,8h 内完成首次病程记录<br>□ 向患儿监护人告知病情 | □ 上级医师入院 24h 内完成查房,明确诊断<br>□ 根据检验结果及初诊病情调整药物和治疗方案<br>□ 如果出现危急值,执行危急值报告制度(严重者出径) | □ 上级医师查房,同意其出院<br>□ 完成出院小结<br>□ 出院宣教:向患儿监护人交代出院注意事项,如随访项目、间隔时间、观察项目等 |
| | **长期医嘱:**<br>□ 按癫痫常规护理<br>□ 根据病情选择一级护理或二级护理<br>□ 根据病情选择禁食自备饮食、鼻饲、生酮饮食<br>□ 心电、血氧饱和度监测<br>□ 吸氧(可选)<br>□ 记 24h 尿量(可选)<br>□ 测血压(可选)<br>□ 测瞳孔(可选)<br>**临时医嘱:**<br>□ 血常规、血型全套<br>□ 尿常规、大便常规<br>□ 生化检查、血镁<br>□ 血气分析、电解质分析、血氨<br>□ 免疫功能<br>□ 凝血功能<br>□ 感染性疾病筛查(可选)<br>□ ACTH、COR 节律(可选)<br>□ 氨基酸分析、酰基肉碱分析、尿液气相色谱质谱分析(GCMS) | **长期医嘱:**<br>□ 同前<br>**临时医嘱:**<br>□ 维生素 $B_6$(可选)<br>□ 促皮质素(可选)<br>□ 护胃、补钙、补钾(可选)<br>□ 脱水治疗(可选)<br>□ 镇静治疗(可选) | **出院医嘱:**<br>□ 出院带药 |

| 时间 | 入院第 1d | 入院第 2~14d | 出院日 |
|---|---|---|---|
| 医生工作 | □ 神经节苷脂贮积病酶学测定、壳三糖苷酶测定、戈谢病酶测定(可选)<br>□ 脑脊液常规、生化及病原学检测、自身免疫性脑炎抗体、乳酸/丙酮酸比值(可选)<br>□ 胸部 X 线检查、心电图<br>□ 脑电图<br>□ 头颅 MRI(平扫 + 增强)<br>□ SPECT、PET/CT(可选)<br>□ 基因分析、染色体检查(可选)<br>□ 日常生活能力量表(可选)<br>□ 惊厥发作频繁或癫痫持续状态予镇静治疗<br>□ 有脑水肿和颅内压增高者予脱水治疗(可选)<br>□ 维生素 $B_6$(可选) | | |
| 护士工作 | □ 入院宣教评估(一般情况、营养、疼痛、压疮、跌倒风险评估)<br>□ 执行医嘱、预约检查、安排取血 | □ 饮食指导<br>□ 用药指导<br>□ 每日护理评估<br>□ 定时测量体温<br>□ 观察病情变化,反馈医生 | □ 出院宣教:复查时间、饮食指导、用药指导等<br>□ 协助患儿监护人办理出院手续 |
| 患儿监护人工作 | □ 配合病史询问<br>□ 配合医院各项指引 | □ 配合完成各项检查<br>□ 观察病情变化,反馈医生 | □ 办理出院<br>□ 预约下次专科复诊 |
| 病情变异记录 | □ 无　□ 有,原因:<br>1.<br>2. | □ 无　□ 有,原因:<br>1.<br>2. | □ 无　□ 有,原因:<br>1.<br>2. |

### 3. 出院标准

(1)诊断明确,癫痫发作有所控制,药物治疗方案确定,可门诊随访。

(2)癫痫持续状态控制,生命体征平稳。

(六) 变异及原因分析

1. 存在使癫痫进一步加重的其他疾病,需要干预处理。

2. 对于难治性癫痫患儿,若病情重,需积极抗惊厥处理,并完善相关检查,向监护人解释病情,并告知可能住院时间延长、住院费用增加等。

3. 合并其他系统感染,需要治疗,延长住院治疗时间。

## 二、临床路径流程图(图 11-4)

## 三、随访指导

门诊治疗系统定期自动发送随访问卷调查表。通常为每2~4周神经内科门诊复诊1次,需要长期随访。定期观察患儿症状、体征缓解情况。

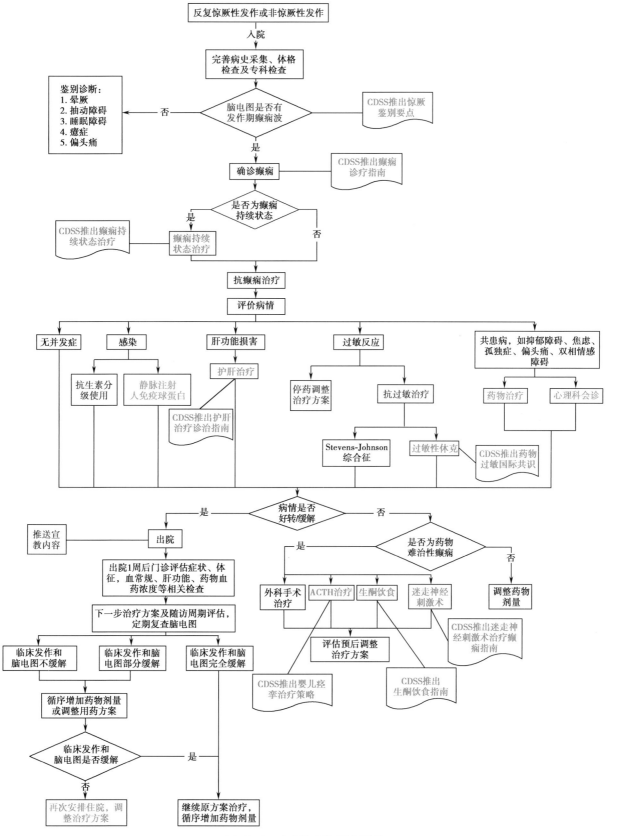

图 11-4　癫痫临床路径流程图

CDSS. 临床决策支持系统；PICU. 儿童重症监护病房；ACTH. 促肾上腺皮质激素。

## 四、宣教

宣教时间：出院当天。

宣教内容：

1. 按时服药，不可自行停药。妥善保存药物，避免受潮。按预约时间神经内科门诊复诊。

2. 规律作息，避免过度兴奋、疲倦。

3. 尽量不带儿童到人员集中的场所去，尤其是传染病流行季节。家中有人感冒时要注意隔离。患感染性疾病时应及时到医院就诊。

4. 若再次出现抽搐频繁、癫痫持续状态、精神反应差，随时返院就诊。

# 第五节　热性惊厥临床路径

## 一、热性惊厥临床路径标准流程

（一）适用对象

第一诊断为热性惊厥（ICD-10：R56.0）。

（二）诊断依据

根据《临床诊疗指南：小儿内科分册》和《儿科学》（第9版）进行诊断。

1. **病史**　初次发作在3个月~6岁，体温≥38℃。排除颅内感染和其他导致惊厥的器质性或代谢性异常。若有热性惊厥既往史更支持本病诊断。

2. **体征**　无阳性神经系统体征。

3. **辅助检查**　腰椎穿刺术、影像学检查及脑电图。

（三）进入临床路径标准

1. 第一诊断必须符合热性惊厥（ICD-10：R56.0）。

2. 当患儿同时具有其他疾病诊断，但在治疗期间不需要特殊处理，也不影响第一诊断的临床路径流程实施时，可以进入路径。

（四）门诊流程

热性惊厥临床路径表单（门诊）

患儿姓名：＿＿＿＿　性别：＿＿＿＿　年龄：＿＿＿＿　门诊号：＿＿＿＿

| 时间 | 初诊 | 复诊 |
|---|---|---|
| 医生工作 | □ 主诊医生询问病史及体格检查<br>□ 完成初次评估，包括生理（营养、疼痛等）、心理、社会和经济因素<br>□ 完成门诊医嘱及病历书写<br>□ 向患儿监护人告知病情<br>检查：<br>□ 血常规、C反应蛋白<br>□ 血气分析、电解质分析<br>□ 脑电图<br>□ 头颅MRI或CT（可选）<br>□ 呼吸道病原学检查<br>□ 退热药<br>□ 惊厥持续5min以上予止惊治疗 | □ 出院14d随访，进行再次评估。<br>□ 主诊医生根据检验结果及初诊病情制订诊疗计划<br>□ 完成病历书写<br>□ 向患儿监护人交代病情及其注意事项<br>□ 有高危因素者长期抗癫痫药物预防治疗<br>□ 若出现无热抽搐或惊厥持续状态，随时就诊 |

续表

| 时间 | 初诊 | 复诊 |
|---|---|---|
| 护士工作 | □ 评估、安排就诊顺序<br>□ 对患儿监护人进行缴费、检查检验、取药、抽血、治疗等方面的指引 | □ 评估、安排就诊顺序<br>□ 对患儿监护人进行缴费、检查检验、取药、抽血、治疗等方面的指引 |
| 患儿监护人工作 | □ 通过网络预约门诊,就诊前准备好相关的既往病历资料<br>□ 接收指引单,根据指引完成就诊、检查。 | □ 打印检查报告单<br>□ 参与诊疗决策<br>□ 反馈治疗效果 |
| 病情变异记录 | □ 无　□ 有,原因:<br>1.<br>2. | □ 无　□ 有,原因:<br>1.<br>2. |

（五）住院流程

**1. 入院标准**

(1)有嗜睡等神经系统症状或异常体征。

(2)首次发作18月龄内尤其是已使用抗生素治疗者。

(3)感染原因不明或严重感染者。

(4)复杂性热性惊厥或出现惊厥持续状态,需住院进一步检查治疗。

**2. 临床路径表单**

热性惊厥临床路径表单(住院)

患儿姓名:_____性别:_____年龄:_____门诊号:_____住院号:_____

住院日期:　年　月　日　出院日期:　年　月　日　标准住院日:5d

| 时间 | 入院第1d | 入院第2~5d | 出院日 |
|---|---|---|---|
| 医生工作 | □ 主诊医生询问病史及体格检查。<br>□ 完成初次评估,包括生理(营养、疼痛等)、心理、社会和经济因素<br>□ 24h完成住院病历,8h内完成首次病程记录<br>□ 向患儿监护人告知病情<br><br>长期医嘱:<br>□ 按小儿神经内科常规护理<br>□ 二级护理<br>□ 自备饮食<br>□ 心电、血氧饱和度监测<br>□ 吸氧(可选)<br>□ 记24h尿量(可选)<br>□ 测血压(可选)<br>□ 测瞳孔(可选)<br>临时医嘱:<br>□ 血常规、血型全套<br>□ C反应蛋白<br>□ 尿常规、大便常规<br>□ 生化检查、血镁<br>□ 血气分析、电解质分析、血氨<br>□ 免疫功能 | □ 上级医师入院24h内完成查房,明确诊断<br>□ 根据检验结果及初诊病情调整药物和治疗方案<br>□ 如果出现危急值,执行危急值报告制度(严重者出径)<br><br>长期医嘱:<br>□ 同前<br>临时医嘱:<br>□ 退热<br>□ 电解质液体<br>□ 抗生素治疗(可选)<br>□ 抗病毒治疗(可选) | □ 上级医师查房,同意其出院<br>□ 完成出院小结<br>□ 出院宣教:向患儿监护人交代出院注意事项,如随访项目、间隔时间、观察项目等<br><br>出院医嘱:<br>□ 出院带药 |

389

续表

| 时间 | 入院第 1d | 入院第 2~5d | 出院日 |
|------|-----------|-------------|--------|
| 医生工作 | □ 凝血功能<br>□ 水溶性维生素<br>□ 感染性疾病筛查(可选)<br>□ 氨基酸分析、酰基肉碱分析、尿液气相色谱质谱分析(GCMS)<br>□ 血培养、呼吸道病原检查<br>□ 脑脊液常规、生化及病原学检测(可选)<br>□ 胸部 X 线检查、心电图<br>□ 心脏超声、腹部和泌尿系统超声(可选)<br>□ 脑电图<br>□ 头颅 MRI(平扫＋增强)<br>□ 退热<br>□ 电解质液体(可选)<br>□ 镇静治疗(可选)<br>□ 抗生素、抗病毒治疗(可选) | | |
| 护士工作 | □ 入院宣教评估(一般情况、营养、疼痛、压疮、跌倒风险评估)<br>□ 执行医嘱、预约检查、安排取血 | □ 饮食指导<br>□ 用药指导<br>□ 每日护理评估<br>□ 定时测量体温<br>□ 观察病情变化,反馈医生 | □ 出院宣教:复查时间、饮食指导、用药指导等<br>□ 协助患儿监护人办理出院手续 |
| 患儿监护人工作 | □ 配合病史询问<br>□ 配合医院各项指引 | □ 配合完成各项检查<br>□ 观察病情变化,反馈医生 | □ 办理出院<br>□ 预约下次专科复诊 |
| 病情变异记录 | □ 无　□ 有,原因:<br>1.<br>2. | □ 无　□ 有,原因:<br>1.<br>2. | □ 无　□ 有,原因:<br>1.<br>2. |

**3. 出院标准**

(1)已确诊热性惊厥,惊厥已停止。

(2)体温低于 37.5℃,引起发热的原发病好转。

(六) 变异及原因分析

若明确惊厥的其他病因,则退出此路径。

## 二、临床路径流程图(图 11-5)

## 三、随访指导

门诊治疗系统定期自动发送随访问卷调查表。通常为出院后 1~2 周神经内科门诊复诊。热退 10d 后行脑电图检查。服抗癫痫药物预防惊厥者,需定期回神经科门诊复查血清药物浓度、生化检查、血常规等,或根据癫痫药物种类及要求复查。

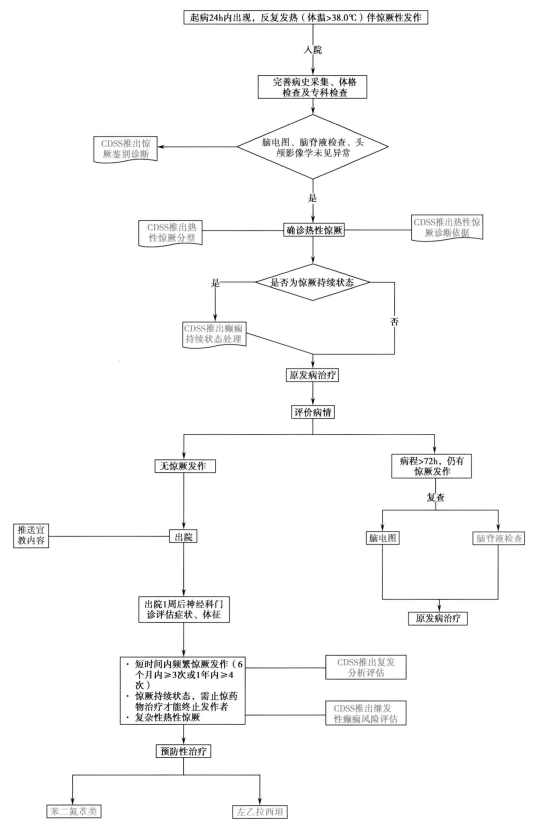

图 11-5 热性惊厥临床路径流程图

CDSS.临床决策支持系统。

## 四、宣教

宣教时间:出院当天。

宣教内容:

1. 预防感染,若出现发热及时口服退热药。口服抗癫痫药患儿,需按时服药,不可自行停药。妥善保存药物,避免受潮。每2~4周神经内科门诊复诊。

2. 规律作息,避免过度兴奋、疲倦。

3. 尽量不带儿童到人员集中的场所去,尤其是传染病流行季节。家中有人感冒时要注意隔离。患感染性疾病时应及时到医院就诊。

4. 若再次出现高热、抽搐、躁狂、精神反应差,随时返院就诊。

## 第六节 自身免疫性脑炎临床路径

### 一、自身免疫性脑炎临床路径标准流程

**(一) 适用对象**

第一诊断为自身免疫性脑炎(ICD-10:G04.801)。

**(二) 诊断依据**

根据《中国自身免疫性脑炎诊治专家共识》进行诊断。

1. **病史** 常见发热、头痛等前驱症状。也可发生于单纯疱疹病毒性脑炎等中枢神经系统病毒感染之后。

2. **体征** 根据病变累及的部位出现相应体征。

3. **辅助检查** 脑脊液检查、头颅 MRI、PET/CT、脑电图、肿瘤标记物检测。

**(三) 进入临床路径标准**

1. 第一诊断必须符合自身免疫性脑炎(ICD-10:G04.810)。

2. 当患儿同时具有其他疾病诊断,但在治疗期间不影响该诊断的临床路径流程实施时,可进入路径。

**(四) 门诊流程**

自身免疫性脑炎临床路径表单(门诊)

患儿姓名:_____ 性别:_____ 年龄:_____ 门诊号:_____

| 时间 | 初诊 | 复诊 |
|---|---|---|
| 医生工作 | □ 主诊医生询问病史及体格检查<br>□ 完成初次评估,包括生理(营养、疼痛等)、心理、社会和经济因素<br>□ 完成门诊医嘱及病历书写<br>□ 向患儿监护人告知病情<br>检查:<br>□ 血常规<br>□ 血气分析、电解质分析<br>□ 脑电图<br>□ 头颅 MRI 或 CT(平扫＋增强)<br>□ 自身免疫性脑炎均需住院治疗,无初诊门诊治疗路径 | □ 出院 2 周随访,进行再次评估。<br>□ 主诊医生根据检验结果及初诊病情制订诊疗计划<br>□ 完成病历书写<br>□ 向患儿监护人交代病情及其注意事项<br>□ 出院 4 周返院复查脑脊液、脑电图<br>□ 口服糖皮质激素,按计划减量或减停,护胃、补钙治疗<br>□ 抗癫痫治疗(可选)<br>□ 预防感染、避免到人多的公共场合 |
| 护士工作 | □ 评估、安排就诊顺序<br>□ 对患儿监护人进行缴费、检查检验、取药、抽血、治疗等方面的指引 | □ 评估、安排就诊顺序<br>□ 对患儿监护人进行缴费、检查检验、取药、抽血、治疗等方面的指引 |

| 时间 | 初诊 | 复诊 |
|---|---|---|
| 患儿监护人工作 | □ 通过网络预约门诊,就诊前准备好相关病历资料<br>□ 接收指引单,根据指引完成就诊、检查 | □ 打印检查报告单<br>□ 参与诊疗决策<br>□ 反馈治疗效果 |
| 病情变异记录 | □ 无　□ 有,原因:<br>1.<br>2. | □ 无　□ 有,原因:<br>1.<br>2. |

### (五) 住院流程

**1. 入院标准**

(1) 急性起病,符合以下至少 3 项症状:精神行为异常或者认知障碍、言语障碍、癫痫发作、运动障碍 / 不自主运动、意识水平下降、自主神经功能障碍或者中枢性低通气。

(2) 脑脊液自身免疫性脑炎抗体阳性。

(3) 已经诊断为自身免疫性脑炎,仍处于急性期,病情仍有可能进一步加重者。

**2. 临床路径表单**

自身免疫性脑炎临床路径表单(住院)

患儿姓名:_____　性别:_____　年龄:_____　门诊号:_____　住院号:_____

住院日期:　　年　　月　　日　出院日期:　　年　　月　　日　标准住院日:21~50d

| 时间 | 入院第 1d | 入院第 2~50d | 出院日 |
|---|---|---|---|
| 医生工作 | □ 主诊医生询问病史及体格检查。<br>□ 完成初次评估,包括生理(营养、疼痛等)、心理、社会和经济因素<br>□ 24h 完成住院病历,8h 内完成首次病程记录<br>□ 向患儿监护人告知病情 | □ 上级医师入院 24h 内完成查房,明确诊断<br>□ 根据检验结果及初诊病情调整药物和治疗方案<br>□ 如果出现危急值,执行危急值报告制度(严重者出径) | □ 上级医师查房,同意其出院<br>□ 完成出院小结<br>□ 出院宣教:向患儿监护人交代出院注意事项,如随访项目、间隔时间、观察项目等 |
| | **长期医嘱:**<br>□ 按自身免疫性脑炎常规护理<br>□ 根据病情选择一级护理或二级护理<br>□ 根据病情选择禁食自备饮食、鼻饲<br>□ 心电、血氧饱和度监测<br>□ 吸氧(可选)<br>□ 记 24h 量(可选)<br>□ 测血压(可选)<br>□ 测瞳孔(可选)<br>**临时医嘱:**<br>□ 血常规、血型全套<br>□ 尿常规、大便常规<br>□ 生化检查<br>□ 血气分析、电解质分析、血氨<br>□ 免疫功能、淋巴细胞绝对计数、CD20 阳性 B 细胞绝对计数<br>□ 凝血功能<br>□ 感染性疾病筛查<br>□ 氨基酸分析、酰基肉碱分析、尿液气相色谱质谱分析(GCMS) | **长期医嘱:**<br>□ 同前<br>**临时医嘱:**<br>□ 血常规<br>□ 血气分析、电解质分析<br>□ 生化检查<br>□ 血药浓度(可选)<br>□ 脑脊液常规、生化及病原学检测,如单纯疱疹病毒等;脑脊液自身免疫性脑炎抗体(可选)<br>□ 丙种球蛋白<br>□ 神经心理科会诊(可选)<br>□ 精神症状治疗(可选)<br>□ 肿瘤治疗(可选)<br>□ 免疫吸附(可选)<br>□ 利妥昔单抗(可选) | **出院医嘱:**<br>□ 出院带药 |

续表

| 时间 | 入院第 1d | 入院第 2~50d | 出院日 |
|---|---|---|---|
| 医生工作 | □ 血清病毒抗体测定,如单纯疱疹病毒<br>□ T-SPOT(可选)、结核菌素试验、结核抗体<br>□ 脑脊液常规、生化及病原学检测,如单纯疱疹病毒等;脑脊液自身免疫性脑炎抗体<br>□ 血沉<br>□ 甲状腺功能<br>□ 自身抗体 12 项、血管炎 4 项、自身免疫功能 3 项<br>□ 胸部 X 线检查、心电图<br>□ 脑电图<br>□ 头颅 MRI(平扫＋增强)<br>□ 胸部和上腹部 CT(可选)<br>□ 盆腔或睾丸 MRI(平扫＋增强)(可选)<br>□ PET/CT(可选)<br>□ 糖皮质激素<br>□ 丙种球蛋白<br>□ 抑酸、护胃、补钾、补钙治疗<br>□ 抗癫痫治疗(可选)<br>□ 有脑水肿和颅内压增高者予脱水治疗<br>□ 镇静治疗(可选)<br>□ 肢体约束(可选) | | |
| 护士工作 | □ 入院宣教评估(一般情况、营养、疼痛、压疮、跌倒风险评估)<br>□ 执行医嘱、预约检查、安排取血 | □ 饮食指导<br>□ 用药指导<br>□ 每日护理评估<br>□ 定时测量体温<br>□ 观察病情变化,反馈医生 | □ 出院宣教:复查时间、饮食指导、用药指导等<br>□ 协助患儿监护人办理出院手续 |
| 患儿监护人工作 | □ 配合病史询问<br>□ 配合医院各项指引 | □ 配合完成各项检查<br>□ 观察病情变化,反馈医生 | □ 办理出院<br>□ 预约下次专科复诊 |
| 病情变异记录 | □ 无　□ 有,原因:<br>1.<br>2. | □ 无　□ 有,原因:<br>1.<br>2. | □ 无　□ 有,原因:<br>1.<br>2. |

**3. 出院标准**

(1)免疫治疗疗程已足,临床症状好转,一般状况良好。

(2)惊厥基本得到控制,已控制脑水肿和颅内高压。

(3)疾病处于恢复期,病情稳定,生命体征平稳。

(六) 变异及原因分析

1. 存在使自身免疫性脑炎进一步加重的其他疾病,需要处理干预。

2. 患儿入院时病情危重,发生严重意识障碍、癫痫持续状态、颅内压增高,以及水、电解质紊乱,需转PICU 或进行积极对症处理。

3. 合并其他系统感染,需要治疗,延长住院治疗时间。

## 二、临床路径流程图(图 11-6)

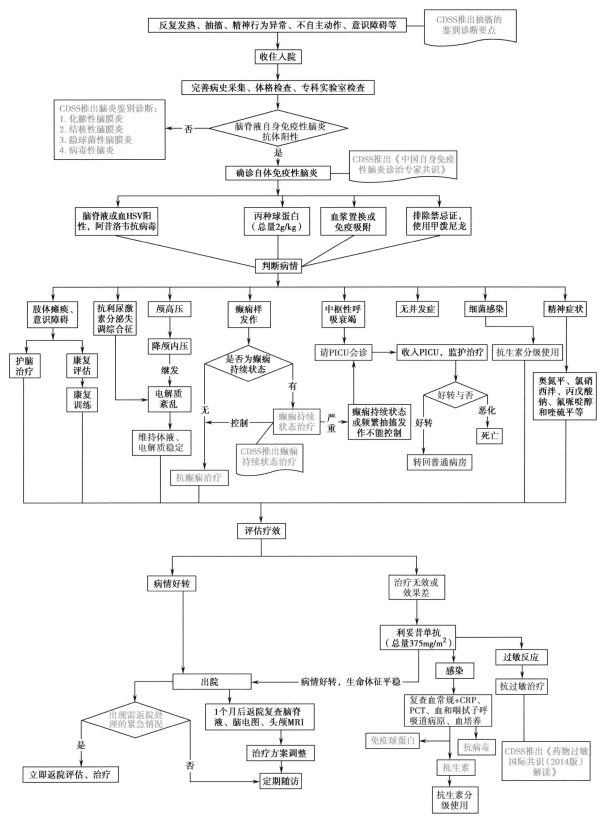

图 11-6 自身免疫性脑炎临床路径流程图

CDSS. 临床决策支持系统;PICU. 儿童重症监护病房;MRI. 磁共振成像;
CRP. C 反应蛋白;PCT. 降钙素原。

## 三、随访指导

门诊治疗系统定期自动发送随访问卷调查表。通常为每 2~4 周神经内科门诊复诊 1 次。定期观察患儿症状、体征缓解情况。

## 四、宣教

宣教时间：出院当天。

宣教内容：

1. 按时服药，不可自行停药。妥善保存药物，避免受潮。每 2~4 周神经内科门诊复诊。

2. 规律作息，避免过度兴奋、疲倦。

3. 尽量不带儿童到人员集中的场所去，尤其是传染病流行季节。家中有人感冒时要注意隔离。患感染性疾病时应及时到医院就诊。

4. 若再次出现高热、抽搐、躁狂、精神反应差，随时返院就诊。

# 第十二章

# 儿童早期综合发展

## 第一节 高危儿保健临床路径

### 一、高危儿保健临床路径标准流程

（一）适用对象

第一诊断符合高危儿（ICD-10：P96.800x904）、早产婴儿（ICD-10：P07.3）、双胎（ICD-10：P01.501）、极低出生体重儿（ICD-10：P07.100）。

（二）诊断依据

根据《儿童保健学》（第4版）和《诸福棠实用儿科学》（第8版）进行诊断。

在围生期、新生儿期以及日后发育期（一般指婴幼儿期或未成熟脑期）内，存在对生长发育和机体功能有可能影响预后的危险因素（包括生物、心理和社会环境）的新生儿。包括：①母亲妊娠期及分娩期、新生儿期存在对婴儿生长发育不利的各种危险因素的群体；②早产儿（胎龄<37周）或低出生体重儿（出生体重<2 500g）；③有特殊健康问题或需要依赖技术维持（如呼吸机维持、营养支持等）的新生儿；④发育临界儿；⑤有家庭特殊情况，导致婴儿高危状态，如未产检、低文化教育背景、婚姻不稳定等；⑥曾经有早期婴儿死亡家庭史。

（三）进入临床路径标准

1. 第一诊断必须符合高危儿（ICD-10：P96.800x904）、早产婴儿（ICD-10：P07.3）、双胎或三胎（ICD-10：P01.501，P01.502）、低出生体重儿（ICD-10：P07.00，P07.10）、极度不成熟儿（ICD-10：P07.200）。

2. 当患儿同时具有其他疾病诊断，但在治疗期间不影响该诊断的临床路径流程实施时，可进入路径。

（四）门诊流程

高危儿保健临床路径表单（门诊）

患儿姓名：_____ 性别：_____ 年龄：_____ 门诊号：_____

| 时间 | 初诊（出院后 2d，纠正胎龄 40 周） | 复诊 |
|---|---|---|
| 医生工作 | □ 主诊医生询问病史<br>□ 完成初次评估，包括生理（营养、疼痛等）、心理、社会和经济因素<br>□ 体格检查，重点观察患儿的哭声、反应、皮肤、呼吸、吸吮、吞咽、腹部、髋关节及四肢活动及对称性<br>□ 高危因素再次评估<br>□ 生长发育监测<br>□ 神经行为监测<br>□ 完成门诊医嘱及病历书写<br>□ 向患儿监护人告知病情<br>**进一步的评估和检查：**<br>□ 新生儿神经行为测定（NBNA）（纠正胎龄满 40 周的患儿）<br>□ 出院医嘱提出的相关检查<br>□ 眼科就诊，进行早产儿视网膜病变筛查<br>**咨询与指导：**<br>□ 新生儿黄疸监测和按时复诊<br>□ 家庭喂养方式<br>□ 营养素补充<br>□ 新生儿护理健康宣教：皮肤和脐部护理、体温监测<br>□ 疾病与感染预防和干预指导：抚触、按摩<br>□ 预约下次复诊 | **满月 / 早产儿纠正胎龄满 1~6 个月**<br>□ 对生长发育进行再次评估<br>□ 营养监测和评估<br>□ 再次评估神经行为<br>□ 矫正胎龄满月后进行高危儿脑损伤筛查、发育预警值筛查、儿心量表或者丹佛发育筛查测验（DDST）评估<br>□ 血常规、骨碱性磷酸酶（可选）<br>□ 头颅 MRI 或头颅超声（可选）<br>□ 脑干听觉诱发电位检查（可选）<br>□ 早产儿视网膜病变（ROP）筛查（可选）<br>□ 心脏超声（可选）<br>□ 其他专科疾病需要完善的检查<br>□ 指导监护人填写问卷：3 个月和 6 个月时进行发育评估，如丹佛发育筛查测验、儿心量表、ASQ 等，以及气质筛查和评价<br>□ 每月随访 1 次<br>**纠正胎龄满 7~12 个月**<br>□ 营养监测和评估<br>□ 神经行为监测<br>□ 发育评估：12 个月时进行格塞尔（Gesell）发育量表 / 贝利（Bailey）或格里菲斯（Griffiths）测试<br>□ 血常规、铁蛋白、骨代谢指标、骨碱性磷酸酶（可选）<br>□ 脑干听觉诱发电位：12 个月时进行自动听性脑干反应检查<br>□ 满 12 个月时视力和眼病筛查<br>□ 指导监护人填写相应问卷：9 个月时 ASQ 筛查，12 个月时抚育人问卷<br>□ 每 2 个月随访 1 次<br>**纠正胎龄满 13~24 个月**<br>□ 了解一般情况：患儿的喂养、睡眠、大小便等情况，前次门诊发现的问题转归<br>□ 营养监测和评估<br>□ 神经行为监测<br>□ 满 18 个月及 24 个月时行语言评估、血常规、铁蛋白、骨代谢指标、25-(OH)D$_3$、生化检查（可选）<br>□ 脑干听觉诱发电位（可选）<br>□ 视力和眼病筛查（可选）<br>□ 指导监护人填写相应问卷：18 个月及 24 个月时进行发育评估及儿童行为量表（CBCL）评价，18 个月时进行婴幼儿孤独症筛查量表（M-CHAT），24 个月时抚养人问卷<br>□ 每 3 个月随访 1 次<br>**2~3 岁**<br>□ 营养监测和评估 |

| 时间 | 初诊(出院后 2d,纠正胎龄 40 周) | 复诊 |
|---|---|---|
| 医生工作 | | □ 神经行为监测<br>□ 发育评估:36 个月时格塞尔(Gesell)发育量表或贝利(Bailey)或格里菲斯(Griffiths)测试<br>□ 36 个月时语言评估<br>□ 36 个月时进行血常规、铁蛋白、骨代谢指标、25-(OH)D$_3$、生化检查、免疫功能<br>□ 36 个月时听力、视力和眼病筛查<br>□ 指导监护人填写相应问卷:30 个月时 M-CHAT、CBCL、ASQ 筛查,36 个月时抚养人问卷调查<br>□ 每 6 个月随访 1 次<br>**4 岁后**<br>□ 使用生长曲线图对体重、身高、头围进行再次评估<br>□ 营养监测和评估<br>□ 神经行为监测、儿心量表或丹佛发育筛查测验(DDST)筛查<br>□ 发育评估:48~60 个月时格塞尔(Gesell)发育量表或贝利(Bailey)或格里菲斯(Griffiths)测试,6 岁后行韦氏学龄前智力测评<br>□ 语言评估:每年进行 1 次<br>□ 6 岁时进行血常规、铁蛋白、骨代谢指标、25-(OH)D$_3$、生化检查<br>□ 听力、视力和眼病筛查:4 岁、5 岁及 6 岁时每年 1 次<br>□ 指导监护人填写相应问卷:4 岁、5 岁及 6 岁时每年 1 次 CBCL 问卷<br>□ 每 12 个月随访 1 次 |
| 护士工作 | □ 评估、安排就诊顺序<br>□ 推送信息给医生和患儿监护人<br>□ 测量新生儿经皮胆红素,测量身长、体重<br>□ 高危儿建档 | □ 测量新生儿经皮胆红素<br>□ 测量身长、体重<br>□ 了解一般情况、营养状况、喂养、睡眠、大小便情况、功能状态评估及前次门诊发现的问题与转归 |
| 患儿监护人工作 | □ 通过网络预约门诊,就诊前准备好相关的既往病历资料<br>□ 接收指引单,根据指引完成就诊、检查 | □ 打印检查报告单<br>□ 填写问卷<br>□ 反馈治疗效果,参与诊疗决策<br>□ 网络预约下一次门诊 |
| 病情变异记录 | □ 无 □ 有,原因:<br>1.<br>2. | □ 无 □ 有,原因:<br>1.<br>2. |

(五)变异及原因分析

1. 新生儿及婴儿期胆红素达到高胆红素血症的光疗标准,收入日间病房。

2. 新生儿期间,出现各种呼吸循环系统的异常以及各专科问题需要转诊相应专科门诊。

3. **随访过程** 出现以下情况转诊至专科:

(1)神经系统发育异常:可疑脑损伤或脑性瘫痪(校正年龄运动发育里程碑落后 >2 个月、异常姿势、肌张力改变、肌力异常、异常反射等)、发育迟缓与智力障碍(诊断性发育量表如格塞尔发育量表或贝利或格里菲斯评估异常者),头颅 MRI/ 脑干听觉诱发电位等辅助检查有病理性改变的患儿,转诊至神经康复科。

(2)心理障碍或疾病:可疑孤独症谱系障碍(对于出现孤独症谱系障碍警示指标的婴幼儿进行孤独症筛查量表筛查,筛查结果异常者)、注意缺陷多动障碍、抽动障碍等转诊至发育行为门诊。

(3)患有慢性内科疾病需特殊营养干预、重度消瘦且喂养不耐受的患儿,转诊至营养科。

(4)先天性甲状腺功能减退症、苯丙酮尿症或其他遗传代谢病,2 岁后仍然未实现追赶生长的患儿,转诊至内分泌科就诊。

(5)其他的专科急慢性疾病转诊至相应的科室进行诊治。

## 二、高危儿保健临床路径流程图(图 12-1)

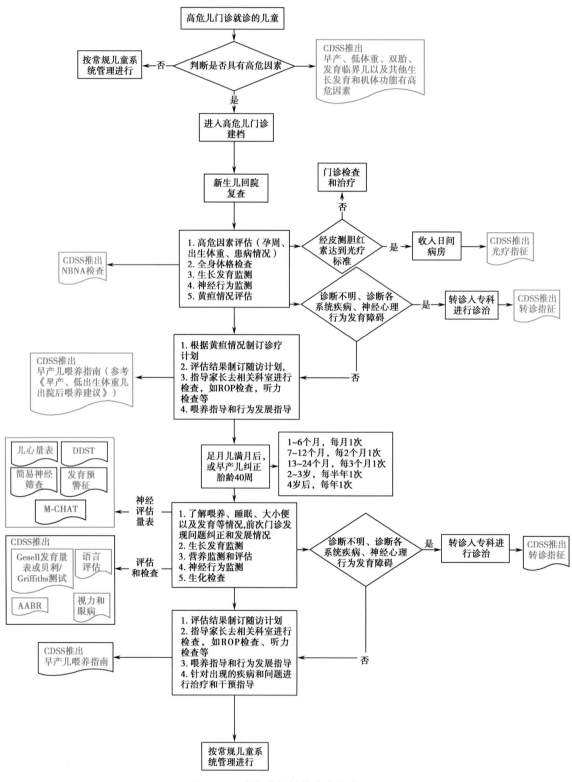

图 12-1 高危儿保健临床路径流程图

CDSS.临床决策支持系统;DDST.丹佛发育筛查测验;CHAT.婴幼儿孤独症筛查量表;
NBNA.新生儿神经行为测定;ROP.早产儿视网膜病变;AABR.自动听性脑干诱发电位。

## 三、随访指导

门诊定期复诊,在专科随访同时,仍要按照计划回到高危儿门诊随访。系统自动发送随访问卷调查表。观察患儿症状、体征缓解情况,继续康复训练。

## 四、宣教

宣教时间:每次就诊结束后。

宣教内容:

**1. 当患儿有以下疾病时建议到相应专科就诊**

(1)神经系统发育异常:转诊至神经康复科。包括可疑脑损伤或脑性瘫痪(校正年龄运动发育里程碑落后 >2 个月、异常姿势、肌张力改变、肌力异常、异常反射等)、发育迟缓与智力障碍(诊断性发育量表评估异常者),以及头颅 MRI、ABR 等辅助检查有病理性改变的患儿。

(2)心理障碍或疾病:转诊至心理科。包括可疑孤独症谱系障碍(出现 ASD 警示指标的婴幼儿,其孤独症筛查结果异常者)和注意缺陷多动障碍、抽动障碍等。

(3)慢性内科疾病需特殊营养干预的、重度消瘦且喂养不耐受:转诊至营养科。

(4)喂养困难、胃食管反流:转诊至消化科。

(5)遗传代谢病:转诊至内分泌科。

(6)先天性心脏病:转诊至心脏中心。

(7)视力发育异常及眼部疾病:患有先天性眼病、视力发育异常以及其他的眼病患者转诊至眼科。

(8)听力发育异常及耳鼻喉疾病:转诊至耳鼻喉科。

(9)先天性髋关节发育不良、腹股沟斜疝、隐睾症、斜颈等外科疾病:转诊至外科。

(10)其他的专科急慢性疾病转诊至相应的科室进行诊治。

**2. 早产儿不同年龄段早期发展促进内容(表 12-1)**

表 12-1 早产儿不同年龄段早期发展促进内容

| 年龄 | 内容 |
| --- | --- |
| 矫正 1 月龄内 | 以发育支持性护理为主,护理时间要集中,动作要轻柔,及时安抚情绪并满足其需求 |
| 矫正 1 月龄~<3 月龄 | 鼓励适度抗重力体位控制,如竖头、俯卧位肘支撑下抬头;以面对面交流的方式,用鲜艳的物品或发声玩具进行视觉和听觉刺激 |
| 矫正 3 月龄~<6 月龄 | 诱导上肢在不同方向够取物品,双手抓握不同形状和质地的物品;练习翻身、支撑坐位;常与其说话、逗笑 |
| 矫正 6 月龄~<9 月龄 | 练习双手传递、敲打和扔安全的物品或玩具;练习坐位平衡、翻滚、爬行;模仿动作,如学习拍手;言语理解练习,如叫其名字等 |
| 矫正 9 月龄~<1 岁 | 学习用拇、示指捏取小物品;通过环境设计练习独站、扶站、躯体平衡和扶物走;学习指认亲人、物品,增加模仿性游戏;给予丰富的语言刺激,用清晰的发音与其多说话,通过模仿和及时鼓励促进语言发育 |
| 矫正 1 岁~<2 岁 | 学习翻书、涂鸦、搭积木、自主进食、锻炼手眼协调能力;练习独自行走、跑和扶栏上下楼梯。玩亲子互动游戏,如认五官;引导其有意识地语言表达 |
| 实际 2~3 岁 | 模仿画画;练习双脚跳、单脚站立;培养自己洗手、脱穿衣和如厕等生活能力;多与其讲故事、念儿歌,叙述简单的事情;学认颜色、形状、大小;与小朋友做游戏,学会等待、顺序、分享、同情等社会规则 |

## 第二节 孤独症谱系障碍临床路径

### 一、孤独症谱系障碍临床路径标准流程

（一）适用对象

第一诊断为孤独症谱系障碍（童年孤独症）（ICD-10：F84）。

（二）诊断依据

根据《发育与行为儿科学》和 2013 年美国《精神障碍诊断与统计手册》第 5 版（DSM-5）进行诊断。

1. 在多种场所下，社交能力和社交互动方面存在持续性缺陷，表现为目前或历史上的下列情况（以下为示范性举例，而非全部情况，严重程度是基于社交交流的损害和受限重复的行为模式）：

（1）社交情感互动中的缺陷：从异常的社交接触和不能正常地对话到分享兴趣、情绪或情感的减少，到不能启动或对社交互动作出回应。

（2）在社交互动中使用非语言交流行为的缺陷：从语言和非语言交流的整合困难到异常的眼神接触和身体语言，或在理解和使用手势方面的缺陷到面部表情和非语言交流的完全缺乏。

（3）发展、维持和理解人际关系的缺陷：从难以调整自己的行为以适应各种社交情境的困难到难以分享想象的游戏或交友的困难，以及对同伴缺乏兴趣。

2. 受限的、重复的行为模式、兴趣或活动，表现为目前的或历史上的下列 2 项情况（以下为示范性举例，而非全部情况，严重程度是基于社交交流的损害和受限重复的行为模式）：

（1）刻板或重复的躯体运动、使用物体或言语：简单的躯体刻板运动、摆放玩具或翻转物体、模仿言语、特殊短语。

（2）坚持相同性，缺乏弹性地坚持常规，或仪式化的语言或非语言的行为模式：对微小的改变极端痛苦、难以转变、僵化的思维模式、仪式化的问候、需要走相同的路线或每天吃同样的食物。

（3）高度受限的、固定的兴趣，其强度和专注度方面是异常的：对不寻常物体的强烈依恋或先占观念、过度的局限或持续的兴趣。

（4）对感觉输入的过度反应或反应不足，或在对环境的感受方面不同寻常的兴趣：对疼痛度的感觉麻木，对特定声音或质地的不良反应，对物体过度地触摸，对光线或运动的凝视。

3. 症状必须存在于发育早期，但直到社交需求超过有限的能力时，缺陷可能会完全表现出来或可能被后天学会的策略所掩盖。

4. 这些症状导致社交、职业或目前其他重要功能方面的有临床意义的损害。

5. 这些症状不能用智力障碍或发育迟缓更好地解释。

（三）进入临床路径标准

1. 第一诊断必须符合童年孤独症（孤独症谱系障碍）（ICD-10：F84）。

2. 当患儿同时具有其他疾病诊断，但在治疗期间不影响该诊断的临床路径流程实施时，可进入路径。

（四）门诊流程

孤独症谱系障碍临床路径表单（门诊）

患儿姓名：_____ 性别：_____ 年龄：_____ 门诊号：_____

| 时间 | 初诊 | 复诊 |
|------|------|------|
| 医生工作 | □ 主诊医生询问病史和体格检查<br>□ 完成初次评估，包括生理（营养、疼痛等）、心理、社会和经济因素<br>□ 完成门诊医嘱及病历书写<br>□ 向患儿监护人告知病情 | □ 明确孤独症谱系障碍的诊断和鉴别诊断<br>□ 对患儿进行病情评估，制订下一步诊疗计划<br>**教育训练方法：**<br>□ 应用行为分析疗法（applied behavioral analysis，ABA）<br>□ ASD 以及相关障碍儿童治疗教育课程（TEACCH） |

| 时间 | 初诊 | 复诊 |
|---|---|---|
| 医生工作 | 进一步评估和检查：<br>□ 孤独症行为评定量表<br>□ 儿童孤独症评定量表<br>□ 听力检查<br>□ 头颅 MRI<br>□ 认知评估<br>□ 语言评估<br>□ 遗传代谢病筛查<br>□ 脑电图（可选）<br>□ 心电图（可选）<br>□ ADI-R（可选）<br>□ ADOS（可选） | □ 人际关系发展干预疗法、地板时光、社交故事、共同注意力训练、早期干预丹佛模式（ESDM）等方法<br>□ 感觉统合治疗<br>药物治疗：<br>□ 注意缺陷多动和兴奋：哌甲酯、可乐定、利培酮<br>□ 攻击自伤行为：利培酮、卡马西平、丙戊酸钠和锂剂<br>□ 刻板行为：5-羟色胺再摄取抑制剂（氟西汀）、三环类抗抑郁药（氯米帕明）<br>□ 惊厥：卡马西平、丙戊酸钠等<br>□ 睡眠障碍：褪黑素、利培酮<br>□ 其他：中医中药及相关替代疗法等 |
| 护士工作 | □ 评估、安排就诊顺序<br>□ 对患儿监护人进行缴费、检查检验、取药、抽血、治疗等方面的指引 | □ 对患儿监护人进行缴费、检查检验、取药、抽血、治疗等方面的指引 |
| 患儿监护人工作 | □ 通过网络预约门诊，就诊前准备好相关的既往病历资料<br>□ 接收指引单，根据指引完成就诊、检查<br>□ 填写问卷 | □ 打印检查报告单<br>□ 填写问卷，配合及辅助患儿训练<br>□ 反馈治疗效果，参与治疗方案的决策<br>□ 网络预约下一次门诊 |
| 病情变异记录 | □ 无　□ 有，原因：<br>1.<br>2. | □ 无　□ 有，原因：<br>1.<br>2. |

（五）变异及原因分析

1. 患儿门诊诊治过程中，出现呼吸系统或消化系统感染性疾病等，进入相应疾病临床路径治疗。

2. 患儿门诊诊治过程中，发现其他系统原发病（遗传代谢病等），进入相应专科临床路径治疗。

二、临床路径流程图（图 12-2）

三、随访指导

门诊定期复诊（通常每 3 个月复诊 1 次），系统自动发送随访问卷调查表。观察患儿症状、体征缓解情况，继续康复训练。

四、宣教

宣教时间：每次就诊结束后。

宣教内容：

1. 孤独症谱系障碍（autism spectrum disorder，ASD），又称"孤独症"或"自闭症"，是一组以不同程度的社会交往障碍、交流障碍、狭隘刻板、行为兴趣以及感觉异常为主要特征的发育行为障碍性疾病。目前 ASD 病因未明，主要是遗传基因及与基因调控有关的环境因素共同作用所致。

2. 孤独症谱系障碍目前没有特效药物治疗，采用以教育和训练为主、药物为辅的办法，教育和训练针对核心症状，药物治疗多针对共患病。

3. 教育干预遵循原则　早期干预、科学干预、系统干预、个体化方案、长期高强度干预、家庭参与。

4. 教育训练　主要包括结构化训练、应用行为分析疗法、关系发展干预、感觉统合训练及听觉统合训练。

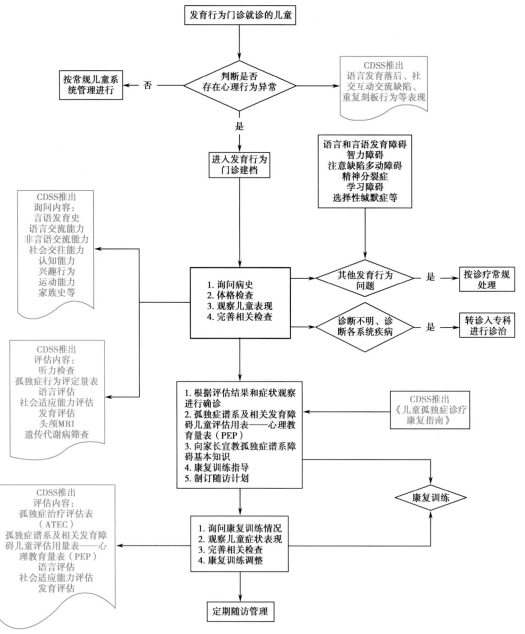

图 12-2　孤独症谱系障碍临床路径流程图

CDSS. 临床决策支持系统。

## 第三节　儿童语言障碍临床路径

### 一、儿童语言障碍临床路径及标准流程

**（一）适用对象**

第一诊断为表达性语言障碍（ICD-10：F80.1）和感受性语言障碍（ICD-10：F80.2）。

**（二）诊断依据**

根据《发育与行为儿科学》和 2013 年美国精神障碍诊断统计手册（第 5 版，DSM-5）进行诊断。

1. **病史**　了解儿童的语言理解和表达情况，询问母亲孕期情况、儿童出生史、生长发育史、既往史、家族史等。

**2. 根据 DSM-5 诊断标准**

(1)因理解或表达缺陷而在说、写、肢体语言及其他形式上出现语言获得和使用的持续困难,包括:词汇量少(词语理解和使用方面),句子结构受限(根据语法和形态学,将词语组成句子),叙述缺陷(使用词汇和句子解释或描述一系列事件或对话能力)。

(2)语言能力实质上低于所期望的年龄水平,导致有沟通、社会参与、学业成就或职业工作出现上述单一或多个能力的功能限制。

(3)症状始于发育早期。

(4)非听力或其他感觉损伤、运动障碍、其他医学或神经疾病;也非智力障碍或全面发育迟缓导致的上述缺陷。

**3. 发育测试**　常用的诊断性发育测试,如贝利发育测试等。通过发育测试结果,分析儿童的语言与发育水平之间是否有差异。

**4. 语言评估**　包括语言理解和语言表达的评估。现有评估方法有图片词汇测试、早期儿童语言发育进程量表、S-S 语言发育迟缓检查法等。

**5. 辅助检查**　听力测试,如果儿童有特殊的面容体征时,可考虑进行相关遗传学检测,若临床症状怀疑与颅脑发育异常有关时,考虑头颅 MRI。

(三)进入临床路径标准

1. 第一诊断必须符合表达性语言障碍(ICD-10 :F80.1)和感受性语言障碍(ICD-10 :F80.2)。

2. 当患儿同时具有其他疾病诊断,但在治疗期间不影响该诊断的临床路径流程实施时,可进入路径。

(四)门诊流程

儿童语言障碍临床路径表单(门诊)

患儿姓名:_____　性别:_____　年龄:_____　门诊号:_____

| 时间 | 初诊 | 复诊 |
|---|---|---|
| 医生工作 | □ 主诊医生询问病史和体格检查<br>□ 完成初次评估,包括生理(营养、疼痛等)、心理、社会和经济因素<br>□ 完成门诊医嘱及病历书写<br>□ 向患儿监护人告知病情<br>**进一步的评估和检查:**<br>□ 听力筛查<br>□ 脑干听觉诱发电位<br>□ 语言评估<br>□ 发育测试<br>□ 构音评估(可选)<br>□ 遗传学检测(可选)<br>□ 头颅 MRI(可选)<br>□ 遗传代谢病筛查(可选)<br>**教育训练方法:**<br>□ 创造丰富的语言环境<br>□ 采取一对一的训练、集体训练与家庭训练相结合的方式<br>□ 语言训练 | □ 明确儿童语言障碍的诊断和鉴别诊断,进行再次评估,观察疗效<br>□ 制订下一步诊疗计划,进行康复训练,定期复诊评估<br>□ 每 2~3 个月随访 1 次,连续 3 次<br>**进一步的评估和检查:**<br>□ 语言评估<br>□ 脑干听觉诱发电位(可选)<br>**语言训练:**<br>□ 表达性语言发育迟缓者训练患儿模仿别人讲话,培养跟读能力<br>□ 感受性语言发育迟缓者训练理解能力,同时也要让患儿模仿别人讲话 |
| 护士工作 | □ 评估、安排就诊顺序<br>□ 对患儿监护人进行缴费、检查检验、取药、抽血、治疗等方面的指引 | □ 对患儿监护人进行缴费、检查检验、取药、抽血、治疗等方面的指引 |

续表

| 时间 | 初诊 | 复诊 |
|---|---|---|
| 患儿监护人工作 | □ 通过网络预约门诊,就诊前准备好相关病历资料<br>□ 接收指引单,根据指引完成就诊、检查<br>□ 填写问卷 | □ 打印检查报告单<br>□ 监护人团体训练<br>□ 配合及辅助患儿训练<br>□ 反馈治疗效果,参与治疗方案的决策<br>□ 网络预约下一次门诊 |
| 病情变异记录 | □ 无　□ 有,原因:<br>1.<br>2. | □ 无　□ 有,原因:<br>1.<br>2. |

## 二、临床路径流程图(图 12-3)

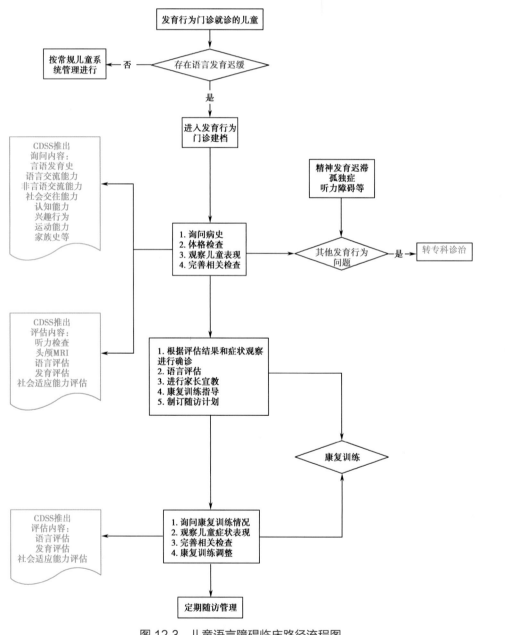

图 12-3　儿童语言障碍临床路径流程图

CDSS.临床决策支持系统;MRI.磁共振成像。

### 三、随访指导

定期门诊随访,系统自动发送随访问卷调查表。定期观察患儿症状、体征缓解情况及继续康复训练。

### 四、宣教

宣教时间:每次就诊结束后。

宣教内容:

1. 语言障碍是指儿童在理解或运用语言符号及其规律方面发生的问题,或儿童语言能力的发展明显落后于同龄正常儿童水平。语言障碍是儿童最为常见的发育障碍之一,4~7 岁被诊断为语言障碍的儿童比例为 7.4%~9.4%。

2. 约 50% 的儿童在 3~4 岁时语言发育达正常范畴,另外 50% 的儿童需要早期识别与干预,以免导致认知、读写、情绪、行为等问题的发生。

3. 出现以下情况需尽早就诊:对别人的说话难以理解,以致未能作出适当的回应;未能清楚地表达出自己的意思,或在语句组织上出现问题;沟通能力弱而影响儿童的人际关系。

4. 常用的干预方法

(1)创造丰富的语言环境,去除与语言相关的各种不良因素,多与其进行语言交流,可通过游戏、讲故事、读儿歌、看图画书等方式,跟儿童边说边玩。

(2)采取一对一的训练、集体训练与家庭训练相结合的方式。语言训练要由浅入深、由易到难、循序渐进地进行,根据每个儿童的评价结果制订个性化训练方案。对表达性语言发育迟缓者要训练他们模仿别人讲话,培养跟读能力。对感受性语言发育迟缓者,要训练理解能力,同时也要让他们模仿他人讲话。

# 第十三章

# 心理行为障碍性疾病

## 第一节 小儿精神发育迟缓临床路径

### 一、小儿精神发育迟缓临床路径标准流程

**（一）适用对象**

第一诊断为小儿精神发育迟缓（ICD-10：F79.000x001）

**（二）诊断依据**

根据《临床诊疗指南：小儿内科分册》和《诸福棠实用儿科学》（第8版）进行诊断。

1. **病史** 临床主要表现为精神发育落后于同龄儿，可伴有或无运动发育落后。

2. **体征** 反应迟钝，表情呆滞，追光、追声差，肌张力可正常、增高或降低，无明显异常姿势，多无反射异常。

3. **辅助检查** 部分患儿头颅CT和MRI可能发现器质性病变，脑电图多无明显异常。部分患儿遗传代谢病筛查、基因分析、染色体检查可发现异常。

**（三）进入临床路径标准**

1. 第一诊断必须符合小儿精神发育迟缓（ICD-10：F79.000x001）。

2. 当患儿同时具有其他疾病诊断，只要治疗期间不需要特殊处理，也不影响第一诊断的临床路径流程实施时，可以进入路径。

**（四）门诊流程**

小儿精神发育迟缓临床路径表单（门诊）

患儿姓名：_____ 性别：_____ 年龄：_____ 门诊号：_____

| 时间 | 初诊 | 复诊 |
|---|---|---|
| 医生工作 | □ 主诊医生询问病史及体格检查<br>□ 完成初次评估，包括生理（营养、疼痛等）、心理、社会和经济因素<br>□ 完成门诊医嘱及病历书写<br>□ 向患儿监护人告知病情<br>□ 开入院证 | □ 再次评估<br>□ 询问有无药物不良反应<br>□ 开具检查及治疗<br>□ 完成病历书写<br>□ 向患儿监护人交代病情及其注意事项<br>□ 出现严重并发症者需开入院证 |

续表

| 时间 | 初诊 | 复诊 |
|---|---|---|
| 医生工作 | 检查：<br>□ 血常规<br>□ 发育商 / 智力测试<br>□ 社会生活能力量表<br>□ 运动功能测评<br>□ 脑电图<br>□ 头颅 MRI<br>□ 尿液气相色谱质谱分析（GCMS）、血氨基酸分析、血酰基肉碱分析（可选）<br>□ 染色体检查（可选） | 治疗：<br>□ 病因治疗：一些遗传和内分泌疾病所致的精神发育迟滞可采用替代方法或饮食控制疗法，以减轻症状和阻止进一步病情恶化，如苯丙酮尿症、半乳糖血症等<br>□ 教育康复和训练<br>□ 药物治疗和对症治疗 |
| 护士工作 | □ 评估、安排就诊顺序<br>□ 对患儿进行缴费、检查检验、取药、抽血、治疗等方面的指引<br>□ 推送信息给医生和患儿监护人<br>□ 指引患儿监护人办理入院手续 | □ 对患儿监护人进行缴费、检查检验、取药、抽血、治疗等方面的指引<br>□ 疾病宣教 |
| 患儿监护人工作 | □ 通过网络预约门诊，就诊前准备好相关的既往病历资料<br>□ 接收指引单，根据指引完成就诊、检查<br>□ 参与诊疗方案决策<br>□ 办理住院手续 | □ 打印检查报告单<br>□ 反馈治疗效果及有无药物不良反应<br>□ 参与诊疗方案决策 |
| 病情变异记录 | □ 无　□ 有，原因：<br>1.<br>2. | □ 无　□ 有，原因：<br>1.<br>2. |

（五）住院流程

**1. 入院标准**

（1）智商（IQ）重度低下，IQ<35，短期内出现智力明显减退。

（2）社会适应能力重度缺陷。

**2. 临床路径表单**

小儿精神发育迟缓临床路径表单（住院）

患儿姓名：_____　性别：_____　年龄：_____　门诊号：_____　住院号：_____

住院日期：　　年　　月　　日　　出院日期：　　年　　月　　日　　标准住院日：4~5d

| 时间 | 入院第 1d | 入院第 2~4d | 出院日 |
|---|---|---|---|
| 医生工作 | □ 询问病史及体格检查<br>□ 完成初次评估，包括生理（营养、疼痛等）、心理、社会和经济因素<br>□ 24h 完成住院病历，8h 内完成首次病程记录<br>□ 向患儿监护人告知病情并签署知情同意书 | □ 上级医师入院 24h 内完成查房，明确诊断<br>□ 确定诊疗计划，根据检验结果和病情调整治疗方案<br>□ 评估是否需要行腰椎穿刺术，如需进行，签署知情同意书<br>□ 如果出现危急值，执行危急值报告制度（严重者出径） | □ 上级医师查房，同意其出院<br>□ 完成出院小结<br>□ 出院宣教：向患儿监护人交代出院注意事项，如随访项目、间隔时间等 |

续表

| 时间 | | 入院第 1d | 入院第 2~4d | 出院日 |
|---|---|---|---|---|
| 医生工作 | | 长期医嘱：<br>□ 按小儿内科常规护理<br>□ 二级护理(可选)<br>□ 对症治疗<br>临时医嘱：<br>□ 血常规、C 反应蛋白<br>□ 尿常规、大便常规＋潜血<br>□ 生化检查<br>□ 血酰基肉碱分析、血浆氨基酸分析、尿液气相色谱质谱分析(GCMS)(可选)<br>□ 染色体核型分析<br>□ 脑电图<br>□ 脑干听觉诱发电位<br>□ 视觉诱发电位<br>□ 头颅 CT(可选)<br>□ 头颅 MRI(可选) | 长期医嘱：<br>□ 同前<br>临时医嘱：<br>□ 对异常实验室检查的复查<br>□ 腰椎穿刺<br>□ 脑脊液常规<br>□ 脑脊液生化<br>□ 脑脊液病原学<br>□ 康复评估<br>□ 康复训练<br>□ 抗癫痫治疗<br>□ 并发症的相关处理 | 出院医嘱：<br>□ 出院带药 |
| 护士工作 | | □ 入院宣教评估(一般情况、营养、疼痛、压疮、跌倒风险评估)<br>□ 执行医嘱、预约检查、安排取血<br>□ 健康教育 | □ 完成基础护理<br>□ 执行各项医嘱<br>□ 完成护理记录 | □ 出院宣教：复查时间、饮食指导、用药指导等<br>□ 协助患儿监护人办理出院手续 |
| 患儿监护人工作 | | □ 配合完成病史询问和体格检查<br>□ 学习相关宣教知识<br>□ 参与诊疗方案决策 | □ 参与诊疗方案决策<br>□ 配合完成各项检查及治疗<br>□ 观察病情变化,反馈医生 | □ 办理出院<br>□ 预约下次专科复诊 |
| 病情变异记录 | | □ 无　□ 有,原因：<br>1.<br>2. | □ 无　□ 有,原因：<br>1.<br>2. | □ 无　□ 有,原因：<br>1.<br>2. |

**3. 出院标准**

(1)完成检查、评估。

(2)确定治疗方案。

(3)经初步诊治可以门诊随访或者开展家庭、社区康复训练计划。

（六）变异及原因分析

1. 存在影响康复治疗的合并症。

2. 可以治疗的精神发育迟缓的病因,需要干预处理。

二、临床路径流程图(图 13-1)

三、随访指导

门诊治疗系统定期自动发送随访问卷调查表。通常 2~4 周回院复诊 1 次,定期观察患儿症状、体征缓解情况及继续治疗。

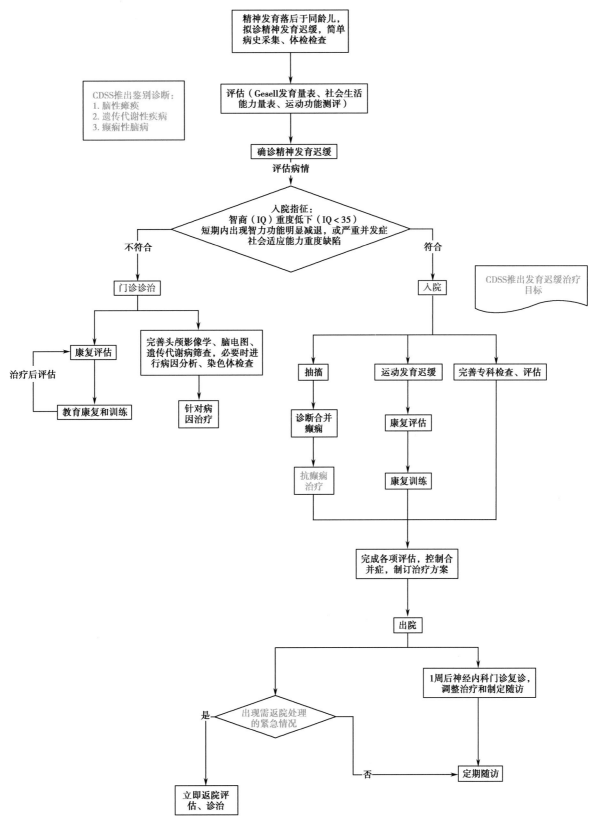

图 13-1　小儿精神发育迟缓临床路径流程图

CDSS.临床决策支持系统；MRI.磁共振成像。

### 四、宣教

宣教时间：出院当天。

宣教内容：

1. 按时服药，不可自行停药，妥善保存药物，避免受潮。出院后 2~4 周神经内科门诊复诊。

2. 对于存在运动障碍的患儿，监护人对患儿实施个体化的家庭康复训练，防止关节挛缩、深静脉血栓形成、骨质疏松等。

3. 对于存在认知功能损害的患儿，监护人对患儿实施个体化的认知训练。

4. 提供给患儿营养价值高、易消化吸收的食物，保证能量供给。

5. 出现以下紧急情况需及时返院或到当地医院治疗　频繁抽搐或惊厥持续状态、精神萎靡、运动精神发育倒退等。

## 第二节　小儿抽动障碍临床路径

### 一、小儿抽动障碍临床路径标准住院流程

（一）适用对象

第一诊断为小儿抽动障碍（ICD-10：F95.900）。

（二）诊断依据

根据《临床诊疗指南：小儿内科分册》进行诊断。

1. **病史**　儿童及青少年起病，临床发作时有不自主、快速、重复、单一或多部位运动或发声性抽动等表现，具有重复性，持续数周至数月，甚至超过 1 年（慢性抽动障碍和抽动秽语综合征），睡眠时抽动明显减少，但也可在睡眠中发生。根据病程可分为短暂性抽动障碍、慢性抽动障碍（运动性或发声性）、抽动秽语综合征及未分类的抽动障碍。

2. **体征**　神经系统检查无明显阳性体征，五官科检查排除器质性疾病。

3. **辅助检查**　脑电图、血沉、抗链球菌溶血素"O"、铜蓝蛋白、影像学检查、药物毒理学检测及代谢性疾病。

（三）进入临床路径标准

1. 第一诊断必须符合小儿抽动障碍（ICD-10：F95.900）。

2. 当患儿同时具有其他疾病诊断，但在治疗期间不影响该诊断的临床路径流程实施时，可进入路径。

（四）门诊流程

小儿抽动障碍临床路径表单（门诊）

患儿姓名：＿＿＿＿＿＿　性别：＿＿＿＿＿　年龄：＿＿＿＿＿　门诊号：＿＿＿＿＿

| 时间 | 初诊 | 复诊 |
|---|---|---|
| 医生工作 | □ 主诊医生询问病史及体格检查<br>□ 完成初次评估，包括生理（营养、疼痛等）、心理、社会和经济因素<br>□ 完成门诊医嘱及病历书写<br>□ 向患儿监护人告知病情<br>□ 开入院证（可选）<br>检查：<br>□ 血常规<br>□ 生化检查、血糖 | □ 再次评估<br>□ 询问有无药物不良反应<br>□ 开具检查及治疗<br>□ 完成病历书写<br>□ 向患儿监护人交代病情及其注意事项<br>□ 出现严重并发症者需开入院证<br>治疗：<br>□ 心理行为治疗：包括心理咨询干预、行为干预训练、生活起居调整等 |

续表

| 时间 | 初诊 | 复诊 |
|---|---|---|
| 医生工作 | □ 抗链球菌溶血素"O"<br>□ 电解质分析<br>□ 铜蓝蛋白<br>□ 微量元素、血铅<br>□ 抽动症状自评量表<br>□ 注意力广度测验<br>□ Conners 多动症量表<br>□ 父母养育方式量表<br>□ 家庭环境量表<br>□ 神经心理测验<br>□ 脑电图(可选)<br>□ 头颅 MRI(可选)<br>□ 染色体检查(可选) | □ 药物治疗:硫必利、氟哌啶醇[加用苯海索(安坦)]、中枢性 α 受体激动剂(可乐定)、选择性单胺能拮抗剂(利培酮、奥氮平)等治疗<br>□ 对于难治性抽动障碍也可选用氯硝西泮、丙戊酸、托吡酯等药物治疗 |
| 护士工作 | □ 评估、安排就诊顺序<br>□ 对患儿进行缴费、检查检验、取药、抽血、治疗等方面的指引 | □ 对患儿监护人进行缴费、检查检验、取药、抽血、治疗等方面的指引<br>□ 疾病宣教 |
| 患儿监护人工作 | □ 通过网络预约门诊,就诊前准备好相关的既往病历资料<br>□ 接收指引单,根据指引完成就诊、检查<br>□ 参与诊疗方案决策<br>□ 办理住院手续 | □ 打印检查报告单<br>□ 反馈治疗效果及有无药物不良反应<br>□ 参与诊疗方案决策 |
| 病情变异记录 | □ 无　□ 有,原因:<br>1.<br>2. | □ 无　□ 有,原因:<br>1.<br>2. |

（五）住院流程

**1. 入院标准**　符合抽到障碍诊断标准,并经专科医师判断需要住院。

**2. 临床路径表单**

小儿抽动障碍临床路径表单(住院)

患儿姓名:＿＿＿＿＿＿　性别:＿＿＿＿＿　年龄:＿＿＿＿　门诊号:＿＿＿＿＿　住院号:＿＿＿＿＿

住院日期:　　年　　月　　日　　出院日期:　　年　　月　　日　　标准住院日:3~5d

| 时间 | 入院第 1d | 入院第 2~4d | 出院日 |
|---|---|---|---|
| 医生工作 | □ 询问病史及体格检查<br>□ 完成初次评估,包括生理(营养、疼痛等)、心理、社会和经济因素<br>□ 24h 完成住院病历,8h 内完成首次病程记录<br>□ 向患儿监护人告知病情并签署知情同意书 | □ 上级医师入院 24h 内完成查房,明确诊断<br>□ 确定诊疗计划,根据检验结果和病情调整治疗方案<br>□ 如果出现危急值,执行危急值报告制度(严重者出径) | □ 上级医师查房,同意其出院<br>□ 完成出院小结<br>□ 出院宣教:向患儿监护人交代出院注意事项,如随访项目、间隔时间等 |
| | 长期医嘱:<br>□ 按小儿内科常规护理<br>□ 二级护理(可选)<br>临时医嘱:<br>□ 血常规、C 反应蛋白 | 长期医嘱:<br>□ 同前<br>□ 并发症的相关处理<br>□ 硫必利<br>□ 氟哌啶醇 | 出院医嘱:<br>□ 出院带药 |

续表

| 时间 | 入院第 1d | 入院第 2~4d | 出院日 |
|---|---|---|---|
| 医生<br>工作 | □ 尿常规、大便常规＋潜血<br>□ 免疫功能<br>□ 生化检查<br>□ 感染性疾病筛查<br>□ 脑脊液常规<br>□ 脑脊液生化<br>□ 遗传代谢病筛查<br>□ 基因分析<br>□ 血酰基肉碱分析、血浆氨基酸分析、<br>　尿液气相色谱质谱分析(GCMS)<br>　(可选)<br>□ 染色体核型分析<br>□ 脑电图<br>□ 脑干听觉诱发电位<br>□ 视觉诱发电位<br>□ 头颅 CT(可选)<br>□ 头颅 MRI(可选) | □ 苯海索<br>□ 可乐定<br>临时医嘱:<br>□ 对异常实验室检查的复查<br>□ 并发症的相关处理 | |
| 护士<br>工作 | □ 入院宣教评估(一般情况、营养、疼<br>　痛、压疮、跌倒风险评估)<br>□ 执行医嘱、预约检查、安排取血<br>□ 健康教育 | □ 完成基础护理<br>□ 执行各项医嘱<br>□ 完成护理记录 | □ 出院宣教:复查时间、饮食指导、<br>　用药指导等<br>□ 协助患儿监护人办理出院手续 |
| 患儿<br>监护<br>人工<br>作 | □ 配合完成病史询问和体格检查<br>□ 学习相关宣教知识<br>□ 签署知情同意书<br>□ 参与诊疗方案决策 | □ 参与诊疗方案决策<br>□ 配合完成各项检查及治疗<br>□ 观察病情变化,反馈医生 | □ 办理出院<br>□ 预约下次专科复诊 |
| 病情<br>变异<br>记录 | □ 无　□ 有,原因:<br>1.<br>2. | □ 无　□ 有,原因:<br>1.<br>2. | □ 无　□ 有,原因:<br>1.<br>2. |

**3. 出院标准**

(1)完成检查及心理、神经评估。

(2)抽动程度减轻,确定治疗方案。

(六) 变异及原因分析

1. 存在影响治疗的合并症,需要干预处理。

2. 对于抽动症状严重的患儿,向监护人解释病情,并告知其病程长、症状反复、治疗时间长、住院费用增加等。

二、临床路径流程图(图 13-2)

三、随访指导

门诊治疗系统定期自动发送随访问卷调查表。通常为每 7~10d 神经内科门诊复诊 1 次。定期观察患儿症状、体征缓解情况,注意患儿心理与生活护理。

## 四、宣教

宣教时间：出院当天。

宣教内容：

1. 按时服药,不可自行停药。妥善保存药物,避免受潮。按预约时间定期返院复查腰椎穿刺。

2. 规律作息,避免过度兴奋、疲倦。避免长时间使用电子产品。

3. 尽量不带孩子到人员集中的场所去,尤其是传染病流行季节。家中有人感冒时要注意隔离。患感染性疾病时应及时到医院就诊。

4. 若再次出现抽动频繁难以缓解、精神反应差,随时返院就诊。

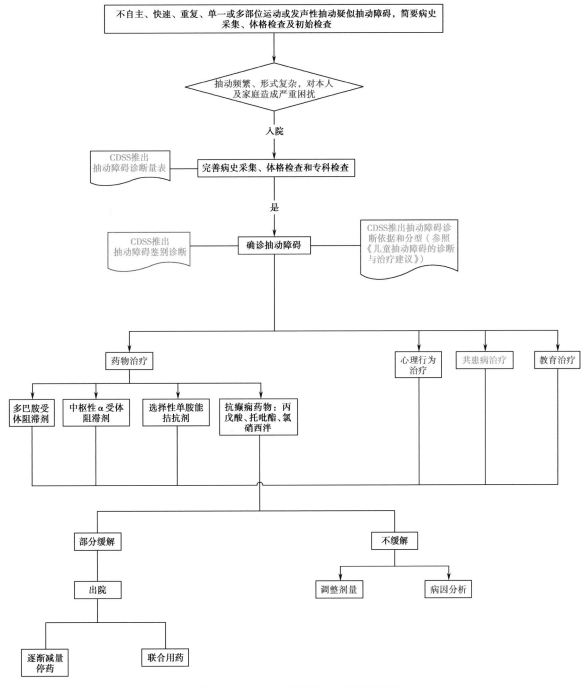

图 13-2 小儿抽动障碍临床路径流程图

CDSS. 临床决策支持系统。

# 推荐阅读文献

［1］冯益真.实用小儿呼吸病学.2版.北京：中国协和医科大学出版社,2006.

［2］国家卫生健康委员会.流行性感冒诊疗方案(2019年版).(2019-11-13)[2020-05-15]. http://www.nhc.gov.cn/yzygj/s7653p/201911/a577415af4e5449cb30ecc6511e369c7.shtml.

［3］国家卫生健康委员会.手足口病诊疗指南(2018年版).(2018-05-18)[2020-05-15]. http://www.nhc.gov.cn/cms-search/xxgk/getManuscriptXxgk.htm？id=5db274d8697a41ea84e88eedd8bf8f63.

［4］国家卫生健康委员会.儿童社区获得性肺炎诊疗规范(2019年版).(2019-02-01)[2020-05-15]. http://www.nhc.gov.cn/yzygj/s7653/201902/bfa758ad6add48a599bc74b588a6e89a.shtml.

［5］国家卫生健康委员会人才交流服务中心儿科呼吸内镜诊疗技术专家组,中国医师协会儿科医师分会内镜专业委员会,中国医师协会内镜医师分会儿科呼吸内镜专业委员会.中国儿科可弯曲支气管镜术指南(2018年版).中华实用儿科临床杂志,2018,33(13):983-989.

［6］江载芳,申昆玲,沈颖.诸福棠实用儿科学.8版.北京：人民卫生出版社,2015.

［7］金星明,静进.发育与行为儿科学.北京：人民卫生出版社,2014.

［8］李兰娟,任红.传染病学.9版.北京：人民卫生出版社,2018.

［9］美国精神医学学会.精神障碍诊断与统计手册：案头参考书.5版.张道龙,等,译.北京：北京大学出版社,2014.

［10］邵肖梅,叶鸿瑁,丘小汕.实用新生儿学.5版.北京：人民卫生出版社,2019.

［11］王卫平,孙锟,常立文.儿科学.9版.北京：人民卫生出版社,2018.

［12］姚海红,白玛央金.2017年欧洲抗风湿病联盟对系统性硬化病治疗推荐意见的更新.中华风湿病学杂志,2017,21(8):575-576.

［13］张之南,沈悌.血液病诊断及疗效标准.3版.北京：科学出版社,2008.

［14］赵福涛,周曾同,沈雪敏,等.原发性干燥综合征多学科诊治建议.老年医学与保健,2019,25(1):7-10,20.

［15］中华人民共和国卫生部.性早熟诊疗指南(试行).(2010-12-17)[2020-05-15]. http://www.nhc.gov.cn/cms-search/xxgk/getManuscriptXxgk.htm？id=50074.

［16］中华医学会.临床诊疗指南：皮肤病与性病分册.北京：人民卫生出版社,2006.

［17］中华医学会.临床诊疗指南：小儿内科分册.北京：人民卫生出版社,2005.

［18］中华医学会.临床诊疗指南：风湿病分册.北京：人民卫生出版社,2005.

［19］中华医学会儿科学分会感染学组,国家感染性疾病医疗质量控制中心.疱疹性咽峡炎诊断及治疗专家共识(2019年版).中华儿科杂志,2019,57(3):177-180.

［20］中华医学会儿科学分会免疫学组,《中华儿科杂志》编辑委员会.儿童过敏性紫癜循证诊治建议.中华儿科杂志,2013,51(7):502-507.

［21］中华医学会儿科学分会免疫学组,《中华儿科杂志》编辑委员会.儿童系统性红斑狼疮诊疗建议.中华儿科杂志,2011,49(7):506-514.

［22］中华医学会儿科学分会内分泌遗传代谢学组.矮身材儿童诊治指南.中华儿科杂志,2018,46(6):428-430.

［23］中华医学会儿科学分会内分泌遗传代谢学组.中枢性(真性)性早熟诊治指南.中华儿科杂志,2007,45(6):426-427.

［24］中华医学会儿科学分会肾脏学组.原发性IgA肾病诊治循证指南(2016).中华儿科杂志,2017,55(9):643-646.

［25］中华医学会儿科学分会新生儿学组,《中华儿科杂志》编辑委员会.新生儿高胆红素血症诊断和治疗专家共识.中华儿科杂志,2014,52(10):745-748.

［26］中华医学会风湿病学分会.结节性多动脉炎诊断和治疗指南.中华风湿病学杂志,2011,15(3):192-193.

［27］中华医学会风湿病学分会.系统性红斑狼疮诊断及治疗指南.中华风湿病学杂志,2010,14(5):342-346.

［28］中华医学会神经病学分会,中华医学会神经病学分会神经肌肉病学组,中华医学会神经病学分会肌电图及临床神经生理学组.中国多发性肌炎诊治共识.中华神经科杂志,2015,48(11):946-949.

［29］中华医学会神经病学分会.中国自身免疫性脑炎诊治专家共识.中华神经科杂志,2017,50(2):91-98.

［30］中华医学会神经病学分会帕金森病及运动障碍学组,中华医学会神经病学分会神经遗传疾病学组.肝豆状核变性的诊断与治疗指南.中华神经科杂志,2008,41(8):566-569.

［31］LAU CS, CHIA F, DANS L, et al. 2018 update of the APLAR recommendations for treatment of rheumatoid arthritis. Int J Rheum Dis, 2019, 22 (3): 357-375.